受験生の皆さん

　過去の問題に取り組む目的は、(1)出題傾向(2)出題方式(3)難易度(4)合格点を知り、これからの受験勉強に役立てることにあります。出題傾向などがつかめれば目的は達成したことになりますが、それを一歩深く進めるのが、受験対策の極意です。

　せっかく志望校の出題と取り組むのですから、本番に即した受験対策の場に活用すべきです。では、どうするのか。

　第一は、実際の入試と同じ制限時間を設定して問題に取り組むこと。試験時間が六十分なら六十分以内で挑戦し、時間配分を感覚的に身に付ける訓練です。

　二番目は、きっちりとした正答チェック。正解出来なかった問題は、正解できるまで、徹底的に攻略する心構えが必要です。間違えた場合は、単なるケアレスミスなのか、知識不足が原因のミスなのか、考え方が根本的に間違えていたためのミスなのか、きちんと確認して、必ず正解が書けるようにしておく。

　正答が手元にある過去問題にチャレンジしながら、正解できなかった問題をほったらかしにする受験生もいます。そのような受験生に限って、他の問題集をやっても、間違いを放置したまま、次の問題、次の問題と単に消化することだけに走っているのではないかと思います。過去問題であれ問題集であれ、間違えた問題は、正解できるまで必ず何度も何度も繰り返しチャレンジする。これが必勝の受験勉強法なことをお忘れなく。

入試問題検討委員会

【本書の内容】

1. 本書は 2023 年度、2024 年度の生命・環境科学部、獣医学部動物応用科学科、獣医学部獣医保健看護学科(2024 年度新設)の入試問題と解答を収録しています。

2. 英語・数学・化学・生物と総合問題の問題と解答を収録しています。尚、大学当局より非公表の問題は掲載していません。

3. 現在受験生を指導している、すぐれた現場の先生方による解答解説を掲載しています。

4. 本書は問題の微細な誤りをなくすため、大学より提供を受けた実物の入試問題を、そのまま画像化して印刷しています。

5. 解答後の記録、分析のためにチェックシートを掲載しています。　実力分析、課題発見等にご活用ください。(目次の後に掲載しています。コピーをしてご活用ください。)

　尚、本書発行にご協力いただきました先生方に、この場を借り、感謝申し上げる次第です。

麻布大学

_____年度 　　　　　大学 　　　　学部 　　　科目 _____

月　　日実施

【問題No.　】	目標	実際	〈評価と気付き〉
時間	分	分	
得点率	％	％	

【問題No.　】	目標	実際	〈評価と気付き〉
時間	分	分	
得点率	％	％	

【問題No.　】	目標	実際	〈評価と気付き〉
時間	分	分	
得点率	％	％	

【問題No.　】	目標	実際	〈評価と気付き〉
時間	分	分	
得点率	％	％	

【問題No.　】	目標	実際	〈評価と気付き〉
時間	分	分	
得点率	％	％	

【問題No.　】	目標	実際	〈評価と気付き〉
時間	分	分	
得点率	％	％	

【問題No.　】	目標	実際	〈評価と気付き〉
時間	分	分	
得点率	％	％	

【問題No.　】	目標	実際	〈評価と気付き〉
時間	分	分	
得点率	％	％	

【問題No.　】	目標	実際	〈評価と気付き〉
時間	分	分	
得点率	％	％	

【Total】	目標	実際	《総合評価》　（解答の手順・時間配分、ケアレスミスの有無、得点の獲得状況等）
時間	分	分	
得点率	％	％	

【得点アップのための対策】 　　　　　　　　　　　　　　　　　　　実行完了日
- ・ 　　　　　　　　　　　　　　　　　　　　　　　　　　　　　　　　　　／
- ・ 　　　　　　　　　　　　　　　　　　　　　　　　　　　　　　　　　　／
- ・ 　　　　　　　　　　　　　　　　　　　　　　　　　　　　　　　　　　／
- ・ 　　　　　　　　　　　　　　　　　　　　　　　　　　　　　　　　　　／

《チェックシート》　※解答後の分析にご活用ください

令和6年度

問 題 と 解 答

英　語

問　題
(2科目　120分)

一般A

6年度

1　次の英文を読み，下記の設問に答えなさい。

A plant may have just a few leaves, or thousands. (　1　) many leaves a plant has, each leaf has the job of making food for the plant. This job is called (2)photosynthesis. Photosynthesis means "putting together with light." To make food for a plant, leaves put raw materials together. The raw materials are carbon dioxide, a gas, and water, a liquid. To change the raw materials into food, plants also need energy — the energy of sunlight.

Photosynthesis is a chemical process. A chemical process is a process (　3　) substances change into other substances. A similar thing happens when a cook bakes a cake. A cook might use flour, eggs, sugar, and other ingredients as raw materials. Then he or she places the ingredients, well mixed, into an oven. The oven provides energy in the form of heat and causes a chemical change to take (　4　). When the cook removes the pan from the oven, it no longer contains the separate ingredients: flour, eggs, or sugar. It contains a cake.

Plants also (5)go through chemical changes. Their ingredients are carbon dioxide and water. Energy for their chemical transformation comes from sunlight. All of these ingredients — carbon dioxide, water, and sunlight — must enter a plant through its cells.

(6)All living things are made of cells. Some very tiny living things are made of just one cell, but plants and animals are made of many cells. Cells are so tiny that (7)most can be seen only through a microscope.

Water enters a plant through the cells in its roots. Then the water travels up through cells in the plant's stem. These cells (8)[with / the water / provide / a path] to the leaves, where photosynthesis will take (　4　). Carbon dioxide and sunlight, (　9　), can enter the plant directly through the cells in its leaves.

One leaf of one plant may contain tens of thousands of cells. Not all the cells in a leaf are alike, （ 9 ）. The cells on the top surface of the leaf are clear and thin. Sunlight can pass directly through these cells to reach the cells in the middle of the leaf, where photosynthesis takes （ 4 ）. Carbon dioxide, （ 9 ）, must pass through holes in the cells.

— *Photosynthesis* (The Heinle Reading Library: Academic Content Collection)

（1） 空欄 （ 1 ） に当てはまる語 （句） として最も適当なものを，下記の①～④の中から一つ選びなさい。

① No matter how ② Whenever ③ Even though ④ Only if

（2） 下線部 （2） の意味を表す日本語を，下記の①～④の中から一つ選びなさい。

① 呼吸 ② 代謝 ③ 光合成 ④ 光学顕微鏡

（3） 空欄 （ 3 ） に当てはまる語 （句） として最も適当なものを，下記の①～④の中から一つ選びなさい。

① of course ② too many ③ how far ④ in which

（4） 本文中に 3 つある空欄 （ 4 ） に当てはまる共通の語として最も適当なものを，下記の①～④の中から一つ選びなさい。

① care ② place ③ over ④ back

（5） 下線部 （5） の意味に最も近いものを，下記の①～④の中から一つ選びなさい。

① change chemically ② trigger chemical changes

③ speed up chemical processes ④ investigate new chemistry

（6） 下線部 （6） の意味に最も近いものを，下記の①～④の中から一つ選びなさい。

① Every organism consists of cells

② Cells make all living and non-living things

③ Cells play only a small role in all living things

④ All creatures can live without cells

（7） 下線部 （7） の意味に最も近いものを，下記の①～④の中から一つ選びなさい。

① most of them can be seen without a microscope

② most of them cannot be seen even if you use a microscope

③ you cannot see most of them without a microscope

④ you cannot see most of them even through a microscope

（8）（8）の [   ] 内の語（句）を並べ替えて意味の通る英文にするとき，並べ替えた語（句）のうち3番目にくるものを，下記の①〜④の中から一つ選びなさい。

① with   ② the water   ③ provide   ④ a path

（9）本文中に3つある空欄（ 9 ）に当てはまる共通の語として最も適当なものを，下記の①〜④の中から一つ選びなさい。

① whatever   ② whenever   ③ whoever   ④ however

（10）本文の内容に**一致する**ものを，下記の①〜④の中から一つ選びなさい。

① A plant's leaves turn carbon dioxide and water into food using energy from sunlight.

② A cook uses carbon dioxide and water as raw materials when he or she bakes a cake.

③ Water enters the plant directly through the cells in its leaves.

④ All the cells in a leaf have similar features.

2 次の各空欄に入れるのに最も適当なものを，それぞれ下記の①～④の中から一つ選びなさい。

(11) A: I wonder （　） many people have gathered here.

B: Over five hundred, I suppose.

① what ② where ③ which ④ how

(12) A: Is （　） true that our friend was awarded the prize for an international piano contest?

B: Yes, that's what the TV news just said.

① what ② such ③ it ④ there

(13) A: I hear your husband is ill. How is he?

B: It's not as serious （　） I thought.

① as ② before ③ than ④ that

(14) A: When is your next （　） with the dentist?

B: It's next Wednesday.

① appointment ② employment

③ department ④ announcement

(15) A: In what proportion （　） I mix them?

B: Mix them half and half, please.

① did ② shall ③ were ④ was

(16) A: How long are you going to stay there?

B: Maybe a week （　） so.

① and ② but ③ or ④ for

3　次の空欄（ 17 ）〜（ 19 ）に入れるのに最も適当なものを，また，下線部 (20)，(21) の意味に最も近いものを，それぞれ下記の①〜④の中から一つ選びなさい。

In the mid-1800s, people had to write letters when they wanted to send messages long distance. This took days or weeks（ 17 ）on how far the letter had to travel. When someone wanted to send a message quickly, he or she would send it by telegraph. The telegraph operator transmitted the message in dots and dashes of *electric current（ 18 ）Morse code. The coded message traveled over a wire. The telegraph operator at the receiving end listened to the sound of the dots and dashes, decoded the message, and delivered the telegram.

Since the telegraph involved sending sound over a wire, Alexander Graham Bell began to wonder（ 19 ）spoken words could be sent over telegraph wires. After college, he (20)earned his living as a teacher at Susanna E. Hull's School in Bath, England. (21)In his spare time, however, he dreamed about building a talking telegraph and sometimes made sketches.

― *Alexander Graham Bell* (The Heinle Reading Library: Academic Content Collection)

　　　(注) *electric current「電流」

(17)　①　mending　　②　bending　　③　spending　　④　depending

(18)　①　called　　②　telling　　③　talk　　④　to speak

(19)　①　unless　　②　if　　③　since　　④　till

(20)　①　生存競争に負けた　　　　②　生活が苦しかった
　　　③　生計を立てた　　　　　　④　生活保護を受けた

(21)　①　暇なときに　　　　　　　②　時間がなかったので
　　　③　時間を気にせずに　　　　④　年がら年中

数　学

問題
(2科目　120分)

6年度

一般A

1

（1）　xy 平面において $y = ax^2 + bx + c$ のグラフが3点 $(1, 12)$，$(-2, 6)$，$(0, 6)$ を通るとき，y の最小値は ア である。さらにこの放物線が直線 $y = kx + 10 - k$ と接するとき，k の値は イ ，ウエ である。

（2）　x についての方程式 $(\log_2 x)^2 - 3\log_2 x^2 + a = 0$ の2解の比が $1 : 4$ であるとき，$a =$ オ であり，この方程式の解は $x =$ カ ，キク となる。

（3）　$AB = 5$，$AC = 9$ である三角形 ABC の辺 BC 上に点 D をとり，$\angle BAD = \alpha$，$\angle DAC = \beta$ とおくと，α, β はともに鋭角で $\sin\alpha = \dfrac{1}{5}$，$\sin\beta = \dfrac{1}{3}$ が成り立つ。

このとき，$\cos(\alpha + \beta) = \dfrac{\boxed{ケ}\sqrt{\boxed{コ}} - 1}{\boxed{サシ}}$ であり，$AD = \dfrac{\boxed{ス}\sqrt{\boxed{セ}} + \boxed{ソ}\sqrt{\boxed{タ}}}{\boxed{チ}}$ である。ただし，セ > タ とする。

（4）　n を自然数とする。$5^n < 2024$ をみたす最大の n は $n =$ ツ であり，$\dfrac{2024!}{5^n}$ が整数となる最大の n は $n =$ テトナ である。

2

（1）　サイコロを4回投げて出た目を順に a, b, c, d とするとき，a, b, c, d の中に同じ目が含まれる確率は $\dfrac{ニヌ}{ネノ}$ である。また，$a<b<c<d$ となる確率は $\dfrac{ハ}{ヒフヘ}$ である。

（2）　サイコロを5回投げるとき，異なる目の数が5つになる確率は $\dfrac{ホ}{マミ}$ である。また，異なる目の数が3つになる確率は $\dfrac{ムメモ}{ヤユヨ}$ である。

3

O を原点とする座標平面において，$y = 2x - 6$ の表す直線を l とする。

(1) l と x 軸，y 軸の交点をそれぞれ P，Q とするとき，三角形 OPQ の外接円の方程式は

$x^2 + y^2 - \boxed{\text{ラ}}\,x + \boxed{\text{リ}}\,y = 0$ と表される。また，三角形 OPQ の内接円の中心の x 座標

は $\dfrac{\boxed{\text{ル}} - \boxed{\text{レ}}\sqrt{\boxed{\text{ロ}}}}{\boxed{\text{ワ}}}$ である。

(2) A $(0, -2)$ とする。また，l 上の $x > 0$ である部分を動く点を R とし，

∠ORA $= \theta$ $(0 < \theta < \pi)$ とする。R の x 座標を t とおくとき，

$\tan\theta = \dfrac{\boxed{\text{ン}}\,t}{\boxed{\text{あ}}\,t^2 - \boxed{\text{いう}}\,t + \boxed{\text{えお}}}$ と表され，θ は $t = \dfrac{\boxed{\text{か}}\sqrt{\boxed{\text{きく}}}}{\boxed{\text{け}}}$ のとき最大となる。

4

a は正の定数とする。xy 平面において，2 つの放物線 $C_1 : y = 2x^2 + 2$，$C_2 : y = x^2 + ax + b$ を考える。C_1 と C_2 は共有点 P において共通の接線 l をもつ。

（1） a を用いて表すと $b = \dfrac{\boxed{こさ}}{\boxed{し}} a^2 + \boxed{す}$，P の座標は $\left(\dfrac{\boxed{せ}}{\boxed{そ}} a, \dfrac{\boxed{た}}{\boxed{ち}} a^2 + \boxed{つ} \right)$ となる。

（2） C_2 と l と y 軸によって囲む図形の面積は $\dfrac{\boxed{て}}{\boxed{とな}} a^3$ である。また，C_2 を y 軸に関して対称に移動した曲線を C_3 とするとき，C_1，C_2，C_3 によって囲まれる図形の面積は $\dfrac{\boxed{に}}{\boxed{ぬね}} a^3$ である。

化　学

問題

（2科目　120分）

一般A

6年度

1　物質の構成と構造に関する，次の問1〜問5に答えよ。

問1　次の物質を純物質または混合物に分類するとき，混合物に分類される物質として最も適当なものを〔解答群〕から1つ選べ。　1

1 の〔解答群〕

① エタノール　　② オゾン　　③ 希硫酸

④ 水銀　　⑤ ヘリウム　　⑥ ヨウ素

問2　原子の構造に関する文中の空欄 A 〜 D にあてはまる語句の組合せとして最も適当なものを〔解答群〕から1つ選べ。　2

　原子核中の A の数は元素の種類によってすべて異なり，原子がもつ A の数を B という。例えば，バリウムBaの B は56，鉛Pbの B は82である。また，原子核中の A の数と C の数との和は D とよばれる。原子を B や D も含めて化学式で示す場合，元素記号の左下に B の値を，左上に D の値を書き添える。

2 の〔解答群〕

	A	B	C	D
①	中性子	原子番号	陽子	原子量
②	中性子	原子番号	陽子	質量数
③	中性子	原子量	陽子	原子番号
④	中性子	原子量	陽子	質量数
⑤	陽子	原子番号	中性子	原子量
⑥	陽子	原子番号	中性子	質量数
⑦	陽子	原子量	中性子	原子番号
⑧	陽子	原子量	中性子	質量数

問 3　内側から n 番目の電子殻に収容される電子の数の最大値として最も適当なものを〔解答群〕から1つ選べ。 3

3 の〔解答群〕

① $2n$　　② $6n-4$　　③ $8n-6$

④ n^2+1　　⑤ $2n^2$　　⑥ $3n^2-1$

問 4　金属元素の原子が金属結合によってつくる結晶に関する記述のうち，正しいものを〔解答群〕から1つ選べ。 4

4 の〔解答群〕

① 一般に融点が低く，昇華しやすいものもある。

② 多くの結晶が水のような極性が大きい溶媒に溶解する。

③ 外部から強い力が加わると，結晶がへき開する（特定の面に沿って割れる）。

④ 結晶内を自由に動くことができる自由電子が存在する。

⑤ 結晶を構成する原子は，いずれも（第一）イオン化エネルギーの値が大きい。

⑥ 電気伝導性が極めて低いが，融解させて液体にすると電気を導くようになる。

問 5　無極性分子の化学式として最も適当なものを〔解答群〕から1つ選べ。 5

5 の〔解答群〕

① CH_3COOH　　② CO_2　　③ HCl　　④ H_2O　　⑤ H_2S　　⑥ NH_3

$\boxed{2}$ 　化学の基本計算に関する，次の問1〜問4に答えよ。

問1　溶液の濃度に関する，次の (1)〜(3) に答えよ。ただし，グルコース $C_6H_{12}O_6$ のモル質量は 180 g/mol とする。

(1) 質量パーセント濃度が 20.0 % のグルコース水溶液 A と 12.5 % のグルコース水溶液 B とを混合すると，15.0 % のグルコース水溶液が得られた。混合した水溶液 A および水溶液 B の質量比（水溶液 A の質量：水溶液 B の質量）として最も近いものを〔解答群〕から1つ選べ。 $\boxed{6}$

$\boxed{6}$ の〔解答群〕

① 1：2 　　② 5：8 　　③ 1：1 　　④ 2：1 　　⑤ 8：5

(2) モル濃度が 0.700 mol/L のグルコース水溶液 140 mL と 0.100 mol/L のグルコース水溶液 20.0 mL とを 500 mL のメスフラスコに入れ，標線まで水を加えた。得られたグルコース水溶液のモル濃度〔mol/L〕として最も近いものを〔解答群〕から1つ選べ。 $\boxed{7}$

$\boxed{7}$ の〔解答群〕

① 0.200 mol/L 　　② 0.300 mol/L 　　③ 0.400 mol/L

④ 0.500 mol/L 　　⑤ 0.600 mol/L

(3) 質量パーセント濃度が 30.0 % のグルコース水溶液（密度 1.20 g/cm³）のモル濃度〔mol/L〕として最も近いものを〔解答群〕から1つ選べ。 $\boxed{8}$

$\boxed{8}$ の〔解答群〕

① 1.00 mol/L 　　② 1.39 mol/L 　　③ 1.67 mol/L

④ 2.00 mol/L 　　⑤ 3.00 mol/L

問 2　図1の曲線は硝酸カリウム KNO_3 の水に対する溶解度（水100gに溶ける溶質の最大質量（g単位）の数値）と温度との関係を示している。硝酸カリウムの水への溶解に関する，下の文中の空欄　9　～　11　に当てはまる数値として最も近いものをそれぞれの〔解答群〕から1つずつ選べ。ただし，硝酸カリウムは無水塩の固体として水溶液中から析出するものとする。

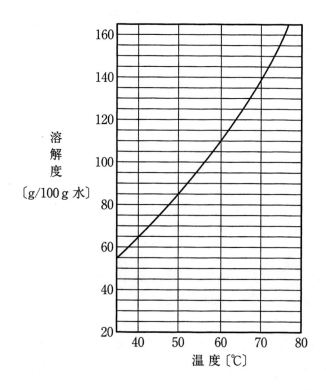

図 1

　　硝酸カリウムの固体結晶210gを80℃の水150gに完全に溶解させて溶液全体が360gになる硝酸カリウム水溶液を調製した。この溶液の温度を80℃付近から徐々に低下させると，溶液の温度が　9　℃より低くなったときに固体の硝酸カリウムが析出し始めた。溶液を再び　9　℃まで加温して析出した固体を完全に溶解させた後，溶液の温度を　9　℃に保ったまま，溶液から30.0gの水を蒸発させると，　10　gの固体が析出した。さらに，この状態から溶液の温度を40℃に低下させると，新たに　11　gの硝酸カリウムの固体が析出した。

9 の〔解答群〕

① 50　　② 55　　③ 60　　④ 65　　⑤ 70

10 の〔解答群〕

① 21　　② 28　　③ 35　　④ 42　　⑤ 49

11 の〔解答群〕

① 60　　② 70　　③ 80　　④ 90　　⑤ 100

問 3　次の記述 a～c について，下線部の粒子の物質量〔mol〕が大きい順に並んでいる不等式として最も適当なものを〔解答群〕から 1 つ選べ。ただし，酸化アルミニウムのモル質量は 102 g/mol，標準状態（0 ℃，$1.013×10^5$ Pa）における気体のモル体積は 22.4 L/mol，アボガドロ定数は $N_A = 6.00×10^{23}$/mol とする。　12

a　標準状態で 1.12 L を占めるヘリウムに含まれる陽子

b　$4.50×10^{22}$ 個の水素原子を含む水分子

c　7.65 g の酸化アルミニウムに含まれる酸化物イオン

12 の〔解答群〕

① a＞b＞c　　② a＞c＞b　　③ b＞a＞c

④ b＞c＞a　　⑤ c＞a＞b　　⑥ c＞b＞a

問 4　化学変化と量的関係に関する，次の (1)～(3) に答えよ。ただし，標準状態 (0 ℃，1.013×10^5 Pa) における気体のモル体積を 22.4 L/mol とする。

　　　四酸化三鉄ともよばれる酸化鉄(Ⅱ)二鉄(Ⅲ)Fe_3O_4 を，空気気流中で強熱すると，次の化学反応式で示される化学変化が起こり，酸化鉄(Ⅲ)が生成する。このとき進行する化学変化は，以下の化学反応式で表すことができる。反応式中の a～c は化学反応式の係数，空欄 $\boxed{\text{X}}$ は酸化鉄(Ⅲ)の化学式である。

$$a\ Fe_3O_4\ +\ b\ O_2\ \longrightarrow\ c\ \boxed{\text{X}}$$

(1) 化学反応式中の空欄 $\boxed{\text{X}}$ の化学式として最も適当なものを〔解答群〕から1つ選べ。 $\boxed{13}$

$\boxed{13}$ の〔解答群〕

①　FeO_3　　　②　Fe_2O_3　　　③　Fe_3O_3　　　④　Fe_3O_2　　　⑤　Fe_3O

(2) 化学反応式中の係数 b と c の組合せとして最も適当なものを〔解答群〕から1つ選べ。ただし，通常の化学反応式では係数が省略される物質が含まれる場合には，その物質の係数として1を選択せよ。 $\boxed{14}$

$\boxed{14}$ の〔解答群〕

	係数 b	係数 c
①	1	3
②	1	4
③	1	6
④	3	3
⑤	3	4
⑥	3	6
⑦	5	3
⑧	5	4
⑨	5	6

(3) 酸化鉄(Ⅱ)二鉄(Ⅲ)Fe_3O_4（モル質量：232 g/mol）580 g を空気中の酸素と完全に反応させて酸化鉄(Ⅲ)にするためには，少なくとも標準状態で何 L の空気が必要か。最も近いものを〔解答群〕から1つ選べ。空気中には 20.0 %（体積パーセント）の酸素が含まれているものとする。 15

15 の〔解答群〕

① 14.0 L　　② 70.0 L　　③ 140 L　　④ 350 L　　⑤ 700 L

3 物質の状態と変化に関する，次の問1〜問7に答えよ。

問 1　容積を変えることができる容器に気体を入れて，気体分子が熱運動する速さの分布を測定したところ，図1に示す曲線 A が得られた。条件を変えて気体分子が熱運動する速さの分布を再び測定したところ，曲線 B が得られた。条件変化に対応する操作として最も適当なものを〔解答群〕から1つ選べ。 16

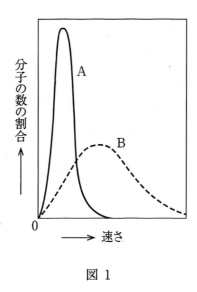

図 1

16 の〔解答群〕

① 気体の種類を変えず，温度一定のもとで，圧力を高くした。

② 気体の種類を変えず，温度一定のもとで，圧力を低くした。

③ 気体の種類を変えず，圧力一定のもとで，温度を高くした。

④ 気体の種類を変えず，圧力一定のもとで，温度を低くした。

⑤ 気体の種類を変えず，温度，圧力一定のもとで，気体の分子数を多くした。

⑥ 気体の種類を変えず，温度，圧力一定のもとで，気体の分子数を少なくした。

問2　バナジウム V が固体結晶になると，次の図2のような立方体の単位格子からなる結晶構造になる。バナジウムの原子量を 51.0，原子半径を 1.30×10^{-8} cm，アボガドロ定数を 6.00×10^{23}/mol としたとき，バナジウムの結晶の密度〔g/cm^3〕として最も近いものを〔解答群〕から1つ選べ。ただし，バナジウム原子は歪みのない球体であり，最も近くに存在するバナジウム原子どうしは隙間なく隣接しているものとする。また，計算に必要であれば，$\sqrt{2}=1.41$，$\sqrt{3}=1.73$，$\sqrt{5}=2.36$，$1.30^3=2.20$ の近似値を用いよ。　17

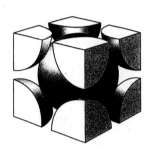

図2

17　の〔解答群〕

① 3.13 g/cm^3　　② 4.50 g/cm^3　　③ 5.44 g/cm^3

④ 6.27 g/cm^3　　⑤ 8.90 g/cm^3　　⑥ 12.5 g/cm^3

問3　次の水溶液 a〜c の凝固点が高い順に並んでいる不等式として最も適当なものを〔解答群〕から1つ選べ。ただし，水溶液中の電解質は完全に電離しているものとする。　18

　a　0.050 mol/kg の塩化カリウム KCl 水溶液

　b　0.080 mol/kg のグルコース $C_6H_{12}O_6$ 水溶液

　c　0.040 mol/kg の水酸化バリウム $Ba(OH)_2$ 水溶液

18　の〔解答群〕

① a＞b＞c　　② a＞c＞b　　③ b＞a＞c

④ b＞c＞a　　⑤ c＞a＞b　　⑥ c＞b＞a

問 4　塩を正塩，酸性塩，塩基性塩に分類するとき，酸性塩に分類される物質として最も適当なものを〔解答群〕から 1 つ選べ。　19

19　の〔解答群〕

① CH_3COONa　　② $(COOH)_2$　　③ KNO_3

④ $NaHCO_3$　　⑤ Na_2SO_4　　⑥ NH_4Cl

問 5　硫酸酸性の二クロム酸カリウム水溶液に十分量のシュウ酸水溶液を加えると，水溶液の橙赤色が緑色に変化し，気体の二酸化炭素が発生する。二クロム酸イオンが硫酸酸性溶液中で酸化還元反応するとき，およびシュウ酸が硫酸酸性溶液中の二クロム酸イオンと酸化還元反応するときの変化は，それぞれ次の電子 e^- を含むイオン反応式で表すことができる。この反応に関する下の記述 a～c について，それらの正誤の組合せとして最も適当なものを〔解答群〕から 1 つ選べ。ただし，生じる二酸化炭素は水に溶解しないものとする。　20

$$Cr_2O_7{}^{2-} + 14H^+ + 6e^- \longrightarrow 2Cr^{3+} + 7H_2O$$

$$(COOH)_2 \longrightarrow 2CO_2 + 2H^+ + 2e^-$$

a　過不足なく反応する二クロム酸イオン $Cr_2O_7{}^{2-}$ とシュウ酸 $(COOH)_2$ との物質量の比（二クロム酸イオン：シュウ酸）は 3：1 である。

b　発生する二酸化炭素の物質量は，水溶液中に生じるクロム(Ⅲ)イオンの物質量の 3.00 倍である。

c　この反応では二クロム酸イオンが酸化されてクロム(Ⅲ)イオンに変化している。

20　の〔解答群〕

	a	b	c
①	正	正	正
②	正	正	誤
③	正	誤	正
④	正	誤	誤
⑤	誤	正	正
⑥	誤	正	誤
⑦	誤	誤	正
⑧	誤	誤	誤

問 6 　反応速度に関する次の a〜c の記述と最も深い要因との組合せとして最も適当なものを〔解答群〕から 1 つ選べ。　21

    a　過酸化水素水に少量の酸化マンガン(IV)を加えると，激しく分解する。

    b　鉄の微細粉末は，容易に常温・常圧の空気中で燃焼する。

    c　0.50 mol/L の希塩酸 100 mL と 0.50 mol/L の酢酸水溶液 100 mL のそれぞれに同量の亜鉛粉末を加えると，希塩酸の方が激しく気体を発生する。

21 の〔解答群〕

	a	b	c
①	触媒	濃度	表面積
②	触媒	表面積	濃度
③	濃度	触媒	表面積
④	濃度	表面積	触媒
⑤	表面積	触媒	濃度
⑥	表面積	濃度	触媒

問 7　酢酸は，水溶液中では（ⅰ）式のように電離して，平衡状態となっている。

$$CH_3COOH \rightleftharpoons CH_3COO^- + H^+ \quad \cdots\cdots\cdots (ⅰ)$$

電離平衡の平衡定数を電離定数といい，酢酸の電離定数 K_a は各成分のモル濃度〔mol/L〕を [CH_3COOH]，[CH_3COO^-]，[H^+] とすると，（ⅱ）式のように表すことができる。

$$K_a = \frac{[CH_3COO^-][H^+]}{[CH_3COOH]} \quad \cdots\cdots\cdots (ⅱ)$$

酢酸水溶液の電離平衡に関する記述として下線部に**誤りを含むもの**を〔解答群〕から1つ選べ。　22

22 の〔解答群〕

①　酢酸水溶液に温度一定で希塩酸などの強酸水溶液を加えると，酢酸の電離度 a の値は小さくなる。

②　酢酸水溶液に温度一定で希塩酸などの強酸水溶液を加えても，電離定数 K_a の値は変化しない。

③　酢酸水溶液に温度一定で酢酸ナトリウム水溶液を加えても，電離定数 K_a の値は変化しない。

④　酢酸水溶液に温度一定で水を加えて溶液のモル濃度を変化させても，酢酸の電離度 a の値は変化しない。

⑤　酢酸水溶液に温度一定で水を加えて溶液のモル濃度を変化させても，電離定数 K_a の値は変化しない。

4 無機物質および有機化合物の性質と反応に関する，次の問1と問2に答えよ。

問1 次の (1)〜(5) の記述に最も適する元素の元素記号を〔解答群〕からそれぞれ1つずつ選べ。

(1) 地殻中に質量パーセントで酸素に次いで二番目に多く含まれる元素である。単体は天然には産出しないが，酸化物を還元して工業的に製造した高純度の単体は半導体の性質を示すので，電子部品や太陽電池などの材料に用いられている。 23

(2) 単体が空気中に体積パーセントで最も多く含まれる気体であり，自動車の排気ガスに含まれるこの元素の酸化物は酸性雨の原因物質になる。 24

(3) 複数の同素体が安定に存在し，その中には非金属元素の単体であるが電気伝導性を示すものも知られている。 25

(4) スマートフォンのバッテリーにも用いられている二次電池の電極や電解液に使用されている元素であり，酸化物は塩基性酸化物の性質を示す。 26

(5) 天然には酸化物や硫化物として産出する金属元素である。これらの化合物を原料として製造される単体は，その生産量が金属元素の中で最も多い。 27

23 〜 27 の〔解答群〕**（重複選択不可）**

① Al　　② C　　③ Fe　　④ Li

⑤ N　　⑥ P　　⑦ Pb　　⑧ Si

問 2　次の (1)～(5) の記述に最も適する炭化水素の化学式を〔解答群〕からそれぞれ1つ

　　ずつ選べ。

(1)　分子内に不斉炭素原子をもち，互いに重ね合わせることのできない1対の鏡像異性体が

　　存在する。　28

(2)　鎖式化合物となる異性体の中に沸点が異なる立体異性体が存在し，臭素水に通じると

　　赤褐色が消失する。　29

(3)　赤熱鉄管中で3分子が重合して芳香族炭化水素を生成する。　30

(4)　分子内の不飽和結合に塩素を付加した化合物を熱分解すると，日常生活でも広く用いら

　　れている合成高分子化合物の単量体が生成する。　31

(5)　ベンゼン C_6H_6 と反応させて得られる化合物が，フェノール C_6H_5OH を工業的に製造す

　　るときの原料になる。　32

28 ～ 32 の〔解答群〕**（重複選択不可）**

　①　C_2H_2　　　②　C_2H_4　　　③　C_2H_6　　　④　C_3H_6

　⑤　C_4H_8　　　⑥　C_5H_{12}　　　⑦　C_6H_{14}　　　⑧　C_7H_{16}

生　物

問題

(2科目　120分)

$\boxed{\text{一般 A}}$

6年度

$\boxed{1}$　　細胞に関する文章を読み，下記の問いに答えよ。

　　生物のからだの構造と機能の単位は細胞である。生物の細胞は <u>原核細胞と真核細胞に分</u> <u>けられ</u>(a)，細胞の構造には違いもあるが共通点も見られる。

　　真核細胞からなる真核生物は，<u>ゾウリムシ</u>(b)やミドリムシなどの単細胞からなる生物と，植物や動物など多細胞からなる生物がある。多細胞からなる動物では，構造や機能が異なる多くの種類の細胞があり，同じ種類のものどうしが集まって $\boxed{\text{ア}}$ をつくり，その $\boxed{\text{ア}}$ が集まって $\boxed{\text{イ}}$ をつくっている。たとえば，小腸では栄養分を吸収するはたらきをもつ上皮 $\boxed{\text{ア}}$ や，ぜん動運動を行う筋 $\boxed{\text{ア}}$ などが集まって，小腸という1つの $\boxed{\text{イ}}$ を形作っている。こうした多くの細胞は，<u>細胞分裂</u>(c)によって増殖したものである。

問 1　下線部 (a) について，以下の問いに答えよ。

(1) 真核細胞にのみ含まれる構造として正しいものを，①〜⑤より1つ選んで番号を答えよ。$\boxed{1}$

　　① DNA　　　② RNA　　　③ 細胞膜　　　④ リボソーム

　　⑤ 小胞体

(2) 原核細胞についての記述として正しいものを，①〜④より1つ選んで番号を答えよ。$\boxed{2}$

　　① タンパク質を構成するアミノ酸の種類は，真核細胞よりも少ない。

　　② 細胞の運動にはたらく構造をもたない。

　　③ 細胞内の化学反応によって ATP を分解したり合成したりする。

　　④ 原核細胞からなる生物は，すべて従属栄養生物である。

問2　下線部 (b) について，ゾウリムシがもつ浸透圧調節にはたらく細胞小器官として正しいものを，①〜④より1つ選んで番号を答えよ。　　3

　　① 収縮胞　　　② 液胞　　　③ 細胞口　　　④ 小胞体

問3　文章中の　ア　・　イ　に当てはまる語句の組合せとして正しいものを，①〜⑥より1つ選んで番号を答えよ。　　4

	ア	イ
①	群体	組織
②	群体	器官
③	器官	組織
④	器官	群体
⑤	組織	群体
⑥	組織	器官

問4　下線部 (c) について，細胞分裂を繰り返して増殖している培養細胞（真核細胞）がある。これらの培養細胞には細胞周期のいろいろな時期にある細胞が混在しているが，いずれも細胞周期にかかる時間は一定である。培養液を 100 mL 取り出し，そこに含まれる細胞の DNA 量と細胞数の関係を示したものが，図1である。以下の問いに答えよ。

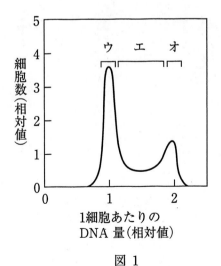

図 1

(1) ウ～オの DNA 量の細胞についての記述として正しいものを，①～④より 1 つ選んで番号を答えよ。　5

① ウの細胞を観察すると，染色体が凝縮した状態になっている。

② ウとエの細胞を観察すると，相同染色体が対合している。

③ エの細胞を観察すると，核膜が見られない。

④ オの細胞では，核分裂を行っているものと行っていないものが混在している。

(2) 培養細胞に含まれる染色体の数や形を光学顕微鏡で観察するには，ウ～オのどの細胞を用いればよいか。正しいものを，①～③より 1 つ選んで番号を答えよ。　6

①　ウ　　　②　エ　　　③　オ

(3) 体細胞分裂における，動物細胞と植物細胞の相違点と共通点に関する記述として**誤っているもの**を，①～④より 1 つ選んで番号を答えよ。　7

① 動物細胞では染色体の乗換えが起こるが，植物細胞では起こらない。

② 植物細胞では細胞板が形成されて細胞質分裂が起こるが，動物細胞では細胞板が形成されない。

③ 動物細胞，植物細胞ともに，M 期の前期に核小体が消失する。

④ 動物細胞，植物細胞ともに，M 期の後期に染色体が縦裂して両極に分かれる。

2　代謝に関する文章を読み，下記の問いに答えよ。

代謝は同化と異化に分けられる。同化には，二酸化炭素を原料として有機物を合成する
(a)
炭酸同化や，無機窒素化合物を原料として有機窒素化合物を合成する　窒素同化などがある。
(b)
これらの反応には，外部からのエネルギーを吸収することが必要である。反対に，異化は，有
機物を分解することでエネルギーを取り出している。

炭酸同化は用いるエネルギーなどの違いによって，　光合成と化学合成に分けられる。光
(c)
合成は植物のほかに藻類なども行い，化学合成は ア や イ などの細菌類が行う。

問1　下線部 (a) について，代謝の多くは酵素によって反応が促進される。酵素についての
記述として正しいものを，①〜④より1つ選んで番号を答えよ。　8

① 酵素の主成分はタンパク質であるが，酵素反応には常に金属イオンが必要である。

② 酵素には最適温度が決まっており，80℃以上で活性をもつ酵素は見つかっていな
い。

③ 基質と立体構造が似た物質が活性部位に結合することで，本来の酵素反応を阻害す
ることを競争的阻害という。

④ 酵素は細胞内でのみはたらく。

問2　下線部 (b) について，以下の問いに答えよ。

(1) 植物における窒素同化でアミノ酸に変換される有機酸として正しいものを，①〜④より
1つ選んで番号を答えよ。　9

① グルタミン酸　　　② グルタミン　　　③ メチオニン

④ ケトグルタル酸

(2) 窒素同化によって合成された有機窒素化合物をもとに合成される物質として**誤っている**
ものを，①〜④より1つ選んで番号を答えよ。　10

① デンプン　　　② DNA　　　③ RNA　　　④ クロロフィル

問 3　下線部 (c) について，光と CO_2 濃度の条件を変えて植物に与え，光合成速度を調べた。その結果を図1に示す。以下の問いに答えよ。

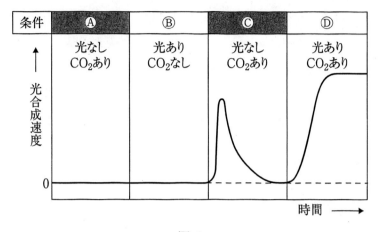

図 1

(1) カルビン・ベンソン回路の物質に注目したとき，Ⓐの条件下と比べて，Ⓑの条件下の方が葉緑体内での濃度が高いと考えられる物質として正しいものを，①～③より1つ選んで番号を答えよ。　11

　① ホスホグリセリン酸（PGA）　　　　② リブロースビスリン酸（RuBP）
　③ グリセルアルデヒドリン酸（GAP）

(2) Ⓒの条件下で時間が経過すると光合成速度が低下した理由として正しいものを，①～③より1つ選んで番号を答えよ。　12

　① Ⓑの条件下で合成された C_3 化合物がすべて分解されたから。
　② チラコイド膜での反応は起こるが，ストロマでの反応は起こらないから。
　③ ATP と NADPH が不足したから。

(3) この実験からわかることとして正しいものを，①～③より1つ選んで番号を答えよ。　13

　① 光合成の反応は光の強さが十分であれば CO_2 濃度が低くても進む。
　② 光合成では光を吸収することで合成された物質を用いて，CO_2 が固定される。
　③ 光合成では CO_2 の濃度勾配が生じることで，ATP が合成される。

問 4　文章中の　ア　・　イ　に当てはまる細菌類として正しいものを，①〜⑥より**2つ選**んで番号を答えよ。　14

①　乳酸菌　　　②　アゾトバクター　　　③　クロストリジウム

④　硝酸菌　　　⑤　緑色硫黄細菌　　　⑥　硫黄細菌

3　　発生に関する文章を読み，下記の問いに答えよ。

　　動物の多くは有性生殖によって子孫を残す。配偶子である卵や精子は <u>減数分裂によって</u>(a) つくられ，受精して新個体となる。そのため，<u>子の遺伝子構成は多様なものとなる。</u>(b)

　　アフリカツメガエルの未受精卵は，　ア　極側に色素粒を多く含み，　イ　極側は卵黄を多く含む。受精すると　ウ　が起こり，精子進入点の　エ　側に灰色三日月が生じる。この領域は発生が進むと，原口が陥入する位置に対応する。　<u>原腸胚期に原口の陥入が起こることで，</u>(c) <u>外胚葉・内胚葉・中胚葉の３つの胚葉</u>となる。各胚葉からはさまざまな組織や器官が分化(d) し，幼生を経て成体となる。

問1　　下線部(a)について，卵形成における減数分裂の第1分裂によってできる細胞として正しいものを，①～⑥より**2つ選んで**番号を答えよ。　15

　　①　一次卵母細胞　　　②　二次卵母細胞　　　③　第一極体

　　④　第二極体　　　　　⑤　卵原細胞　　　　　⑥　卵細胞

問2　　下線部(b)について，ある動物では3組の対立遺伝子A，B，Cは異なる常染色体上にある。遺伝子型AaBbCcの個体Xについて，次の問いに答えよ。なお，いずれの対立遺伝子においても大文字が優性遺伝子，小文字が劣性遺伝子を表している。

(1)　対立遺伝子A，B，Cに注目したとき，個体Xがつくる配偶子の遺伝子型は最大何通りか。正しいものを，①～⑤より1つ選んで番号を答えよ。　16

　　①　2通り　　　②　4通り　　　③　6通り　　　④　8通り　　　⑤　9通り

(2)　個体Xが遺伝子型AABbCcの個体と交配し，多くの受精卵ができた。このうち，3組の対立遺伝子がすべて劣性ホモ接合となる受精卵は理論上およそ何％か。正しいものを，①～⑥より1つ選んで番号を答えよ。　17

　　①　0％　　　②　6.3％　　　③　12.5％　　　④　25％　　　⑤　56％

　　⑥　75％

問 3　文章中の　ア　～　エ　に入る語句の組合せとして正しいものを，①～⑧より 1 つ選んで番号を答えよ。　18

	ア	イ	ウ	エ
①	動物	植物	表層回転	同じ
②	動物	植物	表層回転	反対
③	動物	植物	先体反応	同じ
④	動物	植物	先体反応	反対
⑤	植物	動物	表層回転	同じ
⑥	植物	動物	表層回転	反対
⑦	植物	動物	先体反応	同じ
⑧	植物	動物	先体反応	反対

問 4　下線部 (c) について，両生類の胞胚を用いて次の実験を行った。以下の問いに答えよ。

<実験>　胞胚を A，B，C の 3 つの領域に切断した。それぞれを単独で培養すると，A は不整形の表皮に，B は脊索や筋肉に，C は内胚葉性の組織に分化した。また，A と C を短時間接触させてからそれぞれ単独で培養すると，A からは脊索や筋肉が分化し，C からは内胚葉性の組織が分化した。

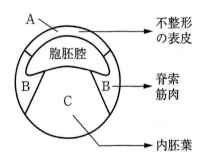

(1) C のみを入れていた培養液から C を取り出し，A を入れて培養を続けたところ，A からは脊索や筋肉が分化した。これらの結果から予想できることとして正しいものを，①～③より 1 つ選んで番号を答えよ。　19

①　C からは A を脊索や筋肉に分化させる物質が分泌されている。

②　A からは C を内胚葉に分化させる物質が分泌されている。

③　分化を促す物質は，細胞外には分泌されずその細胞内だけではたらく。

(2) 現在は中胚葉の分化にはたらく物質が判明している。その物質として最も適切なものを，①～④より 1 つ選んで番号を答えよ。　20

①　ルアー　　②　ノーダル　　③　ノギン　　④　ビコイド

問 5　下線部 (d) について，発生の過程において 3 つの胚葉が形成されない動物として正しいものを，①〜⑤より 1 つ選んで番号を答えよ。　21

①　ショウジョウバエ　　②　センチュウ　　③　ウニ

④　アサリ　　　　　　　⑤　カイメン

4　　血液に関する文章を読み，下記の問いに答えよ。

　　ヒトの血液は，液体成分である　血しょうと，有形成分である赤血球・白血球・血小板か
　　　　　　　　　　　　　　　　　(a)
らなる。有形成分のうち最も数が多いのは　ア　で，成人ではおよそ　イ　個/mm³ である。
成人においてすべての血球は骨髄にある造血幹細胞に由来し，日々新しくつくられている。

　　赤血球の表面には凝集原とよばれる糖タンパク質があり，どのような組み合わせで糖タンパ
ク質（凝集原 A，B）をもつかによって決定されるのが，　ABO 式血液型である。血しょう
　　　　　　　　　　　　　　　　　　　　　　　　　　　(b)
中にはその糖タンパク質に結合する抗体として凝集素（α，β）を含む場合がある。

　　血小板は止血にはたらいている。血管が損傷して出血すると，まず血小板がその場に集まっ
て傷を塞ぐ。さらに，血しょう中の　ウ　などの血液凝固因子によって　エ　が合成され，
　エ　が血球をからめとって血ぺいをつくる。

　　白血球は単球，顆粒球，リンパ球などさまざまな種類があり，おもに　免疫にはたらいて
　　　　　　　　　　　　　　　　　　　　　　　　　　　　　　　　　(c)
いる。

問 1　　下線部 (a) について，血しょうについての記述として正しいものを，①～④より 1 つ
　　　選んで番号を答えよ。　22

　　①　動脈から血しょうがしみ出したものが組織液となる。

　　②　腎臓では血しょうがろ過されて原尿ができるが，原尿中にグルコースは含まれな
　　　　い。

　　③　血しょう中にはタンパク質が 7～8 ％ ほど含まれている。

　　④　血液の全体量のうち，血しょうが 90 ％ を占める。

問 2　　文章中の　ア　・　イ　に入る語句と数値の組合せとして正しいものを，①～⑥より
　　　1 つ選んで番号を答えよ。　23

	ア	イ		ア	イ
①	赤血球	10万～40万	②	赤血球	400万～500万
③	白血球	10万～40万	④	白血球	400万～500万
⑤	血小板	10万～40万	⑥	血小板	400万～500万

問3　下線部（b）について，ABO 式血液型が異なる4人（i〜iv）から採血して血しょうと赤血球に分け，表のような組合せで混合した。＋は凝集反応が見られたもの，－は見られなかったものを示している。なお，iii の人の両親は B 型と O 型であることがわかっている。以下の問いに答えよ。

血しょう ＼ 赤血球	i	ii	iii	iv
i	－	－	－	－
ii	＋	－	＋	－
iii	＋	＋	－	－
iv	＋	＋	＋	－

(1) 4人のうち AB 型と考えられる人を，①〜④より1つ選んで番号を答えよ。　24

① i　　② ii　　③ iii　　④ iv

(2) ii の血しょうと iv の赤血球で凝集反応が起こらなかった理由として正しいものを，①〜④より1つ選んで番号を答えよ。　25

① ii の血しょうに凝集素 α が含まれているから。
② ii の血しょうに凝集素 α も β も含まれていないから。
③ iv の赤血球に凝集原 A はあるが凝集原 B がないから。
④ iv の赤血球に凝集原 A も凝集原 B もないから。

問4　文章中の ウ ・ エ に入る語句の組合せとして正しいものを，①〜⑥より1つ選んで番号を答えよ。　26

	ウ	エ		ウ	エ
①	Na^+	フィブリン	②	Na^+	トロンビン
③	Cl^-	フィブリン	④	Cl^-	トロンビン
⑤	Ca^{2+}	フィブリン	⑥	Ca^{2+}	トロンビン

問 5　下線部 (c) について，自己・非自己の認識に関わる遺伝子に共通性のない A 系統と
　　　B 系統のマウスを用いて，皮膚移植実験を行った。以下の問いに答えよ。

＜実験1＞　A 系統マウスの皮膚を A 系統マウスに移植すると，拒絶されることなく生着
　　　　　　した。同様に，B 系統マウスどうしの移植でも生着した。

＜実験2＞　A 系統マウスの皮膚を B 系統マウスに移植すると，拒絶反応が起こり 10 日ほ
　　　　　　どで脱落した。

＜実験3＞　実験 2 で拒絶反応を起こした B 系統マウスに再び A 系統マウスの皮膚を移植
　　　　　　すると，拒絶反応が起こり 5 日ほどで脱落した。

(1) 皮膚移植における自己・非自己の認識に重要なタンパク質として正しいものを，①〜⑤
　　より1つ選んで番号を答えよ。　27

　　① BCR　　　② TLR　　　③ MHC　　　④ IgE

　　⑤ BMP

(2) A 系統マウスと B 系統マウスの交配により，F_1 マウスが生まれた。F_1 マウスを用いて
　　皮膚移植を行ったときの結果として正しいものを，①〜④より1つ選んで番号を答え
　　よ。　28

　　①　A 系統マウスの皮膚を F_1 マウスに移植すると，拒絶反応が起こり 10 日ほどで脱
　　　　落した。

　　②　B 系統マウスの皮膚を F_1 マウスに移植すると，拒絶反応が起こり 5 日ほどで脱落
　　　　した。

　　③　F_1 マウスの皮膚を，皮膚移植を受けたことのない A 系統マウスに移植すると，拒
　　　　絶反応が起こり 10 日ほどで脱落した。

　　④　F_1 マウスの皮膚を実験 2 で拒絶反応を起こした B 系統マウスに移植すると，拒絶
　　　　されることなく生着した。

5　　生態系に関する文章を読み，下記の問いに答えよ。

　　生物は，光や水，空気など非生物的環境とともに　生態系を構成している。生態系内では
物質が循環している。たとえば，炭素は生物間ではおもに ア として栄養段階の上位へと移
動し，代謝された後，大気中へはおもに イ として放出される。また，大気中の窒素分子は
根粒菌などの ウ を行う微生物によって NH_4^+ に変えられ，色々な生物が利用できるように
なる。

　　近年では，人間の活動によって生態系にさまざまな変化が生じている。生態系には エ 力
があるため，ある程度の変化であれば環境を維持できるが，人為的な活動は短期間で大きな変
化を与えることも多い。水田の減少による水生昆虫の減少など局地的なものもあるが，温
暖化のように地球規模のものもある。

問1　下線部 (a) について，生態系の多様性についての説明として正しいものを，①〜④より
　　　1つ選んで番号を答えよ。 29

　　　①　1つの地域に多くの生物種が存在していること。

　　　②　1つの遺伝子を多くの種が共通してもっていること。

　　　③　1つの種の個体数が十分に多いこと。

　　　④　海，森林，乾燥地など地域の環境がさまざまであること。

問2　文章中の ア ・ イ に入る語句の組合せとして正しいものを，①〜⑥より1つ選
　　　んで番号を答えよ。 30

	ア	イ
①	有機物	CO_2
②	有機物	CO
③	有機物	CH_4
④	無機物	CO_2
⑤	無機物	CO
⑥	無機物	CH_4

問3　文章中の ウ に入る語句として正しいものを，①〜④より1つ選んで番号を答え
　　　よ。 31

　　　①　窒素固定　　　②　脱窒　　　③　硝酸還元　　　④　硝化作用

問4　文章中の　エ　に入る語句として正しいものを，①～⑤より1つ選んで番号を答えよ。　32

① 活性　　② 恒常　　③ 浄化　　④ 酸化　　⑤ 復元

問5　下線部（b）について，温暖化の原因は温室効果ガスの増加である。温室効果ガスの1つである CO_2 は水と反応して H^+ と HCO_3^-（炭酸水素イオン）になり海水中に溶け，さらに H^+ は CO_3^{2-}（炭酸イオン）と反応して，HCO_3^- になる。また，貝類は Ca^{2+} と CO_3^{2-} を反応させ $CaCO_3$（炭酸カルシウム）として殻をつくっている。なお，多くの気体は溶液の温度が高くなると溶けにくくなる。以下の問いに答えよ。

(1) 温暖化や温室効果ガスの説明として**誤っているもの**を，①～④より1つ選んで番号を答えよ。　33

① 温暖化によって海水の温度が上昇したことで，海面水位が上昇している。

② 気候変動により，雨の激しさや発生頻度が高まった地域がある一方，干ばつにより砂漠の拡大が起こっている地域もある。

③ 温室効果ガスは地表面から放出された紫外線を吸収し，再放射することで地球の温度を上げている。

④ 温室効果ガスは人間活動によって放出されるだけでなく，動物や微生物の活動によっても放出される。

(2) 大気中の CO_2 濃度がさらに上昇すると，どのような影響が出ると推測されるか。最も適切なものを①～③より1つ選んで番号を答えよ。　34

① 海水に溶ける CO_2 が増えることで pH が上昇する。

② 北極や南極では pH が上昇し，赤道付近では pH が低下する。

③ CO_3^{2-} が不足して貝類は殻をつくりにくくなる。

英　語

問題
（2科目　120分）

一般C

6年度

1　次の英文を読み，下記の設問に答えなさい。

If you go to a photography exhibition of birds, you are likely to see a lot of pictures of peacocks. This is （　1　） the peacock is an extremely beautiful and fascinating bird. But many people also think it is a very arrogant bird. In （　2　）, there are a lot of myths and legends about peacocks in many different cultures.

A peacock does not walk or hop like other birds, but it (3)struts. When a peacock struts, it walks in a special way to impress you. It holds its head high and expects you to say, "Isn't it beautiful?" In English, we sometimes (4)[a / as / describe / person] 'proud as a peacock'. Do you think that is a positive or a negative description?

The truth is that a peacock is beautiful. It is probably the most beautiful bird in the world. Peacocks are male birds and the female is called a peahen. She is a pale grey color and she is not attractive, so people do not usually (5)pay attention to her. It is the proud peacock that everyone wants to see.

The best time to visit a zoo or a peacock park is during the *mating season. This is the time when the peacock is trying to attract the peahen, and it is an event (6)that you definitely must not miss. When the peacock wants to attract the peahen, it does not sing to her because it has got a terrible voice. If the peacock sings, the peahen will probably run in the opposite direction. （　7　）, the peacock attracts the peahen by showing its beautiful feathers. Many birds have got beautiful feathers, but the peacock's feathers are truly (8)magnificent.

The peacock has got a very long tail and when the bird opens it, its feathers 'stand', like a large colorful fan. The feathers are a lovely mixture of shiny greens, yellows and golds. They have got big circles on their feathers that look like eyes. （　9　）, a peacock's neck is long and thin and it has got a 'crown' on its head. Therefore, it is not surprising that a peacock struts.

— *The Living World* (Burlington International Readers)

(注) *mating season「交尾期」

（1） 空欄（ 1 ）に当てはまる語として最も適当なものを，下記の①～④の中から一つ選びなさい。

① after ② before ③ until ④ because

（2） 空欄（ 2 ）に当てはまる語として最も適当なものを，下記の①～④の中から一つ選びなさい。

① case ② order ③ fact ④ time

（3） 下線部（3）の意味に最も近いものを，下記の①～④の中から一つ選びなさい。

① 抜き足さし足で歩く ② さっそうと飛ぶ
③ 軽快に跳ねる ④ 気取って歩く

（4） (4) の [　　] 内の語を並べ替えて意味の通る英文にするとき，並べ替えた語のうち3番目にくるものを，下記の①～④の中から一つ選びなさい。

① a ② as ③ describe ④ person

（5） 下線部（5）の意味に最も近いものを，下記の①～④の中から一つ選びなさい。

① take notice of her ② ignore her
③ leave her out ④ interact with her

（6） 下線部（6）の意味に最も近いものを，下記の①～④の中から一つ選びなさい。

① that cannot be seen at all ② which you absolutely have to see
③ which will probably be left out ④ that you will certainly dislike

（7） 空欄（ 7 ）に当てはまる語として最も適当なものを，下記の①～④の中から一つ選びなさい。

① Instead ② Otherwise ③ Namely ④ Nonetheless

（8） 下線部（8）の意味に最も近いものを，下記の①～④の中から一つ選びなさい。

① having a unique shape and color ② extremely attractive and impressive
③ causing physical or mental pain ④ unpleasant to look at

（9） 空欄（　9　）に当てはまる語句として最も適当なものを，下記の①～④の中から
一つ選びなさい。

① As a result　　② For this reason　　③ In addition　　④ At last

(10) 本文の内容に**一致する**ものを，下記の①～④の中から一つ選びなさい。

① A peacock cannot walk at all.

② A peacock is probably more beautiful than any other kind of bird.

③ Peahens are male birds.

④ A peacock attracts a peahen with its beautiful voice.

2　　次の各空欄に入れるのに最も適当なものを，それぞれ下記の①〜④の中から一つ選び
なさい。

(11)　A: How did your exams go?

　　　B: They went better than I (　　　).

　　　①　was expected　　②　can expect　　③　am expecting　　④　had expected

(12)　A: Jane's conduct will be open (　　) public criticism.

　　　B: I think so, too.

　　　①　at　　　　　　②　for　　　　　　③　in　　　　　　④　to

(13)　A: She looks very tall.

　　　B: Yes, she is taller than me (　　) 20 centimeters.

　　　①　by　　　　　　②　far　　　　　　③　too　　　　　　④　so

(14)　A: How did the story end?

　　　B: It ended with the couple (　　).

　　　①　got married　　②　getting married　　③　got marrying　　④　getting marrying

(15)　A: I don't have much appetite these days.

　　　B: (　　) is worrying you?

　　　①　What　　　　　②　When　　　　　③　How　　　　　④　Why

(16)　A: How long have you known her?

　　　B: (　　) she was a child.

　　　①　Then　　　　　②　Because　　　　③　Since　　　　　④　For

3 次の下線部 (17)，(21) の意味に最も近いものを，また，空欄（　18　）〜（　20　）に入れるのに最も適当なものを，それぞれ下記の①〜④の中から一つ選びなさい。

Although Galileo was born in Italy more than 450 years ago, his influence on our lives even today (17)is nothing short of amazing.

Have you ever used a thermometer when you were sick? Have you ever gone camping or hiking and used a compass to help you （　18　）? Do you like looking at the Moon, stars, and planets at night using a telescope? These are just a few of the wonderful （　19　） Galileo gave to us.

Galileo was born in 1564 in the famous town of Pisa during the time of the Italian Renaissance. He was from a very large family and had five brothers and sisters. His father was a well-known musician and music teacher, and Galileo became very good at playing the *lute from a very young age.

（　20　） is thought that his love and deep understanding of music later helped him to (21)develop a mathematical mind.

— *Galileo Galilei* (World History Readers)

(注) *lute「リュート（ギターに似た弦楽器）」

(17) ① あまり楽しくない ② 本当に楽しいことである
　　 ③ 驚くほどのものではない ④ 実に驚くべきものである

(18) ① stand in the way ② find your way
　　 ③ be on the way ④ have your own way

(19) ① contributions ② distributions ③ situations ④ locations

(20) ① Such ② What ③ It ④ This

(21) ① 数学の発展に貢献する ② 数学的な思考力を伸ばす
　　 ③ 数学の一分野を開拓する ④ 数学を用いずに考える

数　学

問題

（2科目　120分）

6年度

一般C

1

（1）　方程式 $2x^3 - x^2 - x - 3 = 0$ の実数解は $x = \dfrac{\boxed{\text{ア}}}{\boxed{\text{イ}}}$ である。また，虚数解の1つを α とすると，$\alpha^3 = \boxed{\text{ウ}}$ であり，$(\alpha + \alpha^2)(1 + \alpha^3 + \alpha^6) = \boxed{\text{エオ}}$ となる。

（2）　三角形 ABC は内接円の半径が4である。さらに，内接円と辺 BC，CA，AB の接点をそれぞれ D，E，F とおくと，BD = 8，DC = 10 である。このとき，BF = $\boxed{\text{カ}}$ である。また，AE = x とおき，三角形 ABC の面積を x で表すと，$\boxed{\text{キ}}\,x + \boxed{\text{クケ}}$ となるから，面積が88であるとき $\cos \angle\text{BAC} = \dfrac{\boxed{\text{コ}}}{\boxed{\text{サシ}}}$ となる。

（3）　$a > 0$ とする。$a^{\frac{2}{3}} + a^{-\frac{2}{3}} = 4$ のとき $a^2 + a^{-2} = \boxed{\text{スセ}}$，$a + a^{-1} = \boxed{\text{ソ}}\sqrt{\boxed{\text{タ}}}$ である。

（4）　$p,\ r$ は正の実数とする。$y = p \sin\left(rx + \dfrac{\pi}{3}\right) + 5$ の周期のうち，正で最小のものが $\dfrac{\pi}{2}$ であるとき $r = \boxed{\text{チ}}$ であり，$0 \leq x \leq \pi$ において y が最大となる x の値で最大のものは $x = \dfrac{\boxed{\text{ツテ}}}{\boxed{\text{トナ}}}\pi$ である。

2

　　A，B，C の 3 つの箱があり，A の箱には赤玉 3 個と白玉 2 個，B の箱には赤玉 2 個と白玉 3 個が入っている。C の箱には最初玉は入っていない。

　　さいころを投げて 3 以上の目が出たら，A の箱から玉を 1 個取り出し，2 以下の目が出たら B の箱から玉を 1 個取り出す。取り出した玉は C の箱に入れる。これを 1 回の試行とする。

（1）　この試行を 1 回行ったとき，C の箱に赤玉が入っている確率は $\dfrac{\text{ニ}}{\text{ヌネ}}$ である。また，この試行を 1 回行って，C の箱に赤玉が入っているとき，さいころの目が奇数である条件つき確率は $\dfrac{\text{ノ}}{\text{ハ}}$ である。

（2）　この試行を 2 回続けて行ったとき，C の箱に赤玉が 2 個入っている確率は $\dfrac{\text{ヒフヘ}}{\text{ホマミ}}$ である。また，この試行を 2 回続けて行い，C の箱に赤玉が 2 個入っているとき，1 回目と 2 回目に出たさいころの目が異なる条件つき確率は $\dfrac{\text{ムメモ}}{\text{ヤユヨ}}$ である。

3

　原点を O とする座標平面上の 2 つの円 C_1, C_2 を

$$C_1 : x^2 + y^2 = 9, \quad C_2 : x^2 + y^2 - 2ax - 4ay + 5a^2 - 4 = 0$$

と定める。C_1 と C_2 は異なる 2 つの共有点をもち，a は正の定数とする。

（1）　C_2 の半径は $\boxed{ラ}$ であり，C_2 の中心は a の値によらずつねに直線 $y = \boxed{リ}\, x$ 上にある。

また，a のとり得る範囲は $\dfrac{\sqrt{\boxed{ル}}}{\boxed{レ}} < a < \sqrt{\boxed{ロ}}$ である。

（2）　C_1 と C_2 の共有点を P, Q とする。直線 PQ は $\boxed{ワ}\,ax + \boxed{ン}\,ay - \boxed{あ}\,a^2 - 5 = 0$ と

表され，三角形 OPQ が正三角形となるとき，$a = \dfrac{\boxed{い}\,\sqrt{\boxed{うえ}} \pm \sqrt{\boxed{おか}}}{\boxed{きく}}$ である。

4

xy 平面における $y=x^3-x^2-x+1$ のグラフを C とする。

(1) y は $x=\dfrac{\boxed{けこ}}{\boxed{さ}}$ で極大値 $\dfrac{\boxed{しす}}{\boxed{せそ}}$ をとり，C と x 軸の囲む図形の面積は $\dfrac{\boxed{た}}{\boxed{ち}}$ である。

(2) $y=ax-2a+3$ を直線 l とする。l が C の接線になる a の値のうち，大きい方を a_1 とすると $a_1=\boxed{つ}$ である。$a=a_1$ のとき，l と C と y 軸によって囲まれる図形のうち，$x\geqq 0$ である部分の面積は $\dfrac{\boxed{てと}}{\boxed{な}}$ である。

化　学

問題

（2科目　120分）

一般C

6年度

1　物質の構成と構造に関する，次の問1～問5に答えよ。

問1　次の純物質を単体または化合物に分類するとき，単体に分類される純物質として最も適当なものを〔解答群〕から1つ選べ。　1

1　の〔解答群〕

①　グラファイト　　②　水晶　　　③　スクロース

④　ドライアイス　　⑤　ナフタレン　⑥　メタン

問2　原子の構造に関する記述のうち，**誤りを含むもの**を〔解答群〕から1つ選べ。　2

2　の〔解答群〕

①　原子核中に含まれる陽子の数は，必ず原子番号と一致する。

②　原子の大きさは，原子核の大きさにほぼ等しい。

③　原子の質量は，原子核中に含まれる陽子の総質量と中性子の総質量との和にほぼ等しい。

④　原子核中に中性子が含まれない原子も天然に存在する。

⑤　陽子1個がもつ電荷と電子1個がもつ電荷は，符号は異なるが絶対値は等しい。

⑥　陽子1個の質量と中性子1個の質量は，ほとんど同じであるが完全には一致しない。

問3　ネオン原子 Ne と同じ電子配置をもつイオンの組合せとして最も適当なものを〔解答群〕から1つ選べ。　3

3　の〔解答群〕

①　Al^{3+} と O^{2-}　　②　Be^{2+} と Br^-　　③　Ca^{2+} と K^+

④　Li^+ と F^-　　　　⑤　Mg^{2+} と S^{2-}　　⑥　Na^+ と Cl^-

問4　共有電子対の数が最も多い分子またはイオンとして最も適当なものを〔解答群〕から
　　　1つ選べ。　4

　4　の〔解答群〕

　　　① C_2H_4　　　② HF　　　③ H_2S　　　④ N_2　　　⑤ NH_4^+　　　⑥ OH^-

問5　いずれの物質も電気をよく導く物質である組合せとして最も適当なものを〔解答群〕
　　　から1つ選べ。　5

　5　の〔解答群〕

①	亜鉛 Zn	エタノール C_2H_5OH
②	アンモニア NH_3 水溶液	ダイヤモンド C
③	塩化水素 HCl	塩化ナトリウム NaCl 融解液
④	グルコース $C_6H_{12}O_6$ 水溶液	鉄 Fe
⑤	黒鉛 C	水銀 Hg
⑥	シュウ酸二水和物 $(COOH)_2 \cdot 2H_2O$	硫酸 H_2SO_4 水溶液

2   化学の基本計算に関する，次の問1〜問4に答えよ。

問1   溶液の濃度に関する，次の (1)〜(3) に答えよ。ただし，硫酸 H_2SO_4 のモル質量は 98.0 g/mol とする。

(1) 質量パーセント濃度が60.0％の硫酸水溶液と42.0％の硫酸水溶液とを 4.00：5.00 の質量比で混合した硫酸水溶液の質量パーセント濃度〔％〕として最も近いものを〔解答群〕から1つ選べ。 6

6 の〔解答群〕

① 45.0％   ② 50.0％   ③ 51.0％   ④ 52.0％   ⑤ 55.0％

(2) 質量パーセント濃度が98.0％の濃硫酸（密度 1.83 g/cm³）のモル濃度〔mol/L〕として最も近いものを〔解答群〕から1つ選べ。 7

7 の〔解答群〕

① 5.46 mol/L   ② 10.0 mol/L   ③ 12.3 mol/L

④ 15.0 mol/L   ⑤ 18.3 mol/L

(3) モル濃度が 0.0300 mol/L の硫酸水溶液 700 mL を調製するときに必要な 1.96％の硫酸水溶液（密度 1.05 g/cm³）の体積〔mL〕として最も近いものを〔解答群〕から1つ選べ。 8

8 の〔解答群〕

① 90.0 mL   ② 95.0 mL   ③ 100 mL

④ 105 mL   ⑤ 110 mL

問 2　物質の溶媒への溶解に関する次の文中の空欄 $\boxed{9}$ ～ $\boxed{11}$ に当てはまる記述として最も適当なもの，または数値として最も近いものをそれぞれの〔解答群〕から1つずつ選べ。

　　固体物質の水に対する溶解度（水 100 g に溶ける溶質の最大質量（g 単位）の数値）の値は，$\boxed{9}$。40℃において，80.0 g の水には物質 X（無水塩）が最大で 20.0 g まで溶解する。このことから，40℃における物質 X（無水塩）の水に対する溶解度が $\boxed{10}$〔g/100 g 水〕であることがわかる。また，この飽和水溶液 100 g を 40℃に保ったまま，水を $\boxed{11}$ g 蒸発させると，5.00 g の物質 X（無水塩）が析出する。

$\boxed{9}$ の〔解答群〕

① およそ半数の固体は温度が高くなるほど大きくなるが，残りの半数の固体は温度が低くなるほど大きくなる。

② すべての固体が必ず温度が高くなるほど大きくなる。

③ すべての固体が必ず温度が低くなるほど大きくなる。

④ ほとんどの固体は温度が高くなるほど大きくなるが，一部の固体は温度が低くなるほど大きくなることが知られている。

⑤ ほとんどの固体は温度が低くなるほど大きくなるが，一部の固体は温度が高くなるほど大きくなることが知られている。

$\boxed{10}$ の〔解答群〕

① 16.7　　② 20.0　　③ 22.5　　④ 23.3　　⑤ 25.0

$\boxed{11}$ の〔解答群〕

① 10.0　　② 15.0　　③ 20.0　　④ 25.0　　⑤ 30.0

問 3　次の記述 a～c について，下線部の原子，または分子の物質量〔mol〕が大きい順に並んでいる不等式として最も適当なものを〔解答群〕から 1 つ選べ。ただし，アボガドロ定数は $N_A = 6.00 \times 10^{23}$/mol，標準状態（0 ℃，$1.013 \times 10^5$ Pa）における気体のモル体積は 22.4 L/mol，アルミニウムのモル質量は 27.0 g/mol とする。　12

　　a　1.20×10^{22} 個の二酸化炭素分子に含まれる<u>酸素原子</u>

　　b　標準状態で 0.560 L を占める<u>二酸化炭素分子</u>

　　c　0.300 cm³ のアルミニウムの固体結晶（密度：2.70 g/cm³）に含まれる<u>アルミニウム原子</u>

12 　の〔解答群〕

　　① 　a＞b＞c　　　② 　a＞c＞b　　　③ 　b＞a＞c

　　④ 　b＞c＞a　　　⑤ 　c＞a＞b　　　⑥ 　c＞b＞a

問 4　化学変化と量的関係に関する，次の (1)～(3) に答えよ。ただし，原子量は，O：16.0，Cl：35.5，K：39.5，Mn：55.0 とし，塩素酸カリウム $KClO_3$ のモル質量を 123 g/mol，酸化マンガン(IV) MnO_2 のモル質量を 87.0 g/mol とする。

　　地表付近の空気中にも含まれる気体 X は，工業的には液体空気の分留によって製造される。実験室では塩素酸カリウム $KClO_3$ の熱分解で発生させることができ，水上置換で捕集される。塩素酸カリウムと酸化マンガン(IV) MnO_2 との固体混合物 4.00 g を加熱して気体 X を発生させる実験を行った。このときの温度は分解速度ができるだけ一定になるように調節した。次の図 1 は，熱分解開始後の経過時間〔s〕と発生した気体の物質量〔mol〕との関係を示したグラフである。ただし，酸化マンガン(IV)はこの熱分解反応を促進させる作用をもつ触媒としてはたらく物質である。

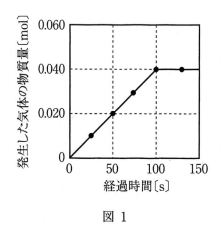

図 1

(1) 気体 X の化学式として最も適当なものを〔解答群〕から 1 つ選べ。　13

　13　の〔解答群〕

　　① Cl_2　　　② Cl_2O　　　③ HCl　　　④ $HClO$　　　⑤ O_2

(2) 塩素酸カリウムの熱分解反応が完全に進行したときに，残った固体物質の質量〔g〕として最も近いものを〔解答群〕から 1 つ選べ。　14

　14　の〔解答群〕

　　① 2.00 g　　　② 2.08 g　　　③ 2.40 g　　　④ 2.72 g　　　⑤ 3.15 g

(3) 熱分解実験に用いた固体混合物に含まれていた塩素酸カリウムの質量パーセント〔%〕として最も近いものを〔解答群〕から 1 つ選べ。　15

　15　の〔解答群〕

　　① 18 %　　　② 34 %　　　③ 50 %　　　④ 66 %　　　⑤ 82 %

3　物質の状態と変化に関する，次の問 1〜問 4 に答えよ。

問 1　少量の強酸や強塩基を加えても，溶液の pH が大きく変化せず，ほぼ一定に保たれる作用を緩衝作用といい，緩衝作用を示す水溶液を緩衝液という。次の水溶液 a〜d のうち，緩衝作用を示す水溶液の組合せとして最も適当なものを〔解答群〕から 1 つ選べ。 16

　　a　0.20 mol/L の酢酸ナトリウム CH_3COONa 水溶液に同体積の 0.20 mol/L の酢酸 CH_3COOH 水溶液を加えた水溶液

　　b　0.20 mol/L の酢酸ナトリウム CH_3COONa 水溶液に同体積の 0.20 mol/L の水酸化ナトリウム $NaOH$ 水溶液を加えた水溶液

　　c　0.20 mol/L の塩化アンモニウム NH_4Cl 水溶液に同体積の 0.20 mol/L のアンモニア NH_3 水溶液を加えた水溶液

　　d　0.20 mol/L の塩化アンモニウム NH_4Cl 水溶液に同体積の 0.20 mol/L の希塩酸（塩化水素 HCl 水溶液）を加えた水溶液

16 の〔解答群〕

　　①　a と b　　　②　a と c　　　③　a と d

　　④　b と c　　　⑤　b と d　　　⑥　c と d

問 2　下線を引いた原子の酸化数が最小である物質として最も適当なものを〔解答群〕から 1 つ選べ。 17

17 の〔解答群〕

　　①　$\underline{C}H_4$　　　　　②　$\underline{C}H_3OH$　　　③　$\underline{C}O_2$

　　④　$(\underline{C}OOH)_2$　　　⑤　$\underline{Cl}_2$　　　　⑥　$H_2\underline{S}$

問 3　白金電極を用いた硝酸銀 $AgNO_3$ 水溶液の電気分解で，一方の電極の質量が 4.32 g だ
　　　け増加し，他方の電極には気体が生成した。この電気分解に関する，次の (1) と (2)
　　　に答えよ。

(1) 生成した気体の化学式として最も適当なものを〔解答群〕から 1 つ選べ。　18

18　の〔解答群〕

　　① H_2　　　② N_2　　　③ NO　　　④ NO_2　　　⑤ O_2

(2) 電気分解によって生成する気体が 31.6 ℃，1.013×10^5 Pa で占める体積〔L〕として最
　　　も近いものを〔解答群〕から 1 つ選べ。ただし，31.6 ℃，1.013×10^5 Pa における気体
　　　のモル体積を 25.0 L/mol，Ag の原子量を 108，$AgNO_3$ のモル質量を 170 g/mol とす
　　　る。　19

19　の〔解答群〕

　　① 0.160 L　　② 0.250 L　　③ 0.500 L

　　④ 1.00 L　　⑤ 2.00 L　　⑥ 4.00 L

問 4　水素 H_2 は，ニッケル Ni を触媒として石油や天然ガス（主成分：メタン CH_4）を水蒸気 H_2O と反応させて工業的に製造している。この反応は，次の（ i ）式の化学反応式で表される可逆反応であり，反応開始後に十分に長い時間が経過すると平衡状態に達する。この可逆反応に関する，次の (1)～(3) に答えよ。

$$CH_4 + H_2O \rightleftharpoons CO + 3H_2 \quad \cdots\cdots\cdots （ i ）$$

(1)（ i ）式は，次の（ ii ）式の熱化学方程式でも表される。CO（気）の生成熱を 111 kJ/mol，H_2O（気）の生成熱を 242 kJ/mol としたとき，CH_4（気）の生成熱〔kJ/mol〕として最も近いものを〔解答群〕から1つ選べ。　20

$$CH_4（気）+ H_2O（気）= CO（気）+ 3H_2（気）- 205\,kJ \quad \cdots\cdots\cdots （ ii ）$$

20 の〔解答群〕

① −74 kJ/mol　　② 74 kJ/mol　　③ 118 kJ/mol

④ 148 kJ/mol　　⑤ 336 kJ/mol　　⑥ 558 kJ/mol

(2) この反応の触媒としてはたらくニッケルに関する次の記述 a～c について，それらの正誤の組合せとして最も適当なものを〔解答群〕から1つ選べ。　21

a　この反応では，ニッケルは均一触媒としてはたらく。

b　触媒を加えても反応熱の大きさは変化しない。

c　触媒を加えると，正反応の活性化エネルギーの値が大きくなると同時に，逆反応の活性化エネルギーの値が小さくなる。

21 の〔解答群〕

	a	b	c
①	正	正	正
②	正	正	誤
③	正	誤	正
④	正	誤	誤
⑤	誤	正	正
⑥	誤	正	誤
⑦	誤	誤	正
⑧	誤	誤	誤

(3) ある反応条件のもとで（ⅰ）式が平衡状態に達した。下のa・bのように反応条件を変えると，平衡はどのように移動するか。それらの組合せとして最も適当なものを〔解答群〕から1つ選べ。 22

　　a　圧力一定のもとで，反応温度を高くする。

　　b　温度，圧力一定のもとで，少量のニッケルを加える。

22 の〔解答群〕

	a	b
①	右に移動する	右に移動する
②	右に移動する	左に移動する
③	右に移動する	移動しない
④	左に移動する	右に移動する
⑤	左に移動する	左に移動する
⑥	左に移動する	移動しない
⑦	移動しない	右に移動する
⑧	移動しない	左に移動する
⑨	移動しない	移動しない

4　無機物質および有機化合物に関する，次の問 1 と問 2 に答えよ。

問 1　炭酸ナトリウム Na_2CO_3 の工業的製造法に関する，次の (1)〜(5) に答えよ。

　　　塩化ナトリウムの飽和水溶液に気体 A と気体 B とを通じると，水に対する溶解度の値が小さい固体 C が析出する。ろ過によって分離した固体 C を加熱すると，固体 C は気体 B を発生しながら分解されて炭酸ナトリウム Na_2CO_3 に変化する。また，ろ過によって固体 C を分離したろ液には化合物 D が溶解しているので，この溶液から化合物 D のみを単離して　X　として利用する，または溶液に化合物 E を加えることによって気体 A を回収して炭酸ナトリウムの製造に気体 A を再利用することもできる。このような炭酸ナトリウムの製造方法は　Y　法，またはソルベー法とよばれている。

(1)　炭酸ナトリウムに関する次の記述 a〜c の下線部について，それらの正誤の組合せとして最も適当なものを〔解答群〕から 1 つ選べ。　23

　a　希塩酸や酢酸水溶液に加えると，気体を発生しながら溶解する。

　b　水溶液を濃縮すると，無色の十水和物 $Na_2CO_3 \cdot 10H_2O$ の結晶が析出し，この結晶は潮解する性質をもつ。

　c　二酸化ケイ素 SiO_2 とともに約 1300 ℃で融解させると，ケイ酸ナトリウムが生じる。

23　の〔解答群〕

	a	b	c
①	正	正	正
②	正	正	誤
③	正	誤	正
④	正	誤	誤
⑤	誤	正	正
⑥	誤	正	誤
⑦	誤	誤	正
⑧	誤	誤	誤

(2) 文中の気体 A の化学式と気体 B の化学式との組合せとして最も適当なものを〔解答群〕から1つ選べ。 24

24 の〔解答群〕

	気体 A	気体 B
①	CH_4	NH_3
②	CH_4	CO_2
③	CO_2	CH_4
④	CO_2	NH_3
⑤	NH_3	CH_4
⑥	NH_3	CO_2

(3) 文中の固体 C に関する次の記述 a～c の下線部について，それらの正誤の組合せとして最も適当なものを〔解答群〕から1つ選べ。 25

a 水に対する溶解度の値は炭酸ナトリウムほど大きくないが，水溶液は弱い酸性を示す。

b 日常生活では，ベーキングパウダーや入浴剤に利用されている。

c 含まれる金属元素は，黄色の炎色反応を示す。

25 の〔解答群〕

	a	b	c
①	正	正	正
②	正	正	誤
③	正	誤	正
④	正	誤	誤
⑤	誤	正	正
⑥	誤	正	誤
⑦	誤	誤	正
⑧	誤	誤	誤

(4) 文中の化合物Dが溶解している水溶液に，次の水溶液a～dをそれぞれ加えた。このときに白色の固体が沈殿する水溶液の組合せとして最も適当なものを〔解答群〕から1つ選べ。 26

   a　塩化アルミニウム $AlCl_3$ 水溶液

   b　酢酸鉛(Ⅱ) $(CH_3COO)_2Pb$ 水溶液

   c　硝酸銀 $AgNO_3$ 水溶液

   d　硫酸銅(Ⅱ) $CuSO_4$ 水溶液

26 の〔解答群〕

① aとb　　② aとc　　③ aとd

④ bとc　　⑤ bとd　　⑥ cとd

(5) 文中の X と Y とに当てはまる語の組合せとして最も適当なものを〔解答群〕から1つ選べ。 27

27 の〔解答群〕

	X	Y
①	食品乾燥剤	アンモニアソーダ
②	食品乾燥剤	オストワルト
③	食品乾燥剤	ハーバー・ボッシュ
④	化学肥料	アンモニアソーダ
⑤	化学肥料	オストワルト
⑥	化学肥料	ハーバー・ボッシュ

問 2　有機化合物の構造と性質に関する，次の (1)〜(5) に答えよ。ただし，原子量は，H：
　　　1.00，C：12.0，O：16.0 とする。

(1) 構成元素の質量比が，炭素 C：水素 H：酸素 O＝6：1：8 であり，分子量が 80.0 以上
　　100 以下である有機化合物の分子式として最も適当なものを〔解答群〕から 1 つ選べ。
　　 28

　 28 　の〔解答群〕

　　　① $C_2H_2O_4$　　　② $C_3H_6O_3$　　　③ $C_4H_8O_2$

　　　④ $C_4H_{12}O_2$　　　⑤ $C_5H_{12}O$　　　⑥ $C_6H_{10}O$

(2) 分子式が $C_4H_{10}O$ で示される有機化合物の構造異性体の数として最も適当なものを〔解
　　答群〕から 1 つ選べ。　 29

　 29 　の〔解答群〕

　　　① 3　　　② 4　　　③ 5　　　④ 6　　　⑤ 7　　　⑥ 8

(3) 有機化合物の一般式とそれらに含まれる官能基の名称との組合せが**適当でないもの**を
　　〔解答群〕から 1 つ選べ。ただし，一般式中の R，R^1，R^2 は炭化水素基を表している。
　　 30

　 30 　の〔解答群〕

	一般式	含まれる官能基の名称
①	$R^1-CONH-R^2$	アミド結合
②	R－OH	アルコール基
③	R－CHO	ホルミル基（アルデヒド基）
④	$R^1-COO-R^2$	エステル結合
⑤	R^1-O-R^2	エーテル結合
⑥	R－COOH	カルボキシ基

(4) アルコールの反応に関する次の記述について，下線部が正しいものを〔解答群〕から 1
つ選べ。 31

31 の〔解答群〕

① エタノール C_2H_5OH と濃硫酸 H_2SO_4 とからなる混合物を 130℃に加熱すると，エ
タノールの構造異性体であるジメチルエーテル $(CH_3)_2O$ が生じる。

② 1 mol の 1,2-エタンジオール（エチレングリコール）$C_2H_4(OH)_2$ に十分量のナトリ
ウムを加えると，1 mol の水素 H_2 が発生する。

③ 2-プロパノールを硫酸酸性の二クロム酸カリウム水溶液で酸化したときに生じる化
合物は，銀鏡反応を示す。

(5) 芳香族化合物の反応に関する次の記述について，下線部が正しいものを〔解答群〕から
1つ選べ。 32

32 の〔解答群〕

① アセチルサリチル酸，安息香酸，フタル酸は，いずれも炭酸水素ナトリウム水溶液
に気体を発生しながら溶解する。

② アニリンとフェノールはいずれも水や希塩酸には溶けにくいが，水酸化ナトリウム
水溶液には溶けやすい。

③ ベンゼンと塩素との混合物に紫外線を照射すると，クロロベンゼンが生成する。

生　物

問題

（2科目　120分）

一般C

6年度

1　動物のからだに関する文章を読み，下記の問いに答えよ。

　　(a) 多細胞生物である動物は，多くの種類の細胞からなり，それらが連絡を取り合うことで1つの個体の活動を制御している。たとえば，食物を視覚によって見つけ，その場所へと移動していくときを考える。まず，光が眼の　ア　にある視細胞に届くと，視細胞の　(b) 膜電位が変化する。その情報は視神経を介して　イ　へ伝えられる。続いて　イ　は運動神経を介して骨格筋を動かすよう指令を送り，運動が起こる。

　　さらに食物を食べると，　ウ　などの消化管からは消化酵素を含む消化液が分泌される。消化液により　(c) 糖やアミノ酸にまで分解された栄養分は小腸で吸収され，血液中などに取り込まれる。こうして血糖値が上昇したことを感知した　エ　は，副交感神経を介してすい臓を刺激して　(d) インスリンを分泌させる。インスリンを受容した細胞では，酵素の活性などに変化が起こり，その結果，血糖値はもとに戻る。

問 1　下線部 (a) について，細胞の種類が異なると形やはたらきが異なるのは，1つの個体でも細胞の種類ごとに何が異なるからか。正しいものを，①～④より1つ選んで番号を答えよ。　1

　　①　含まれる遺伝子の種類が異なるから。

　　②　含まれる染色体の数が異なるから。

　　③　はたらいている遺伝子が異なるから。

　　④　細胞小器官のはたらきが異なるから。

問2　文章中の ア ・ イ ・ エ に入る語句の組合せとして正しいものを，①〜⑥より1つ選んで番号を答えよ。 2

	ア	イ	エ
①	角 膜	大 脳	間 脳
②	角 膜	間 脳	中 脳
③	角 膜	中 脳	大 脳
④	網 膜	大 脳	間 脳
⑤	網 膜	間 脳	中 脳
⑥	網 膜	中 脳	大 脳

問3　下線部（b）について，細胞で膜電位の変化が起こるとき何が起こるか。正しいものを，①〜④より1つ選んで番号を答えよ。 3

①　細胞膜にあるポンプを通るイオンの種類が変化する。

②　細胞膜にあるポンプを通って電子が移動する。

③　細胞膜にあるイオンチャネルの開閉が変化する。

④　細胞膜にあるチャネルを通って電子が移動する。

問4　文章中の ウ に当てはまる器官の名称と，その器官から分泌される消化酵素の組合せとして正しいものを，①〜⑥より1つ選んで番号を答えよ。 4

①　胃－トリプシン　　　②　胃－ペプシン　　　③　大腸－リパーゼ

④　大腸－トリプシン　　⑤　胆のう－アミラーゼ　　⑥　胆のう－ペプシン

問5　下線部（c）について，小腸における細胞外から上皮細胞内への物質の取り込みとして正しいものを，①〜④より1つ選んで番号を答えよ。 5

①　グルコースは輸送体（担体）を通って，上皮細胞へと取り込まれる。

②　グルコースは Na^+-K^+ ATP アーゼを介して，上皮細胞へと取り込まれる。

③　アミノ酸はチャネルを通って，上皮細胞へと取り込まれる。

④　アミノ酸はリン脂質を直接通って，上皮細胞へと取り込まれる。

問6　下線部 (d) について，以下の問いに答えよ。

(1) インスリン遺伝子が転写されてからインスリンとして分泌されるまでの過程に直接関係
しない細胞小器官を，①～④より1つ選んで番号を答えよ。　　6

① 粗面小胞体　　② リボソーム　　③ ゴルジ体

④ 中心体

(2) インスリンのようなポリペプチドを細胞外へ分泌するときの現象を何というか，①～⑤
より1つ選んで番号を答えよ。　　7

① 能動輸送　　　　② 受動輸送　　　　③ 拡散

④ エンドサイトーシス　　⑤ エキソサイトーシス

2 　　代謝に関する文章を読み，下記の問いに答えよ。

　　生物は有機物を分解してエネルギーを取り出し，そのエネルギーを利用して (a)ATP を合成する。酸素を用いた呼吸の反応は，(b)解糖系，(c)クエン酸回路，(d)電子伝達系の 3 つの過程からなる。

　　一方，骨格筋では酸素を用いず有機物を分解する (e)解糖という反応によっても ATP を合成する。

問 1 　下線部 (a) について，ATP を直接利用しなくても起こる現象として正しいものを，①〜④より 1 つ選んで番号を答えよ。　 8

　　① 　原形質流動（細胞質流動）　　② 　赤血球の溶血

　　③ 　べん毛の運動　　　　　　　　④ 　ホタルの発光

問 2 　下線部 (b) について，解糖系についての記述として正しいものを，①〜④より 1 つ選んで番号を答えよ。　 9

　　① 　グルコースをピルビン酸に分解するまでに O_2 を消費する。

　　② 　グルコース 1 分子からピルビン酸が 3 分子できる。

　　③ 　脱水素酵素の補酵素として FAD がはたらいている。

　　④ 　原核生物でも起こる反応である。

問 3 　下線部 (c)，(d) について，それぞれの反応で生じる物質の組合せとして正しいものを，①〜⑥より 1 つ選んで番号を答えよ。　 10

	(c)	(d)
①	CO_2	H_2O
②	CO_2	O_2
③	CO_2	H_2O, O_2
④	H_2O, O_2	H_2O
⑤	H_2O, O_2	CO_2
⑥	H_2O, O_2	H_2O, CO_2

問 4　下線部 (e) について，解糖と解糖系の違いとして正しいものを，①〜④より 1 つ選んで番号を答えよ。　11

①　解糖はすべてミトコンドリアで，解糖系は細胞質基質で起こる。

②　解糖は ATP を消費するが，解糖系は ATP を消費しない。

③　解糖は NADH の酸化が起こるが，解糖系は NADH の酸化が起こらない。

④　解糖は CO_2 を発生しないが，解糖系は CO_2 を発生する。

問 5　呼吸による CO_2 放出量（体積）を O_2 吸収量（体積）で割った値を呼吸商という。呼吸商を調べるため，植物 X または植物 Y の発芽種子を，図 1 の装置に同量入れた。ビーカーには蒸留水，または KOH（水酸化カリウム）水溶液が入っており，25 ℃ に保温して 30 分静置した。表 1 は装置内の気体量の変化により，着色液が矢印の方向に 30 分で何目盛り動いたのか示したものである。以下の問いに答えよ。

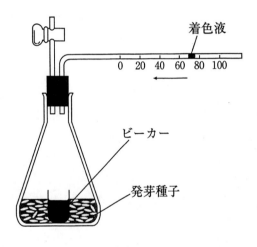

図 1

表 1

	ビーカー内の液体	
	蒸留水	KOH
植物 X	6	36
植物 Y	1	40

(1)　ビーカーに KOH 水溶液を入れたときの気体量の変化は何を示すか。正しいものを①〜④より 1 つ選んで番号を答えよ。　12

①　O_2 吸収量

②　CO_2 放出量

③　O_2 吸収量から CO_2 放出量を引いた量

④　O_2 吸収量と CO_2 放出量を合わせた量

(2)　植物 X の呼吸商に最も近い値を，①〜⑤より 1 つ選んで番号を答えよ。　13

①　0.20　　②　0.71　　③　0.83　　④　1.0　　⑤　1.2

(3) 動物の呼吸商は食性によって異なり，動物食性動物であればタンパク質や脂質を呼吸基質とした場合の値に近くなる。ある動物の呼吸商は，植物Yの値に近かった。この動物として適切なものを，①～③より1つ選んで番号を答えよ。 14

①　ウシ　　②　トラ　　③　ヒト

3　　DNA に関する文章を読み，下記の問いに答えよ。

遺伝情報を保持する DNA は，　ア　，　イ　，リン酸からなるヌクレオチドを構成単位とし，2本のヌクレオチド鎖が　ア　と　ア　で対をつくり2重らせん構造を形成している。DNA のらせん1回転は10塩基対で，長さは 3.4 nm である。よって，大腸菌のゲノム DNA はおよそ　ウ　塩基対なので，全体の長さは 1.6 mm ほどである。

DNA の複製方法は　半保存的複製とよばれ，2本の鎖がほどけてそれぞれが鋳型となり，
(a)
新しいヌクレオチド鎖がつくられる。人工的に DNA を増幅させる　PCR 法では，この原理
(b)
をもとにしている。

遺伝子の発現は調節タンパク質によって，促進されたり抑制されたりしている。その例として，大腸菌の　ラクトースオペロンがある。
(c)

問 1　文章中の　ア　・　イ　に入る語句の組合せとして正しいものを，①～⑥より1つ選んで番号を答えよ。　15

	ア	イ
①	塩　基	リボース
②	塩　基	デオキシリボース
③	アミノ基	リボース
④	アミノ基	デオキシリボース
⑤	カルボキシ基	リボース
⑥	カルボキシ基	デオキシリボース

問 2　文章中の　ウ　に入る数値として正しいものを，①～⑧より1つ選んで番号を答えよ。　16

①　21万　　　②　47万　　　③　210万　　　④　470万
⑤　2100万　　⑥　4700万　　⑦　2.1億　　　⑧　4.7億

問 3　下線部 (a) について，図1は複製を行っている DNA の一部の領域を図示したものである。図1に関する記述として正しいものを，①〜⑤より1つ選んで番号を答えよ。　17

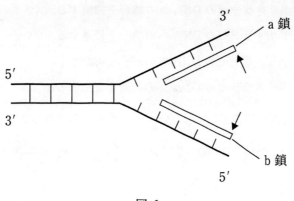

図 1

① 　a鎖はラギング鎖，b鎖はリーディング鎖である。

② 　a鎖の↑の位置は3′端である。

③ 　b鎖が伸長するときは↑の位置に新しいヌクレオチドが結合する。

④ 　複製起点（複製開始点）は図の左側にある。

⑤ 　複製は図の右方向に進んでいる。

問 4　下線部 (b) について，PCR 法を行うときに用いるプライマーについて正しいものを，①〜④より1つ選んで番号を答えよ。　18

① 　RNA からできているものを用いる。

② 　鋳型鎖となる DNA と同じ分子量のものを用いる。

③ 　増幅したい領域よりヌクレオチド数の多いものを用いる。

④ 　鋳型鎖のそれぞれに1カ所ずつ結合するよう2種類用いる。

問 5　下線部 (c) について，ラクトースオペロンは3つの構造遺伝子が，1つの転写調節領域によって制御されている。これらの構造遺伝子は，ラクトースの分解に関わるタンパク質をコードしている。図2はラクトースオペロンを模式的に表したものである。以下の問いに答えよ。

ラクトースの分解に
かかわる3つの遺伝子

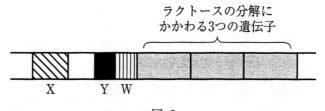

X　　Y W

図 2

(1) 図 2 の領域 X は領域 W に結合するタンパク質 x をコードしている遺伝子である。タンパク質 x のはたらきとして正しいものを，①～④より 1 つ選んで番号を答えよ。 ☐19

 ① RNA ポリメラーゼの DNA への結合を抑制する。

 ② RNA ポリメラーゼの DNA への結合を促進する。

 ③ DNA ポリメラーゼの DNA への結合を抑制する。

 ④ DNA ポリメラーゼの DNA への結合を促進する。

(2) 領域 Y の名称として正しいものを，①～④より 1 つ選んで番号を答えよ。 ☐20

 ① オペレーター ② リプレッサー ③ プロモーター

 ④ ベクター

(3) ラクトース自体もラクトースオペロンの発現調節に関わっている。ラクトースの代謝産物は何に結合し，どのような作用を示すか。正しいものを，①～④より 1 つ選んで番号を答えよ。 ☐21

 ① タンパク質 x に結合して，領域 W への結合を阻害する。

 ② タンパク質 x に結合して，領域 W への結合を促進する。

 ③ 領域 Y に結合して，タンパク質 x の転写を抑制する。

 ④ 領域 Y に結合して，タンパク質 x の転写を促進する。

4　　ヒトのからだに関する文章を読み，下記の問いに答えよ。

　　ヒトの体液は血液・組織液・リンパ液に分類される。血液は血管を流れており，心臓か
　　　　　　　　　　　　　　(a)
ら送り出された血液は　ア　を通って全身へ運ばれ，　イ　を通って心臓に戻る。これを体循
環という。一方，肺循環では　ウ　→肺→　エ　と経由して心臓に戻る。

　　血液は酸素や栄養分のほか，二酸化炭素や老廃物の運搬にもはたらく。肝臓以外で生じた
アンモニアは，血液によって肝臓に運ばれ尿素に変えられる。さらに尿素は血液によって
(b)
腎臓に運ばれ尿中の成分として体外に排出される。
(c)
　　運動器官である　筋肉は多くの ATP を消費するため，エネルギー貯蔵物質として　オ
　　　　　　　　　(d)
を細胞内にもつ。　オ　から ADP にリン酸基が渡されることで，速やかに ATP ができる。
　オ　の元となる物質は肝臓で合成されて，血液によって筋肉に運ばれると　オ　に変換され
る。

問1　　下線部 (a) について，リンパ液とリンパ管についての記述として正しいものを，①〜
　　　④より1つ選んで番号を答えよ。　22

　　　①　リンパ液にはすべての血球が含まれている。

　　　②　リンパ液は心臓から組織側へと一方向へ流れる。

　　　③　リンパ管は心臓と直接つながっている。

　　　④　リンパ管には弁がある。

問2　　文章中の　ア　〜　エ　に入る語句の組合せとして正しいものを，①〜④より1つ選
　　　んで番号を答えよ。　23

	ア	イ	ウ	エ
①	大動脈	大静脈	肺動脈	肺静脈
②	大動脈	大静脈	肺静脈	肺動脈
③	大静脈	大動脈	肺動脈	肺静脈
④	大静脈	大動脈	肺静脈	肺動脈

問3　　下線部 (b) について，呼吸基質として利用されるために分解される際にアンモニア
　　　を生じる物質として正しいものを，①〜③より1つ選んで番号を答えよ。　24

　　　①　炭水化物　　　②　タンパク質　　　③　脂肪

問4　下線部 (c) について，ボーマンのうへとろ過されたばかりの原尿中には物質X, Y, Zが含まれている。Xは3つの中で最も濃縮率（尿中濃度÷原尿中濃度）の高い物質で，Yは尿中濃度が3.5 mg/mL, Zは原尿中濃度が1 mg/mLである。以下の問いに答えよ。

(1) X〜Zについて，上の情報のみから推測できることとして正しいものを，①〜④より1つ選んで番号を答えよ。　25

① 尿中濃度はXの方がYよりも高い。
② 原尿中濃度はXの方がZよりも低い。
③ 再吸収率はXが最も低い。
④ 1分間に生成された原尿中に含まれる量（mg）は，YよりもZの方が多い。

(2) 大量の発汗などにより体液が減少すると，あるホルモンのはたらきでYの再吸収が促進される。その目的として正しいものを，①〜③より1つ選んで番号を答えよ。　26

① 集合管内の尿の塩類濃度を低下させ，水の再吸収を増やす。
② 毛細血管内の血液のY濃度を上昇させ，K^+の再吸収を増やす。
③ 血圧を低下させ，ろ過される原尿量を増やす。

問5　下線部 (d) について，骨格筋の特徴では**ない**ものを①〜⑤より1つ選んで番号を答えよ。なお，収縮は体内で起こる場合とする。　27

① 多核の細胞からなる。　② 横縞が観察される。
③ 随意筋である。　④ 強い収縮が起こる。
⑤ 単収縮のみ起こる。

問6　文章中の オ に当てはまる物質として正しいものを，①〜④より1つ選んで番号を答えよ。なお，問4の物質Xは オ が変化したものである。　28

① アデノシン一リン酸　② リブロースビスリン酸（RuBP）
③ グリセルアルデヒドリン酸（GAP）　④ クレアチンリン酸

5　生態系に関する文章を読み，下記の問いに答えよ。

　(a)日本では降水量が多いため，遷移が進むと森林が成立する。極相に達した森林では，地表層・草本層・低木層・亜高木層・高木層とさまざまな植物が層状に発達しており，これを　ア　という。　(b)低木層の植物は，高木層の植物よりも成長が遅いという特徴がある。

　かつて日本では，薪や肥料などとして森林資源が多く用いられていたため，枝払いや伐採による中規模の　イ　が起こることで，生物多様性が保たれていた。しかし，近年では森林の管理や伝統的な農業活動が大幅に減少しており，(c)里山の生態系に変化が生じている。

問1　下線部（a）について，東北地方と九州地方の平野部に発達する森林として正しいものを，①〜⑥より1つ選んで番号を答えよ。　29

	東北地方	九州地方
①	針葉樹林	夏緑樹林
②	針葉樹林	照葉樹林
③	夏緑樹林	針葉樹林
④	夏緑樹林	照葉樹林
⑤	照葉樹林	針葉樹林
⑥	照葉樹林	夏緑樹林

問2　文章中の　ア　に入る語句として正しいものを，①〜⑤より1つ選んで番号を答えよ。　30

①　栄養段階　　②　生態ピラミッド　　③　森林限界
④　階層構造　　⑤　垂直分布

問 3　下線部（b）について，光合成量は光の強さのほか，CO_2 濃度と温度の影響を受ける。図 1 の A〜C は，ある植物における環境と光合成速度の関係について示したものである。以下の問いに答えよ。

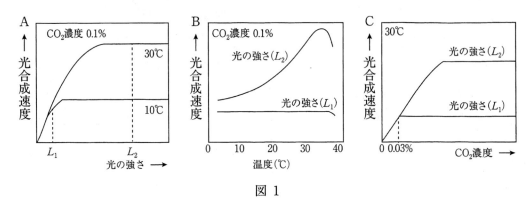

図 1

(1) 図 1 のグラフからわかることとして正しいものを，①〜③より 1 つ選んで番号を答えよ。　31

　① 光の強さ L_1 で 30 ℃のとき，CO_2 濃度を 0.03 ％より高くすれば光合成速度が大きくなる。

　② 光の強さ L_2 で CO_2 濃度 0.1 ％のとき，20 ℃から 30 ℃へと温度を高くしても光合成速度は大きくならない。

　③ CO_2 濃度が 0.1 ％で 30 ℃のとき，光の強さを L_1 から L_2 へと強くすると光合成速度は大きくなる。

(2) 林冠と低木層の 2 カ所で CO_2 濃度を測定すると，低木層の方が CO_2 濃度は高かった。低木層の植物が高木層の植物より成長が遅い理由として最も適当なものを，①〜③より 1 つ選んで番号を答えよ。　32

　① 光の強さが不足している　　② 温度が高い

　③ CO_2 濃度が高すぎる

問 4　文章中の イ に入る語句として正しいものを，①〜⑤より 1 つ選んで番号を答えよ。　33

　① 浄化　　② 相観　　③ 作用　　④ かく乱

　⑤ 保全

問5　下線部（c）について，里山において人間の活動が減少したことで，どのようなことが起こっているか，または起こると予想されるか。最も適切なものを，①〜④より1つ選んで番号を答えよ。　34

①　耕作放棄地に隣接する竹林からタケが侵入し，急速にタケが成長することで広葉樹の生育が悪くなり，植生の種多様性が高まる。

②　枯死木が放置されたことで，枯死木に感染する病原菌や病原菌を媒介する昆虫が減少しなくなり，枯れてしまう木が増える。

③　落葉・落枝が回収されないことで地表面の有機物が増え，土壌中の栄養分が減少する。

④　常緑広葉樹林から落葉広葉樹林へと遷移が進み，カタクリやフクジュソウなど春植物が開花できなくなる。

英　語

問題

（2科目　120分）

6年度

一般D

1　次の英文を読み，下記の設問に答えなさい。

In the 1950s and 1960s, there were two world (1)superpowers — the Soviet Union, modern-day Russia, and the United States of America. They had very different ideas about politics and wanted power in all (2)corners of the world. They also wanted to be first into space, so they could （　3　） their technologies and power.

In 1957, the Soviet Union put the first satellite into space, Sputnik 1. （　4　）, in 1958, the Americans had their own satellite in space, Explorer 1.

In 1961, the Russian Yuri Gagarin was the first man to go into space. His flight was only 108 minutes long, but he went 327 km from Earth. In 1962, John Glenn was the first American to go into space. （　5　） America did not like being second.

In 1961, American President John F. Kennedy announced that America would put a man on the Moon by the end of the 1960s. He said, "We choose to go to the Moon in this decade and do the other things, （　6　） because they are easy, but because they are hard…"

During the 1960s, millions of Americans worked toward sending men to the Moon. On July 20th, 1969, Neil Armstrong （　7　） the Moon and said these famous words, "That's one small step for man, one giant leap for mankind." Before 1972, there were five more missions to the Moon, but (8)we have not been back since.

In 1973, America put the research laboratory Skylab into space. There were three missions to Skylab before it crashed back to Earth in 1979. In 1981, the Americans began the Space Shuttle era. The Shuttles could carry things into *orbit and land back on Earth. The *fleet flew 135 missions to space from 1981 to 2011.

The Space Shuttles carried pieces of the International Space Station (ISS), which is a research laboratory (9)manned by up to six people at one time. Sixteen countries are involved in the ISS project. It is the size of an American football field and has been conducting research since November, 2000.

— *Space Exploration* (World History Readers)

(注) *orbit「軌道」 *fleet「宇宙船の集団」

(1) 下線部 (1) の意味に最も近いものを，下記の①〜④の中から一つ選びなさい。

① incredibly powerful technologies ② very influential nations

③ electrical power plants ④ very courageous people

(2) 下線部 (2) の意味に最も近いものを，下記の①〜④の中から一つ選びなさい。

① sharp bends in a road ② difficult situations

③ regions or areas ④ parts of a building

(3) 空欄 (3) に当てはまる語句として最も適当なものを，下記の①〜④の中から一つ選びなさい。

① turn on ② give up ③ take in ④ show off

(4) 空欄 (4) に当てはまる語句として最も適当なものを，下記の①〜④の中から一つ選びなさい。

① Soon after that ② A little before that

③ At any moment ④ Long ago

(5) 空欄 (5) に当てはまる語として最も適当なものを，下記の①〜④の中から一つ選びなさい。

① Which ② But ③ For ④ To

(6) 空欄 (6) に当てはまる語として最も適当なものを，下記の①〜④の中から一つ選びなさい。

① just ② if ③ not ④ so

(7) 空欄 (7) に当てはまる語句として最も適当なものを，下記の①〜④の中から一つ選びなさい。

① gave in to ② turned back to ③ fell in with ④ set foot on

(8) 下線部 (8) の意味に最も近いものを，下記の①〜④の中から一つ選びなさい。

① no one has visited the Moon since then

② nobody has come back to Earth ever since

③ we have not returned to Earth since that time

④ we have not researched the Moon since 1972

（9） 下線部 (9) の意味に最も近いものを，下記の①〜④の中から一つ選びなさい。

   ① that holds at least six people

   ② that contains more than six people

   ③ in which a team of up to six can work

   ④ where exactly six people are staying

（10） 本文の内容に**一致する**ものを，下記の①〜④の中から一つ選びなさい。

   ① The Soviet Union and the United States were rivals in space exploration.

   ② John Glenn was the first man in the world who went into space.

   ③ From 1969 to 1972, there were five missions to the Moon in total.

   ④ Skylab carried out three missions and returned to Earth safely in 1979.

2 次の各空欄に入れるのに最も適当なものを，それぞれ下記の①〜④の中から一つ選びなさい。

(11) A: Excuse me, is there anything worth （　　）in this neighborhood?

B: Yes, there are some interesting spots.

① see   ② seeing   ③ seen   ④ to see

(12) A: Was your proposal accepted?

B: Unfortunately, it was turned （　　）.

① up   ② in   ③ down   ④ above

(13) A: What kind of （　　）did she make?

B: She seemed like a pleasant person to me.

① suggestion   ② impression   ③ remark   ④ contact

(14) A: Please （　　）me know when Mt. Fuji comes into sight.

B: Okay. It will be another thirty minutes or so.

① permit   ② allow   ③ let   ④ make

(15) A: Which chocolate do you like? Please choose （　　）you want.

B: Thank you. I'll take this one.

① however   ② wherever   ③ whenever   ④ whichever

(16) A: How long will it （　　）to repair my car?

B: Well, give us a week.

① take   ② make   ③ put   ④ leave

3　次の空欄（　17　），（　19　），（　21　）に入れるのに最も適当なものを，また，下線部（18），（20）の意味に最も近いものを，それぞれ下記の①〜④の中から一つ選びなさい。

For thousands of years, humans ate what we could find or kill. We ate plants, nuts, and berries in the forest. We killed and ate animals. We were hunters and gatherers. Hunting and gathering was hard and dangerous, (　17　) your life depended on finding or catching food, and (18)that depended on the seasons and luck. Humans needed a more reliable system where there would be food all the time. We did not want to depend on nature and luck. We needed to find a way to grow our food where we lived, (　19　) find it.

Over time, we learned how to plant crops such as corn and wheat, and how to keep animals on a farm. (20)This allowed us to have food when we needed it. Humans could live together to form groups in villages and towns. We did not need to spend so much time hunting animals or gathering food from the forests. (　21　) societies grew, people ate better and got healthier. People lived longer. We could now grow many different kinds of foods and eat a wider variety of things. The problem was that this was also hard work, and we could only grow food for ourselves.

— *The Agricultural Revolution* (World History Readers)

(17)　① even though　　　　　② until
　　　③ because　　　　　　　④ unless

(18)　① 食料　　　　　　　　　② 森林
　　　③ より信頼できるシステム　④ 食料を見つけたり取ったりすること

(19)　① as far as　② rather than　③ that is to say　④ in particular

(20)　① 我々は，必要なときに食料を手に入れるために，農作物の栽培の仕方と動物の飼育の仕方を学ぶことを許されるべきだった
　　　② 我々は，農作物の栽培の仕方と動物の飼育の仕方を学んだにもかかわらず，必要なときに食料を手に入れることは依然としてできなかった
　　　③ 我々は，農作物の栽培の仕方と動物の飼育の仕方を学んだために，必要なときに食料を手に入れることができるようになった
　　　④ 我々は，農作物の栽培の仕方と動物の飼育の仕方を学んでいれば，必要なときに食料を手に入れることができたであろう

(21)　① As　　　　② So　　　　③ For　　　　④ Though

数 学

問題
(2科目　120分)

一般D

1

(1) $(x+2)^7$ の展開式において，x^3 の係数は $\boxed{アイウ}$ である。

また，x^n $(n=1, 2, 3, 4, 5, 6, 7)$ の係数の和は $\boxed{エオカキ}$ となる。

(2) $0 < \theta < \dfrac{\pi}{4}$ とする。$\sin 2\theta = \dfrac{1}{2}$ のとき，$\sin\theta + \cos\theta = \dfrac{\sqrt{\boxed{ク}}}{\boxed{ケ}}$，$\tan\theta = \boxed{コ} - \sqrt{\boxed{サ}}$ である。

(3) 座標平面において，中心が第1象限にある半径4の円が y 軸と直線 $l : \sqrt{3}y - x = 0$ に接するとき，この円の方程式は $x^2 + y^2 - \boxed{シ}\,x - \boxed{ス}\sqrt{\boxed{セ}}\,y + \boxed{ソタ} = 0$ と表され，この円と l の接点の座標は $\left(\boxed{チ}, \boxed{ツ}\sqrt{\boxed{テ}}\right)$ である。

(4) a, b, c, d, e の5人の選手から2人を選んで第1戦を行う。残った3人から2人を選んで第2戦を行い，第1戦と第2戦のそれぞれの勝者が第3戦を行う。さらに第3戦の勝者と，第1戦，第2戦のどちらでも試合をしていない選手との間で決勝戦を行い，決勝戦の勝者を優勝者とする。各対戦において，勝者となる確率はどちらの対戦者も $\dfrac{1}{2}$ であるとする。このとき，a が第3戦で試合をする確率は $\dfrac{\boxed{ト}}{\boxed{ナ}}$ であり，a が優勝者となる確率は $\dfrac{\boxed{ニ}}{\boxed{ヌ}}$ である。

2

四面体 ABCD は AB＝BC＝CA＝4，CD＝BD＝8，AD＝$4\sqrt{3}$ である。

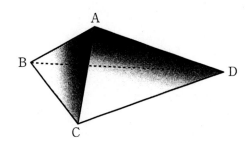

（1）∠ACD＝ $\boxed{ネノ}$°であり，∠BDC＝θ とおくと $\cos\theta = \dfrac{\boxed{ハ}}{\boxed{ヒ}}$，三角形 BCD の面積は $\boxed{フ}\sqrt{\boxed{ヘホ}}$ である。

（2）平面 BCD 上の点 H を，AH が平面 BCD と垂直になるようにとる。四面体 ABCD の体積は $\boxed{マミ}$ であるから，

$$AH = \dfrac{\boxed{ム}\sqrt{\boxed{メモ}}}{\boxed{ヤ}}, \quad HD = \dfrac{\boxed{ユ}\sqrt{\boxed{ヨラ}}}{\boxed{リ}}, \quad BH = \dfrac{\boxed{ル}\sqrt{\boxed{レロ}}}{\boxed{ワ}}$$

である。

3

x を実数とし，$y = 2^{4x} - 3 \cdot 2^{2x+1} + 1$ とする。

（1） y の最小値は $\boxed{\text{ンあ}}$ であり，このときの x の値を α とおく。

$\alpha = \log_{\boxed{\text{い}}} \boxed{\text{う}}$ であり，$\log_{10} 2 = 0.3010$，$\log_{10} 3 = 0.4771$ を用いると，100α の整数部分は $\boxed{\text{えお}}$ であることがわかる。

（2） 方程式 $y = k$ をみたす異なる x の値が 2 個存在するような k のとり得る範囲は $\boxed{\text{かき}} < k < \boxed{\text{く}}$ であり，$x < 0$ と $x > 0$ に 1 個ずつ存在するような k のとり得る範囲は $\boxed{\text{けこ}} < k < \boxed{\text{さ}}$ である。

4

x の関数 $f(x) = x^4 - 14x^2 + 24x - 4$ を考える。

（1） $x > 0$ において，$f(x)$ は $x = \boxed{し}$ で極大値 $\boxed{す}$ をとり，$x = \boxed{せ}$ で極小値 $\boxed{そ}$ をとる。

（2） 方程式 $f(x) = k$ …① について，① の異なる実数解の個数が 3 個となる k の値を小さい順に α, β とすると，① の解は

$$k = \alpha \text{ のとき } x = \boxed{た}, \ \boxed{ちつ} \pm \sqrt{\boxed{て}}$$

$$k = \beta \text{ のとき } x = \boxed{と}, \ \boxed{なに} \pm \boxed{ぬ}\sqrt{\boxed{ね}}$$

となる。

化 学

問題
（2科目　120分）

一般D

6年度

1　物質の構成と構造に関する，次の問1〜問5に答えよ。

問1　2種類以上の液体を含む混合物から，それらの沸点の差を利用して各成分に分けるときに行う操作として最も適当なものを〔解答群〕から1つ選べ。　1

1　の〔解答群〕

① 再結晶　　② 昇華法　　③ 抽出

④ 透析　　　⑤ 分留　　　⑥ ろ過

問2　次の現象とそれらに深く関係する用語との組合せが**適当ではないもの**を〔解答群〕から1つ選べ。　2

2　の〔解答群〕

	現象	用語
①	氷水を入れた容器の外側に水滴がついた。	凝縮
②	今朝は寒かったので，口からはいた息が白く見えた。	凝縮
③	午前中に積もった雪が，午後には水たまりになった。	融解
④	火を灯したロウソクから流れ出たロウが机の上で固まった。	凝固
⑤	ヘアドライヤーから温風を送風して水で濡れた髪の毛を乾かした。	沸騰
⑥	洋服ケースに入れた固体の防虫剤が半年後には消えていた。	昇華

問 3　（第一）イオン化エネルギー〔kJ/mol〕の値が最大である原子の元素記号として最も適当なものを〔解答群〕から1つ選べ。　3

　3　の〔解答群〕

　　① Au　　② C　　③ F　　④ H　　⑤ He　　⑥ K

問 4　1分子中に含まれる非共有電子対の数が最小である分子として最も適当なものを〔解答群〕から1つ選べ。　4

　4　の〔解答群〕

　　① Cl_2　　② CO_2　　③ F_2　　④ HF　　⑤ H_2O_2　　⑥ N_2

問 5　元素の周期律および周期表に関する記述のうち，**誤りを含むもの**を〔解答群〕から1つ選べ。　5

　5　の〔解答群〕

　　① アルカリ土類金属元素は，元素の周期表において，それらのすべてが2族に配置されている元素である。

　　② 一般に，典型元素は元素の周期律によく従うが，遷移元素では元素の周期律に従うものがほとんどない。

　　③ 現在用いられている元素の周期表は，元素を原子量の小さい順に並べ，性質が似た元素が縦に並ぶように配置されている。

　　④ 元素の周期律は，ロシアのメンデレーエフらによって見出された。

　　⑤ 典型元素には金属元素と非金属元素とが含まれるが，遷移元素はそれらのすべてが金属元素である。

　　⑥ ハロゲン元素は，それらのすべてが元素の周期表の17族に配置されている元素である。

2　化学の基本計算に関する，次の問1〜問4に答えよ。

問1　溶液の濃度に関する，次の (1)〜(3) に答えよ。ただし，水酸化ナトリウム NaOH の
モル質量を 40.0 g/mol，水の密度を 1.00 g/cm³ とする。ただし，操作中に水酸化ナト
リウムの固体結晶と水酸化ナトリウム水溶液とが吸収する空気中の水蒸気や二酸化炭素
の質量については無視するものとする。

(1)　水酸化ナトリウムの固体結晶を水に溶解して質量パーセント濃度が 25.0 % の水酸化ナ
トリウム水溶液（密度 1.02 g/cm³）300 mL を調製した。このときに使用した水の体積
〔mL〕として最も近いものを〔解答群〕から1つ選べ。　6

6　の〔解答群〕

①　221 mL　　　②　225 mL　　　③　230 mL　　　④　235 mL　　　⑤　241 mL

(2)　モル濃度が 0.200 mol/L の水酸化ナトリウム水溶液 400 mL を調製するときに必要な水
酸化ナトリウムの固体結晶の質量〔g〕として最も近いものを〔解答群〕から1つ選べ。
　7

7　の〔解答群〕

①　2.00 g　　　②　3.20 g　　　③　4.00 g　　　④　6.40 g　　　⑤　8.00 g

(3)　質量パーセント濃度が 20.0 % の水酸化ナトリウム水溶液（密度 1.20 g/cm³）250 mL
に含まれているナトリウムイオンの物質量〔mol〕として最も近いものを〔解答群〕か
ら1つ選べ。　8

8　の〔解答群〕

①　1.04 mol　　　②　1.25 mol　　　③　1.50 mol

④　1.60 mol　　　⑤　1.80 mol

問 2　気体の溶解に関する，下の文中の空欄 $\boxed{9}$ ～ $\boxed{11}$ に当てはまる数値として最も適当なものをそれぞれの〔解答群〕から 1 つずつ選べ。ただし，20 ℃，1.013×10^5 Pa において 1.00 L の水に接する窒素 N_2 はその水に 7.00×10^{-4} mol まで，酸素 O_2 は 1.40×10^{-3} mol までそれぞれ溶けるものとし，いずれの気体も溶媒へ溶解するときにはヘンリーの法則に従うものとする。また，空気は本問では窒素と酸素とを体積の比で 4.00：1.00 で混合した気体とし，窒素のモル質量を 28.0 g/mol，酸素のモル質量を 32.0 g/mol，窒素および酸素の 0 ℃，1.013×10^5 Pa における気体のモル体積をいずれも 22.4 L/mol とする。

　　20 ℃において，2.026×10^5 Pa で空気が 4.00 L の水に接するとき，その水に溶解する窒素の物質量〔mol〕は酸素の物質量〔mol〕の $\boxed{9}$ 倍，溶解する窒素の質量〔g〕は酸素の質量〔g〕の $\boxed{10}$ 倍，溶解する窒素が 0 ℃，1.013×10^5 Pa において占める体積〔L〕は酸素が 0 ℃，1.013×10^5 Pa において占める体積〔L〕の $\boxed{11}$ 倍である。

$\boxed{9}$ の〔解答群〕

　　① 0.500　　② 1.00　　③ 2.00　　④ 5.00　　⑤ 20.0

$\boxed{10}$ の〔解答群〕

　　① 0.438　　② 0.500　　③ 1.00　　④ 1.75　　⑤ 2.00

$\boxed{11}$ の〔解答群〕

　　① 0.500　　② 1.00　　③ 2.00　　④ 5.00　　⑤ 20.0

問 3　次の記述 a～c について，下線部のイオン，または分子の物質量〔mol〕が大きい順に並んでいる不等式として最も適当なものを〔解答群〕から 1 つ選べ。ただし，標準状態（0 ℃，1.013×10^5 Pa）における気体のモル体積は 22.4 L/mol，アボガドロ定数は $N_A = 6.00 \times 10^{23}$/mol とする。$\boxed{12}$

　　a　1.50×10^{23} 個の窒素原子を含む硝酸イオン

　　b　標準状態で 4.48 L を占めるメタン分子

　　c　0.300 mol の水素原子を含むアンモニア分子

$\boxed{12}$ の〔解答群〕

　　① a＞b＞c　　② a＞c＞b　　③ b＞a＞c

　　④ b＞c＞a　　⑤ c＞a＞b　　⑥ c＞b＞a

問 4 化学変化と量的関係に関する，次の (1)〜(3) に答えよ。ただし，19.4℃，1.013×10^5 Pa における気体のモル体積を 24.0 L/mol，水 H_2O のモル質量を 18.0 g/mol とする。

ある量のエテン C_2H_4 とメトキシエタン C_3H_8O とからなる混合気体を完全燃焼させたところ，19.4℃，1.013×10^5 Pa で 16.0 L の体積を占める二酸化炭素と 15.0 g の水とが生成した。それぞれの化合物の完全燃焼反応は，以下の化学反応式で表すことができる。式中の a〜d は化学反応式の係数である。

$$C_2H_4 + 3O_2 \longrightarrow 2CO_2 + 2H_2O$$

$$a\ C_3H_8O + b\ O_2 \longrightarrow c\ CO_2 + d\ H_2O$$

(1) 化学反応式中の係数 b と d との組合せとして，最も適当なものを〔解答群〕から1つ選べ。　13

　13　の〔解答群〕

	係数 b	係数 d
①	5	4
②	5	6
③	5	8
④	7	4
⑤	7	6
⑥	7	8
⑦	9	4
⑧	9	6
⑨	9	8

(2) 反応前の混合気体に含まれていたエテン C_2H_4 の体積パーセント〔%〕として，最も近いものを〔解答群〕から1つ選べ。　14

　14　の〔解答群〕

　　① 25 %　　② 33 %　　③ 50 %　　④ 67 %　　⑤ 75 %

(3) 混合気体を完全燃焼させたときに消費された酸素 O_2 の物質量 〔mol〕として，最も近いものを〔解答群〕から1つ選べ。　15

15 の〔解答群〕

① 0.250 mol　　② 0.500 mol　　③ 0.750 mol

④ 1.00 mol　　⑤ 1.25 mol

3　物質の状態と変化に関する，次の問1〜問9に答えよ。

問1　ある温度で 2.10×10^5 Pa の圧力を示す理想気体がある。容器の容積を一定に保ったまま，容器全体を冷却して気体の温度を 50℃ だけ低下させると，この気体が示す圧力が 1.80×10^5 Pa に変化した。温度変化させる前の気体の温度〔℃〕として最も近いものを〔解答群〕から1つ選べ。　16

16 の〔解答群〕

①　27℃　　②　56℃　　③　77℃

④　100℃　　⑤　127℃

問2　実在気体に関する文中の空欄　A　〜　E　にあてはまる語句の組合せとして最も適当なものを〔解答群〕から1つ選べ。　17

すべての温度，圧力で状態方程式が成り立つと仮定した気体を理想気体という。理想気体は，分子自身の　A　がなく，分子間力がはたらかないと考えた仮想的な気体である。実在気体でも，気体の圧力が　B　なると分子間力が弱くなり，分子自身の　A　が無視しやすくなる。また，気体の温度が　C　なると分子間力が無視できるようになる。したがって，実在気体であっても，　D　圧力，　E　温度の状態では理想気体に近いふるまいをする。

17 の〔解答群〕

	A	B	C	D	E
①	質量	高く	高く	高い	高い
②	質量	高く	低く	高い	低い
③	質量	低く	高く	低い	高い
④	質量	低く	低く	低い	低い
⑤	体積	高く	高く	高い	高い
⑥	体積	高く	低く	高い	低い
⑦	体積	低く	高く	低い	高い
⑧	体積	低く	低く	低い	低い

問 3　不揮発性の非電解質を溶かした希薄溶液の性質に関する文中の空欄 $\boxed{A}$ ～ $\boxed{C}$ に あてはまる語句の組合せとして最も適当なものを〔解答群〕から1つ選べ。 $\boxed{18}$

　　　スクロース $C_{12}H_{22}O_{11}$ の水溶液は，その蒸気圧が純溶媒に比べて $\boxed{A}$ しているため， より $\boxed{B}$ にしないと溶液の蒸気圧が純溶媒の蒸気圧と等しくならない。したがって， スクロースの水溶液の蒸気圧が標準大気圧である 1.013×10^5 Pa と等しくなる温度は， 純溶媒より $\boxed{C}$ なる。この現象を沸点上昇といい，純溶媒の沸点と溶液の沸点との差 を沸点上昇度という。

$\boxed{18}$ の〔解答群〕

	A	B	C
①	上昇	高温	高く
②	上昇	高温	低く
③	上昇	低温	高く
④	上昇	低温	低く
⑤	降下	高温	高く
⑥	降下	高温	低く
⑦	降下	低温	高く
⑧	降下	低温	低く

問 4　河川の泥水をU字管に入れて直流電圧をかけると，泥のコロイド粒子は陽極側へ移動 した。この河川水を浄化するためにイオンを含む水溶液を加えて泥のコロイドを凝析さ せるとき，最も少ない物質量で凝析させることができるものを〔解答群〕から1つ選べ。 $\boxed{19}$

$\boxed{19}$ の〔解答群〕

①　Al^{3+}　　　②　CH_3COO^-　　　③　Mg^{2+}

④　Na^+　　　⑤　$PO_4{}^{3-}$　　　⑥　$SO_4{}^{2-}$

問 5　XO の組成式で表される金属元素の酸化物に，十分量の水素 H_2 を通じながら加熱して反応させたところ，X の単体 12.0 g と水 9.00 g とが生じた。X の原子量として最も近いものを〔解答群〕から1つ選べ。　$\boxed{20}$

$\boxed{20}$ の〔解答群〕

① 24.0　　② 40.0　　③ 56.0

④ 64.0　　⑤ 137　　⑥ 200

問 6　次の化学反応式で表される化学変化 a～d において，下線を引いた物質がブレンステッド・ローリーの定義による塩基として反応している化学変化の組合せとして最も適当なものを〔解答群〕から1つ選べ。　$\boxed{21}$

a　$\underline{HCO_3^-}\ +\ OH^-\ \rightleftharpoons\ CO_3^{2-}\ +\ H_2O$

b　$\underline{HCO_3^-}\ +\ HSO_4^-\ \longrightarrow\ CO_2\ +\ H_2O\ +\ SO_4^{2-}$

c　$\underline{CH_3COO^-}\ +\ H_3O^+\ \rightleftharpoons\ CH_3COOH\ +\ H_2O$

d　$\underline{NH_4^+}\ +\ H_2O\ \rightleftharpoons\ NH_3\ +\ H_3O^+$

$\boxed{21}$ の〔解答群〕

① aとb　　② aとc　　③ aとd

④ bとc　　⑤ bとd　　⑥ cとd

問7　中和滴定実験に関する，次の (1)～(3) に答えよ。ただし，水のイオン積は $K_w = 1.0 \times 10^{-14}\,(\text{mol/L})^2$ とし，水溶液の温度は常に25℃に保たれていたものとする。

　　　x〔mol/L〕の酢酸水溶液 10 mL を 0.10 mol/L の水酸化ナトリウム水溶液で中和滴定したときの滴定曲線，y〔mol/L〕の希塩酸 10 mL を 0.10 mol/L の水酸化ナトリウム水溶液で中和滴定したときの滴定曲線，z〔mol/L〕の希硫酸 10 mL を 0.10 mol/L のアンモニア水で中和滴定したときの滴定曲線は，次の図1のグラフ中の曲線 A，曲線 B，曲線 C のいずれかである。

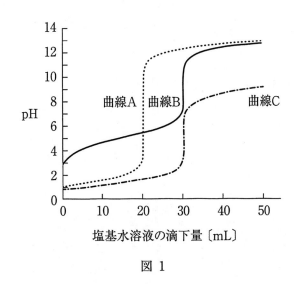

図 1

(1) 滴定実験に使用した酸・塩基の水溶液と図1のグラフ中の曲線 A，曲線 B，曲線 C との組合せとして最も適当なものを〔解答群〕から1つ選べ。　22

22 の〔解答群〕

	酢酸水溶液を水酸化ナトリウム水溶液で滴定したときの滴定曲線	希塩酸を水酸化ナトリウム水溶液で滴定したときの滴定曲線	希硫酸をアンモニア水で滴定したときの滴定曲線
①	曲線 A	曲線 B	曲線 C
②	曲線 A	曲線 C	曲線 B
③	曲線 B	曲線 A	曲線 C
④	曲線 B	曲線 C	曲線 A
⑤	曲線 C	曲線 A	曲線 B
⑥	曲線 C	曲線 B	曲線 A

(2) 酢酸水溶液を水酸化ナトリウム水溶液で中和滴定するとき，および希硫酸をアンモニア水で中和滴定するときに使用する滴定指示薬の名称と終点での溶液の色の変化との組み合わせとして最も適当なものを〔解答群〕からそれぞれ1つずつ選べ。

酢酸水溶液の中和滴定 23 ，希硫酸の中和滴定 24

23 ， 24 の〔解答群〕

	指示薬の名称	終点での変色
①	フェノールフタレイン	赤色から黄色
②	フェノールフタレイン	赤色から無色
③	フェノールフタレイン	黄色から赤色
④	フェノールフタレイン	無色から赤色
⑤	メチルオレンジ	赤色から黄色
⑥	メチルオレンジ	赤色から無色
⑦	メチルオレンジ	黄色から赤色
⑧	メチルオレンジ	無色から赤色

(3) 滴定実験に用いた酢酸水溶液，希塩酸，希硫酸のモル濃度〔mol/L〕の比 $(x:y:z)$ として最も適当なものを〔解答群〕から1つ選べ。 25

25 の〔解答群〕

① $3:2:1$ ② $3:2:3$ ③ $3:2:6$

④ $6:2:1$ ⑤ $6:2:3$ ⑥ $6:4:3$

問 8　酸化還元反応に関する文中の空欄　A　～　E　にあてはまる語句の組合せとして最も適当なものを〔解答群〕から1つ選べ。　26

　　ある原子や分子，イオンが　A　を失う変化を　B　された といい，その原子の酸化数は　C　する。また，ある原子や分子，イオンが　A　を受け取る変化を　D　された といい，その原子の酸化数は　E　する。

26　の〔解答群〕

	A	B	C	D	E
①	水素イオン H^+	酸化	減少	還元	増加
②	水素イオン H^+	酸化	増加	還元	減少
③	水素イオン H^+	還元	減少	酸化	増加
④	水素イオン H^+	還元	増加	酸化	減少
⑤	電子 e^-	酸化	減少	還元	増加
⑥	電子 e^-	酸化	増加	還元	減少
⑦	電子 e^-	還元	減少	酸化	増加
⑧	電子 e^-	還元	増加	酸化	減少

問 9　次の熱化学方程式で表されるエテン（エチレン）C_2H_4 に水素 H_2 が付加してエタン C_2H_6 に変化する化学変化は可逆反応である。この反応がある温度において平衡状態に達しているとき，下の操作 a～d をそれぞれ行った。エタンの物質量〔mol〕が大きくなる操作の組合せとして最も適当なものを〔解答群〕から1つ選べ。 　27

$$C_2H_4（気） ＋ H_2（気） ＝ C_2H_6（気） ＋ 136\,kJ$$

a　温度一定で，反応容器の容積を小さくする。

b　容積一定で，反応温度を低くする。

c　温度，圧力一定で，少量の触媒を加える。

d　温度，容積一定で，気体のアルゴン Ar を加える。

27 の〔解答群〕

① a と b　　　② a と c　　　③ a と d

④ b と c　　　⑤ b と d　　　⑥ c と d

4　　無機物質の性質と反応に関する，次の問いに答えよ。

　試薬 A を試薬 B に加える次の実験 (1)〜(5) を行った。それらの実験で発生する気体の特徴として最も適当な記述を〔解答群〕からそれぞれ 1 つずつ選べ。

	試薬 A	試薬 B	気体の特徴
実験 (1)	亜鉛	希塩酸	28
実験 (2)	銀	濃硝酸	29
実験 (3)	酸化マンガン(Ⅳ)	過酸化水素水	30
実験 (4)	炭酸カルシウム	希塩酸	31
実験 (5)	硫化鉄(Ⅱ)	希硫酸	32

28 〜 32 の〔解答群〕（重複選択不可）

①　赤褐色・刺激臭の気体であり，水に溶けるとその水溶液は強い酸性を示す。

②　無色・無臭の気体であるが，互いに同素体の関係にある淡青色・特異臭の気体が存在する。

③　無色・無臭の気体であり，常温ではすべての気体の中で最も密度が低い。

④　無色・腐卵臭の気体であり，火山ガスや鉱泉にも含まれ，ヒトに対して極めて毒性が高い。

⑤　無色・無臭の気体であり，水酸化カルシウム水溶液に通じると水に溶けにくい白色の固体が沈殿する。

⑥　無色の気体であるが，常温・常圧で空気中の酸素と反応して赤褐色の気体に変化する。

生　物

問題

（2科目　120分）

6年度

一般D

---

1 細胞に関する文章を読み，下記の問いに答えよ。

　私たちヒトのからだは，<u>およそ270種類の細胞</u>からなるといわれる。それらの細胞は，
(a)
同じ種類のものどうしが集まって<u>組織</u>をつくり，さらに関連するはたらきをもつ組織どう
(b)
しが集まって器官をつくり，個体が成り立っている。

　ヒトの皮膚は，外界からの刺激による力が加わるため，<u>表皮細胞どうし，細胞とその間に</u>
(c)
<u>ある構造がしっかり接着する</u>ことで，外界からの力に抵抗している。また，細胞内にも<u>細</u>
(d)
<u>胞骨格とよばれるタンパク質</u>があり，細胞そのものの強度も高めている。

　植物細胞には動物細胞とは異なる特徴がある。たとえば，成長した細胞のなかには発達した
液胞があり，その内部を満たす ア 液には無機塩類やアミノ酸のほか，色素である イ な
どが含まれる。動物では体内で生じた老廃物を体外へ排出するしくみをもつが，植物にはその
機能がないため，液胞に老廃物を溜める。このように，<u>生物には多様性も見られるが，共</u>
(e)
<u>通性も見られる</u>。

問1　下線部（a）について，ヒトのさまざまな細胞の特徴についての記述として正しいもの
　　　を，①〜④より1つ選んで番号を答えよ。 1

　　①　皮膚表面の角質層は生きている細胞が層状に重なっている。

　　②　腎臓の細尿管の細胞には，水を再吸収するためのタンパク質が存在する。

　　③　血小板は核をもたないが，直径はおよそ$20\,\mu m$と赤血球より大きい。

　　④　すい臓を構成する細胞では，アルブミンを合成し分泌している。

問2　下線部（b）について，動物の組織に当てはまらないものを，①〜⑤より2つ選んで
　　　番号を答えよ。 2

　　①　筋組織　　　②　軟骨組織　　　③　頂端分裂組織

　　④　嗅上皮　　　⑤　形成層

問 3　下線部 (c) について，細胞接着に直接関わるタンパク質を，①〜④より 1 つ選んで番号を答えよ。　3

① カドヘリン　　② クリスタリン　　③ セロトニン
④ トロポニン

問 4　下線部 (d) について，細胞骨格が直接関わる現象として正しいものを，①〜④より 1 つ選んで番号を答えよ。　4

① 細胞分裂時の染色体の移動
② ニューロンにおける活動電位の発生
③ DNA の複製
④ A 型の血液と B 型の血液を混合したときの凝集反応

問 5　文章中の ア ・ イ に入る語句の組合せとして正しいものを，①〜⑥より 1 つ選んで番号を答えよ。　5

	ア	イ
①	液 胞	クロロフィル
②	液 胞	フィトクロム
③	液 胞	アントシアン
④	細 胞	クロロフィル
⑤	細 胞	フィトクロム
⑥	細 胞	アントシアン

問 6　下線部 (e) について，以下の問いに答えよ。

(1) 哺乳類と両生類に共通する特徴として正しいものを，①〜④より 1 つ選んで番号を答えよ。　6

① 脊椎骨をもつ。　　　　　② 体外受精を行う。
③ 生涯を通じて肺呼吸を行う。　④ 生涯を通じて脊索をもつ。

(2) すべての生物に共通する特徴として正しいものを，①〜③より 1 つ選んで番号を答えよ。　7

① 細胞壁をもつ。　　　　　② タンパク質を合成する。
③ スプライシングを行う。

2　代謝に関する文章を読み，下記の問いに答えよ。

　細胞内ではさまざまな化学反応が起こっており，それを代謝という。物質代謝において，異化では有機物を　ア　し，同化では有機物を　イ　する。エネルギー代謝において，異化ではエネルギーを　ウ　し，同化ではエネルギーを　エ　する。

　細胞が活動していくためには ATP が必要である。私たちヒトは，<u>肺で酸素を取り込み二酸化炭素を排出するガス交換を行う</u>(a)必要があるが，これは ATP の合成と関わりが深い。ヒトの細胞に取り込まれたグルコースは細胞質基質で　オ　になり，　オ　はさらにミトコンドリアにおける反応を経て，二酸化炭素と水になる。一連の反応において，酸素は<u>電子伝達系</u>(b)で用いられる。一方，植物では光合成で二酸化炭素を吸収し酸素を排出する。

　細胞内で化学反応が円滑に進むには，触媒としてはたらく酵素が重要である。<u>酵素によっては活性を示すために補酵素が必要な場合もある。</u>(c)

問 1　文章中の　ア　～　エ　に入る語句の組合せとして正しいものを，①～④より1つ選んで番号を答えよ。　8

	ア	イ	ウ	エ
①	合 成	分 解	吸 収	放 出
②	合 成	分 解	放 出	吸 収
③	分 解	合 成	吸 収	放 出
④	分 解	合 成	放 出	吸 収

問 2　下線部 (a) について，ヒトにおける酸素と二酸化炭素の運搬についての記述として正しいものを，①～④より1つ選んで番号を答えよ。　9

①　酸素を運搬するヘモグロビンは2本のポリペプチドからなる。
②　酸素濃度が高く二酸化炭素濃度が低いほど，ヘモグロビンと酸素の結合度は高くなる。
③　二酸化炭素は白血球によって運搬される。
④　二酸化炭素が増えると血液の pH は上昇する。

問 3　文章中の　オ　に入る語句として正しいものを，①～⑤より1つ選んで番号を答えよ。　10

①　クエン酸　　②　オキサロ酢酸　　③　ピルビン酸
④　アセチル CoA　　⑤　コハク酸

問 4　下線部 (b) について，以下の問いに答えよ。

(1) ミトコンドリアの電子伝達系に関する記述として正しいものを，①〜④より 1 つ選んで番号を答えよ。　11

　① 　NADH と $FADH_2$ が酸化される。

　② 　H^+ が能動輸送により ATP 合成酵素を通ると ATP が合成される。

　③ 　H^+ は能動輸送により膜間腔からマトリックスへ輸送される。

　④ 　水の分解によって生じた電子によって，電子伝達系が進行する。

(2) 電子伝達系において，グルコース 1 分子あたり最大何分子の ATP が合成されるか。正しいものを①〜⑤より 1 つ選んで番号を答えよ。　12

　① 2　　　② 4　　　③ 17　　　④ 34　　　⑤ 38

問 5　下線部 (c) について，アルコール発酵にはたらく酵素のなかには，補酵素を必要とするものがある。酵母の抽出液（発酵にはたらく酵素を含む）を用いて溶液 1〜5 を作製した。これらを単独で 37℃ の恒温槽に入れても発酵は起こらなかった。以下の問いに答えよ。

　溶液 1：抽出液を煮沸したもの
　溶液 2：抽出液を半透膜でできた袋に入れて透析した内液
　溶液 3：抽出液を半透膜でできた袋に入れて透析した外液を濃縮したもの
　溶液 4：溶液 2 を煮沸したもの
　溶液 5：溶液 3 を煮沸したもの

(1) 正常な補酵素が含まれる溶液を過不足なく含むものを，①〜⑥より 1 つ選んで番号を答えよ。　13

　① 溶液1, 溶液2　　② 溶液1, 溶液3　　③ 溶液2, 溶液4
　④ 溶液3, 溶液5　　⑤ 溶液1, 溶液2, 溶液4　　⑥ 溶液1, 溶液3, 溶液5

(2) 溶液 2 と 3 の混合液にグルコースを添加すると，アルコール発酵が起こった。その組合せ以外でグルコースを添加すると発酵が起こるものを，①〜⑥より **2 つ選んで**番号を答えよ。　14

　① 溶液1と溶液2　　② 溶液1と溶液3　　③ 溶液2と溶液4
　④ 溶液2と溶液5　　⑤ 溶液3と溶液4　　⑥ 溶液3と溶液5

3　　発生に関する文章を読み，下記の問いに答えよ。

　　1つの　　卵からどのような仕組みで発生が進むのか，それを実験的に調べる方法は19世紀
　　　　　　(a)
末に提唱された。その方法は，割球の一部を熱した針で焼き殺したり，　割球を完全に分離
　　　　　　　　　　　　　　　　　　　　　　　　　　　　　　　　　　　　(b)
させたりして，発生が正常に進むのかを調べるようなものであった。その後20世紀になると，
　胚の一部を切り出して別の胚に移植する実験が行われた。さらにDNAが遺伝子の本体であ
(c)
ることがわかってからは，さまざまな研究結果より，発生は各々の細胞が遺伝情報に従って分
化するとき，細胞から分泌される物質によって遺伝子の発現が変化することが重要であるとわ
かった。

　　発生の実験ではウニやカエル，　ショウジョウバエなどがモデル生物としてよく用いられ
　　　　　　　　　　　　　　(d)
た。最近は，入手が容易である，胚が比較的大きく実験操作を行いやすい，などの理由から
　ニワトリ胚もよく用いられている。
(e)

問1　下線部（a）について，ヒトの卵についての記述として**誤っているもの**を，①〜④より
　　　1つ選んで番号を答えよ。　15

　　　①　始原生殖細胞が卵巣原基へと移動し，卵原細胞となる。

　　　②　卵原細胞は体細胞分裂によって増加し，成長すると一次卵母細胞となる。

　　　③　一次卵母細胞は分裂すると，二次卵母細胞と第一極体となる。

　　　④　受精が起こる時期は，減数分裂が終了してからである。

問2　下線部（b）について，ウニの2細胞期胚の割球を分離して，それぞれを培養し発生を
　　　進行させた。その結果として正しいものを，①〜④より1つ選んで番号を答えよ。　16

　　　①　いずれも正常な幼生になった。

　　　②　動物半球の細胞質が多い方のみ，正常な幼生になった。

　　　③　植物半球の細胞質が多い方のみ，正常な幼生になった。

　　　④　いずれも胞胚期で発生が停止した。

問3　下線部（c）について，イモリ胚を用いた原口背唇の移植実験により形成体（オーガナ
　　　イザー）としてはたらく領域があることを発見した人物として正しいものを，①〜⑤よ
　　　り1つ選んで番号を答えよ。　17

　　　①　ニューコープ　　　②　フォークト　　　③　シュライデン

　　　④　ガードン　　　　　⑤　シュペーマン

問 4　下線部 (d) について，ショウジョウバエの卵には，胚の前後軸を決める物質が存在する。その記述として正しいものを，①〜④より 1 つ選んで番号を答えよ。　18

① 未受精卵には母体の細胞で転写された mRNA が含まれており，受精後の卵内で翻訳される。

② 未受精卵の核で遺伝子の転写が起こり，受精前に翻訳される。

③ 前後軸を決める物質の遺伝子を，ホメオティック遺伝子という。

④ 前後軸を決める物質は 1 種類である。

問 5　下線部 (e) について，ニワトリ胚では真皮が表皮へとはたらきかけることで，背中の表皮からは羽毛が，肢の表皮からはうろこが分化する。ニワトリ胚を用いて次の実験を行った。以下の問いに答えよ。

＜実験＞　ニワトリの異なる時期の胚から背中と肢の皮膚を切り出し，表皮と真皮に分けて，それらを表のような組合せで接着してから培養した。その結果，背中の表皮から何が生じたのかを表に示した。

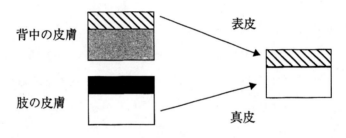

肢の真皮	背中の表皮	
	5 日目胚	8 日目胚
10 日目胚	羽　毛	羽　毛
13 日目胚	うろこ	羽　毛
15 日目胚	うろこ	羽　毛

(1) ニワトリの卵と胚発生について正しいものを，①〜④より 1 つ選んで番号を答えよ。　19

① 卵黄が少ない等黄卵である。

② ふ化するまでの間で，窒素排出物が NH_3 →尿素→尿酸と変化する。

③ 哺乳類にあるような胚を包む膜（胚膜）がない。

④ 内胚葉から心臓が分化する。

(2) 14日目胚の肢の真皮のみを数時間培養し，真皮を取り出して培養液だけとしたなかに，5日目胚の背中の表皮を入れた。表皮の培養を続けるとどのような結果になると予想できるか。最も適切なものを，①～③より1つ選んで番号を答えよ。　20

①　羽毛が分化する。　　　　　　　②　うろこが分化する。

③　羽毛も，うろこも分化しない。

(3) 8日目胚の背中の表皮がうろこに分化しなかったのは，うろこへの分化に必要な遺伝子に理由がある。その理由として正しいものを，①～④より1つ選んで番号を答えよ。なお，実験では複数のニワトリ胚を用いているが，いずれも同じ結果であった。　21

①　うろこへの分化に必要な遺伝子は8日目までに失われるから。

②　うろこへの分化に必要な遺伝子は6日目～8日目で突然変異が起こるから。

③　うろこへの分化に必要な遺伝子は8日目にのみ発現するから。

④　うろこへの分化に必要な遺伝子は8日目には発現しなくなっているから。

4　　動物の反応と行動に関する文章を読み，下記の問いに答えよ。

　動物は外界からの刺激として光や音波，化学物質などを受容し，それらの刺激に合わせた反応や行動をとることができる。たとえば，(a)目に光が届くと視細胞が反応し，視神経によってその情報が (b)大脳新皮質の視覚野に送られ，情報が処理されることで「見えている」と知覚する。また，耳は音波を受容する聴覚器と，(c)からだの回転や傾きを受容する平衡覚器の役割をもつ。

　外界からの刺激の受容は，他個体とのコミュニケーションにも重要である。(d)カイコガのメスは性フェロモンを分泌し，オスはその性フェロモンを受容してメスの位置を探ることができる。

問 1　下線部 (a) について，以下の問いに答えよ。

　(1) 桿体細胞に含まれる視物質として正しいものを，①〜⑤より1つ選んで番号を答えよ。　22

　　　① クリプトクロム　　　② ロドプシン　　　　③ ビタミン A
　　　④ フォトトロピン　　　⑤ キサントフィル

　(2) ヒトの目が受容できる光の波長の範囲として正しいものを，①〜④より1つ選んで番号を答えよ。　23

　　　① 100 nm〜400 nm　　　② 400 nm〜700 nm
　　　③ 100 μm〜400 μm　　　④ 400 μm〜700 μm

問 2　下線部 (b) について，図1は左半球の側面から大脳新皮質を見たものである。聴覚野の位置として正しいものを，①〜⑤より1つ選んで番号を答えよ。　24

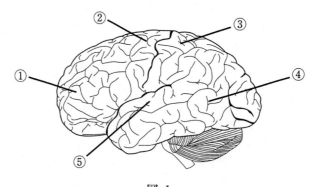

図 1

問3　下線部 (c) について，平衡覚器についての記述として正しいものを，①～③より1つ選んで番号を答えよ。 25

① 前庭階を流れるリンパ液によって，コルチ器が動き回転を受容する。

② 半規管を流れるリンパ液によって，おおい膜が動きからだの傾きを受容する。

③ 前庭にある耳石が動くことで感覚毛が倒れ，からだの傾きを受容する。

問4　下線部 (d) について，カイコガのオスは性フェロモンを受容すると羽ばたき行動をとり，メスを探して移動する。カイコガを用いて次の実験を行った。以下の問いに答えよ。

＜実験＞　3匹のオス成虫 i）～iii）に処理を行い，メス成虫から15 cm 離れた場所に置いた。

　　　　i）処理なし　　　　ii）透明な密閉容器に入れる

　　　　iii）眼に塗料を塗り視覚を奪う

＜結果＞　i）羽ばたき行動をとり，メスの場所に到達した。

　　　　ii）羽ばたき行動をとらず，とくに変化はなかった。

(1) 性フェロモンのように，生得的な行動を引き起こす刺激を何というか。正しいものを，①～④より1つ選んで番号を答えよ。 26

① かぎ刺激　　　② 条件刺激　　　③ 適刺激　　　④ 定位刺激

(2) iii）のオスの結果はどのようであるか。また，実験から性フェロモンの受容について何がわかるか。組合せとして正しいものを，①～④より1つ選んで番号を答えよ。なお，塗料によって視覚以外の機能には何ら影響がなかったものとする。 27

	結果	受容
①	羽ばたき行動をとる	視覚器以外が関わる
②	羽ばたき行動をとる	視覚器が関わる
③	羽ばたき行動をとらない	視覚器以外が関わる
④	羽ばたき行動をとらない	視覚器が関わる

問5　学習は関係なく，遺伝的な要因によって起こる行動として正しいものを，①〜④より1つ選んで番号を答えよ。　28

① ミツバチは餌場の位置を仲間に知らせるためにダンスをする。

② 梅干しを見るとだ液が出る。

③ カモのヒナはふ化後に初めて見た動く物の後を追って歩く。

④ ネズミを迷路に入れると，何度か失敗を繰り返すうちに正しい道をみつけて迷路から出られるようになる。

5　環境に関する文章を読み，下記の問いに答えよ。

　自然界では1つの場所に多くの種が共存している。生物間には捕食者と被食者の関係を通じたエネルギーの流れが存在し，その関係を直線的に示したものを　ア　という。しかし実際には，1種の生物が多くの種を捕食したり，多くの種に捕食されたりするため，その関係は複雑な網目状となっている。

　　ア　の出発点は植物で，世界の陸地の　イ　％は森林が占めている。森林は樹木や草本によって高さに応じた階層構造をつくっており，多様な生物が共存する環境となっている。一方，ツンドラや砂漠など，生物の生育には厳しいと考えられる環境であっても，その環境に　ウ　した種が生存することができるので，地球全体で見ると　エ　の多様性は，種の多様性を高めることにつながる。
(a)

　日本は海洋に囲まれ，起伏に富んだ急峻な山岳地形となっており，森林が占める面積は67％とされる。森林から河川へは有機物が移動するため，森林を守ることは河川や海の環境を守ることにも密接な繋がりがある。
(b)

問1　文章中の　ア　・　ウ　に入る語句の組合せとして正しいものを，①～⑥より1つ選んで番号を答えよ。　29

	ア	ウ		ア	ウ
①	食物連鎖	相観	②	食物連鎖	優占
③	食物連鎖	適応	④	栄養段階	相観
⑤	栄養段階	優占	⑥	栄養段階	適応

問2　文章中の　イ　に入る数値として正しいものを，①～⑤より1つ選んで番号を答えよ。　30

① 5　　② 10　　③ 30　　④ 70　　⑤ 90

問3　下線部（a）について，ラウンケルの生活形にもとづいて考える場合，ツンドラと砂漠に生息する植物の特徴として正しいものを，①～④より1つ選んで番号を答えよ。　31

① ツンドラは一年生植物が最も多く，砂漠は半地中植物が最も多い。
② ツンドラは半地中植物が最も多く，砂漠は一年生植物が最も多い。
③ ツンドラ，砂漠ともに一年生植物が最も多い。
④ ツンドラ，砂漠ともに半地中植物が最も多い。

問4　文章中の ［エ］ に入る語句として正しいものを，①〜⑤より1つ選んで番号を答え
　　　よ。　[32]

　　　①　遺伝子　　　②　染色体　　　③　遷移　　　④　作用　　　⑤　生態系

問5　下線部（b）について，渓流に生息する魚類は，周囲の森林から川に落ちてくる昆虫
　　　類（陸生動物）と，川に生息している昆虫の幼虫やエビなど（底生動物）のどちらも捕
　　　食する。陸生動物が川に入ってくる期間が魚類や落葉の分解にどのような影響を与える
　　　か調べた。以下の問いに答えよ。

　＜実験1＞　川の環境を模した大型のプール3つに魚類と底生動物を同数入れ，90日間観
　　　　　　　察した。このとき，下記のように陸生動物の与え方を変えた。
　　　集中区）実験開始日から30日後〜60日後だけ陸生動物を供給する。
　　　持続区）実験開始日から90日間陸生動物を供給する。
　　　対照区）陸生動物を供給しない。

　　　　　また，集中区と持続区に与えた陸生動物の総量は等しく，魚類の捕食量（100 mg/個
　　　体）を，大型個体と小型個体に分けて調べると，図1のようであった。なお，大型個体
　　　と小型個体は，ほぼ同数とする。

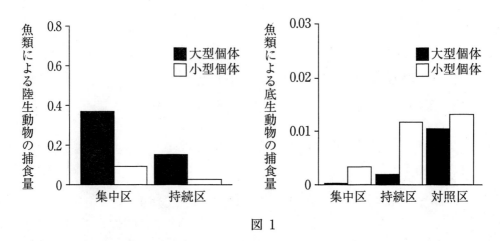

図1

　＜実験2＞　川底を模した容器2つに落葉を入れた。さらに，2つの容器での量が異なるよ
　　　　　　　うに底生動物を追加した。数日後，底生動物が多く入っていた容器の方が，破
　　　　　　　砕された落葉が多かった。

(1) 実験 1，2 からわかることとして正しいものを，①～④より 1 つ選んで番号を答えよ。 33

  ① 集中区より持続区の方が，捕食された底生動物は多い。

  ② 持続区より集中区の方が，捕食されなかった陸生昆虫は多い。

  ③ 大型個体は集中区では底生動物を好むが，持続区では陸生動物を好む。

  ④ 小型個体は陸生動物の有無にかかわらず，底生動物のみを食べる。

(2) 川に入る陸生動物の量は，樹木の葉が展開している時期に多く，落葉後は少なくなる。冷温帯では葉の展開から落葉までの期間が，暖温帯よりも短い。実験 1，2 をふまえて，次の考察文の オ ・ カ に入る語の組合せとして，最も適切なものを①～④より 1 つ選んで番号を答えよ。 34

  冷温帯は オ 区に近い条件になるため，魚類による カ 動物の捕食量は少ない。よって，川の中の落葉が破砕される速度は大きい。

	オ	カ		オ	カ
①	集 中	底 生	②	集 中	陸 生
③	持 続	底 生	④	持 続	陸 生

総合問題

問題

（総合問題 120分）

一般 E

6年度

1 　化学反応に関する下記の文章を読み，問1から問6に答えなさい。

(ア)アンモニア NH_3 は，ハーバーボッシュ法によって窒素と水素の単体から直接合成されるほか，実験室では (イ)塩化アンモニウム NH_4Cl と水酸化カルシウム $Ca(OH)_2$ を混合して加熱することによってもアンモニアを得られる。アンモニアは常温・常圧で気体であるが，加圧すると液化し，輸送や取り扱いが容易になるため，(ウ)エネルギー媒体としての利用も検討されている。

アンモニアはヒトの体内では，(エ)肝臓で尿素となりさらに腎臓で尿となって膀胱を経て排出される。また，アンモニアは硝酸の合成に利用されたり，(オ)硫酸アンモニウム $(NH_4)_2SO_4$ や (カ)硝酸アンモニウム NH_4NO_3 などの肥料の製造原料として利用されている。

問1　下線部（ア）アンモニア NH_3 の性質のうち，適切なものをすべて選びなさい。　ア

① アンモニアは弱塩基である。

② アンモニアは水に溶けやすい気体である。

③ アンモニアは刺激臭がする気体である。

④ アンモニアは三角錐形の分子構造であり，極性をもつ。

⑤ アンモニアは非共有電子対を1組もつ。

問2　下線部（イ）の反応の種類として，適切なものを選びなさい。　イ

① 弱酸の塩と強酸による弱酸の遊離

② 弱酸の塩と強塩基による弱酸の遊離

③ 弱酸と強塩基の中和反応

④ 弱塩基の塩と強塩基による弱塩基の遊離

⑤ 弱塩基の塩と強酸による弱塩基の遊離

⑥ 弱塩基と強酸の中和反応

問 3　下線部（ウ）について，次のアンモニアの燃料の利用に関する英文と内容が一致する
　　　ものを選びなさい。　　ウ

Ammonia (NH_3) is thought to be eco-friendly as it does not emit carbon dioxide (CO_2) when used as a fuel, but it has a problem of CO_2 emissions in the manufacturing process. "Blue ammonia" and "green ammonia" are expected to address this issue.

"Blue ammonia" consists of hydrogen (H_2) which is made from fossil fuels such as natural gas, that is, CO_2 is generated. However, CO_2 emissions are suppressed through technologies such as Carbon dioxide Capture and Storage*, which captures the generated CO_2 and stores it deeply underground.

On the other hand, "green ammonia" consists of hydrogen which is produced by electrolyzing water. Because the electricity required for this process is generated by renewable energy sources such as solar, wind, hydro, geothermal, and biomass power generation, no CO_2 is emitted in the manufacturing process.

*Carbon dioxide Capture and Storage：二酸化炭素を貯留する技術

①　燃料用のアンモニアは原料となる窒素の精製方法によってブルーアンモニアとグ
　　リーンアンモニアに分類される。
②　ブルーアンモニアは化石燃料からつくられるため，燃焼時の CO_2 の排出量は化石燃
　　料を燃焼させるのと変わらない。
③　ブルーアンモニア製造時に出た二酸化炭素は，地中に貯留されることはない。
④　グリーンアンモニアは製造に必要な水素をすべて再生可能エネルギーで製造してい
　　る。
⑤　グリーンアンモニアは，再生可能エネルギーの一つである。
⑥　グリーンアンモニア製造には単体の水素が必要ない。

問 4　下線部（エ）について，健康なヒトの血しょう，原尿，尿，それぞれに含まれる尿素の質量パーセント濃度（%）として正しい組み合わせはどれか。もっとも適切なものを選びなさい。　エ

各液中の尿素の質量パーセント濃度（%）

選択肢	血しょう	原尿	尿
①	0.03 %	2 %	2 %
②	0.03 %	0.03 %	2 %
③	2 %	0.03 %	0.03 %
④	2 %	2 %	0.03 %
⑤	2 %	0.03 %	2 %
⑥	0.03 %	2 %	0.03 %

問 5　下線部（オ）硫酸アンモニウム $(NH_4)_2SO_4$ は，希硫酸にアンモニアを吸収させると生じる。ある実験で生じたアンモニアを，0.1 mol/L の希硫酸 100 mL にすべて吸収させた。この溶液を 0.2 mol/L の水酸化ナトリウム水溶液で滴定したところ，25.0 mL 要した。発生したアンモニアは標準状態で何 mL になるか。下記から適切なものを選びなさい。ただし，標準状態における気体のモル体積は 22.4 L/mol とする。　オ

①　28　　　②　56　　　③　112　　　④　224

⑤　336　　　⑥　448

問 6　下線部（カ）について，硝酸アンモニウム NH_4NO_3 中に存在する窒素の酸化数として適切なものをすべて選びなさい。　カ

①　−5　　②　−3　　③　−1　　④　0

⑤　+1　　⑥　+3　　⑦　+5

2　気象に関する下記の文章と図表を読み，問7から問11に答えなさい。

　　Weather observations in Japan are conducted at more than 1,300 observation stations. a) Difference in weather influences the distribution of biomes*, as evergreen forests* are b) distributed in Tokyo, while coniferous forests* are in Kushiro. Due to this distribution and the four seasons, we can enjoy the rich nature within the country.

　　On the other hand, Japan is prone to natural disasters. In recent years, the number of occurrences is increasing more and more, which is considered to be affected by global warming. It is reported that the average temperature by year has been rising in Japan. As c) the rate of rising is larger than that of the world tendency, the government started taking the measures to reduce greenhouse gas emissions*.

＊注釈
　　biome：バイオーム（生物群系）
　　evergreen forest：照葉樹林
　　coniferous forest：針葉樹林
　　greenhouse gas emission：温室効果ガスの排出

問7　Regarding the underlined part a), the rainfall* by month in Tokyo (dark gray) and Kushiro (gray) in 2022 are shown in the bar graph below. The horizontal axis shows the months in 2022, and the vertical axis shows the rainfall.

＊注釈
　　rainfall：降水量

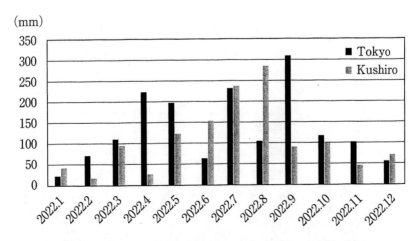

図1　The rainfall (mm) by month in Tokyo and Kushiro

According to this figure, please choose the city and month which marked the highest rainfall. キ

① Kushiro, August

② Tokyo, September

③ Tokyo, April

④ Kushiro, July

⑤ Tokyo, November

問 8　Regarding the underlined part b), the distribution of biomes in Japan can be expected by the warmth index* which is calculated as follows ; first, select the months whose average temperature is equal to or more than 5 ℃, and subtract 5 ℃ from each of the average temperature for the selected months, and then sum up the monthly values for one year. According to the Table 1 below which shows the average temperature by month in Tokyo and Kushiro, the warmth index of Kushiro in 2022 is クケ.コ.

　*注釈
　　warmth index：暖かさの指数

表 1　The average temperature (℃) by month in Tokyo and Kushiro

Year and Month	Tokyo	Kushiro
2022. 1	4.9	−4.2
2022. 2	5.2	−4.1
2022. 3	10.9	0.9
2022. 4	15.3	5.6
2022. 5	18.8	10.0
2022. 6	23.0	13.5
2022. 7	27.4	19.2
2022. 8	27.5	19.5
2022. 9	24.4	17.5
2022. 10	17.2	11.7
2022. 11	14.5	6.6
2022. 12	7.5	−1.1

問 9　Regarding biomes, please choose the appropriate option.　サ

① Animals are not included in biomes.

② The rainfall in the desert is higher than that in the savanna*.

③ The terrestrial* biomes can be classified into three types: forest, grassland* and flower.

④ The distribution of biomes in Japan differs by latitude* and elevation*.

⑤ The forest of tall trees can be seen at the top of Mt. Fuji.

＊注釈

　savanna：サバンナ

　terrestrial：陸上の

　grassland：草原

　latitude：緯度

　elevation：標高

問 10　Regarding the underlined part c), the change of average temperature by year in Japan is shown in the gray line graph below. The horizontal axis shows the year, and the vertical axis shows the difference of average temperature from the reference value, which is calculated by subtracting the average temperature of the 30 years (1991〜2020) from each yearly temperature. The black dashed line shows the trend of the temperature change within the observation period.

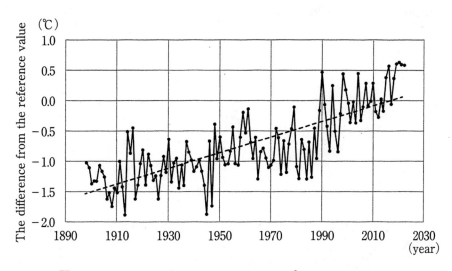

図 2　The change of average temperature (℃) by year in Japan

According to the trend line in this figure, how much temperature rises within 100 years in Japan? Please choose the closest value. シ

① 2.4

② 1.3

③ 0.4

④ −0.7

⑤ −1.2

問 11 Carbon dioxide* is one of the greenhouse gases. Please choose the <u>inappropriate option</u>. ス

① Carbon dioxide is a compound of one carbon atom and two oxygen atoms.

② Carbon dioxide dissolves in water.

③ The burning of fossil fuels increases the concentration of carbon dioxide in the atmosphere.

④ The destruction of tropical forests increases the concentration of carbon dioxide in the atmosphere.

⑤ Photosynthesis* of plants increases the concentration of carbon dioxide in the atmosphere.

* 注釈

carbon dioxide：二酸化炭素

photosynthesis：光合成

3 　呼吸に関する下記の文章を読み，問 12 から問 16 に答えなさい。

　図 3 はある哺乳類の酸素解離曲線である。肺胞での酸素濃度は相対値 100，二酸化炭素濃度が相対値 40 である。また組織での酸素濃度は相対値で 30，二酸化炭素濃度は相対値で 60 である。

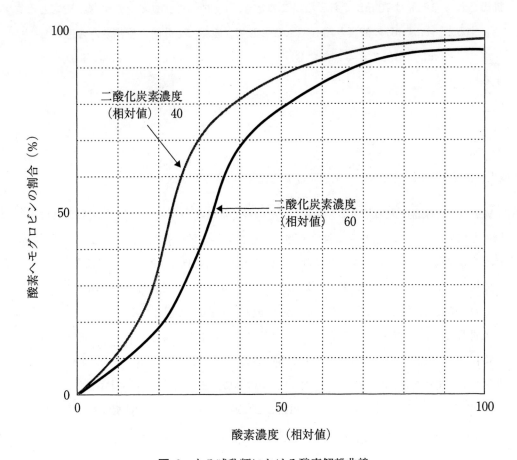

図 3　ある哺乳類における酸素解離曲線

問 12　組織の血液における酸素ヘモグロビンの割合は　 セソ 　% である。

問 13　肺胞での血液における酸素ヘモグロビンの割合として適切なものを選びなさい。

　 タ

　①　85 %　　　②　87 %　　　③　93 %　　　④　95 %　　　⑤　97 %

問 14　肺胞で酸素と結合した酸素ヘモグロビンのうち，組織に酸素を渡すヘモグロビンの割合は　 チツ.テ 　% である。

問 15　このとき，組織において放出される酸素量は，血液 100 mL 当たり　トナ.ニ　mL となる。ただし，血液 100 mL 中のヘモグロビンがすべて酸素と結合した場合，20 mL の酸素と結合できるものとする。

問 16　ある人の血液中のヘモグロビン濃度は 0.15 g/mL，心拍数は 60 回/分，1 回の心拍で排出される血液量は 70 mL であった。このとき，1 g のヘモグロビンがすべて酸素と結合すると，1.34 mL の酸素と結合できるとして，組織で 1 分間に放出される酸素は　ヌネノ　mL と計算できる。ただし，ヘモグロビンについての条件は図 3 に従うとする。

4　微生物に関する下記の文章を読み，問 17 から問 18 に答えなさい。

問 17　大腸菌は，家畜や人の腸内にも存在し，その多くは無害である。しかし，大腸菌には様々な種類があり，家畜や人に対する強い病原性を持つ種類も存在する。このような種類の大腸菌は病原性大腸菌と呼ばれ，その代表的なものは腸管出血性大腸菌 O157 がよく知られている。病原性大腸菌による食中毒は，食肉類・内臓肉等の生や加熱不十分なものの喫食，汚染された生野菜，汚染水の調理への使用が原因となる。

　　大腸菌は　ハ　細胞からなる　ハ　生物である。動物や植物は　ヒ　細胞からなる　ヒ　生物であり，細胞を構成する要素のうち，　ハ　細胞と　ヒ　細胞に共通して含まれるものは　フ　，　ヒ　細胞のみに含まれるものは　ヘ　である。

　　問題文の　ハ　から　ヘ　に入る用語として適切なものを以下の選択肢から選びなさい。ただし　フ　と　ヘ　には当てはまるものを全て選びなさい。

① 真核
② ミトコンドリア
③ DNA
④ 細胞膜
⑤ 核膜
⑥ 原核

問 18　食中毒を予防する上で，生きている菌の数を調べる事は食中毒の予防や発生機構を
　　　解析する上で重要である。大腸菌は単細胞生物であるため，大腸菌の増殖は1個の菌が
　　　分裂し2個の菌になることでなされる。増殖の条件が整うと菌は指数関数的に増加する
　　　ようになり，この時期は対数増殖期と呼ばれる。食品に存在するある病原性大腸菌の
　　　生菌数を調べたところ以下の表2のデータを得た。菌は常に対数増殖期にあるものとし
　　　て以下の空欄に当てはまる適当な数値を答えなさい。

表 2　病原性大腸菌の生菌数の変化

測定時間（分）	病原性大腸菌の生菌数（個）
0（測定開始）	4,000
60	32,000
120	256,000
180	2,048,000

生菌数が2倍になるために要する時間（倍加時間）は　ホマ　分であった。
また，表2に示した測定開始時点から，初めて生菌数が400,000,000個を超えるまでの
時間をt（分）と置いて，tがいくつになるかを求めたところ，　ミムメ　分後であっ
た。ただし $\log_{10} 2 = 0.301$ とする。

　　測定開始時点の病原性大腸菌の生菌数がもし1個だけであった場合，生菌数が表2の
測定開始時とほぼ同等の4,096個に達するのは　モヤユ　分後である。したがって，
初期の菌数の違いは食中毒の発生にも大きく影響すると言える。

5　　化学結合と反応に関する下記の文章を読み，問19から問22に答えなさい。原子量は Fe＝56 とする。

　鉄は，微量元素として体に必要な元素である。鉄の多くは血液中のヘモグロビンや筋肉中のミオグロビンに存在している。ヘモグロビンは酸素運搬能力をもち，肺から取り入れた酸素を組織に運ぶ役割を担っている。1つのヘモグロビンには，鉄イオンが4個含まれ，鉄はすべて2価の陽イオンとして存在しており，3価の陽イオンとなった場合は酸素運搬能力を失う。

問 19　次の図4は，ある状態の金属の鉄の結晶における鉄原子の位置を示している。
　　　　この図形が完全な立方体として，原子 A はこの立方体の中心に位置するものとする。このとき，3つの鉄原子 B，A，C がつくる角 $\angle$BAC を θ とすると，$\sin\theta$ の値はいくらか。適切なものを選びなさい。　ヨ

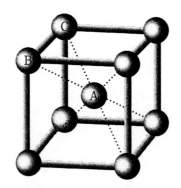

図 4　鉄の結晶における鉄原子の位置

①　$\dfrac{1}{3}$　　　②　$\dfrac{1}{2}$　　　③　$\dfrac{\sqrt{2}}{2}$　　　④　$\dfrac{\sqrt{3}}{3}$

⑤　$\dfrac{2\sqrt{3}}{3}$　　⑥　$\dfrac{\sqrt{3}}{2}$

問 20　あるヘモグロビンの分子量は 6.45×10^4 であった。このヘモグロビン 1.0 g 中に含まれる鉄は何 mg か。適切なものを選びなさい。　ラ

①　0.868　　②　1.15　　③　1.61　　④　3.47

⑤　5.60　　⑥　6.95

問 21　酸化鉄(Ⅱ)および酸化鉄(Ⅲ)について，それぞれの酸化鉄における鉄と酸素の質量比は常に一定である。化学の基本法則の定義のうち，このことと，もっとも関係が深いものはどれか。適切なものを選びなさい。　リ

① 定比例の法則

② 倍数比例の法則

③ アボガドロの法則

④ 質量保存の法則

⑤ 気体反応の法則

問 22　鉄(Ⅲ)イオン Fe^{3+} を含む水溶液を塩基性にして気体の硫化水素 H_2S を通じると，硫化鉄(Ⅱ)FeS の黒色の沈殿と単体の硫黄を生じた。この反応において，鉄(Ⅲ)イオン Fe^{3+} と硫化水素 H_2S の電子の授受で表した反応式として正しい組み合わせはどれか。適切なものを選びなさい。　ル

	鉄(Ⅲ)イオン Fe^{3+}	硫化水素 H_2S
①	$Fe^{3+} + e^- \longrightarrow Fe^{2+}$	$H_2S \longrightarrow S + 2H^+ + 2e^-$
②	$Fe^{3+} \longrightarrow Fe^{2+} + e^-$	$H_2S \longrightarrow S + 2H^+ + 2e^-$
③	$Fe^{3+} + e^- \longrightarrow Fe^{2+}$	$H_2S \longrightarrow 2H^+ + S^{2-}$
④	$Fe^{3+} \longrightarrow Fe^{2+} + e^-$	$H_2S \longrightarrow 2H^+ + S^{2-}$
⑤	$Fe^{3+} + e^- \longrightarrow Fe^{2+}$	$H_2S + 2e^- \longrightarrow 2H^+ + S^{2-}$
⑥	$Fe^{3+} \longrightarrow Fe^{2+} + e^-$	$H_2S + 2e^- \longrightarrow 2H^+ + S^{2-}$

6 　動物園の展示動物に関する下記の文章と図表を読み，問 23 から問 27 に答えなさい。

Andy loves animals from childhood, and often visits zoos. The nearest zoo (Azabu Zoo) raises 212 species, including Przewalski's wild horses* which were successfully rewilded* through the systematic breeding in the zoo. When raising animals, it is important not only to feed and take care of them, but also to provide the environments which accord with their natural habitats and traits. Therefore, he observed the behavior of Przewalski's wild horses in the exhibit area*, and discussed what kind of environments suit their needs.

* 注釈

　　Przewalski's wild horse：モウコノウマ

　　rewild：再野生化する

　　exhibit area：展示エリア

問 23　Regarding the underlined part a), Andy categorized the 212 species into 5 groups and drew the pie chart* below. The number of animal species in each group is described in the parentheses*.

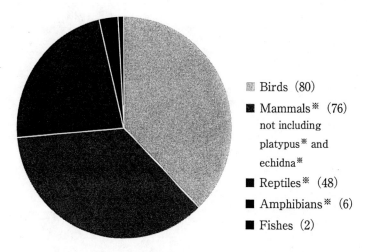

図 5　The ratio of animal species in Azabu Zoo

Birds （80）
Mammals※ （76）
not including platypus※ and echidna※
Reptiles※ （48）
Amphibians※ （6）
Fishes （2）

According to this figure, 　レロ　 % of the animal species breast-feed their infants in Azabu Zoo.

　* 注釈

　　　pie chart：円グラフ　　　parentheses：カッコ（複数形）

　　　mammals：哺乳類　　　platypus：カモノハシ　　　echidna：ハリモグラ

　　　reptiles：爬虫類　　　amphibians：両生類

問 24　Przewalski's wild horses have 66 chromosomes* in total in each cell. How much more or less chromosomes do they have than humans? Please choose the appropriate option.　| ワ |

①　20 more chromosomes

②　10 more chromosomes

③　0 (the same number of chromosomes)

④　10 less chromosomes

⑤　20 less chromosomes

＊注釈
　　chromosome：染色体

Regarding the underlined part b), Andy observed seven horses for 60 minutes at the same time while they were in the exhibit area. As shown in the Figure 6 below, the exhibit area was separated from the visitor walkway by the enclosure, and the left half area was surrounded by the high fence in order not to be seen directly by visitors. The ground was composed of sand and grass. Andy divided the exhibit area into two zones; zone A with the high fence and zone B without the fence. The ground was partly different between the two zones. The wild horses could move freely during the observation period. Andy observed wild horses from the visitor walkway, and measured how long each wild horse spent their time in each zone. The results of observation and the characteristics of each horse are shown in Table 3.

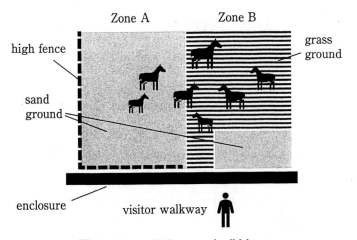

図 6　The exhibit area of wild horses

表 3　The characteristic of each wild horse and the time spent in each zone

ID	age	sex	zone A (min)	zone B (min)
1	adult	male	20	40
2	adult	female	40	20
3	adult	female	35	25
4	adult	female	40	20
5	foal*	male	15	45
6	foal	female	30	30
7	foal	male	25	35

＊注釈

　foal：仔馬

問 25　According to Table 3, the median value of time spent in zone A of all the wild horses is 　ンあ　.

問 26　According to Table 3, please choose the appropriate option. 　い

① The total time spent in zone A and B of all the wild horses is 5 hours.

② In the adult male, the time spent in zone A is twice as much as in zone B.

③ In males, the median value of time spent in zone A is less than that in zone B.

④ In adults, the median value of time spent in zone A is less than that in zone B.

⑤ In foals, the median value of time spent in zone A is greater than that in zone B.

問 27　Regarding the underlined part c), please choose the appropriate option. 　う

① In total, wild horses are considered to show preference to the area with the high fence.

② This result is thought to be consistent, independent of the time zone.

③ There seems to be no difference of preference between males and females.

④ As females show preference to sand ground, the range of sand area should be expanded.

⑤ In order to conclude, he should divide the zone B into the additional two zones, one with sand ground and the other with grass ground.

7　　生態系に関する下記の文章を読み，問 28 から問 32 に答えなさい。

　アメリカザリガニは北米から中米にかけて生息する甲殻類で，1927 年にウシガエルの餌として日本に持ち込まれたという。アメリカザリガニやウシガエルのように，意図的あるいは非意図的に，本来の生息域を超えて運ばれた生物は外来生物と呼ばれる。

　外来生物が，本来生息していなかった地域に定着すると，その地域の生態系が大きく変動することがある。A 池では，アメリカザリガニの侵入が確認され，その前後で池にすむ生物の種や数が変動した。A 池ではアメリカザリガニの侵入前，エビモを中心とした沈水植物群集を形成し，池の透明度は高かった。沈水植物は，水中からの窒素やリンといった栄養塩の呼吸を行うとともに底泥からの栄養塩の巻き上げを抑制し，池の水質を良好に保つ役割を担っている。しかしアメリカザリガニ侵入後は，池水の栄養塩濃度が上昇して池の水が緑色に濁った。一般的に，池沼において栄養塩が多量に蓄積して濃度が高くなる現象は富栄養化と呼ばれ，池では植物プランクトンが増殖し，その後アオコが大量発生する。アオコの原因となる植物プランクトンは毒素を出すだけでなく，大発生後に死滅し，有機物が細菌類などの微生物によって分解されることにより，池水の酸素濃度が急激に低下する。結果，アオコの大発生は様々な水生生物の大量死を引き起こす。

問 28　アメリカザリガニの侵入前後で変化した生産者のうち，本文から読み取れる適切なものをすべて選びなさい。　え

①　菌類

②　エビモ

③　植物プランクトン

④　赤潮

⑤　有機物

問 29　下の図 7 は本文から読み取れるエビモの生物量，栄養塩濃度，アオコの発生が観察された面積の変動を図にしたものである。図中の線，（ア），（イ），（ウ）とエビモ，栄養塩濃度，アオコの組み合わせとして適切なものを選びなさい。　おお

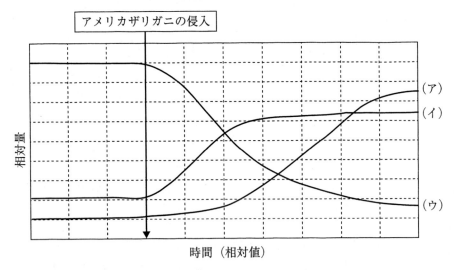

図 7　アメリカザリガニ侵入前後におけるエビモの生物量，栄養塩濃度，アオコの発生が観察された面積の変動の予想図

	（ア）	（イ）	（ウ）
①	アオコ	栄養塩濃度	エビモ
②	栄養塩濃度	アオコ	エビモ
③	エビモ	栄養塩濃度	アオコ
④	エビモ	アオコ	栄養塩濃度
⑤	アオコ	エビモ	栄養塩濃度
⑥	栄養塩濃度	エビモ	アオコ

　麻布太郎君はこの文章に触発され，学内にある 4 つの人工池を用いて生物群集の変動観察を行った。これらの人工池は管理区域内にあり，移出入河川のない実験施設であり，実験中は他の生物の混入ができるだけないように，透明のシートで囲いを設けた。最初に，人工池間において，生物的要因や非生物的要因の初期条件を同一に揃えた。次に表 4 にあるように，各人工池に，複数種の沈水植物の種子とアメリカザリガニの有無を実験的に操作した 4 つの処置を行った。一定期間後に，各人工池において，沈水植物，植物プランクトン，水生昆虫，および動物プランクトンの種数を調べ，図 8 にまとめた。

表 4　人工池の処置内容

人工池	人工池に加えた生物	
	沈水植物	アメリカザリガニ
人工池 A	+	+
人工池 B	+	−
人工池 C	−	+
人工池 D	−	−

＋：加えた　　−：加えなかった

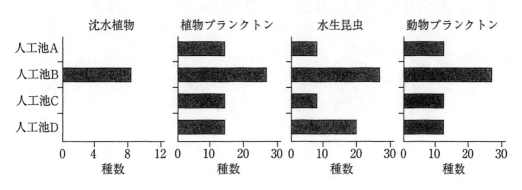

図 8　人工池における各生物の種数

問 30　上記の表と図から読み取れる沈水植物の役割として可能性のあるものをすべて選びなさい。　か

① 水生昆虫の生存に役立つ。

② 沈水植物によって動物プランクトンの死骸が減る。

③ 沈水植物がいることでアメリカザリガニの生態系への影響を排除できる。

④ 植物プランクトンと動物プランクトンの安定化をもたらす。

問 31　上記の表と図から読み取れるアメリカザリガニが人工池で及ぼしたと考えられるものをすべて選びなさい。　き

① アメリカザリガニの死骸が植物プランクトンの栄養となっている。

② アメリカザリガニは動物プランクトンを捕食している。

③ アメリカザリガニによって水生昆虫の種数が減少している。

④ アメリカザリガニによって沈水植物の種数が激減している。

⑤ アメリカザリガニの導入は生物の多様性に寄与している。

問 32　人工池 A と人工池 C からアメリカザリガニをすべて駆除した。その後，長い時間経過した後に起こる変化として予想されるもののうち，適切なものをすべて選びなさい。ただし，在来生物の移入は起こるが，外来生物の移入は起こらないとする。　　く

①　人工池 A では植物プランクトン，動物プランクトンの種数も回復すると期待されるが，人工池 C では回復が期待できない。

②　人工池 A と人工池 C では水生昆虫の種数が増加すると期待される。

③　人工池 A と人工池 C に沈水植物を導入しないと人工池 B のようになるとは期待できない。

④　人工池 A，人工池 C，人工池 D はほぼ同じ生態系に推移すると期待される。

⑤　人工池 C では人工池 A と比較して，水生昆虫の種数の増加が早いと期待される。

8　　下記の文章を読み，問 33 の空欄に当てはまる適切な数値を答えなさい。

問 33　アサさんとサブさんが競馬について以下のように話し合っている。

アサ：競馬とは騎手が乗った馬により行われるレースのことだよ。レース関係者は優勝するために競馬に参加するけど，競馬観戦者は勝馬を予想するといった楽しみ方もあるんだ。勝馬の投票方法には色々なものがあるけど，その中で1着と2着になる馬の馬番号（馬を識別するためにレースごとに割り当てられる番号）を順位に関係なく的中させる二連勝複式（馬連）という投票方法がある。日本の中央競馬では1レースに参加できる最大頭数が 18 頭なんだけど，この時の馬連が当たる確率を考えてみよう。ちなみに出走する馬には馬番号1番から 18 番が割り当てられる。

サブ：18 頭から無作為に2頭を選ぶのと同じだから，その当たる確率は $\dfrac{1}{\boxed{けこさ}}$ になるのか。簡単には当たりそうにないね。

アサ：実際のレースでは様々な条件が影響するからその確率がくじ引きのように単純に成立はしないけど，コースの内側と外側の有利不利がなく，出走する全ての馬に対して馬番号が無作為に割り振られ，出走した全ての馬が必ず完走するとしたら，その確率は正しいと思うよ。ただし，馬番号が確定した後だと個々の馬と騎手の実績や状態や能力で勝ちやすい馬とそうでない馬が出てくるから，この確率は出走する馬の馬番号が確定する前に考えるようにしよう。また出走する頭数は常に最大の 18 頭としよう。以降も全てその前提で考えてみようか。

さて，サブ君は英語も堪能だったね。英語で質問をしてみるよ。

Many horse racing spectators place multiple bets, not just one. Do you know the hitting probability when you pick 5 horses out of 18 in a quinella* bet?

サブ：You can calculate the probability by figuring out how many ways you can choose 2 horses from 5. There are $\boxed{しす}$ possible combinations for this. So, in an 18-horse race, the hitting probability is $\dfrac{\boxed{せそ}}{\boxed{たちつ}}$, right?

　*注釈

　　　quinella：馬連

アサ：そうだね。ところで日本の競馬には枠番号二連勝複式（枠連）という独自の投票方式があるんだ。この枠連について少し考えてみよう。出走する馬が 18 頭の時は図のように，1から 18 までの馬番号に対して1から8までの枠番号が割り振られるんだ。この1着と2着になる馬の枠番号を順位に関係なく的中させる投票方法を枠連というよ。

枠連の全ての組み合わせは分かるかな。

馬番号	枠番号
1	1
2	
3	2
4	
5	3
6	
7	4
8	
9	5
10	
11	6
12	
13	7
14	
15	
16	8
17	
18	

サブ：8つの枠番号から異なる数字を2つ選ぶ組み合わせに加えて同じ枠番号の組み合わせもあるから，全部で $\boxed{\text{てと}}$ 通りの組み合わせができると思うよ。

アサ：正解だよ。ところで枠連が当たる確率はどの番号の組み合わせでも等しく $\dfrac{1}{\boxed{\text{てと}}}$ と考えてよいかな？

サブ：同じ枠番号同士と異なる枠番号の組み合わせで当たる確率は違いそう。1枠から6枠の場合，同じ枠番号の組み合わせになるということは18頭から同じ枠の2頭で1，2着になるのと同じで6枠まで合計した確率は $\dfrac{\boxed{\text{な}}}{\boxed{\text{にぬ}}}$ だね。7枠同士と8枠同士で決まる確率は1枠から6枠までの考え方を参考に7枠と8枠の合計で $\dfrac{\boxed{\text{ね}}}{\boxed{\text{のは}}}$ になるのかな。ということは異なる枠番号の組み合わせになる確率は $\dfrac{\boxed{\text{ひふ}}}{\boxed{\text{へほ}}}$ ということ

だね。確率は全然違うんだね。

アサ：さて，一番人気がある投票方法は三連勝単式（3連単）と呼ばれるもので，1着から3着までの馬番号を着順通りに的中させる投票方法なんだ。今から説明するのは現時点（2023年）では存在しない投票方法だけど，3連単を枠番号で投票するケースを考えてみよう。全部でいくつの組み合わせがあるかな。

サブ：3つの同じ枠番号が並ぶのは7枠と8枠だけだからそれを考慮して，全部で　まみむ　通りの組み合わせができるね。

アサ：それではこの枠番号3連単が1-2-3着の順で7-7-7になる確率は分かるかな。

サブ：枠番号が7-7-7になる全ての馬番号の組み合わせ数を馬番号3連単の全組み合わせ数で割れば良いわけだから $\dfrac{め}{もやゆ}$ だね。これはなかなか簡単には当てられないいね。

英　語

問題
(2科目　120分)

一般F

6年度

1　次の英文を読み，下記の設問に答えなさい。

The constant creation of heat and light by the Sun makes (1)it a very active and energetic object. And this energy affects Earth and every other object in the solar system. (　2　), the immense solar heat bakes the surface of Mercury, the closest planet to the Sun. Temperatures on the sun-facing side of Mercury average more than 393° C, hot enough to melt *lead. (3)This makes it impossible for the planet to support life. (　4　), Earth receives a smaller dose of solar energy, making life on Earth possible.

The planets and other members of the solar system are also affected by other dynamic processes at work on our star. One is magnetism. The Sun (5)possesses a magnetic field similar to the one surrounding an ordinary magnet. The main difference is that the Sun's magnetic pull is many billions of (　6　) stronger.

Disturbances in the solar magnetic field sometimes cause dark spots to erupt on the Sun's surface. These so-called sunspots can affect Earth and other planets when they produce solar flares. A solar flare is an eruption of hot gases from the Sun's surface. At times, some of these gases escape the Sun and stream outward through the solar system. When they reach Earth, (7)they can interfere with radio broadcasts. They also cause the *aurora borealis, colorful curtains of light that *shimmer in the night sky.

(　8　), the active Sun emits a stream of tiny particles known as the solar wind. Shooting outward in all directions at up to 450 kilometers per second, the stream, like solar flares, can disrupt radio transmissions on Earth. The solar wind also pushes on gases and dust given off by a *comet, (9)[to / it / form / causing] a tail. That is why comets' tails always point away from the Sun, even when these bodies are moving away from the star.

—— *The Solar System* (The Heinle Reading Library: Academic Content Collection)

(注) *lead「鉛」　*aurora borealis「北極光：北半球のオーロラ」
*shimmer「ゆらゆらときらめく」　*comet「彗星」

（1） 下線部 (1) の指示する内容として最も適当なものを，下記の①～④の中から一つ選びなさい。

① the constant creation　　② heat

③ light　　④ the Sun

（2） 空欄 （ 2 ） に当てはまる語句として最も適当なものを，下記の①～④の中から一つ選びなさい。

① Even so　　② For example

③ In conclusion　　④ On the contrary

（3） 下線部 (3) の意味に最も近いものを，下記の①～④の中から一つ選びなさい。

① Plants and animals are able to live on the planet owing to this

② The planet can support life in spite of this

③ No plants or animals can live on the planet because of this

④ Plants and animals are unable to live despite this

（4） 空欄 （ 4 ） に当てはまる語句として最も適当なものを，下記の①～④の中から一つ選びなさい。

① In contrast　　② At all costs　　③ As a result　　④ On the whole

（5） 下線部 (5) の意味に最も近いものを，下記の①～④の中から一つ選びなさい。

① adds　　② accompanies　　③ has　　④ gives

（6） 空欄 （ 6 ） に当てはまる語として最も適当なものを，下記の①～④の中から一つ選びなさい。

① times　　② measures　　③ hours　　④ grams

（7） 下線部 (7) の意味に最も近いものを，下記の①～④の中から一つ選びなさい。

① it is impossible for them to disturb radio broadcasts

② a solar flare is likely to be caused by radio broadcasts

③ radio broadcasts are unlikely to be disturbed by gases from the Sun

④ it is possible that radio broadcasts may be disturbed by gases from the Sun

（8） 空欄 （ 8 ）に当てはまる語句として最も適当なものを，下記の①～④の中から一つ選びなさい。

① In addition ② First of all ③ In other words ④ As is usual

（9） (9) の [　　] 内の語を並べ替えて意味の通る英文にするとき，並べ替えた語のうち3番目にくるものを，下記の①～④の中から一つ選びなさい。

① to ② it ③ form ④ causing

(10) 本文の内容に**一致する**ものを，下記の①～④の中から一つ選びなさい。

① Lead melts on the sunny side of Mercury.

② Life is possible on Earth because it receives more solar energy than Mercury.

③ Solar flares are influenced by Earth and other planets.

④ Comets' tails always point in the opposite direction of their movement.

2 次の各空欄に入れるのに最も適当なものを，それぞれ下記の①～④の中から一つ選びなさい。

(11) A: How was the party?

B: I enjoyed （　　） very much.

① theirs　　　　　② him　　　　　③ your　　　　　④ myself

(12) A: You stay up too late every night. That's （　　） you are tired.

B: I know that, but I can't change my lifestyle.

① when　　　　　② where　　　　　③ why　　　　　④ which

(13) A: She misinterpreted my point.

B: You （　　） explain it clearly once more.

① ought　　　　　② used　　　　　③ should　　　　　④ dare

(14) A: There's no other way （　　） to increase the budget.

B: That's exactly what I've wanted to avoid.

① and　　　　　② but　　　　　③ as　　　　　④ that

(15) A: I'm having a party tonight at my house. Would you like to come?

B: Oh, I'd be glad （　　）.

① in　　　　　② on　　　　　③ to　　　　　④ with

(16) A: Where is Yotsuya Station?

B: Walk one block and you'll see a fire station. Walk （　　） two blocks, and it is on your right.

① another　　　　　② the other　　　　　③ other　　　　　④ others

3 　次の空欄（ 17 ），（ 18 ），（ 21 ）に入れるのに最も適当なものを，また，下線部 (19)，(20) の意味に最も近いものを，それぞれ下記の①〜④の中から一つ選びなさい。

*Temperate rain forests are one of many types of unique habitats found in North America. Habitats are a specific kind of environment （ 17 ）only certain plants and animals can survive. There are more living things in temperate rain forests （ 18 ） habitat on Earth — including tropical rain forests.

The climate in temperate rain forests is very wet. Thick gray clouds often (19)hang in the sky above rain forests and ocean fog rolls in through the trees. Water drips from mossy branches. Trees (20)thrive in this kind of weather. On the forest floor, dense layers of *pine needles and rotting wood hold moisture in like a sponge. This keeps tree roots damp — even during dry summers.

North America contains the largest continuous area of coastal temperate rain forest in the world. Rain forests stretch from Kodiak Island in southern Alaska to *Oregon. They even （ 21 ）parts of *California.

　　　— *Rain Forests* (The Heinle Reading Library: Academic Content Collection)

(注) *temperate rain forests「温帯多雨林」　*pine needles「松葉」
　　　*Oregon「オレゴン州：アメリカ西海岸の州」
　　　*California「カリフォルニア州：アメリカ西海岸の州。オレゴン州の南に隣接する」

(17) ① so that ② such as ③ in which ④ as for

(18) ① than in any other ② as in no other
　　 ③ than another ④ as all the other

(19) ① かかる ② 切れる ③ 過ぎ去る ④ 戻る

(20) ① 成功する ② 倒れる ③ 繁茂する ④ 枯れる

(21) ① get ② reach ③ leave ④ arrive

数　学

問題
(2科目　120分)

6年度

$$\boxed{\text{一般F}}$$

$$\boxed{1}$$

（1）　x, y が $x+y=5$, $x^2+y^2=7$ をみたすとき，$xy=\boxed{\text{ア}}$，$x^5+y^5=\boxed{\text{イウエオ}}$ である。

（2）　2次方程式 $x^2-kx+6-k=0$ が実数解をもつとき，k のとり得る範囲は

$k\leq\boxed{\text{カキ}}-\boxed{\text{ク}}\sqrt{\boxed{\text{ケ}}}$，$\boxed{\text{カキ}}+\boxed{\text{ク}}\sqrt{\boxed{\text{ケ}}}\leq k$ である。また，2解がともに正

の実数となるとき，k の値で整数となるものは $\boxed{\text{コ}}$ 個ある。

（3）　$y=-\cos 2\theta-3\sin\theta-1$ $\left(-\dfrac{\pi}{2}\leq\theta\leq\dfrac{\pi}{2}\right)$ について，$y=0$ のとき $\theta=\dfrac{\boxed{\text{サシ}}}{\boxed{\text{ス}}}\pi$ である。

また，y の最大値は $\boxed{\text{セ}}$ である。

（4）　方程式 $xy-2x-4y+2=0$ をみたす整数 x, y の組は $\boxed{\text{ソ}}$ 個ある。

また，方程式 $xy-2x-4y=n-8$ をみたす整数 x, y の組が 16 個となる正の整数 n で

最も小さいものは $n=\boxed{\text{タチ}}$ である。

2

1から15までの整数が1枚に1つずつ書かれた15枚のカードがある。

(1) 15枚の中から2枚のカードを同時に取り出すとき，カードに書かれている2つの数の積が偶数である確率は $\dfrac{ツテ}{トナ}$ であり，2つの数の和が3の倍数である確率は $\dfrac{ニ}{ヌ}$ である。

(2) 15枚の中から3枚のカードを続けて取り出し，取り出した順に a, b, c とするとき，$a<b<c$ である確率は $\dfrac{ネ}{ノ}$ ，a, b, c を3辺の長さとする直角三角形が存在する確率は $\dfrac{ハ}{ヒフヘ}$ である。

3

$$y = \frac{1}{\cos^2 x} + \frac{1}{\sin^2 x} - \frac{8}{\sin x \cos x} + 4 \quad \left(0 < x < \frac{\pi}{2}\right) \text{ とする。}$$

（1） $x = \dfrac{\pi}{6}$ のとき $y = \dfrac{\boxed{ホマ} - \boxed{ミム}\sqrt{\boxed{メ}}}{\boxed{モ}}$ ， $x = \dfrac{\pi}{8}$ のとき $y = \boxed{ヤユ} - \boxed{ヨラ}\sqrt{\boxed{リ}}$

である。

（2） $t = \tan x + \dfrac{1}{\tan x}$ とおく。

$\tan^2 x + \boxed{ル} = \dfrac{1}{\cos^2 x}$ であり，y を t を用いて表すと，$y = t^2 - \boxed{レ}\,t + \boxed{ロ}$ となる。

また，t のとり得る範囲は $t \geqq \boxed{ワ}$ であるから，y の最小値は $\boxed{ンあい}$ である。この

とき，$\sin x \cos x = \dfrac{\boxed{う}}{\boxed{え}}$ だから，$x = \dfrac{1}{\boxed{おか}}\pi$，$\dfrac{\boxed{き}}{\boxed{くけ}}\pi$ である。

4

$k>0$ とし，xy 平面における $y=kx^2+2x-k+3$ のグラフを C とする。

（1）　C は k の値によらずつねに 2 つの定点 A$\left(\boxed{\text{こさ}},\boxed{\text{し}}\right)$，B$\left(\boxed{\text{す}},\boxed{\text{せ}}\right)$ を通り，

　　　直線 AB と C の囲む図形の面積は $\dfrac{\boxed{\text{そ}}}{\boxed{\text{た}}}k$ である。

（2）　（1）の A，B における C の接線をそれぞれ l，m とおく。

　　　l，m の交点は $\left(\boxed{\text{ち}},\boxed{\text{つて}}k+\boxed{\text{と}}\right)$ であり，l，m，C の囲む図形の面積は $\dfrac{\boxed{\text{な}}}{\boxed{\text{に}}}k$

　　　である。

化　学

問題

（2科目　120分）

6年度

一般F

$\boxed{1}$　物質の構成と構造に関する，次の問1〜問5に答えよ。

問1　混合物には，部分によって成分の組成割合が異なる不均一混合物と，どの部分も成分の組成割合が同じ均一混合物とがある。次の混合物を不均一混合物または均一混合物に分類するとき，不均一混合物に分類される物質として最も適当なものを〔解答群〕から1つ選べ。　$\boxed{1}$

$\boxed{1}$　の〔解答群〕

① 塩酸　　② ガソリン　　③ 花こう岩

④ 空気　　⑤ 食塩水　　⑥ 青銅（ブロンズ）

問2　同位体に関する文中の空欄　$\boxed{A}$　および　$\boxed{B}$　にあてはまる語の組合せとして最も適当なものを〔解答群〕から1つ選べ。　$\boxed{2}$

原子には，$\boxed{A}$　が同じでも，$\boxed{B}$　が異なる原子が存在することがあり，このような原子どうしを互いに同位体（アイソトープ）であるという。

$\boxed{2}$　の〔解答群〕

	A	B
①	原子番号	中性子数
②	原子番号	電子配置
③	原子番号	陽子数
④	質量数	原子番号
⑤	質量数	中性子数
⑥	質量数	陽子数
⑦	陽子数	原子番号
⑧	陽子数	電子数
⑨	陽子数	電子配置

問3　イオンの生成や性質に関する記述のうち，**誤りを含むもの**を〔解答群〕から1つ選べ。
　　　3

3 の〔解答群〕

① 典型元素の原子では，原子番号が最も近い希ガス元素の原子と同じ電子配置をもつイオンになることが多い。

② 一般に，（第一）イオン化エネルギー〔kJ/mol〕の値が大きい原子ほど，陽イオンになりにくい。

③ 一般に，電子親和力〔kJ/mol〕の値が小さい原子ほど，陰イオンになりやすい。

④ カリウムイオン K^+ の半径〔nm〕は，カリウム原子 K の半径〔nm〕よりも小さい。

⑤ フッ化物イオン F^- の半径〔nm〕は，フッ素原子 F の半径〔nm〕よりも大きい。

⑥ カルシウムイオン Ca^{2+} の半径〔nm〕は，塩化物イオン Cl^- の半径〔nm〕よりも小さい。

問4　構成元素の原子どうしが共有結合のみで結びついている化合物として最も適当なものを〔解答群〕から1つ選べ。　4

4 の〔解答群〕

① CaF_2　　② HCl　　③ KCl　　④ MgO　　⑤ N_2　　⑥ NaF

問5　次の物質が固体結晶をつくるとき，それらの物質名と固体結晶の種類との組合せが**適当ではないもの**を〔解答群〕から1つ選べ。　5

5 の〔解答群〕

	物質名	結晶の種類
①	アルゴン Ar	分子結晶
②	塩化アンモニウム NH_4Cl	イオン結晶
③	ダイヤモンド C	共有結合の結晶
④	鉄 Fe	金属結晶
⑤	二酸化ケイ素 SiO_2	分子結晶
⑥	フッ化ナトリウム NaF	イオン結晶

2　　化学の基本計算に関する，次の問 1～問 4 に答えよ。

問 1　溶液の濃度に関する，次の (1)～(3) に答えよ。ただし，無水硫酸銅(Ⅱ)CuSO₄ のモル質量を 160 g/mol，硫酸銅(Ⅱ)五水和物 CuSO₄·5H₂O のモル質量を 250 g/mol とする。

(1) 硫酸銅(Ⅱ)五水和物の固体結晶を水に溶解して質量パーセント濃度が 16.0 ％ の硫酸銅(Ⅱ)水溶液 500 g を調製した。このときに使用した水の質量〔g〕として最も近いものを〔解答群〕から 1 つ選べ。　6

6　の〔解答群〕

① 360 g　　② 375 g　　③ 390 g　　④ 405 g　　⑤ 420 g

(2) 硫酸銅(Ⅱ)五水和物の固体結晶 5.00 g を水に溶かして，全体積 200 mL の水溶液を調製した。この水溶液のモル濃度〔mol/L〕として，最も近いものを〔解答群〕から 1 つ選べ。　7

7　の〔解答群〕

① 0.0128 mol/L　　② 0.0200 mol/L　　③ 0.0640 mol/L

④ 0.100 mol/L　　⑤ 0.156 mol/L

(3) 質量パーセント濃度が 20.0 ％ の硫酸銅(Ⅱ)水溶液（密度 1.28 g/cm³）のモル濃度〔mol/L〕として，最も近いものを〔解答群〕から 1 つ選べ。　8

8　の〔解答群〕

① 0.800 mol/L　　② 0.977 mol/L　　③ 1.02 mol/L

④ 1.25 mol/L　　⑤ 1.60 mol/L

問 2　気体の溶解に関する，下の文中の空欄 $\boxed{9}$ ～ $\boxed{11}$ に当てはまるグラフ，または文字式として最も適当なものをそれぞれの〔解答群〕から 1 つずつ選べ。ただし，気体は理想気体の法則に従い，気体の溶媒への溶解はヘンリーの法則に従うものとする。また，0℃，1.013×10^5 Pa における酸素のモル体積を 22.4 L/mol，酸素のモル質量を 32.0 g/mol とする。

　　温度を一定に保ち，一定量の水に溶解する酸素の量を調べ，その結果をもとに水に接する酸素の圧力と溶解する酸素の量との関係を表すグラフを作成した。グラフの横軸を水に接する酸素の圧力〔Pa〕，縦軸を水に溶解する酸素が水に接するときの温度・圧力において占める体積〔mL〕として表したグラフは $\boxed{9}$ になる。酸素が 0℃，1.013×10^5 Pa で 1.00 L の水に接すると，その水に 0℃，1.013×10^5 Pa において V〔mL〕の体積を占める酸素が溶けて飽和するとする。酸素が 0℃，2.026×10^5 Pa で 350 L の水に接すると，その水には酸素が $\boxed{10}$ 〔g〕まで溶け，このとき溶けた酸素は 0℃，2.026×10^5 Pa において $\boxed{11}$ 〔L〕の体積を占める。

9 の〔解答群〕

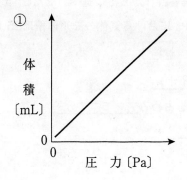

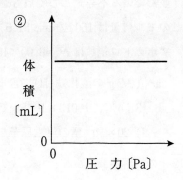

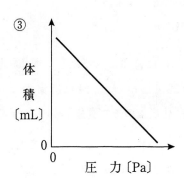

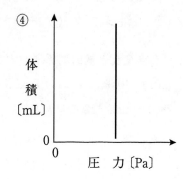

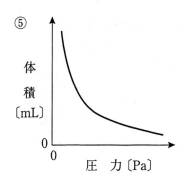

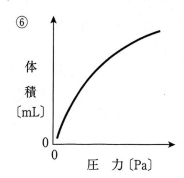

10 の〔解答群〕

① 0.350 V　② 0.500 V　③ V　④ 2.00 V　⑤ 3.50 V

11 の〔解答群〕

① 0.175 V　② 0.350 V　③ 0.700 V　④ 1.40 V　⑤ 2.80 V

問 3　次の記述 a～c について，下線部のイオン，または分子の物質量〔mol〕が大きい順に並んでいる不等式として最も適当なものを〔解答群〕から1つ選べ。ただし，酸化鉄(Ⅲ)のモル質量は 160 g/mol，31.6℃，1.013×10^5 Pa における気体のモル体積は 25.0 L/mol，アボガドロ定数は $N_A = 6.00\times10^{23}$/mol とする。　$\boxed{12}$

　　　a　1.92 g の酸化鉄(Ⅲ)に含まれる<u>すべてのイオン</u>

　　　b　31.6℃，1.013×10^5 Pa で 1.25 L の体積を占める<u>アンモニア分子</u>

　　　c　4.20×10^{22} 個の炭素原子を含む<u>酢酸イオン</u>

　$\boxed{12}$ の〔解答群〕

　　　① a＞b＞c　　② a＞c＞b　　③ b＞a＞c

　　　④ b＞c＞a　　⑤ c＞a＞b　　⑥ c＞b＞a

問 4　化学変化と量的関係に関する，次の (1)～(3) に答えよ。ただし，標準状態（0℃，1.013×10^5 Pa）における気体のモル体積を 22.4 L/mol，一酸化炭素のモル質量を 28.0 g/mol，酸素のモル質量を 32.0 g/mol，二酸化炭素のモル質量を 44.0 g/mol とする。

　　ある量の一酸化炭素 CO に標準状態で 2.80 L の体積を占める酸素 O_2 を加えて反応させたところ，一酸化炭素が完全に反応して，二酸化炭素 CO_2 と未反応の酸素とからなる混合気体が 7.50 g 得られた。

(1) 反応した一酸化炭素の質量〔g〕として最も近いものを〔解答群〕から1つ選べ。　$\boxed{13}$

　$\boxed{13}$ の〔解答群〕

　　　① 2.80 g　　② 3.15 g　　③ 3.50 g

　　　④ 4.16 g　　⑤ 4.50 g　　⑥ 4.77 g

(2) 反応後に得られた混合気体が標準状態で占める体積〔L〕として最も適当なものを〔解答群〕から1つ選べ。　$\boxed{14}$

　$\boxed{14}$ の〔解答群〕

　　　① 3.82 L　　② 4.20 L　　③ 4.48 L

　　　④ 4.80 L　　⑤ 5.25 L　　⑥ 6.00 L

(3) 反応後に生じた混合気体に含まれている二酸化炭素の体積パーセント〔%〕として最も近いものを〔解答群〕から1つ選べ。　$\boxed{15}$

　$\boxed{15}$ の〔解答群〕

　　　① 25.0 %　　② 33.3 %　　③ 50.0 %

　　　④ 66.7 %　　⑤ 75.0 %　　⑥ 80.0 %

3 物質の状態と変化に関する，次の問1〜問6に答えよ。

問1 元素 X と元素 Y はともに典型元素である。X の原子は価電子を1個もち，Y の原子は価電子を6個もっている。X と Y からなる安定なイオン結晶の組成式として最も適当なものを〔解答群〕から1つ選べ。 16

16 の〔解答群〕

① X_6Y ② X_2Y ③ XY ④ X_2Y_2 ⑤ XY_2 ⑥ XY_6

問2 水素 H_2（気）と一酸化炭素 CO（気）とから酢酸 CH_3COOH（液）が生成する反応は次のような熱化学方程式で表すことができる。

$$2H_2（気） + 2CO（気） = CH_3COOH（液） + Q〔kJ〕$$

この式の反応熱 Q〔kJ〕は，下の熱化学方程式（ⅰ）〜（ⅲ）の反応熱 Q_1〔kJ〕，Q_2〔kJ〕，Q_3〔kJ〕を用いた数式で表すことができる。反応熱 Q を表す数式として最も適当なものを〔解答群〕から1つ選べ。 17

$$CH_3COOH（液） + 2O_2（気） = 2CO_2（気） + 2H_2O（気） + Q_1〔kJ〕 ……（ⅰ）$$

$$H_2（気） + \frac{1}{2}O_2（気） = H_2O（気） + Q_2〔kJ〕 ……（ⅱ）$$

$$CO（気） + \frac{1}{2}O_2（気） = CO_2（気） + Q_3〔kJ〕 ……（ⅲ）$$

17 の〔解答群〕

① $Q_1 - 2Q_2 - 2Q_3$〔kJ〕 ② $Q_1 - 2Q_2 + 2Q_3$〔kJ〕
③ $Q_1 + 2Q_2 - 2Q_3$〔kJ〕 ④ $2Q_2 - 2Q_3 - Q_1$〔kJ〕
⑤ $2Q_2 - 2Q_3 + Q_1$〔kJ〕 ⑥ $2Q_2 + 2Q_3 - Q_1$〔kJ〕

問 3　希薄溶液の性質に関する文中の空欄　$\boxed{A}$　と　$\boxed{B}$　とにあてはまる記述の組合せとして最も適当なものを〔解答群〕から 1 つ選べ。　$\boxed{18}$

　　断面積が一定である U 字管の中央に半透膜を固定した。この U 字管の (a) 側（半透膜の左）に水 100 mL を，(b) 側（半透膜の右）に 0.100 mol/L のスクロース $C_{12}H_{22}O_{11}$ 水溶液 100 mL を入れ，U 字管全体の温度を 20 ℃に保って放置した。十分に長い時間が経過すると，次の図 1 のように (a) 側の液面と (b) 側の液面との間に h〔cm〕の液面差が生じて，液面の移動がなくなった。図 1 の状態の U 字管の温度を 20 ℃に保ったまま，U 字管の (a) 側に水 10 mL を，(b) 側にも水 10 mL をそれぞれ加えて放置すると，液面差 h の大きさは　$\boxed{A}$　。また，図 1 の状態から温度のみを 40 ℃に変化させて放置すると，液面差 h の大きさは　$\boxed{B}$　。ただし，水および水溶液の熱膨張は無視できるものとし，使用した半透膜は水のみを通過させることができ，溶質（スクロース）は通過させないものとする。

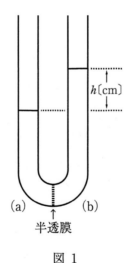

h〔cm〕

(a)　　　(b)

半透膜

図 1

$\boxed{18}$ の〔解答群〕

	A	B
①	大きくなる	大きくなる
②	大きくなる	小さくなる
③	大きくなる	変化しない
④	小さくなる	大きくなる
⑤	小さくなる	小さくなる
⑥	小さくなる	変化しない
⑦	変化しない	大きくなる
⑧	変化しない	小さくなる
⑨	変化しない	変化しない

問 4　図2は，ある酸の 0.20 mol/L の水溶液 10 mL を，ある塩基の 0.10 mol/L の水溶液で中和滴定したときの滴定曲線である。この中和滴定に関する下の記述 a～c について，それらの正誤の組合せとして最も適当なものを〔解答群〕から1つ選べ。ただし，25℃における水のイオン積は $K_w = 1.0 \times 10^{-14}$ $(mol/L)^2$ とし，水溶液の温度は常に 25℃ に保たれていたものとする。　19

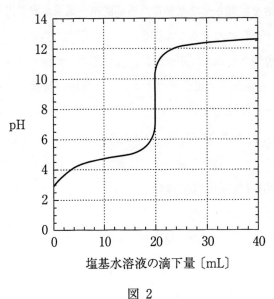

図 2

a　滴定に使用した酸と塩基の価数は等しい。

b　滴定に使用した酸は弱酸，塩基は強塩基である。

c　フェノールフタレイン（変色域 pH 8.0～9.8）を加えて滴定すると，終点では溶液の赤色が消えて無色になる。

19　の〔解答群〕

	a	b	c
①	正	正	正
②	正	正	誤
③	正	誤	正
④	正	誤	誤
⑤	誤	正	正
⑥	誤	正	誤
⑦	誤	誤	正
⑧	誤	誤	誤

問 5　酸化還元反応を利用して，電気エネルギーを取り出す装置を電池（化学電池）という。電池に関する記述のうち，正しいものを〔解答群〕から1つ選べ。　20

20 の〔解答群〕

① アルカリマンガン電池を放電させると，電流は外部回路を通って負極から正極へ流れる。

② ダニエル電池を放電させたときに，外部回路へ電子が流れ出す電極を正極，外部回路から電子が流れ込んでくる電極を負極という。

③ 鉛蓄電池を放電させると，正極では酸化反応が，負極では還元反応が進行する。

④ ニッケル-水素電池を放電させたときには，負極活物質が還元剤として，正極活物質が酸化剤としてはたらく。

⑤ 燃料電池（水素-酸素燃料電池）の放電時には，水 H_2O のみが生成して環境への影響が小さいので，自動車の動力などに利用されることが期待されているが，現在ではまだ実用化にはいたっていない。

⑥ リチウムイオン電池を充電するときには，放電時に正極だった電極に外部電源の負極を，放電時に負極だった電極に外部電源の正極を接続して逆向きに電流を流す。

問 6　難溶性の塩の水への溶解に関する，次の (1) と (2) に答えよ。

(1) 文中の空欄 A ～ C にあてはまる語，または数式の組合せとして最も適当なものを〔解答群〕から1つ選べ。 21

硫酸カルシウム $CaSO_4$ は，水にわずかに溶解する難溶性の塩である。一定温度で，固体の硫酸カルシウムを水に加えて撹拌すると，一部が溶解して飽和水溶液になる。この飽和水溶液中では，(ⅰ) 式に示した溶解平衡が成り立っている。

$$CaSO_4 (固) \rightleftharpoons Ca^{2+} + SO_4^{2-} \quad \cdots\cdots (ⅰ)$$

このとき，水溶液中のカルシウムイオンのモル濃度 $[Ca^{2+}]$ と硫酸イオンのモル濃度 $[SO_4^{2-}]$ との積は，温度が変化しなければ，常に一定の値に保たれる。この一定の値を溶解度積といい，(ⅱ) 式のように K_{sp} で表される。

$$K_{sp} = [Ca^{2+}] \times [SO_4^{2-}] \quad \cdots\cdots (ⅱ)$$

一般に，溶解度積の値が A 物質ほど，一定温度における水に対する溶解度の値は小さく，溶液中に固体が B 。$CaSO_4$ の固体が沈殿せずにそれらのすべてが溶質となって溶液中に溶解するときには，溶液中の $[Ca^{2+}]$ と $[SO_4^{2-}]$ との積と $CaSO_4$ の溶解度積 K_{sp} との大小関係が C となっている。

 21 の〔解答群〕

	A	B	C
①	大きい	溶解しやすい	$[Ca^{2+}][SO_4^{2-}] \leqq K_{sp}$
②	大きい	溶解しやすい	$[Ca^{2+}][SO_4^{2-}] > K_{sp}$
③	大きい	溶解しにくい	$[Ca^{2+}][SO_4^{2-}] \leqq K_{sp}$
④	大きい	溶解しにくい	$[Ca^{2+}][SO_4^{2-}] > K_{sp}$
⑤	小さい	溶解しやすい	$[Ca^{2+}][SO_4^{2-}] \leqq K_{sp}$
⑥	小さい	溶解しやすい	$[Ca^{2+}][SO_4^{2-}] > K_{sp}$
⑦	小さい	溶解しにくい	$[Ca^{2+}][SO_4^{2-}] \leqq K_{sp}$
⑧	小さい	溶解しにくい	$[Ca^{2+}][SO_4^{2-}] > K_{sp}$

(2) t〔℃〕における硫酸カルシウム飽和水溶液のモル濃度〔mol/L〕として最も適当なものを〔解答群〕から1つ選べ。ただし，t〔℃〕における硫酸カルシウムの溶解度積 K_{sp} の値は，$6.40×10^{-5}$ $(mol/L)^2$ である。 22

22 の〔解答群〕

① $2.00×10^{-5}$ mol/L　　② $3.20×10^{-5}$ mol/L　　③ $8.00×10^{-5}$ mol/L

④ $2.00×10^{-3}$ mol/L　　⑤ $3.20×10^{-3}$ mol/L　　⑥ $8.00×10^{-3}$ mol/L

4 無機物質および有機化合物の性質と反応に関する，次の問1と問2に答えよ。

問1 次の (1)〜(5) の記述に最も適する水溶液に含まれる金属イオンを〔解答群〕からそれぞれ1つずつ選べ。

(1) 希塩酸を加えても沈殿は生じないが，硫化水素を通じると酸性の条件下でも水に溶けにくい黒色の固体が沈殿する。 23

(2) 希塩酸を加えると水に溶けにくい白色の固体が沈殿する。この沈殿は感光性をもつ。 24

(3) 希塩酸を加えると水に溶けにくい白色の固体が沈殿し，クロム酸カリウム水溶液を加えても水に溶けにくい黄色の固体が沈殿する。 25

(4) 希塩酸を加えても，水酸化ナトリウム水溶液を加えても沈殿は生じないが，希硫酸を加えると水に溶けにくい白色の固体が沈殿する。 26

(5) 水酸化ナトリウム水溶液を加えると水に溶けにくい白色の固体が沈殿する。この沈殿は過剰の水酸化ナトリウム水溶液にも過剰のアンモニア水溶液にも溶解していずれも無色の水溶液になる。 27

23 〜 27 の〔解答群〕（**重複選択不可**）

① Ag^+　　② Al^{3+}　　③ Ba^{2+}　　④ Cu^{2+}

⑤ Fe^{3+}　　⑥ K^+　　⑦ Pb^{2+}　　⑧ Zn^{2+}

問 2　次の記述中の化合物 A〜E に最も適する有機化合物の化学式を〔解答群〕からそれぞれ 1 つずつ選べ。A □28□，B □29□，C □30□，D □31□，E □32□

　　プロペン C_3H_6 に触媒を用いてベンゼン C_6H_6 を反応させると，組成式が C_3H_4 の化合物 A が生じる。A を酸素によって酸化したときに得られる過酸化物を希硫酸で分解すると，化合物 B と化合物 C とが同じ物質量で生成する。B をヨウ素と水酸化ナトリウム水溶液に加えて穏やかに加熱すると水に溶けにくい黄色の固体が析出し，C を塩化鉄(Ⅲ)水溶液に加えると溶液が紫色に変化する。また，B は化合物 D のカルシウム塩を乾留（空気を遮断して加熱分解）しても，C は化合物 E の水溶液を加温しても得ることができる。

□28□ 〜 □32□ の〔解答群〕**（重複選択不可）**

① CH_3-CH_2
　　　｜
　　　OH

② $CH_3-\overset{\|}{\underset{O}{C}}-CH_3$

③ $CH_3-\overset{\|}{\underset{O}{C}}-OH$

④ ⬡$-OH$

⑤ ⬡$-N_2Cl$

⑥ ⬡$-CH=CH_2$

⑦ ⬡$-\overset{CH_3}{\underset{}{CH}}-CH_3$

⑧ ⬡$-\overset{}{\underset{O}{C}}-OH$

生　物

問題

（2科目　120分）

一般F

6年度

1　細胞に関する文章を読み，下記の問いに答えよ。

　すべての生物は細胞からできている。生物の種の違いや，細胞の種類の違いによって大きさや形はさまざまであるが，構成成分は水とおもに有機物である。原核細胞と真核細胞では核膜の有無や ア などの違いはあるが，細胞膜をもつ，DNA をもつなどの共通点も多い。同じ真核細胞でも，動物と植物では細胞壁の有無や含まれる細胞小器官に違いがある。

問1　下線部（a）について，大腸菌・ヒトの赤血球・ゾウリムシの大きさを比較したとき，一般的に最も大きいものとその大きさの組合せとして正しいものを，①〜⑥より1つ選んで番号を答えよ。　1

①　大腸菌：$1\,\mu m$　　②　大腸菌：$10\,\mu m$　　③　赤血球：$8\,\mu m$

④　赤血球：$25\,\mu m$　　⑤　ゾウリムシ：$5\,\mu m$　　⑥　ゾウリムシ：$150\,\mu m$

問2　下線部（b）について，表は動物細胞と植物細胞の構成成分の平均的な割合（質量比%）を示したものである。以下の問いに答えよ。

細胞＼成分	水	x	y	z	無機塩類
動物細胞	68	15	13	1	3
植物細胞	75	2	1	20	2

(1)　表中の x，y，z の組合せとして正しいものを，①〜⑥より1つ選んで番号を答えよ。　2

	x	y	z
①	タンパク質	脂　質	炭水化物
②	タンパク質	炭水化物	脂　質
③	脂　質	タンパク質	炭水化物
④	脂　質	炭水化物	タンパク質
⑤	炭水化物	タンパク質	脂　質
⑥	炭水化物	脂　質	タンパク質

(2) 無機塩類のうち，ヒトの体液中にとくに多く含まれるイオンとして正しいものを，①～⑤より1つ選んで番号を答えよ。　3

① Ca^{2+}　　② Fe^{2+}　　③ Mg^{2+}　　④ Na^+　　⑤ K^+

問3　文章中の　ア　に当てはまる記述として正しいものを，①～④より1つ選んで番号を答えよ。　4

① リボソームの有無　　② DNA が線状か環状か

③ べん毛の有無　　④ ゴルジ体が多いか少ないか

問4　下線部（c）について，ある植物の細胞を蒸留水またはいろいろな濃度のスクロース水溶液に30分間浸した。細胞壁が囲む容積（――）と，細胞膜が囲む容積（----）をグラフに示した（右図）。以下の問いに答えよ。

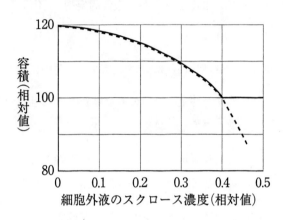

(1) スクロース濃度が0.4より高いときの植物細胞の状態を何というか。正しいものを，①～④より1つ選んで番号を答えよ。　5

① 原形質流動（細胞質流動）　　② 原形質分離

③ 細胞質基質　　④ 原形質連絡

(2) 濃度が0.4のスクロース水溶液に浸っていた細胞を，濃度が0.2のスクロース水溶液に浸すと起こることとして正しいものを，①～③より1つ選んで番号を答えよ。　6

① 水が細胞外へ出る。　　② 水が細胞内へ入る。

③ 細胞の浸透圧が0になる。

問5　下線部（c）について，動物細胞ではべん毛が形成されるが，被子植物の細胞では形成されない。このことに関わる細胞小器官として正しいものを，①～④より1つ選んで番号を答えよ。　7

① 中心体　　② 核小体　　③ 動原体　　④ ゴルジ体

2　代謝に関する文章を読み，下記の問いに答えよ。

　生体内で起こる化学反応を代謝といい，多くの　酵素が関わっている。酵素の主成分はタ
ンパク質で，アミノ酸の ア と イ がペプチド結合することで合成される。酵素によって
(a)
は，タンパク質以外に金属イオンや補酵素とよばれる物質をもつことで活性を示すものもあ
る。

　代謝が起こることは生物の特徴の1つであり，多くの種に共通のものや，進化の過程で獲得
され　それぞれの種に特有なものがある。たとえば，解糖系は異化の基本となる反応で，ほ
(b)
ぼすべての生物が行うが，窒素固定や　化学合成など一部の生物でしか行われないものもあ
(c)
る。

問1　下線部 (a) について，以下の問いに答えよ。

(1) 酵素が特定の物質のみを基質とする性質を何というか。正しいものを，①〜⑤より1つ
選んで番号を答えよ。　8

　　① 基質選択性　　② 基質特異性　　③ 基質要求性

　　④ 基質相補性　　⑤ 基質可塑性

(2) 図1は，あるタンパク質分解酵素を，酵素濃度 x，基質濃度 y で反応させたグラフであ
る。A は反応させる温度の違いによる反応速度のグラフで，B の実線は30℃における
時間経過に伴う反応生成物の量の変化のグラフである。B の実線のグラフの条件から，
1つ条件を変えると点線のグラフが得られた。変えた条件として正しいものを，①〜④
より1つ選んで番号を答えよ。　9

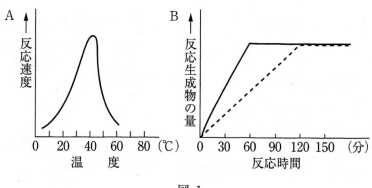

図 1

　　① 酵素濃度を x/2 にした。　　② 酵素濃度を 2x にした。

　　③ 基質濃度を y/2 にした。　　④ 基質濃度を 2y にした。

(3) 酵素濃度 x，基質濃度 y で 40 ℃にして反応させた場合，0 分〜10 分のグラフの傾きは，B の実線と比較してどのようになるか。正しいものを，①〜③より 1 つ選んで番号を答えよ。 10

① 大きくなる ② 小さくなる ③ 変わらない

問 2 文章中の ア ・ イ に当てはまる語句として正しいものを，①〜④より 2 つ選んで番号を答えよ。 11

① アミノ基 ② メチル基 ③ カルボキシ基
④ ヒドロキシ基

問 3 下線部 (b) に関連して，緑色硫黄細菌は光合成を行う原核生物である。緑色硫黄細菌が行う光合成は，種子植物が行う光合成と何が異なるか。正しいものを，①〜④より 1 つ選んで番号を答えよ。 12

① 緑色硫黄細菌は光エネルギーの吸収にクロロフィルを用いる。
② 緑色硫黄細菌は有機物の合成反応において ATP を利用する。
③ 緑色硫黄細菌は H_2S を利用する。
④ 緑色硫黄細菌は H_2O を分解する。

問 4 下線部 (c) について，以下の問いに答えよ。

(1) 化学合成細菌にあてはまるものを，①〜⑥より 1 つ選んで番号を答えよ。 13

① アゾトバクター ② クロストリジウム ③ 根粒菌
④ 亜硝酸菌 ⑤ 乳酸菌 ⑥ ユレモ

(2) 化学合成は種子植物の光合成と何が異なるか。正しいものを，①〜④より 1 つ選んで番号を答えよ。 14

① 化学合成ではカルビン・ベンソン回路を用いない。
② 化学合成では CO_2 を固定しない。
③ 化学合成では無機物を酸化したエネルギーを利用する。
④ 化学合成では NH_3 を合成する。

3　　遺伝現象に関する文章を読み，下記の問いに答えよ。

　　真核生物のDNAは，　ア　とよばれるタンパク質に巻き付いた　イ　という構造をとり，さらに密に折りたたまれた　ウ　繊維という構造をとっている。遺伝子の転写が起こりやすい領域では，　ウ　が緩んでいる。

　　遺伝子の上流には　エ　という領域があり，基本転写因子とRNAポリメラーゼが　エ　に結合することで転写が開始される。RNAポリメラーゼのはたらきにより，DNAの2本鎖のうち一方を鋳型としてmRNA前駆体が合成される。その後，スプライシングを経て成熟したmRNAとなり，核外へと出ていく。細胞質基質で　mRNAはリボソームと結合し，ポリペプチドが合成される。
　　　　　　　　　　　　　　　　　　　　　　　(a)

　　哺乳類はY染色体上にあるSRY遺伝子をもつ個体がオスに，もたない個体がメスになる。しかし，魚類のなかには成長に伴い生まれたときと性別が逆になる性転換が起こる種も多い。このように，　性染色体のもち方では雌雄の形質が決まらない種も存在する。
　　　　　　　(b)

問1　文章中の　ア　～　ウ　に当てはまる語句の組合せとして正しいものを，①～⑥より
　　　1つ選んで番号を答えよ。　15

	ア	イ	ウ
①	チューブリン	ヌクレオソーム	クロマチン
②	チューブリン	クローニング	トロポニン
③	キネシン	プラスミド	トロポニン
④	キネシン	クローニング	クロマチン
⑤	ヒストン	ヌクレオソーム	クロマチン
⑥	ヒストン	プラスミド	トロポニン

問2　文章中の　エ　に当てはまる語句として正しいものを，①～④より1つ選んで番号を
　　　答えよ。　16

　　①　プロモーター　　　②　オペレーター　　　③　アクチベーター

　　④　ベクター

問 3　下線部 (a) について，ある遺伝子 X において，転写の際に鋳型鎖となる DNA の配列の一部は　5′-GGATCG-3′　である。次の問いに答えよ。

(1) この配列を転写してできる mRNA の配列として正しいものを，①～④より 1 つ選んで番号を答えよ。　| 17 |

① 5′-GGAUCG-3′　　② 5′-GCUACC-3′

③ 5′-CGAUCC-3′　　④ 5′-CCUAGC-3′

(2) 5′-GGATCG-3′ の波線部（GGA）に対応するアミノ酸として正しいものを，①～④より 1 つ選んで番号を答えよ。なお，mRNA のコドンとアミノ酸の対応は表 1 のようである。　| 18 |

① グリシン　　② プロリン

③ アルギニン　　④ セリン

表 1

コドン	アミノ酸
GGA	グリシン
CCU	プロリン
AGG	アルギニン
UCC	セリン

問 4　下線部 (b) について，ある魚類は成体になってからホルモンの影響によって雌雄が逆転する性転換が起こる。性の決定に関わるとされる，生殖腺で合成されるホルモン α，β と，これらのホルモンの合成に関わる酵素の遺伝子 w，z について，次の実験を行った。以下の問いに答えよ。

＜実験 1 ＞　ホルモン α，β を成体魚の水槽に添加することで性転換が起こるか調べたところ，次表のようであった。

水槽の個体	添加したホルモン	性転換
オス	α	変化なし
オス	β	起こる
メス	α	起こる
メス	β	変化なし

＜実験 2 ＞　メスからオスへと性転換した個体を調べると，遺伝子 w の発現が大きく減少し，遺伝子 z の発現が上昇していた。

(1) 実験1，2の結果からホルモン α のはたらきについてわかることを，①〜③より1つ選んで番号を答えよ。　19

①　オスへの分化を促進する。　　　②　メスへの分化を促進する。

③　ホルモン β の分泌を促進する。

(2) 実験1，2から通常の発生時において推測できることを，①〜④より1つ選んで番号を答えよ。　20

①　オスになる個体では遺伝子 w が発現して，α が合成される。

②　オスになる個体では遺伝子 z が発現して，β が合成される。

③　メスになる個体では遺伝子 w が発現して，β が合成される。

④　メスになる個体では遺伝子 z が発現して，α が合成される。

(3) ホルモン α と β は，水槽の水に添加するだけで，注射をしなくてもその影響が魚類の遺伝子発現に現れている。ホルモン α と β の特徴として正しいものを，①〜③より1つ選んで番号を答えよ。　21

①　水に溶けることで活性化するタンパク質である。

②　細胞膜を通過できる疎水性の物質である。

③　受容体がなくても細胞に作用できる。

4　動物の反応に関する文章を読み，下記の問いに答えよ。

　ヒトの神経系は，発生においては ア 胚葉に由来し，中枢神経系と末梢神経系に分けられる。中枢神経系は脳と脊髄に分けられる。脳は大脳・間脳・ イ ・ ウ ・ エ に分けられ，運動時のバランスは イ が，呼吸や消化は ウ が中枢としてはたらく。末梢神経系は，中枢神経系とからだの各部の間をつないでおり，体性神経系と自律神経系に分けられる。自律神経のうち，副交感神経は脊髄のほか， ウ と エ からも出ている。

　神経における情報の伝え方は，<u>電気的な伝導</u>と，<u>神経伝達物質による伝達</u>に分けられ
(a)　　　　　　　　　　　　　　　　(b)
る。また，<u>ニューロンによって分泌する神経伝達物質が異なり，受容した器官や細胞では
(c)
それぞれに対応した反応が起こる。</u>

問1　文章中の ア に当てはまる語句として正しいものを，①〜③より1つ選んで番号を答えよ。 22

　　　① 外　　　② 中　　　③ 内

問2　文章中の イ 〜 エ に当てはまる語句の組合せとして正しいものを，①〜⑥より1つ選んで番号を答えよ。 23

	イ	ウ	エ
①	中脳	小脳	延髄
②	中脳	延髄	小脳
③	小脳	中脳	延髄
④	小脳	延髄	中脳
⑤	延髄	中脳	小脳
⑥	延髄	小脳	中脳

問3　下線部（a）について，伝導についての説明として正しいものを，①〜④より1つ選んで番号を答えよ。 24

　　　① 有髄神経繊維と無髄神経繊維では，無髄神経繊維の方が伝導速度は大きい。

　　　② 細胞の内側では，興奮部から静止部へと局所（活動）電流が流れる。

　　　③ 人工的に軸索の1カ所を刺激すると，神経終末方向へのみ伝導が起こる。

　　　④ 有髄神経繊維では，ランビエ絞輪から次のランビエ絞輪へと Ca^{2+} が流れることで跳躍伝導が起こる。

問4　下線部 (b) について，運動ニューロンから分泌される神経伝達物質として正しいものを，①～⑤より1つ選んで番号を答えよ。 25

① ノルアドレナリン　　② アセチルコリン　　③ ドーパミン

④ セロトニン　　⑤ GABA（γ-アミノ酪酸）

問5　下線部 (c) について，2匹のカエルから心臓とそれにつながる末梢神経を一緒に取り出した。ガラス管で心臓Aの大動脈と心臓Bの大静脈をつなぎ，心臓Aの大静脈からリンガー液を流した（図1）。なお，リンガー液は一方向に流れている。以下の問いに答えよ。

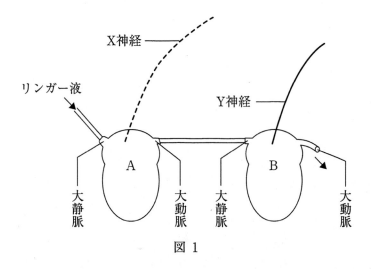

図 1

(1) 両生類の心臓の構造として正しいものを，①～④より1つ選んで番号を答えよ。 26

① 1心房1心室　　② 1心房2心室　　③ 2心房1心室

④ 2心房2心室

(2) X神経を刺激すると，心臓Aの拍動数は減少し，やや遅れて心臓Bの拍動数も減少した。X神経として正しいものを，①～④より1つ選んで番号を答えよ。 27

① 交感神経　　② 副交感神経　　③ 運動神経

④ 感覚神経

(3) Y神経を刺激すると心臓Bの拍動数が増えた。そのとき，心臓Aの拍動数はどうなるか。正しいものを①～③より1つ選んで番号を答えよ。 28

① 少し遅れて増える。　　② 少し遅れて減る。

③ 変化しない。

5　生態系に関する文章を読み，下記の問いに答えよ。

　ある地域に生育している植物全体を植生という。植生は相観から　森林，草原，荒原の3
つに大別される。　　　　　　　　　　　　　　　　　　　　　　　(a)

　植物の形態は周囲の環境に適応している。ラウンケルは冬季や乾季など植物の生育が厳しい
時期にできる冬芽（休眠芽）の位置で，地上植物，地表植物，半地中植物，地中植物，一年生
植物，水生植物などに分類した。一年生植物とは，春に発芽して開花・結実し，種子で越
　　　　(b)
冬する生活サイクルを送る植物である。　短日植物は一年生植物に該当するものが多い。
　　　　　　　　　　　　　　　　　(c)

問 1　下線部（a）について，以下の問いに答えよ。

(1) 森林のバイオームの名称と，代表種の組合せとして正しいものを，①〜⑤より1つ選ん
　　で番号を答えよ。　29

　　①　熱帯多雨林 – カラマツ　　　②　雨緑樹林 – オリーブ

　　③　照葉樹林 – ヘゴ　　　　　　④　夏緑樹林 – ミズナラ

　　⑤　針葉樹林 – チーク

(2) 草原にはステップとサバンナがある。これらの説明として正しいものを，①〜④より1
　　つ選んで番号を答えよ。　30

　　①　ステップは熱帯，サバンナは温帯に広がる。

　　②　ステップは木本がほとんど生育しないが，サバンナは木本が生育する。

　　③　ステップは南半球，サバンナは北半球の草原を指す。

　　④　ステップは標高の高い地域，サバンナは低い地域の草原を指す。

(3) 荒原のうち，砂漠では日中の高温に耐えられるサボテンのような CAM 植物がみられ
　　る。CAM 植物についての記述として正しいものを，①〜④より1つ選んで番号を答え
　　よ。　31

　　①　光が弱いところでも光合成速度が低下しない。

　　②　日中に気孔を開いて盛んに蒸散を行う。

　　③　夜間に気孔を開いて CO_2 を取り込み，C_4 化合物に固定する。

　　④　維管束鞘細胞が発達し，有機物の合成反応を行う。

問 2　下線部（b）について，ある河川において水路底の工事を行う前後で，水生植物の変化を調べた。植物 A は抽水植物で，主に地下茎によって繁殖する多年草である。植物 B は沈水植物で，主に切れ藻（ちぎれた葉や茎からの栄養生殖）で繁殖する多年草である。1 m² 当たりの植物 A と植物 B，他 4 種における植物重量の割合を求めると図1のようであった。なお，□ と ▨ が植物 A，B のいずれかに対応している。以下の問いに答えよ。

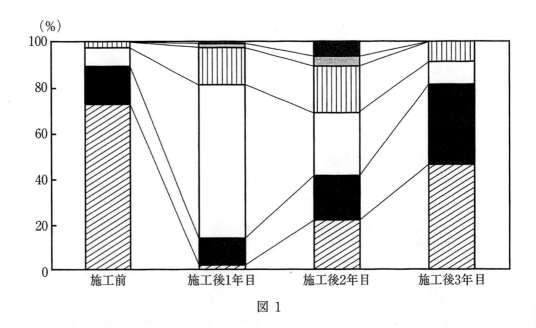

図 1

(1) 施工前と施工後 1 年目で，割合が大きく低下した ▨ は，植物 A と植物 B のどちらと考えられるか。理由とともに述べた記述として正しいものを，①〜④より 1 つ選んで番号を答えよ。　32

　　① A：工事により地下茎が取り除かれたから。

　　② A：工事により葉が水面から出るようになったから。

　　③ B：工事により切れ藻が増加したから。

　　④ B：工事により葉が水面から出ないようになったから。

(2) 施工後 3 年目には，植物重量の割合は施工前に近づき，植生が回復してきたようにみえる。しかし，このデータだけでは判断しきれない。他にどのような調査データがあればよいか。最も適当なものを，①～④より 1 つ選んで番号を答えよ。 33

  ① 植物 A と植物 B の遺伝子の多様性についてのデータ

  ② 植物 A と植物 B，他 4 種の 1 m² 当たりの総重量のデータ

  ③ 植物 A と植物 B の光合成速度のデータ

  ④ 季節ごとの水温の変化のデータ

問 3　下線部 (c) について，短日植物の特徴として正しいものを，①～④より 1 つ選んで番号を答えよ。 34

  ① 短日植物は春～夏に開花・結実する。

  ② 短日植物は夏～秋に開花・結実する。

  ③ 短日植物は陽生植物で成長がはやい。

  ④ 短日植物は高緯度地域に適応している。

英 語

問題
(2科目　120分)
一般Ⅱ期

6年度

1　次の英文を読み下記の設問に答えなさい。

Organic food describes food that is produced using organic farming methods. This means that no long-lasting chemical *pesticides or fertilizers are sprayed on growing crops, and livestock is raised without hormones and *antibiotics. Land must also be farmed organically for two years before crops may be labeled organic. Legally, organic foods must come from growers, processors, and importers who have been formally （ 1 ） by a government body. Organic foods account for about 1 to 2 percent of worldwide food sales. In recent years, 2)[reports] about food safety, environmental pollution, and *GM crops have increased consumer interest in organic foods. Today, organic food products represent the fastest growing segment of food sales. Although debate continues about （ 3 ） organic food really is better for our health, organic farming is regarded as a healthy trend in today's agriculture.

Compost is an excellent natural fertilizer that organic farmers use to （ 4 ） soil quality naturally. It consists of plant matter that has been allowed to decompose with the help of insects, earthworms, bacteria, and fungi. As well as making soil fertile and nutritious, compost is also a useful way to （ 5 ） plant waste such as fallen leaves.

Raising healthy animals is also important in organic agriculture. Rather than being kept in a cage, chickens reared on an organic diet and 6)[allow] to live freely in the fresh air and sunshine are healthy. This is how chickens would have been kept on a traditional farm of the 1900s. 7)Few organic farming and animal husbandry ideas are new. They tend to be similar to the ways in which food was produced before mass agricultural modernization. It is important to consider healthier ways of farming, through thinking about organic food for future generations.

　　*pesticides: 殺虫剤　　*antibiotics: 抗生物質　　*GM crops: 遺伝子組み換え穀物

（1）（　1　）に入る語として最も適当なものを次の中から1つ選びなさい。

① participated　　② succeeded　　③ approved　　④ explained

（2）2)の［reports］はここでは間違って用いられている。本文に入る語として最も
適当なものを次の中から1つ選びなさい。

① estimates　　② concerns　　③ injuries　　④ disadvantages

（3）（　3　）に入る語として最も適当なものを次の中から1つ選びなさい。

① whether　　② either　　③ rather　　④ however

（4）（　4　）に入る語として最も適当なものを次の中から1つ選びなさい。

① mix　　② improve　　③ qualify　　④ filter

（5）（　5　）に入る語として最も適当なものを次の中から1つ選びなさい。

① admit　　② monitor　　③ recycle　　④ harvest

（6）6)の［allow］について，本文に適する形のものを次の中から1つ選びなさい。

① allowing　　② allowance　　③ allowed　　④ to allow

（7）下線部7)の文の意味として正しいものを次の中から1つ選びなさい。

①　有機農法や畜産は少ないながらもかなり斬新なものである

②　新しい有機農法や畜産はかなり小規模なものである

③　種類は少ないながらも有機農法や畜産が新しいものになろうとしている

④　有機農法や畜産の考え方はほとんどが目新しいものではない

（8）本文の内容と一致する一文となるように，次の語句に続けるものとして正しいも
のを1つ選びなさい。

Compost is an excellent natural fertilizer, because …

①　it is easy for people to store it at home.

②　it is less expensive than artificial soil.

③　it is an ecological use of natural plant waste.

④　it will remove insects, worms, and bacteria.

（9）本文の内容に**関連のないもの**を次の中から1つ選びなさい。

①　development of GM food　　　②　raising livestock animals healthily

③　effective disposal of plant waste　　④　use of fertilizer on soils

(10) 本文の内容と**一致する**ものを次の中から１つ選びなさい。

① Governments ban farmers from using antibiotics and hormones for livestock animals.

② It is expected that GM crops will replace organically grown agricultural products.

③ Mass agricultural production systems will be replaced by organic farming.

④ If organic methods are used to raise animals, it means that their health is taken into consideration.

2　次の各文について，各空欄に入れるのに最も適するものを，それぞれ下記の①〜④の中から1つ選びなさい。

(11)　A: Are there any good places （　　） a rest near here?

　　　B: Yes, there's a quiet lakeshore park within a ten-minute drive from here.

　　　①　taken　　　②　taking　　　③　took　　　④　to take

(12)　A: The medicine you gave me last week did not seem to （　　） at all.

　　　B: You should go to hospital for a thorough checkup.

　　　①　work　　　②　run　　　③　manage　　　④　come

(13)　A: What's up? You look irritated with something.

　　　B: The noise from the traffic outside is getting on my （　　）.

　　　①　brains　　　②　skills　　　③　nerves　　　④　senses

(14)　A: We don't know what kind of events to hold for our school festival.

　　　B: Leave it to me. An excellent idea came to （　　）!

　　　①　soul　　　②　mind　　　③　spirit　　　④　heart

(15)　A: Please （　　） to it that all the doors of the hall are securely locked.

　　　B: Sure, I will make sure to do that.

　　　①　see　　　②　make　　　③　watch　　　④　inquire

(16)　A: How long have you been waiting for the next train?

　　　B: I've been waiting （　　）.

　　　①　just in time　　　　　②　for an hour

　　　③　until four o'clock　　　④　before you came here

3　次の英文を読んで問いに答えなさい。

Rubber is a material used to make products as different as car tires and surgeon's gloves. Its most important property is that it is elastic: it can be stretched or squeezed out of shape, but returns to its （ 17 ） form. Natural rubber is made from a liquid called latex, obtained from the *trunk of the rubber tree. Today, it is grown on plantations in hot parts of the world, particularly in Southeast Asia. Now, synthetic rubber, made from chemicals obtained from oil, has become important. Over two-thirds of all rubber produced is now synthetic.

Rubber is obtained from trees by a process called 'tapping'. The rubber tapper makes a shallow, *diagonal cut in the bark of the tree. The milky latex slowly runs down from the cut into a cup （ 18 ） to the tree trunk. The latex is thickened and *solidified into sheets, then dried to make raw rubber.

Raw rubber is hard when cold and sticky when hot. It has to be processed before it is useful. Mixed with sulfur, the resulting material is stronger and more （ 19 ） than raw rubber.

Over half of all rubber is used for vehicle tires. Other uses include rubber gloves, hoses, tubing, balls, and rubber seals （ 20 ） leakage of water or oil in engines and pipelines.

　　　　*trunk: 幹　　*diagonal: 斜めの　　*solidify: 固める

（ 17 ）～（ 20 ）に入るものとして最も適するものをそれぞれ1つ選びなさい。

(17)　① essential　　② bent　　③ dissolved　　④ original

(18)　① fastened　　② touched　　③ suited　　④ spilled

(19)　① additional　　② relevant　　③ elastic　　④ active

(20)　① preventable　　② prevention　　③ to prevent　　④ preventive

(21)　本文の内容と一致するものを次の中から1つ選びなさい。

　　① Of all rubber-type products, more than half are natural rubber.

　　② Raw rubber has to be processed before it can be used practically.

　　③ It is necessary to add sulfur and oil to the milky latex.

　　④ All synthetic rubber is used for vehicle tires around the world.

数 学

問題
(2科目 120分)

一般Ⅱ期

6年度

1 次の空欄を埋めよ。

(1) 等式 $13 - 2\sqrt{42} = (\sqrt{a} - \sqrt{b})^2$ を満たす正の整数 a, b（ただし, $a > b$）は

$$a = \boxed{\text{ア}}, \quad b = \boxed{\text{イ}}$$

である。このとき, $x = \sqrt{a} - \sqrt{b}$ とすると,

$$x + \frac{1}{x} = 2\sqrt{\boxed{\text{ウ}}}$$

である。

(2) i を虚数単位とする。実数を係数とする x についての方程式

$$x^3 + px + q = 0$$

の1つの解が $x = 2 + \sqrt{2}\,i$ であるとき, この方程式の実数解は

$$x = -\boxed{\text{エ}}$$

である。

(3) xy 平面上の2直線 $3x + 2y - 4 = 0$ と $2x - y + 2 = 0$ との交点をPとする。このとき, 点Pと点A (1, 5) を通る直線の方程式は

$$\boxed{\text{オ}}\,x - y + \boxed{\text{カ}} = 0$$

である。また, Pを通り直線 $x + 4y = 0$ に垂直な直線の方程式は

$$\boxed{\text{キ}}\,x - y + \boxed{\text{ク}} = 0$$

である。

(4) xy 平面上の2点 A (1, 0), B (6, 0) が与えられている。点 P (x, y) が

$$AP : BP = 2 : 3$$

を満たしながら動くとき, 点Pは中心 $\left(\boxed{\text{ケコ}}, \boxed{\text{サ}}\right)$, 半径 $\boxed{\text{シ}}$ の円を描く。

2　次の空欄を埋めよ。

（1）　$90° < \theta < 180°$ の範囲で，次の等式を満たす角度 θ の値を求めなさい。

$\sin \theta = \dfrac{1}{2}$ のとき，$\theta = \boxed{\text{スセソ}}$°

$\cos \theta = -\dfrac{1}{2}$ のとき，$\theta = \boxed{\text{タチツ}}$°

$\tan \theta = -1$ のとき，$\theta = \boxed{\text{テトナ}}$°

（2）　以下の値を求めなさい。

$\sin 75° = \dfrac{\sqrt{\boxed{\text{ニ}}} + \sqrt{\boxed{\text{ヌ}}}}{\boxed{\text{ネ}}}$ $\left(\text{ただし，} \boxed{\text{ヌ}} > \boxed{\text{ニ}}\right)$

$\cos 15° = \dfrac{\sqrt{\boxed{\text{ノ}}} + \sqrt{\boxed{\text{ハ}}}}{\boxed{\text{ヒ}}}$ $\left(\text{ただし，} \boxed{\text{ハ}} > \boxed{\text{ノ}}\right)$

（3）　角 α は第2象限の角である（その動径は第2象限にある）。

$\sin \alpha = \dfrac{3}{5}$ を満たすとき，次の値を求めなさい。

$\sin 2\alpha = -\dfrac{\boxed{\text{フヘ}}}{\boxed{\text{ホマ}}}$

$\cos 2\alpha = \dfrac{\boxed{\text{ミ}}}{\boxed{\text{ムメ}}}$

$\tan 2\alpha = -\dfrac{\boxed{\text{モヤ}}}{\boxed{\text{ユ}}}$

3 　次の空欄を埋めよ。

xy 平面上の2つの曲線

$$y = x^2 + ax + b \quad \cdots ①$$
$$y = x^3 + c \quad \cdots ②$$

が点 A $(1, -5)$ で同一の直線に接している。このとき，以下の問いに答えよ。

（1）

$$a = \boxed{ヨ}$$
$$b = - \boxed{ラ}$$
$$c = - \boxed{リ}$$

である。

（2）　曲線 ① と ② の共通の接線は

$$y = \boxed{ル} x - \boxed{レ}$$

である。

（3）　曲線 ① と ② で囲まれる部分の面積は

$$\frac{\boxed{ロ}}{\boxed{ワ}}$$

である。

4 次の空欄を埋めよ。

　1から9までの数字を1枚につき1つずつ記入した全部で9枚のカードを入れた箱がある。ただし，同じ数字を記入したカードはない。このとき，よくかき混ぜて次のようにカードを引き，数字を確認する。

　　　　第1回目：同時に2枚のカードを無作為に引き，数字を確認する。ただし，引いたカードは箱に戻さない。

　　　　第2回目：1枚のカードを無作為に引き，数字を確認したら，引いたカードを箱に戻す。

　　　　第3回目：1枚のカードを無作為に引き，数字を確認する。

（1）第1回目から第3回目まで通して行ったカードの引き方は全部で $\boxed{ンあいう}$ 通りである。

（2）引いたカードの数字がすべて異なるという事象 A の起こる確率 $P(A)$ は

$$P(A) = \frac{\boxed{え}}{\boxed{お}}$$

である。

（3）（2）の事象 A が起こったという条件のもとで，引いたカードの数字がすべて7以下であるという事象 B の確率 $P_A(B)$ は

$$P_A(B) = \frac{\boxed{か}}{\boxed{きく}}$$

である。

化 学

問題
（2科目　120分）

一般Ⅱ期

1 物質の構成と構造に関する，次の問1〜問5に答えよ。

問1 大気圧下，室温で液体であるものを〔解答群〕から1つ選べ。 **1**

1 の〔解答群〕

① ヒ素　　② ニッケル　　③ アルゴン

④ 臭素　　⑤ リチウム　　⑥ ホウ素

問2 イオンに関する次の記述 a〜c について，それらの正誤の組合せとして最も適当なものを〔解答群〕から1つ選べ。 **2**

a　一般に，電子親和力の値が大きい原子ほど陰イオンになりやすい。

b　同じ電子配置を持つイオンで比べると，原子番号が大きくなるほどイオン半径は大きくなる。

c　同族元素の原子では，原子番号の大きい原子ほど，イオン化エネルギーの値が小さくなる。

2 の〔解答群〕

	a	b	c
①	正	正	正
②	正	正	誤
③	正	誤	正
④	正	誤	誤
⑤	誤	正	正
⑥	誤	正	誤
⑦	誤	誤	正
⑧	誤	誤	誤

問 3　互いに同位体である原子どうしに関する記述として**誤りを含むもの**を〔解答群〕から 1 つ選べ。　3

3　の〔解答群〕

① ^{12}C と ^{13}C は互いに同位体の関係にある。

② モル質量〔g/mol〕が異なる。

③ 放射線を放出する性質を持つ同位体が天然に存在するものもある。

④ 中性子数は同じであるが，陽子数が異なる。

⑤ 同じ元素記号であらわされるが，原子全体の質量が異なる。

⑥ 原子番号が同じで，化学的性質はほぼ等しい。

問 4　下線部が元素ではなく単体のことを示しているものの組合せを〔解答群〕から 1 つ選べ。　4

a　骨には，カルシウムが多く含まれる。

b　地殻中に含まれる酸素の割合は約 46 ％ である。

c　空気中には，窒素が多く含まれている。

d　水を電気分解すると，酸素が発生する。

4　の〔解答群〕

① a と b　　② a と c　　③ a と d

④ b と c　　⑤ b と d　　⑥ c と d

問 5　中性子数と電子数が**異なる原子またはイオン**を〔解答群〕から 1 つ選べ。　5

5　の〔解答群〕

① $^{1}H^{+}$　　② ^{14}N　　③ $^{19}F^{-}$　　④ $^{24}Mg^{2+}$　　⑤ ^{32}S　　⑥ $^{35}Cl^{-}$

2   化学の基本計算に関する，次の問1～問4に答えよ。

問 1   溶液に関する次の (1)～(3) に答えよ。

(1) 0.200 mol/L の水酸化ナトリウム水溶液 800 mL に溶解している水酸化ナトリウムの質量〔g〕として，最も近いものを〔解答群〕から1つ選べ。ただし，水酸化ナトリウムのモル質量は，40.0 g/mol とする。　6

6 の〔解答群〕

① 3.20 g　　② 4.00 g　　③ 4.80 g　　④ 6.40 g　　⑤ 8.00 g

(2) 質量パーセント濃度が 25.0 % のアンモニア水 200 g に水を加えて 8.00 % のアンモニア水を調製した。加えた水の質量〔g〕として，最も近いものを〔解答群〕から1つ選べ。　7

7 の〔解答群〕

① 225 g　　② 425 g　　③ 625 g　　④ 825 g　　⑤ 1250 g

(3) モル濃度が 15.0 mol/L の濃硝酸は，密度が 1.50 g/cm^3 である。この濃硝酸の質量パーセント濃度〔%〕として，最も近いものを〔解答群〕から1つ選べ。ただし，硝酸のモル質量を 63.0 g/mol とする。　8

8 の〔解答群〕

① 4.20 %　　② 9.45 %　　③ 42.0 %　　④ 63.0 %　　⑤ 94.5 %

問 2 　固体の溶解に関する，次の文中の空欄 9 ～ 11 にあてはまる数値として，最も
近いものを下の〔解答群〕から１つずつ選べ。ただし，溶解度〔g/100 g 水〕は，水
100 g に溶ける溶質の最大質量（g 単位）の値である。

　　50℃において，125 g の水に物質 X（無水塩）が最大で 75.0 g 溶解する場合，50℃に
おける物質 X の飽和水溶液の質量パーセント濃度は 9 ％である。50℃において，
質量パーセント濃度が 35.0 ％の物質 X の水溶液 300 g には，さらに物質 X（無水塩）
が最大で 10 g 溶解する。また，30℃における，物質 X（無水塩）の水に対する溶解
度が 20.0 〔g/100 g 水〕であるとすると，質量パーセント濃度が 35.0 ％の物質 X の水
溶液 300 g を 30℃に冷却したとき， 11 g の物質 X（無水塩）が析出する。

9 の〔解答群〕

　　① 30.0　　　② 37.5　　　③ 45.0　　　④ 60.0　　　⑤ 75.0

10 の〔解答群〕

　　① 12.0　　　② 24.0　　　③ 33.0　　　④ 50.0　　　⑤ 75.0

11 の〔解答群〕

　　① 39.0　　　② 45.0　　　③ 57.0　　　④ 66.0　　　⑤ 78.0

問 3　化学変化に関する，次の文中の空欄 $\boxed{12}$ ～ $\boxed{14}$ に当てはまる数値として，最も近いものを下の〔解答群〕から 1 つずつ選べ。ただし，原子量は H：1.00，C：12.0，O：16.0，Ca：40.0，標準状態（0℃，1.013×10^5 Pa）における気体のモル体積：22.4 L/mol とする。

　　不純物を含む石灰石（主成分は炭酸カルシウム（$CaCO_3$））20.0 g に十分な量の希塩酸を加えると，石灰石は溶解し，標準状態で 2.80 L の二酸化炭素が発生した。この時進行する化学変化は，以下の化学反応式で表すことができる。なお，石灰石に含まれる不純物には，塩酸と反応する物質は含まれていないものとする。

$$CaCO_3 + 2HCl \longrightarrow CaCl_2 + H_2O + CO_2$$

　　このとき，発生した二酸化炭素の物質量は $\boxed{12}$ mol，この石灰石中に含まれていた炭酸カルシウムの質量パーセントは $\boxed{13}$ ％ である。この石灰石 6.00 g を完全に溶解するためには，0.500 mol/L の希塩酸が少なくとも $\boxed{14}$ mL 必要である。

$\boxed{12}$ の〔解答群〕

① 0.125　　② 0.200　　③ 0.250　　④ 0.400　　⑤ 0.800

$\boxed{13}$ の〔解答群〕

① 50.0　　② 62.5　　③ 75.0　　④ 87.5　　⑤ 95.0

$\boxed{14}$ の〔解答群〕

① 30.0　　② 90.0　　③ 120　　④ 150　　⑤ 240

問 4　次の記述 a〜c について，下線部の物質の物質量の大小関係が正しくあらわされている
　　　ものを〔解答群〕から1つ選べ。原子量は H：1.00，C：12.0，O：16.0，標準状態
　　　（0℃，1.013×10^5 Pa）における気体のモル体積：22.4 L/mol とする。　□15□

　　　a　0.100 mol/L の酢酸 CH_3COOH 200 mL に含まれる<u>炭素原子</u>

　　　b　標準状態で 1.42 L を占めるエタン C_2H_6 に含まれる<u>炭素原子</u>

　　　c　分子式が C_{60} であらわされるフラーレン 4.00 g に含まれる<u>炭素原子</u>

　□15□ の〔解答群〕

　　　①　a＞b＞c　　　②　a＞c＞b　　　③　b＞a＞c

　　　④　b＞c＞a　　　⑤　c＞a＞b　　　⑥　c＞b＞a

3　物質の変化に関する，次の問1～問5に答えよ。

問1　酸と塩基に関する記述として**誤りを含むもの**を〔解答群〕から1つ選べ。　16

16　の〔解答群〕

①　酸・塩基の電離度は，同じ物質であっても水溶液の温度や濃度によって変化する。

②　濃度の濃い酢酸水溶液の中では，酢酸の大部分が酢酸イオンになっている。

③　塩化水素を水に溶かすとオキソニウムイオンが生成する。

④　リン酸は水溶液中で3段階に電離し，第1段階の電離の電離度が最も大きい。

⑤　ある濃度の水酸化ナトリウム水溶液を，同じモル濃度の酢酸水溶液または塩酸で中和する場合，中和点までに要する酸の体積は同じである。

問2　次の水溶液A～DのpHの大小関係が正しくあらわされているものを〔解答群〕から1つ選べ。　17

A　0.01 mol/L　アンモニア水

B　0.01 mol/L　水酸化カルシウム水溶液

C　0.01 mol/L　酢酸水溶液

D　0.01 mol/L　硫酸水溶液

17　の〔解答群〕

①　A＞B＞C＞D　　②　A＞B＞D＞C　　③　B＞A＞C＞D

④　B＞A＞D＞C　　⑤　D＞C＞A＞B　　⑥　D＞C＞B＞A

問3　次の塩を水に溶かしたとき，水溶液が酸性を示す物質を〔解答群〕から1つ選べ。　18

18　の〔解答群〕

①　Na_2CO_3　　②　$NaHCO_3$　　③　$NaHSO_4$

④　Na_2SO_4　　⑤　CH_3COONa　　⑥　$NaCl$

問4　次の物質のうち，下線部の原子の酸化数が最も大きいものを〔解答群〕から1つ選べ。　19

19　の〔解答群〕

①　$K\underline{Mn}O_4$　　②　$K_2\underline{Cr}_2O_7$　　③　$H_2\underline{O}_2$

④　$H\underline{N}O_3$　　⑤　$\underline{Br}_2$　　⑥　$\underline{S}O_2$

問5　中和滴定実験に関する，以下の (1)〜(3) に答えよ。ただし，すべての水溶液の液温は 25 ℃ に保たれていたものとする。

　　0.30 mol/L のシュウ酸水溶液 10.0 mL をガラス器具 A で正確にはかりとり，コニカルビーカーに入れた後，pH 指示薬を 1〜2 滴加えた。これをガラス器具 B に入れた**濃度未知の水酸化ナトリウム水溶液**で滴定すると 15.0 mL で終点に達した。

(1) この滴定実験で使用したガラス器具 A とガラス器具 B の組み合わせとして最も適当なものを〔解答群〕から1つ選べ。　20

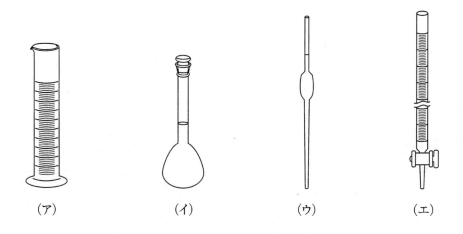

(ア)　　　　　(イ)　　　　　(ウ)　　　　　(エ)

20 の〔解答群〕

	ガラス器具 A	ガラス器具 B
①	(ア)	(イ)
②	(ア)	(エ)
③	(イ)	(ア)
④	(イ)	(ウ)
⑤	(ウ)	(ア)
⑥	(ウ)	(イ)
⑦	(ウ)	(エ)

(2) 下線部の水酸化ナトリウム水溶液のモル濃度〔mol/L〕として最も適当なものを〔解答群〕から 1 つ選べ。　21

21 の〔解答群〕

① 0.010 mol/L　　② 0.020 mol/L　　③ 0.040 mol/L

④ 0.10 mol/L　　⑤ 0.20 mol/L　　⑥ 0.40 mol/L

(3) この中和滴定実験に関する記述として**誤りを含むもの**を〔解答群〕から 1 つ選べ。　22

22 の〔解答群〕

① この中和滴定実験の pH 指示薬として適切なものはフェノールフタレインである。

② コニカルビーカーに少量の純水を加えて実験を行ってもよい。

③ コニカルビーカーの代わりに三角フラスコを用いて実験を行っても問題ない。

④ ガラス器具 A の内部が純水でぬれている場合は，使用する溶液で数回洗った後に使用する。

⑤ ガラス器具 B は，内部が純水でぬれたまま使用してもよい。

4   無機物質および有機化合物の性質と反応に関する，次の問1と問2に答えよ。

問 1   次の (1)〜(5) の記述について，最も適する金属元素を〔解答群〕から1つずつ選べ。

(1) 単体は常温の水に無色・無臭の気体を発生しながら溶解する。水溶液は黄色の炎色反応を示す。 23

(2) 単体は常温の水とは反応しないが，希硫酸や水酸化ナトリウム水溶液には無色・無臭の同じ気体を発生しながら完全に溶解して，無色の水溶液になる。 24

(3) 単体は希塩酸や希硫酸に溶けにくい。イオンを含む水溶液に少量の水酸化ナトリウム水溶液を加えると沈殿を生じるが，過剰に加えると溶解する。 25

(4) ハロゲンとの化合物には感光性があり，フッ化物以外のハロゲンの塩は水に溶けにくい。 26

(5) 単体は塩酸，硫酸，硝酸，水酸化ナトリウムのいずれとも反応しないが，王水とは反応する。 27

23 〜 27 の〔解答群〕（**重複選択不可**）

① Ag   ② Al   ③ Cu   ④ Fe
⑤ K   ⑥ Na   ⑦ Pb   ⑧ Pt

問 2   次の (1)〜(5) の記述について，最も適する化合物を〔解答群〕から1つずつ選べ。

(1) ベンゼンを原料としてクメン法により合成される化合物 28

(2) 塩化鉄(Ⅲ)水溶液と反応して赤紫色を呈する化合物 29

(3) 銀鏡反応を呈する化合物 30

(4) さらし粉水溶液で酸化させると，赤紫色を呈する化合物 31

(5) ジアゾカップリングにより p-フェニルアゾフェノールを合成する際に反応させる化合物 32

28 〜 32 の〔解答群〕（**重複選択不可**）

① アニリン   ② 安息香酸   ③ サリチル酸
④ フェノール   ⑤ o-クレゾール   ⑥ アセトアルデヒド
⑦ ジメチルエーテル ⑧ ベンゼンスルホン酸 ⑨ ナトリウムフェノキシド

生　物

問題
（2科目　120分）

一般Ⅱ期

1　細胞に関する文章を読み，下記の問いに答えよ。

6年度

　核膜のない原核細胞からなる生物を原核生物といい，核膜をもち明瞭な核がある真核細胞からなる生物を真核生物という。<u>真核生物には単細胞生物と多細胞生物がある。</u>
(a)
　植物細胞を<u>光学顕微鏡や電子顕微鏡</u>で観察すると，二枚の膜に囲まれた次のような3種
(b)
類の構造体（ア）〜（ウ）が観察される。

- （ア）小さな孔が多数空いていて，内部にはオルセインやカーミンなどの色素で染まる構造がある。

- （イ）球状や棒状をしていて，内側の膜はひだ状に突き出している。

- （ウ）紡錘形や凸レンズ形で，内部には扁平な袋状の構造が積み重なった構造が見られる。

問1　下線部（a）に関して，次の①〜⑥の生物より，真核生物かつ単細胞生物であるものを，**2つ選んで**番号を答えよ。　1

　　① ユレモ　　　　② ゼニゴケ　　　　③ アメーバ

　　④ ミドリムシ　　⑤ 大腸菌　　　　　⑥ ヒドラ

問2　下線部（b）に関して，光学顕微鏡では見えないが，電子顕微鏡では見えるものとして正しいものを，①〜⑤より1つ選んで番号を答えよ。　2

　　① ゾウリムシ　　　　　　　② ヒトの赤血球　　　　　③ ミカヅキモ
　　④ インフルエンザウイルス　⑤ マウスの肝細胞

問3　（ア）〜（ウ）の構造体について，以下の（1），（2）に答えよ。

(1)（ア）〜（ウ）のうち，ふつう動物細胞を光学顕微鏡で観察したときには見えない構造体として正しいものを①〜③より1つ選んで番号を答えよ。　3

　　① （ア）　　　② （イ）　　　③ （ウ）

(2) （ア）～（ウ）のうち，もともとは独立で生活していたが，他の細胞内に入り共生したことで，真核細胞の細胞小器官になったと考えられているものがある。その構造体として正しいものを，①～③より**2つ選んで**番号を答えよ。　4

　　① （ア）　　　② （イ）　　　③ （ウ）

問 4　動物細胞を構成する物質はタンパク質が多く，植物細胞を構成する物質は炭水化物が多い。このような構成成分の違いに最も関係の深い構造を，①～④より 1 つ選んで番号を答えよ。　5

　　① 細胞壁　　　② 細胞膜　　　③ 中心体　　　④ ゴルジ体

問 5　細胞数を光学顕微鏡を利用して調べるときに，血球計算盤という器具を使うことがある。血球計算盤はスライドガラスと同じようなガラス板で，1 mm×1 mm の目盛りがある。この上にカバーガラスをかけると，0.1 mm の深さとなる。枠内に含まれる細胞数を数えると，細胞懸濁液中におよそどのくらいの細胞数が含まれるのか求めることができる。図 1 は血球計算盤を簡単に表したものである。以下の (1)，(2) に答えよ。

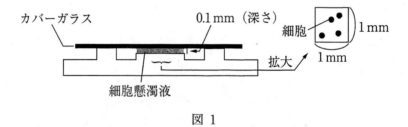

図 1

(1) 1 mL＝1 cm³ である。1 mm×1 mm×0.1 mm の体積は何 mL か。正しいものを①～④より 1 つ選んで番号を答えよ。　6

　　① $1×10^{-2}$ mL　　② $1×10^{-4}$ mL　　③ $1×10^{-6}$ mL　　④ $1×10^{-8}$ mL

(2) ある動物細胞を血球計算盤を用いて数えたところ，そのままでは細胞数が多く数えにくかったので，1 mL の細胞懸濁液に 9 mL の等張液（細胞内の塩類濃度と濃度が等しい溶液）を加えて希釈した。すると，1 mm×1 mm×0.1 mm の枠内に 50 個の細胞が見えた。希釈する前の 1 mL の細胞懸濁液中には，細胞は何個含まれていたか。正しいものを，①～④より 1 つ選んで番号を答えよ。　7

　　① $5×10^{2}$ 個　　② $5×10^{4}$ 個　　③ $5×10^{6}$ 個　　④ $5×10^{8}$ 個

2　　代謝に関する文章を読み，下記の問いに答えよ。

　酸素を用いて呼吸基質を分解しエネルギーを取り出す反応を呼吸という。呼吸の反応は図1のようにI〜IIIの過程に分けられる。細胞内に取り込まれたグルコースは，まずIの過程で ア に分解される。次いで， ア はミトコンドリアのマトリックスで イ に変化し，オキサロ酢酸と結合して ウ になる。IIの過程は回路反応で， ウ はいくつかの反応過程を経てオキサロ酢酸になる。IとIIの過程では， a が基質を酸化して，補酵素であるXとYは還元型のX・HとY・H_2となる。X・HとY・H_2はIIIの過程で酸化されて，再びXとYに戻る。IIIの過程はミトコンドリアの b で起こり，X・HとY・H_2から運ばれたHはH^+と電子に分解され，電子は b に埋まっているタンパク質を次々に受け渡されていく。電子は最終的にH^+と エ と反応して水となる。H^+は オ にためられ，ATP合成酵素内を受動輸送されるときにATPが合成される。

　ヒトの筋肉では，激しい運動をするとすぐにATPが不足するので，解糖という反応によってもATPを合成する。解糖ではIの過程でできた ア を還元して，乳酸ができる。

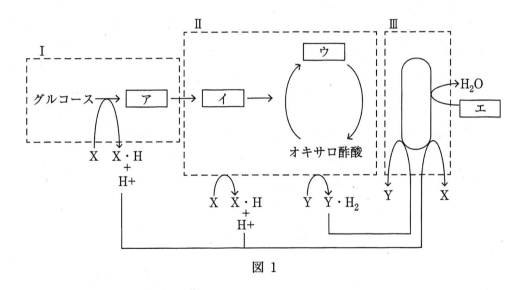

図1

問1　文章中の a ， b に入る語句の組合せとして正しいものを，①〜⑥より1つ選んで番号を答えよ。 8

	a	b		a	b
①	酸化還元酵素	外膜	②	加水分解酵素	外膜
③	酸化還元酵素	内膜	④	加水分解酵素	内膜
⑤	酸化還元酵素	マトリックス	⑥	加水分解酵素	マトリックス

問2　図1の ア の物質名とその1分子の炭素数の組合せとして正しいものを，①〜⑤より1つ選んで番号を答えよ。 9

① リンゴ酸：2　　② ピルビン酸：3　　③ ケトグルタル酸：4

④ コハク酸：3　　⑤ フマル酸：2

問3　図1の イ の物質名として正しいものを，①〜⑤より1つ選んで番号を答えよ。 10

① クエン酸　　② コハク酸　　　③ アセチルCoA

④ フマル酸　　⑤ ケトグルタル酸

問4　図1の ウ 1分子からオキサロ酢酸1分子になる過程について述べた文として誤っているものを，①〜③より1つ選んで番号を答えよ。 11

① ATPは合成されない。

② 水が消費される。

③ 二酸化炭素が放出される。

問5　文章中の エ ・ オ に入る語句の組合せとして正しいものを，①〜⑥より1つ選んで番号を答えよ。 12

	エ	オ
①	二酸化炭素	マトリックス
②	二酸化炭素	内膜と外膜の間
③	水素	マトリックス
④	水素	内膜と外膜の間
⑤	酸素	マトリックス
⑥	酸素	内膜と外膜の間

問6　Iの過程について正しいものを，①〜④より1つ選んで番号を答えよ。 13

① グルコース1分子あたり差し引きで2分子のATPが合成される。

② グルコース1分子あたり36ATPが合成される。

③ 反応の一部は小胞体で行われる。

④ 反応の一部は酸素を必要とする。

問 7　ある動物細胞は，酸素のある条件下で呼吸だけでなく解糖によっても ATP を合成し
　　ている。この細胞を用いて以下の実験を行った。

　　＜実験＞　グルコースを十分量含む適切な培養液中で，細胞を酸素のある存在下で培養し
　　　　　　た。培養中，ミトコンドリアによる呼吸と解糖の進行を測定し，それらの進行が安
　　　　　　定したところから，薬剤 P，Q を図 2 の↓で示す時点で添加した。このときのミト
　　　　　　コンドリアによる呼吸と解糖の進行を図 2 に示す，薬剤 P，Q はどのような作用を
　　　　　　もつと考えられるか。正しいものを①〜④より 1 つ選んで番号を答えよ。　14

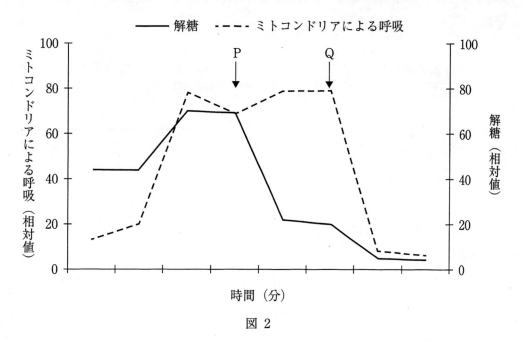

図 2

　　①　P は解糖を阻害し，Q は図 1 の I の過程を阻害する。
　　②　P は解糖を阻害し，Q は図 1 の III の過程を阻害する。
　　③　P は図 1 の I の過程を阻害し，Q は解糖を阻害する。
　　④　P は図 1 の III の過程を阻害し，Q は解糖を阻害する。

3　　　ラクトースオペロンに関する文章を読み，下記の問いに答えよ。

　遺伝子は，すべての遺伝子が常に転写されているのではなく，必要な時に転写され，それ以外は抑制されるよう調節されている。

　大腸菌ではラクトースが存在するときには，呼吸基質としてラクトースを用いることができる。ラクトースは，いくつかの酵素によって分解され，ラクトースに由来する物質（誘導物質）となる。ラクトース分解反応に関わる酵素の遺伝子群は，一つの転写調節領域に制御されている。図1はラクトース分解酵素の遺伝子群の発現に関わる DNA 領域を模式的に示したものである。

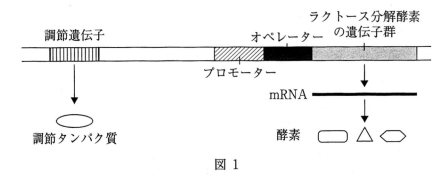

図 1

　ラクトースが培地に含まれない場合，調節遺伝子から合成された調節タンパク質がオペレーターに結合 ア 。これにより，RNA ポリメラーゼがプロモーター領域に結合 イ ので，ラクトース分解酵素の遺伝子群の転写は ウ 。

問 1　大腸菌について述べた記述として**誤っているもの**を，①〜⑤より1つ選んで番号を答えよ。 15

① DNA をもつ。

② 鞭毛をもつ。

③ 細胞膜の内側に細胞壁をもつ。

④ 中心体をもたない。

⑤ ミトコンドリアをもたない。

問 2　真核生物では，転写が起こるには RNA ポリメラーゼとある物質が必要である。ある物質として，正しいものを，①〜⑥より1つ選んで番号を答えよ。 16

① クロマチン繊維　　② 制限酵素

③ ヒストン　　　　　④ ヌクレオソーム

⑤ 基本転写因子　　　⑥ エンハンサー

問 3　文章中の　ア　～　ウ　に入る語句の組み合わせとして正しいものを，①～⑧より 1
つ選んで番号を答えよ。　17

	ア	イ	ウ
①	する	する	起こる
②	する	する	起こらない
③	する	しない	起こる
④	する	しない	起こらない
⑤	しない	する	起こる
⑥	しない	する	起こらない
⑦	しない	しない	起こる
⑧	しない	しない	起こらない

問 4　ラクトースに由来する物質（誘導物質）が調節タンパク質に結合すると，調節タンパ
ク質の立体構造が変わる。突然変異が起こっている大腸菌の株 I，II において，培地の
組成を変えて培養すると，表 1 のような結果を得た。なお，大腸菌自体はグルコースを
含む培地で生育可能である。以下の (1)～(2) に答えよ。

表 1

	培　地	
	ラクトースなし	ラクトースあり
株 I	○	○
株 II	×	×

ラクトース分解酵素の合成　あり：○　なし：×

(1) 株 I は調節遺伝子に突然変異が起こっている。表 1 のような結果となった原因として可
能性があるものを，①～④より 2 つ選んで番号を答えよ。　18

① 調節タンパク質が常にオペレーターに結合する。

② 調節タンパク質は誘導物質と結合できないが，オペレーターとは結合できる。

③ 調節タンパク質は誘導物質と結合できるが，オペレーターとは結合できない。

④ 調節タンパク質が合成されない。

(2) 株Ⅱはどのような突然変異が起こっていると考えられるか。可能性のあるものを①〜③より1つ選んで番号を答えよ。　19

① ラクトース分解酵素の遺伝子群に塩基の置換が起こっており，ラクトース分解酵素が過剰に合成された。

② DNA ポリメラーゼの遺伝子に突然変異が起こっており，細胞分裂が起こらない。

③ プロモーターに突然変異が起こっており，RNA ポリメラーゼが結合できない。

問 5　大腸菌はグルコースがあるときには，グルコースを呼吸基質として用いており，ラクトースは用いない。大腸菌がラクトースオペロンのようなしくみをもっていることには，どのような意義があると考えられるか。正しいものを，①〜③より1つ選んで番号を答えよ。　20

① 呼吸基質としてグルコースとラクトースを同時に用いることで，より多くの ATP を合成できる。

② 呼吸基質として用いる物質を定期的に切り替えることで，グルコースの消費を抑えている。

③ ラクトースを呼吸基質として用いなければならない条件下でのみラクトース分解酵素を合成することで，無駄なエネルギーを消費しないようにしている。

4　ヒトの活動と恒常性に関する文章を読み，下記の問いに答えよ。

　　ヒトの体内では，恒常性の維持に自律神経系とホルモンがはたらいている。これらの中枢
は，　ア　である。血糖濃度の増加を中枢が感知すると，　イ　神経を通じてすい臓のランゲ
ルハンス島を刺激する。また，すい臓は直接血糖濃度を感知し，　ウ　の分泌により，グリ
コーゲンの合成が促されたり，グルコースの吸収と分解の促進が進んだりして，血糖濃度は下
がる。体温の上昇を中枢が感知すると，皮膚の血管が拡張したり，　エ　神経を通じて発汗が
盛んになったりすることで熱を放散する。

問 1　文章中の　ア　に入る語句として正しいものを，①～⑤より1つ選んで番号を答え
　　　よ。　21

　　　①　大脳　　　　②　中脳　　　　③　小脳　　　　④　間脳　　　　⑤　延髄

問 2　文章中の　イ　～　エ　に入る語句として正しい組合せを，①～⑥より1つ選んで番
　　　号を答えよ。　22

	イ	ウ	エ
①	交感	グルカゴン	副交感
②	交感	インスリン	副交感
③	交感	アドレナリン	副交感
④	副交感	グルカゴン	交感
⑤	副交感	インスリン	交感
⑥	副交感	アドレナリン	交感

問 3　ヒトは食物のもつ化学エネルギーを食物として取り入れている。体外に放出されるエ
　　　ネルギーは，体内で発生した熱エネルギーと外部に行った仕事の和である。こうしたエ
　　　ネルギーの出入りは，次のような式で表される。

$$F = H + W \pm S$$

$$\begin{pmatrix} F：食物からの摂取エネルギー & H：発生した熱エネルギー \\ W：生体が行った仕事 & S：体内貯蔵エネルギーの増減分 \end{pmatrix}$$

　　　　からだが成長するためには，タンパク質や脂質の合成が盛んに行われなければならな
　　　い。成長するためには，F，H，Wの関係はどのようである必要があるか。正しいもの
　　　を①～③から1つ選んで番号を答えよ。　23

　　　①　$F = H + W$　　　②　$F > H + W$　　　③　$F < H + W$

問 4　腎臓では，水分やさまざまな物質の再吸収が起こっている。水分が失われたときには，水分の再吸収が促されるが，これは オ というホルモンの作用によって促進される。一方，ナトリウムイオンの再吸収は カ というホルモンの作用によって促進される。

　　　図 1 は腎単位（ネフロン）と集合管の模式図である。図 2 は腎単位の各部位における原尿の塩類濃度（浸透圧）のグラフである。ここでは，塩類はナトリウムイオンのみで考えてよいものとする。(1)〜(4) に答えよ。

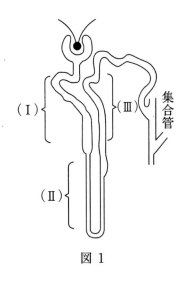

図 1

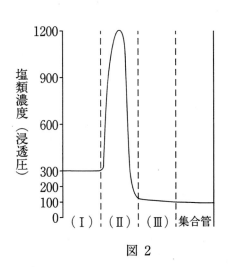

図 2

(1)　ヒトの尿生成に関する文として正しいものを，①〜④より 1 つ選んで番号を答えよ。　24

　　① 糸球体からボーマン嚢へ血圧によって押し出された液体を原尿という。

　　② タンパク質やアミノ酸の分解で生じたアンモニアは，腎臓で尿素に合成されて尿とともに排出される。

　　③ 血しょう中に含まれているグルコースは，健康であれば原尿中にも尿中にも含まれない。

　　④ 血しょう中に含まれているタンパク質は，原尿中には含まれるがすべて再吸収されるので，尿中には含まれない。

(2) 文章中の オ ， カ に入る語句として正しい組み合わせを，①〜⑨より1つ選んで
番号を答えよ。 25

	オ	カ
①	バソプレシン	チロキシン
②	バソプレシン	鉱質コルチコイド
③	バソプレシン	パラトルモン
④	チロキシン	鉱質コルチコイド
⑤	チロキシン	バソプレシン
⑥	チロキシン	パラトルモン
⑦	鉱質コルチコイド	バソプレシン
⑧	鉱質コルチコイド	チロキシン
⑨	鉱質コルチコイド	パラトルモン

(3) 図1，2の（Ⅰ）の部位では，水の再吸収が行われているが，塩類濃度は一定である。この理由として正しいものを①〜③より1つ選んで番号を答えよ。 26

① 塩類の再吸収率が，水の再吸収率とほぼ同じだから。

② 塩類の再吸収率が，水の再吸収率より大きいから。

③ 塩類の再吸収率が，水の再吸収率より小さいから。

(4) 図1，2の（Ⅱ）の部位では，塩類濃度は原尿が細尿管中を下に向かうときに上昇し，上に向かうときに低下している。この理由として正しいものを①〜④より1つ選んで番号を答えよ。 27

① 下に向かうときは塩類が，上に向かうときは水が，主に再吸収されるから。

② 下に向かうときは水が，上に向かうときは塩類が，主に再吸収されるから。

③ 下に向かうときは塩類と水が再吸収され，上に向かうときは再吸収が起こらないから。

④ 下に向かうときは再吸収が起こらないが，上に向かうときは塩類と水が再吸収されるから。

5　　生態系に関する文章を読み，下記の問いに答えよ。

　現在，人間の活動によって地球環境は大きく変化している。たとえば，化石燃料などの大量使用による(a)二酸化炭素などの温室効果ガスの増加が，地球規模での平均気温の上昇という温暖化の原因と考えられている。また，　ア　は人工的に合成された気体で，分解しにくく人に無害であるため家電製品やスプレー缶に用いられてきたが，温室効果があるだけでなく　イ　を破壊する性質もあるため，現在は使用されなくなった。過去に農薬として使用された DDTという物質は，ある湖において小型の甲殻類と，それを捕食する魚類，鳥類の筋肉中の濃度を調べると，0.4，5.6，98.8 ppm と栄養段階が上位の種ほど高くなっていた。これを　ウ　といい，DDT のように　エ　という性質をもつ物質が食物連鎖を通じて上位の種に移動するたびに，体内での濃度が高まっていくからである。

　私たちに身近な(b)里山でも，環境の変化がみられている。近代化による大きな社会変化により，これまで薪炭林として利用されてきた森林や山間部に近い水田や農耕地が放棄されるようになった。平野部での水田でも機械化が進み，周辺の河川の護岸工事などにより，(c)野生生物の生息環境は大きく変わった。

問 1　　文章中の　ア　～　ウ　に入る語句の組合せとして正しいものを，①～⑥より 1 つ選んで番号を答えよ。　28

	ア	イ	ウ
①	エチレン	オゾン層	生物濃縮
②	エチレン	紫外線	遺伝子撹乱
③	メタン	紫外線	生物濃縮
④	メタン	オゾン層	遺伝子撹乱
⑤	フロン	オゾン層	生物濃縮
⑥	フロン	紫外線	遺伝子撹乱

問 2　　文章中の　エ　にあてはまる記述として正しいものを，①～⑤より 1 つ選んで番号を答えよ。　29

　　①　水に溶けやすい　　　②　排出されやすい　　　③　体内で分解されにくい

　　④　高温で安定している　　⑤　酸素と反応しやすい

問 3　　文章中の下線部 (a) に関して，現在の大気中の二酸化炭素濃度（％）として正しいものを，①～④より 1 つ選んで番号を答えよ。　30

　　①　0.004 %　　　②　0.04 %　　　③　0.4 %　　　④　4 %

問4　文章中の下線部（b）に関して，以下の問いに答えよ。

(1) 里山の森林は人の手が加えられることで維持されてきた雑木林である。関東地域の雑木林でよく見られる樹種として正しいものを①〜⑥より**2つ選んで**番号を答えよ。　31

① クヌギ　　　② シラビソ　　　③ ヘゴ

④ アコウ　　　⑤ コナラ　　　⑥ エゾマツ

(2) 里山でみられている変化として**誤っているもの**を①〜④より1つ選んで番号を答えよ。　32

① 下草刈りや落ち葉かきが行われることで里山の森林は陽樹が優占種として生育できたが，それらが行われなくなって陰樹林へと変化した。

② 放棄された水田では遷移が進行して水深の深い池となり，これまでは生育していなかった魚類や両生類が生育するようになった。

③ 草原，水田やため池などがモザイク状に存在し，攪乱を受けやすい環境下に適応した生物種がみられたが，環境が均一化し生物多様性が大きく減少している。

④ 里山の森林には多くの低木や草本が生育していたが，林床の光量が減り生育できる植物の種類が減少したことでそれらを利用する動物の種類にも影響が出ている。

問5　文章中の下線部（c）に関して，日本における絶滅危惧種には，原生的な自然ではなく身近な自然である里山などに生育している種が多く含まれる。こうした絶滅危惧種としてあてはまるものを①〜⑥より1つ選んで番号を答えよ。　33

① ウシガエル　　② アメリカザリガニ　　③ ニホンオオカミ

④ メダカ　　　⑤ オオクチバス　　　⑥ アカミミガメ

英　語

解答　6年度

1

〔解答〕
(1)① (2)③ (3)④ (4)② (5)①
(6)① (7)③ (8)① (9)④ (10)①

〔出題者が求めたポイント〕
(1)　No matter how many leaves a plant has「植物が何枚の葉を持っていても」が直訳。
(2)　photosynthesis「光合成」。synthesis には「合成、統合」という意味がある。
(3)　a process を後ろから修飾する関係代名詞の in which が正解。
(4)　take place「起こる、生じる」
(5)　go through chemical changes「化学変化を経験する」
　①　化学的に変化する
　②　化学変化を引き起こす
　③　化学的プロセスを加速する
　④　新しい化学を調べる
(6)　All living things are made of cells.「すべての生物は細胞からできている。」
　①　すべての生物は細胞からなる
　②　細胞はすべての生物と非生物を作る
　③　すべての生物において、細胞はわずかな役割しか果たしていない
　④　すべての生物は細胞がなくても生きていける
(7)　most can be seen only through a microscope「そのほとんどは顕微鏡でしか見ることができない。」
　①　そのほとんどは顕微鏡なしでも見ることができる
　②　そのほとんどは顕微鏡を使っても見ることができない
　③　顕微鏡を使わなければ、そのほとんどを見ることはできない
　④　顕微鏡を使っても、そのほとんどを見ることはできない
(8)　正解の英文（provide the water with a path）
(9)　however「しかし」が正解。
(10)　選択肢訳
　①　植物の葉は、太陽光のエネルギーを使って二酸化炭素と水を食物に変える。
　②　料理人はケーキを焼くとき、二酸化炭素と水を原料として使う。
　③　水は葉の細胞を通って直接植物に入る。
　④　葉の細胞はすべて同じような特徴を持っている。

〔全訳〕
　植物の葉はほんの数枚かもしれないし、何千枚かもしれない。植物の持つ葉が何枚であっても、それぞれの葉は植物の食物を作る仕事をしている。この仕事は光合成と呼ばれる。光合成とは「光でまとめる」という意味だ。

植物の食物を作るために、葉は原料を一つにまとめる。原料は気体である二酸化炭素と液体である水である。原料を食べ物に変えるために、植物はエネルギー——太陽光というエネルギー——も必要とする。
　光合成は化学的プロセスである。化学的プロセスとは、物質が他の物質に変化するプロセスのことである。同じようなことは、料理人がケーキを焼くときにも起こる。料理人は、小麦粉、卵、砂糖、その他の材料を原料として使う。そして彼は、よく混ぜ合わせた材料をオーブンに入れる。オーブンは熱というエネルギーを供給し、化学変化を起こす。オーブンからフライパンを取り出すと、そこにはもう小麦粉、卵、砂糖といった別々の材料は入っていない。ケーキがあるのだ。
　植物も(5)化学変化を経験する。彼らの材料は二酸化炭素と水である。化学変化のエネルギーは太陽光から供給される。これらすべての材料——二酸化炭素、水、日光——は、細胞を通して植物に入る必要がある。
　(6)すべての生物は細胞からできている。非常に小さな生物はたった一つの細胞からできているが、植物や動物は多くの細胞からできている。細胞は非常に小さいので、(7)そのほとんどは顕微鏡でしか見ることができない。
　水は根の細胞を通って植物に入る。その後水は、植物の茎の中の細胞を通って上昇する。これらの細胞が、光合成の行われる葉への水の通り道となるのだ。しかし、二酸化炭素と太陽光は、葉の細胞から直接植物に入ることができる。
　一つの植物の一つの葉には何万もの細胞が含まれている。しかし、葉の細胞はすべて同じではない。葉の上面にある細胞は透明で薄い。日光はこれらの細胞を直接通り抜け、光合成が行われる葉の内部の細胞に到達することができる。しかし、二酸化炭素は細胞の穴を通らなくてはならない。

2

〔解答〕
(11)④ (12)③ (13)① (14)① (15)② (16)③

〔出題者が求めたポイント〕
(11)　人数を聞いているので、how many people となる。
(12)　that 節を指す、形式主語の it が正解。
(13)　as serious as で原級比較構文を作っている。
(14)　appointment「予約、約束」。employment「雇用」。department「部、課」。announcement「発表、告知」
(15)　shall I ～?「～しましょうか」
(16)　or so は、数値や数量の後ろに置かれて「おおよそ」の意味を持つ。

[問題文訳]

(11) A：いったいここに何人集まったんだろう。
　　 B：500人以上かな。
(12) A：私たちの友達が国際ピアノコンクールで賞を
　　　　もらったって本当？
　　 B：ああ、さっきテレビのニュースで言ってたよ。
(13) A：ご主人がご病気だそうですね。どんな具合で
　　　　すか？
　　 B：思ったほど深刻ではありません。
(14) A：次の歯医者の予約はいつですか？
　　 B：来週の水曜日です。
(15) A：どのような割合で混ぜましょうか。
　　 B：半々でお願いします。
(16) A：どれくらいの期間滞在するのですか？
　　 B：1週間くらいかな。

3

〔解答〕

(17) ④　(18) ①　(19) ②　(20) ③　(21) ①

〔出題者が求めたポイント〕

(17)　depending on「～次第で」
(18)　dots and dashes of electric current を後ろから
　　修飾する過去分詞の called が正解。
(19)　wonder if ～「～ではないかと思う」。このifは「～
　　かどうか」という意味の名詞節を導く接続詞。
(20)　earn one's living「生計を立てる」
(21)　in one's spare time「暇なときに」

〔全訳〕

　1800年代半ば、遠距離にメッセージを送りたい場合、人々は手紙を書かなければならなかった。手紙の移動する距離によっては、何日も何週間もかかった。早くメッセージを送りたいときは、電信で送った。電信のオペレーターは、モールス信号と呼ばれる電流のドットとダッシュでメッセージを送信した。コード化されたメッセージは電線を伝わっていった。受信側の電信技師は、点とダッシュの音を聞き、メッセージを解読し、電報を届けた。

　アレクサンダー・グラハム・ベルは、電信が音を電線に乗せて送るものであったことから、話し言葉を電線に乗せて送ることができないかと考え始めた。大学卒業後、彼はイギリスのバースにあるスザンナ・E・ハル・スクールの教師として生計を立てた。しかし、暇なときに、話す電信機を作ることを夢見て、時々スケッチを描いていた。

英　語

解答　6年度

一般C

1

〔解答〕

（1）④　（2）③　（3）④　（4）④　（5）①
（6）②　（7）①　（8）②　（9）③　（10）②

〔出題者が求めたポイント〕

（1）　This is because ～「これは、～だからだ」。前文の理由を述べる表現。This は前文の内容を指す。

（2）　In fact「実際」

（3）　strut「気取って歩く、そり返って歩く」

（4）　正解の英文（ describe a person as ）

（5）　pay attention to her「彼女に注目する」
① 彼女に注目する
② 彼女を無視する
③ 彼女を除外する
④ 彼女と交流する

（6）　that you definitely must not miss「あなたが絶対見逃してはいけない」。that は関係代名詞で、前の an event を修飾する。
① まったく見られることのできない
② あなたが絶対に見なければならない
③ おそらく除外されるだろう
④ あなたがきっと嫌いになるであろう

（7）　Instead「その代わりに」。Otherwise「さもなければ」。Namely「すなわち」。Nonetheless「それにもかかわらず」

（8）　magnificent「壮麗な」
① ユニークな形と色をした
② きわめて魅力的で印象的な
③ 肉体的・精神的苦痛を与える
④ 見るに耐えない。

（9）　As a result「結果として」。For this reason「この理由から」。In addition「さらに」。At last「ついに」

（10）　選択肢訳
① ピーコックはまったく歩けない。
② ピーコックはたぶん他のどの種類の鳥よりも美しい。
③ ピーヘンはオスの鳥である。
④ ピーコックはその美しい声でピーヘンを魅了する。

〔全訳〕

　鳥の写真展に行くと、ピーコック（オスクジャク）の写真をたくさん目にすることがよくある。これは、ピーコックが非常に美しく、魅力的な鳥だからだ。しかし、多くの人はピーコックを非常に傲慢な鳥だとも思っている。実際、さまざまな文化圏においてピーコックに関する神話や伝説が数多くある。

　ピーコックは他の鳥のように歩いたり跳ねたりするのではなく、気取って歩く。ピーコックが気取って歩くと

き、それはあなたに印象を与える特別な歩き方をする。頭を高く掲げ、あなたが「あれって美しくない？」と言うことを期待しているのだ。英語には、ある人のことを「ピーコックのように誇り高い」と表現する言い方がある。あなたはこれを、ポジティブな表現か、それともネガティブな表現か、どちらだと思うだろうか？

　事実、ピーコックは美しい。おそらく世界で最も美しい鳥だろう。ピーコックはオスの鳥で、メスはピーヘンと呼ばれる。メスは淡い灰色で、魅力的な鳥ではない。そのため、普段あまり人々が(5)彼女に注目することはない。誰もが見たがるのは誇り高きピーコックなのだ。

　動物園やピーコック公園を訪れるベストシーズンは、交尾期である。これはピーコックがピーヘンを惹きつけようとする時期で、(6)あなたが絶対に見逃してはいけないイベントだ。ピーコックがピーヘンを惹きつけようとするとき、ピーコックがメスに向かって歌うことはない。なぜなら、ピーコックはひどい声をしているからだ。ピーコックが歌えば、おそらくピーヘンは反対方向に逃げてしまうだろう。その代わりに、ピーコックは美しい羽を見せることでピーヘンを惹きつける。多くの鳥が美しい羽を持っているが、ピーコックの羽は実に壮麗なものだ。

　ピーコックは尾がとても長く、それを開くと羽根が色とりどりの大きな扇のように「立つ」。羽根は光沢のある緑、黄色、金色が美しく混ざった色をしている。羽根には目のような大きな丸がある。さらに、ピーコックの首は細長く、頭には「王冠」を載せている。というわけで、ピーコックが気取って歩くのも驚くにはあたらない。

2

〔解答〕

（11）④　（12）④　（13）①　（14）②　（15）①　（16）③

〔出題者が求めたポイント〕

（11）　過去の went より以前のことなので、過去完了形の had expected が正解。

（12）　be open to「～に対して開かれている、（批判などを）受けやすい」

（13）　差分を表す by が正解。by 20 centimeters「20 センチ分だけ」

（14）　付帯状況を表す前置詞 with の後ろなので、現在分詞の getting married が正解。with A B で「A が B の状態で」。B には、現在分詞、過去分詞、形容詞などがくる。

（15）　What is worrying you?「何があなたを心配させているのか」が直訳。現在進行形の文。

（16）　Since ～「～以来」が正解。

〔問題文訳〕

（11）　A：試験はどうだった？

B：思ったよりうまくいったよ。
(12) A：ジェーンの行為は世間の批判を浴びることに
　　　なるでしょう。
　　B：私もそう思います。
(13) A：彼女はとても背が高く見えます。
　　B：はい、彼女は私より20センチ背が高いです。
(14) A：話の結末はどうだった？
　　B：カップルが結婚して終わったよ。
(15) A：最近食欲がないのよね。
　　B：何が心配なの？
(16) A：彼女とはいつから知り合いなんですか？
　　B：子供のころからです。

3

〔解答〕
(17) ④　(18) ②　(19) ①　(20) ③　(21) ②

〔出題者が求めたポイント〕
(17)　nothing short of「まさに〜に他ならない」
(18)　stand in the way「妨げになる」。find one's way
　「道を探す」。be on the way「途上である」。have
　one's own way「自分のやりたいようにやる」
(19)　contributions「貢献」。distributions「分配」。
　situations「状況」。locations「場所」
(20)　that 〜を指す、形式主語の It が正解。
(21)　develop「発達させる、伸ばす」。a mathematical
　mind「数学的頭脳、数学的な思考力」

〔全訳〕
　ガリレオがイタリアに生まれたのは 450 年以上も前の
ことだが、彼が私たちの生活に与える影響は、今日でさ
え、実に驚くべきものがある。
　病気のときに体温計を使ったことがあるだろうか？
キャンプやハイキングに出かけて、道を探すのにコンパ
スを使ったことがあるだろうか？　夜、望遠鏡を使って
月や星や惑星を眺めるのが好きだろうか？　これらはガ
リレオが私たちに与えてくれた素晴らしい貢献のほんの
一部なのだ。
　ガリレオは 1564 年、イタリア・ルネサンス時代の有
名な町ピサに生まれた。彼は大家族の出身で、5 人の兄
弟姉妹がいた。父親は有名な音楽家であり音楽教師であ
ったため、ガリレオは幼い頃からリュートの演奏が得意
だった。
　音楽への愛情とその深い理解が、後に彼の数学的な思
考力を伸ばすのに役立ったと考えられている。

英　語

解答　6年度

一般D

1

〔解答〕

（1）②　（2）③　（3）④　（4）①　（5）②
（6）③　（7）④　（8）①　（9）③　（10）①

〔出題者が求めたポイント〕

（1）　superpowers「超大国」
① 驚くほど強力なテクノロジー
② 非常に影響力のある国家
③ 発電所
④ とても勇気ある人々

（2）　corners「地域」
① 道路の急カーブ
② 困難な状況
③ 地域または地区
④ 建物の一部

（3）　選択肢訳
① オンにする
② あきらめる
③ 取り込む
④ 誇示する

（4）　選択肢訳
① その直後
② その少し前
③ 今すぐにも
④ ずっと以前に

（5）　「アメリカがソ連に対して遅れをとったこと」を述べた文と「アメリカが二番手になることを好まなかった」文の間に入る語なので、接続詞の But が正解。

（6）　not because ～ , but because …「～だからではなく…だから」

（7）　選択肢訳
① ～に屈した
② ～へ後戻りした
③ ～に同意した
④ ～に降り立った（足を踏み入れた）

（8）　we have not been back since.「それ以来、我々は月に戻っていない。」
① それ以来、誰も月を訪れていない。
② それ以来、誰も地球には戻っていない。
③ それ以来、我々は地球に戻っていない。
④ 1972 年以来、我々は月を調査していない。

（9）　manned by up to six people「最大 6 人が任務につける」
① 少なくとも 6 人が居住する
② 6 人以上が搭乗する
③ 最大 6 人のチームが活動できる
④ ぴったり 6 人が滞在している

（10）　選択肢訳

① ソ連とアメリカは宇宙開発のライバルだった。
② ジョン・グレンは世界で初めて宇宙に行った人間だった。
③ 1969 年から 1972 年まで、月へのミッションは全部で 5 回あった。
④ スカイラブは 3 回のミッションを遂行し、1979 年に無事地球に帰還した。

〔全訳〕

　1950 年代から 1960 年代にかけて、ソ連（現在のロシア）とアメリカという 2 つの(1)超大国が存在していた。両者は政治に関してまったく異なる考えを持っており、世界のあらゆる(2)地域における権力を欲していた。また、自分たちのテクノロジーとパワーを誇示するために、宇宙への最初の進出を目指していた。

　1957 年、ソ連は最初の人工衛星スプートニク 1 号を宇宙に打ち上げた。その直後の 1958 年、アメリカは独自の人工衛星であるエクスプローラー 1 号を宇宙に打ち上げた。

　1961 年、ロシアのユーリ・ガガーリンが人類初の宇宙飛行に成功した。飛行時間はわずか 108 分だったが、地球から 327km のところを飛んだ。1962 年、ジョン・グレンがアメリカ人として初めて宇宙に行った。しかし、アメリカは二番手になることを好まなかった。

　1961 年、アメリカのジョン・F・ケネディ大統領は、1960 年代末までに月面に人類を到達させると発表した。彼は、「我々はこの 10 年の間に月に行くことを選択し、その他のことも行う。それが容易だから行うのではなく、困難だから行うのである…」と語った。

　1960 年代、何百万人ものアメリカ人が月へ人類を送るために努力した。1969 年 7 月 20 日、ニール・アームストロングは月面に降り立ち、「一人の人間にとっては小さな一歩だが、人類にとっては偉大な一歩である」という有名な言葉を残した。1972 年までにさらに 5 回の月探査が行われたが、(8)それ以来、我々は月に戻っていない。

　1973 年、アメリカは研究施設スカイラブを宇宙に投入した。1979 年に地球に墜落するまで、スカイラブには 3 回のミッションがあった。1981 年、アメリカはスペースシャトルの時代を迎えた。スペースシャトルは、物を軌道まで運び、それを地球に戻して着陸させることができた。1981 年から 2011 年まで、スペースシャトルは 135 回の宇宙ミッションを行った。

　スペースシャトルは国際宇宙ステーション（ISS）の一部を運んだ。ISS は一度に(9)最大 6 人が任務につける研究施設である。ISS プロジェクトには 16 カ国が参加している。ISS はアメリカンフットボール場ほどの大きさで、2000 年 11 月から研究を続けている。

❷

〔解答〕

(11) ②　(12) ③　(13) ②　(14) ③　(15) ④　(16) ①

〔出題者が求めたポイント〕

(11)　worth Ving「～する価値がある」。worth consideration「熟考に値する」のように、Ving（動名詞）の代わりに、名詞を置くこともできる。

(12)　turn down「～を断る」。ここでは受動態の文になっている。

(13)　make an impression「印象を与える」

(14)　let me know「教えてください」

(15)　whichever you want「あなたが欲しいものどれでも」

(16)　take（時間）で「（時間）がかかる」。例えば、It took three hours to read this book.「この本を読むのに3時間かかった」

［問題文訳］

(11)　A：すみません、この近辺で見る価値のあるものはありますか？

　　　B：ええ、面白いところがいくつかありますよ。

(12)　A：あなたの提案は受け入れられましたか？

　　　B：残念ながら断られました。

(13)　A：彼女はどんな印象でしたか？

　　　B：私には感じのいい人に思えました。

(14)　A：富士山が見えたら教えてください。

　　　B：わかった、あと30分くらいかかるよ。

(15)　A：どのチョコレートが好きですか？　お好きなものをお選びください。

　　　B：ありがとうございます。これにします。

(16)　A：車の修理にはどのくらいかかりますか？

　　　B：えーと、1週間くらいです。

❸

〔解答〕

(17) ③　(18) ④　(19) ②　(20) ③　(21) ①

〔出題者が求めたポイント〕

(17)　「狩猟と採集が困難で危険なものだった」理由を述べた文なので、because が正解。

(18)　that は、前文の finding or catching food を指している。

(19)　選択肢訳

①　～するかぎり

②　～するよりむしろ

③　すなわち

④　特に

(20)　S allow O to V「S のために O は～できる」。This は前文の内容を指す。

(21)　「～するにつれて」の意味の As が正解。

〔全訳〕

　何千年もの間、人間は見つけたり殺したりできるものを食べてきた。森の植物や木の実、ベリーを食べた。動物を殺して食べた。私たちは狩猟採集民族だったのだ。

　狩猟と採集は困難で危険なものだった。というのも、生活が食料を見つけたり取ったりすることに依存していたのであり、それは季節や運に依存しているということだったからだ。人類は、常に食べ物がある、より当てになるシステムを必要としていた。自然や運に頼りたくなかったのだ。食料を見つけるよりむしろ、自分たちの住む場所で食料を栽培する方法を発見する必要があった。

　やがて私たちは、トウモロコシや小麦などの作物を植える方法や、農場で動物を飼う方法を学んだ。その結果、必要なときに必要な食料を手に入れることができるようになった。人類は村や町でグループを作り、一緒に暮らすことができるようになった。動物を狩ったり、森で食料を集めたりするのに多くの時間を費やす必要がなくなった。社会が発展するにつれて、人々はより良いものを食べ、より健康になった。人々はより長生きするようになった。今や我々は、さまざまな種類の食物を栽培できるようになり、より多様なものを食べられるようになったのだ。問題は、これもやはり重労働であり、自分たち用の食料しか栽培できないということだった。

数　学

解答　6年度

❶

〔解答〕

(1)

ア	イ	ウエ
4	4	12

(2)

オ	カ	キク
8	4	16

(3)

ケ	コ	サシ	ス	セ	ソ	タ	チ
8	3	15	3	6	3	2	2

(4)

ツ	テトナ
4	503

〔出題者が求めたポイント〕

(1) 2次関数

$y = ax^2 + bx + c$ に通る3点を代入し，a, b, c を求める。$y = a(x-p)^2 + q$ に式変形させたとき，q が y の最小値 $(a > 0)$。

$ax^2 + bx + c = kx + 10 - k$ とし，$f(x) = 0$ の形に式変化させ $D = 0$ として k を求める。

(2) 対数関数，2次方程式

$\log_2 x^n = n\log_2 x$, $\log_2 y = n \iff y = 2^n$

$z^2 - mz + k = 0$ の解を z_1, z_2 とすると，

$z_1 + z_2 = m$, $z_1 \cdot z_2 = k$

(3) 三角比

$\cos\alpha = \sqrt{1 - \sin^2\alpha}$, $\cos\beta = \sqrt{1 - \sin^2\beta}$

$\cos(\alpha + \beta) = \cos\alpha\cos\beta - \sin\alpha\sin\beta$

$\sin(\alpha + \beta) = \sin\alpha\cos\beta + \cos\alpha\sin\beta$

$\triangle ABD$ の面積 $= \dfrac{1}{2} AB \cdot AD\sin\angle BAD$

$AD = x$ として，$\triangle ABD$, $\triangle ADC$, $\triangle ABC$ の面積を求めて，$\triangle ABD$ の面積＋$\triangle ADC$ の面積＝$\triangle ABC$ の面積より x を求める。

(4) 指数関数

$5^n < 2024$ となる n の最大は，5^1, 5^2, 5^3, 5^4, 5^5 を計算して求める。

1～2024 で，k の倍数の数は，$2024 \div k = m\cdots p$ のとき m 個である。

5^k の倍数の個数は，$2024 \div 2^k = m_1\cdots p_1$

$2024 \div 2^{k+1} = m_2\cdots p_2$ とすると $m_1 - m_2$ 個

〔解答のプロセス〕

(1) $y = ax^2 + bx + c$

$(1, 12)$ を通るので，$a + b + c = 12$ ……①

$(-2, 6)$ を通るので，$4a - 2b + c = 6$ ……②

$(0, 6)$ を通るので，$c = 6$ ……③

②，③より　$4a - 2b = 0$　より　$b = 2a$ ……④

④，③を①へ代入　$3a + 6 = 12$　より　$a = 2$, $b = 4$

$y = 2x^2 + 4x + 6 = 2(x^2 + 2x) + 6$

$\quad = 2\{(x+1)^2 - 1\} + 6 = 2(x+1)^2 + 4$

y の最小値は，$x = -1$ のときで 4

$2x^2 + 4x + 6 = kx + 10 - k$　の解が1つ。

$2x^2 + (4-k)x - 4 + k = 0$

$D = (4-k)^2 - 4\cdot(2)(-4+k) = 0$

$k^2 - 16k + 48 = 0$

$(k-4)(k-12) = 0$　より　$k = 4$, 12

(2) $(\log_2 x)^2 - 6\log_2 x + a = 0$

$x = z$, $4z$ とする。

$\log_2 z + \log_2 4z = 6$

$\log_2 z + \log_2 4 + \log_2 z = 6$

$2\log_2 z = 4$　より　$\log_2 z = 2$

よって，$z = 2^2 = 4$

$\log_2 4z = \log_2 4 + \log_2 z = 2 + 2 = 4$

$a = \log_2 z \cdot \log_2 4z = 2\cdot 4 = 8$

$x = z$, $4z = 4$, 16

(3) $\cos\alpha = \sqrt{1 - \left(\dfrac{1}{5}\right)^2} = \sqrt{\dfrac{24}{25}} = \dfrac{2\sqrt{6}}{5}$

$\cos\beta = \sqrt{1 - \left(\dfrac{1}{3}\right)^2} = \sqrt{\dfrac{8}{9}} = \dfrac{2\sqrt{2}}{3}$

$\cos(\alpha + \beta) = \dfrac{2\sqrt{6}}{5}\cdot\dfrac{2\sqrt{2}}{3} - \dfrac{1}{5}\cdot\dfrac{1}{3} = \dfrac{8\sqrt{3} - 1}{15}$

$\sin(\alpha + \beta) = \dfrac{1}{5}\cdot\dfrac{2\sqrt{2}}{3} + \dfrac{2\sqrt{6}}{5}\cdot\dfrac{1}{3}$

$\qquad = \dfrac{2\sqrt{6} + 2\sqrt{2}}{15}$

$AD = x$ とおく。

$\triangle ABD$ の面積＋$\triangle ADC$ の面積＝$\triangle ABC$ の面積

$\dfrac{1}{2}\cdot 5x\cdot\dfrac{1}{5} + \dfrac{1}{2}\cdot 9x\cdot\dfrac{1}{3} = \dfrac{1}{2}\cdot 5\cdot 9\dfrac{2\sqrt{6} + 2\sqrt{2}}{15}$

$2x = 3\sqrt{6} + 3\sqrt{2}$　よって，$x = \dfrac{3\sqrt{6} + 3\sqrt{2}}{2}$

(4) $5^1 = 5$, $5^2 = 25$, $5^3 = 125$, $5^4 = 625$, $5^5 = 3125$

よって，$n = 4$

$2024 \div 625 = 3\cdots 149$

$2024 \div 125 = 16\cdots 24$

$2024 \div 25 = 80\cdots 24$

$2024 \div 5 = 404\cdots 4$

1～2024 の中に，5^4 の倍数のものは3個。

5^3 の倍数のものは，$16 - 3 = 13$ 個

5^2 の倍数のものは，$80 - 16 = 64$ 個

5 の倍数のものは，$404 - 80 = 324$ 個

従って，$n = 3\times 4 + 13\times 3 + 64\times 2 + 324$

よって，$n = 503$

❷

〔解答〕

(1)

ニヌ	ネノ	ハ	ヒフヘ
13	18	5	432

(2)

ホ	マミ	ムメモ	ヤユヨ
5	54	125	324

〔出題者が求めたポイント〕

確率

(1) a, b, c, d の中に同じ目が含まれる確率は，a, b, c, d すべて異なる確率を求めて，1 から引く。

$a < b < c < d$ となる場合は，すべて書き出してみる。

(2) すべて異なる場合の数は，$6 \times 5 \times 4 \times 3 \times 2$

異なる目が 3 つになる場合は次の順に考える。

異なる目が 1 つになる場合は，$1^5 = 1$

異なる目が 2 つになる場合は，$2^5 - {}_2C_1 \cdot 1^5$

異なる目が 3 つになる場合は，

$3^5 - {}_3C_2(2^5 - {}_2C_1 \cdot 1^5) - {}_3C_1 \cdot 1^5$

これが，${}_6C_3$ 通りある。

〔解答のプロセス〕

(1) 4 回ともすべて異なる確率，$\dfrac{6 \times 5 \times 4 \times 3}{6^4} = \dfrac{5}{18}$

a, b, c, d の中に同じ目が含まれる確率

$1 - \dfrac{5}{18} = \dfrac{13}{18}$

$a < b < c < d$ となる場合

$(a, b, c, d) = (1, 2, 3, 4), (1, 2, 3, 5),$
$(1, 2, 3, 6), (1, 2, 4, 5), (1, 2, 4, 6),$
$(1, 2, 5, 6), (1, 3, 4, 5), (1, 3, 4, 6),$
$(1, 3, 5, 6), (1, 4, 5, 6), (2, 3, 4, 5),$
$(2, 3, 4, 6), (2, 3, 5, 6), (2, 4, 5, 6),$
$(3, 4, 5, 6)$

で 15 通り

確率は，$\dfrac{15}{6^4} = \dfrac{15}{1296} = \dfrac{5}{432}$

(2) 5 回ともすべて異なる目になる確率

$\dfrac{6 \times 5 \times 4 \times 3 \times 2}{6^5} = \dfrac{5 \times 4}{6^3} = \dfrac{20}{216} = \dfrac{5}{54}$

異なる目が 1 つのとき，$1^5 = 1$

異なる目が 2 つのとき，$2^5 - {}_2C_1 \cdot 1^5$

異なる目が 3 つのとき，$3^5 - {}_3C_2(2^5 - {}_2C_1 \cdot 1^5) - {}_3C_1 \cdot 1^5$
$= 243 - 3(32 - 2) - 3 = 150$

異なる目の数が 3 になる確率

$\dfrac{{}_6C_3 \cdot 150}{6^5} = \dfrac{3000}{7776} = \dfrac{125}{324}$

3

〔解答〕

(1)

ラ	リ	ル	レ	ロ	ワ
3	6	9	3	5	2

(2)

ン	あ	いう	えお	か	きく	け
2	5	20	24	2	30	5

〔出題者が求めたポイント〕

平面図形，三角比

(1) $y = 2x - 6$ と x 軸，y 軸の交点 P，Q の座標を求める。

外接円を $x^2 + y^2 + ax + by + c = 0$ として，P，Q，O の点を代入して，3 式から連立して a, b, c を求める。

$\triangle$OPQ の内接円の半径 r とすると，

$\dfrac{1}{2}$OP$\cdot r + \dfrac{1}{2}$OQ$\cdot r + \dfrac{1}{2}$PQ$\cdot r = \dfrac{1}{2}$OP$\cdot$OQ から

r を求める。

内接円の中心は x 軸，y 軸に接するので，$(r, -r)$

(2) R$(t, f(t))$ のとき，S$(t, 0)$，B$(t, -2)$ として，

$\alpha = \angle$ORS，$\beta = \angle$ARB とする。

$\tan \alpha = \dfrac{OS}{RS}$，$\tan \beta = \dfrac{AB}{RB}$，$\theta = \alpha - \beta$

$\tan(\alpha - \beta) = \dfrac{\tan \alpha - \tan \beta}{1 + \tan \alpha \tan \beta}$

$\tan \theta$ の分母を考える。（分母が最小となるとき）

$a > 0$，$b > 0$ のとき，$a + b \geqq 2\sqrt{ab}$

$=$ のときは，$a = b$

〔解答のプロセス〕

(1) $y = 2x - 6$

$x = 0$ のとき，$y = -6$　Q$(0, -6)$

$y = 0$ のとき，$x = 3$　P$(3, 0)$

三角形 OPQ の外接円を $x^2 + y^2 + ax + by + c = 0$ とする。

O$(0, 0)$ を通り，$c = 0$

P$(3, 0)$ を通る，$9 + 3a + c = 0$

Q$(0, -6)$ を通る，$36 - 6b + c = 0$

これより，$a = -3$，$b = 6$，$c = 0$

方程式は，$x^2 + y^2 - 3x + 6y = 0$

$\triangle$OPQ の内接円の半径を r とすると，内接円の中心は $(r, -r)$ となるので，r が中心の x 座標となる。

OP $= 3$，OQ $= 6$，PQ $= \sqrt{3^2 + 6^2} = 3\sqrt{5}$

$\dfrac{1}{2}3r + \dfrac{1}{2}6r + \dfrac{1}{2}3\sqrt{5}r = \dfrac{1}{2} \cdot 3 \cdot 6$

$\dfrac{9 + 3\sqrt{5}}{2}r = 9$　より　$r = \dfrac{6}{3 + \sqrt{5}}$

$r = \dfrac{6(3 - \sqrt{5})}{(3 + \sqrt{5})(3 - \sqrt{5})} = \dfrac{9 - 3\sqrt{5}}{2}$

(2) R$(t, 2t - 6)$，A$(0, -2)$，S$(t, 0)$，B$(t, -2)$ とし，$\angle$ORS $= \alpha$，$\angle$ARB $= \beta$ とする。$\theta = \alpha - \beta$

$\tan \alpha = \dfrac{t}{2t - 6}$，$\tan \beta = \dfrac{t}{2t - 6 - (-2)} = \dfrac{t}{2t - 4}$

$\tan \theta = \tan(\alpha - \beta)$

$= \dfrac{\dfrac{t}{2t - 6} - \dfrac{t}{2t - 4}}{1 + \dfrac{t}{2t - 6}\dfrac{t}{2t - 4}} = \dfrac{t(2t - 4) - t(2t - 6)}{(2t - 6)(2t - 4) + t^2}$

$= \dfrac{2t}{5t^2 - 20t + 24}$

$\tan \theta = \dfrac{1}{\dfrac{5}{2}t + \dfrac{12}{t} - 10}$　で $t > 0$ より

$\tan \theta \leqq \dfrac{1}{2\sqrt{\dfrac{5}{2}t \cdot \dfrac{12}{t}} - 10} = \dfrac{1}{2\sqrt{30} - 10}$　（最大値）

$=$ となるのは，$\dfrac{5}{2}t = \dfrac{12}{t}$　より　$t^2 = \dfrac{24}{5}$

$t > 0$　より　$t = \sqrt{\dfrac{24}{5}} = \dfrac{\sqrt{120}}{5} = \dfrac{2\sqrt{30}}{5}$

4

〔解答〕

(1)

こさ	し	す	せ	そ	た	ち	つ
-1	4	2	1	2	1	2	2

(2)

て	とな	に	ぬね
1	24	1	12

〔出題者が求めたポイント〕

2次方程式，微分法，積分法

(1) C_1 と C_2 を連立方程式にして，x の2次式にする。接することにより $D = 0$，これより b を a で表わし，2次方程式の b に代入して，P の座標を a で表わす。

(2) $y = f(x)$ の $x = t$ における接線の方程式は，
$y = f'(t)(x - t) + f(t)$
P の x 座標を t とすると，C_2 と l と y 軸によって囲む

面積は，$\displaystyle\int_0^t (C_2 \text{ の } y - l \text{ の } y) dx$

C_2 と C_3 が y 軸について対称なので，C_1 と C_2 と C_3 に

よって囲む面積は，$2\displaystyle\int_0^t (C_1 \text{ の } y - C_2 \text{ の } y) dx$

〔解答のプロセス〕

(1) $2x^2 + 2 = x^2 + ax + b$
$x^2 - ax + 2 - b = 0$
$D = a^2 - 4(2 - b) = 0$　より　$a^2 - 8 + 4b = 0$

従って，$b = -\dfrac{1}{4}a^2 + 2$

$x^2 - ax + 2 - \left(-\dfrac{1}{4}a^2 + 2\right) = 0$

$\left(x - \dfrac{1}{2}a\right)^2 = 0$　より　$x = \dfrac{1}{2}a$, $y = \dfrac{1}{2}a^2 + 2$

$P\left(\dfrac{1}{2}a, \ \dfrac{1}{2}a^2 + 2\right)$

(2) $C_2 : y = x^2 + ax - \dfrac{1}{4}a^2 + 2$, $y' = 2x + a$

$x = \dfrac{1}{2}a$, $y' = 2a$, $y = \dfrac{1}{2}a^2 + 2$

$l : y = 2a\left(x - \dfrac{1}{2}a\right) + \dfrac{1}{2}a^2 + 2 = 2ax - \dfrac{1}{2}a^2 + 2$

C_2 と l と y 軸によって囲む図形の面積

$\displaystyle\int_0^{\frac{1}{2}a} \left\{x^2 + ax - \dfrac{1}{4}a^2 + 2 - \left(2ax - \dfrac{1}{2}a^2 + 2\right)\right\} dx$

$= \displaystyle\int_0^{\frac{1}{2}a} \left(x^2 - ax + \dfrac{1}{4}a^2\right) dx$

$= \left[\dfrac{1}{3}x^3 - \dfrac{1}{2}ax^2 + \dfrac{1}{4}a^2 x\right]_0^{\frac{1}{2}a}$

$= \dfrac{1}{24}a^3 - \dfrac{1}{8}a^3 + \dfrac{1}{8}a^3 = \dfrac{1}{24}a^3$

$2\displaystyle\int_0^{\frac{1}{2}a} \left\{2x^2 + 2 - \left(x^2 + ax - \dfrac{1}{4}a^2 + 2\right)\right\} dx$

$= 2\displaystyle\int_0^{\frac{1}{2}a} \left(x^2 - ax + \dfrac{1}{4}a^2\right) dx$

$= 2\left[\dfrac{1}{3}x^3 - \dfrac{1}{2}ax^2 + \dfrac{1}{4}a^2 x\right]_0^{\frac{1}{2}a}$

$= 2\left(\dfrac{1}{24}a^3 - \dfrac{1}{8}a^3 + \dfrac{1}{8}a^3\right) = \dfrac{1}{12}a^3$

数　学

解答　　　　　　6年度

❶

〔解答〕

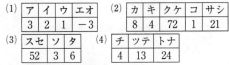

(1)
ア	イ	ウ	エオ
3	2	1	−3

(2)
カ	キ	クケ	コ	サシ
8	4	72	1	21

(3)
ス	セ	ソ	タ
52	3	6	

(4)
チ	ツテ	トナ
4	13	24

〔出題者が求めたポイント〕

(1) 高次方程式

左辺を因数分解する。

$\alpha^2 + \alpha + 1 = 0$ より α^2 を α で表わし α^3 へ代入する。$\alpha^2 + \alpha$ の値より α^3 の値を求める。最後は各式の値を代入する。

(2) 三角比

D, E, F が内接円との接点より

AE = AF, BD = BF, CD = CE

三角形の面積は，（内接円の半径を r とする。）

$$\frac{1}{2}r \cdot \text{AB} + \frac{1}{2}r \cdot \text{BC} + \frac{1}{2}r \cdot \text{CA}$$

$$\cos \angle \text{BAC} = \frac{\text{AB}^2 + \text{AC}^2 - \text{BC}^2}{2 \cdot \text{AB} \cdot \text{AC}}$$

(3) 指数関数

$$\left(a^{\frac{2}{3}} + a^{-\frac{2}{3}}\right)^3 = a^2 + 3a^{\frac{2}{3}} + 3a^{-\frac{2}{3}} + a^{-2}$$

$$(a^1 + a^{-1})^2 = a^2 + 2 + a^{-2}$$

を利用する。

(4) 三角関数

$m \neq 0$ のとき，$\sin m\theta$, $\cos m\theta$ の周期は $\dfrac{2\pi}{|m|}$

$\sin\theta$ の最大値は，$\theta = \dfrac{\pi}{2} + 2n\pi$ のとき最大値となる。

ただし，n は整数。

〔解答のプロセス〕

(1) $P(x) = 2x^3 - x^2 - x - 3$ とすると，

$P\left(\dfrac{3}{2}\right) = \dfrac{27}{4} - \dfrac{9}{4} - \dfrac{3}{2} - 3 = 0$ より

$(2x - 3)(x^2 + x + 1) = 0$

よって，実数解は $\dfrac{3}{2}$

$\alpha^2 + \alpha + 1 = 0$ より $\alpha^2 = -\alpha - 1$, $\alpha^2 + \alpha = -1$

$\alpha^3 = \alpha \cdot \alpha^2 = \alpha(-\alpha - 1) = -(\alpha^2 + \alpha) = -(-1) = 1$

$(\alpha + \alpha^2)(1 + \alpha^3 + \alpha^6) = (\alpha + \alpha^2)\{1 + \alpha^3 + (\alpha^3)^2\}$

$\qquad\qquad = (-1)\{1 + 1 + 1\} = -3$

(2) BF = BD = 8, CE = CD = 10

AE = AF = x とおくと

AB = $x + 8$, BC = 18, CA = $x + 10$

△ABC の面積は，

$$\frac{1}{2}4(x+8) + \frac{1}{2}4 \cdot 18 + \frac{1}{2}4(x+10)$$

$= 2x + 16 + 36 + 2x + 20 = 4x + 72$

$4x + 72 = 88$ より $x = 4$

AB = 12, BC = 18, CA = 14

$$\cos \angle \text{BAC} = \frac{12^2 + 14^2 - 18^2}{2 \cdot 12 \cdot 14} = \frac{144 + 196 - 324}{336}$$

$$= \frac{16}{336} = \frac{1}{21}$$

(3) $\left(a^{\frac{2}{3}} + a^{-\frac{2}{3}}\right)^3 = a^2 + 3a^{\frac{2}{3}} + 3a^{-\frac{2}{3}} + a^{-2}$ より

$4^3 = a^2 + a^{-2} + 3 \cdot 4$ よって $a^2 + a^{-2} = 52$

$(a^1 + a^{-1})^2 = a^2 + 2 + a^{-2} = 54$

$a > 0$ より $a + a^{-1} = \sqrt{54} = 3\sqrt{6}$

(4) 周期は $\dfrac{2\pi}{r}$ となるので，$\dfrac{2\pi}{r} = \dfrac{\pi}{2}$

よって，$r = 4$

最大値は，$4x + \dfrac{\pi}{3} = \dfrac{\pi}{2} + 2n\pi$ のとき

$4x = \dfrac{\pi}{6} + 2n\pi$ より $x = \left(\dfrac{1}{24} + \dfrac{1}{2}n\right)\pi$

$0 \le x \le \pi$ より $0 \le \dfrac{1}{24} + \dfrac{1}{2}n \le 1$

$n = 0$, $x = \dfrac{1}{24}\pi$ と $n = 1$, $x = \dfrac{13}{24}\pi$

最大のものは，$\dfrac{13}{24}\pi$

❷

〔解答〕

(1)
ニ	ヌネ	ノ	ハ
8	15	1	2

(2)
ヒフヘ	ホマミ	ムメモ	ヤユヨ
113	450	191	226

〔出題者が求めたポイント〕

確率（条件付き確率）

(1) サイコロの目が 3 以上で A から赤玉をとる確率と，サイコロの目が 2 以下で B から赤玉をとる確率との和を求める。この確率を p とする。

サイコロの目が 3 か 5 で A から赤玉をとる確率とサイコロの目が 1 で B から赤玉をとる確率との和を q

とすると，条件付き確率は $\dfrac{q}{p}$

(2) 一回目 A から赤，二回目 A から赤をとる確率 p_1

一回目 A から赤，二回目 B から赤をとる確率 p_2

一回目 B から赤，二回目 A から赤をとる確率 p_3

一回目 B から赤，二回目 B から赤をとる確率 p_4

$p_1 + p_2 + p_3 + p_4$ を求める。

一回目と二回目とサイコロの目が同じで

一回目 A から赤，二回目 A から赤をとる確率 q_1

一回目 B から赤，二回目 B から赤をとる確率 q_2

とする。

条件付き確率は $\dfrac{p_1+p_2+p_3+p_4-q_1-q_2}{p_1+p_2+p_3+p_4}$

（二回目同じ箱からとるとき赤玉の個数が異っているので注意する。）

〔解答のプロセス〕

(1) A から赤　B から赤

$\dfrac{4}{6}\times\dfrac{3}{5}+\dfrac{2}{6}\times\dfrac{2}{5}=\dfrac{16}{30}=\dfrac{8}{15}$

サイコロの目が 1, 3, 5 のとき

目 1 B　　目 3 A　　目 5 A

$\dfrac{1}{6}\times\dfrac{2}{5}+\dfrac{1}{6}\times\dfrac{3}{5}+\dfrac{1}{6}\times\dfrac{3}{5}=\dfrac{8}{30}=\dfrac{4}{15}$

条件付き確率 $=\dfrac{\frac{4}{15}}{\frac{8}{15}}=\dfrac{1}{2}$

(2) 一回目と二回目にとり出す箱を並べて書く。確率は，

AA : $\dfrac{4}{6}\times\dfrac{3}{5}\times\dfrac{4}{6}\times\dfrac{2}{4}=\dfrac{120}{900}$

AB : $\dfrac{4}{6}\times\dfrac{3}{5}\times\dfrac{2}{6}\times\dfrac{2}{5}=\dfrac{48}{900}$

BA : $\dfrac{2}{6}\times\dfrac{2}{5}\times\dfrac{4}{6}\times\dfrac{3}{5}=\dfrac{48}{900}$

BB : $\dfrac{2}{6}\times\dfrac{2}{5}\times\dfrac{2}{6}\times\dfrac{1}{4}=\dfrac{10}{900}$

$\dfrac{120+48+48+10}{900}=\dfrac{226}{900}=\dfrac{113}{450}$

一回目と二回目のサイコロの目が 3〜6 のとき

AA : $\dfrac{4}{6}\times\dfrac{3}{5}\times\dfrac{1}{6}\times\dfrac{2}{4}=\dfrac{6}{180}$

一回目と二回目のサイコロの目が 1, 2 のとき

BB : $\dfrac{2}{6}\times\dfrac{2}{5}\times\dfrac{1}{6}\times\dfrac{1}{4}=\dfrac{1}{180}$

条件付き確率

$\dfrac{\frac{226}{900}-\left(\frac{6}{180}+\frac{1}{180}\right)}{\frac{226}{900}}=\dfrac{\frac{191}{900}}{\frac{226}{900}}=\dfrac{191}{226}$

3

〔解答〕

(1)
ラ	リ	ル	レ	ロ
2	2	5	5	5

(2)
ワ	ン	あ	い	うえ	おか	きく
2	4	5	3	15	35	10

〔出題者が求めたポイント〕

平面図形

(1) C_2 を x, y について平方完成して，

$(x-x_0)^2+(y-y_0)^2=r^2$ の形にする。

円 C_2 の中心 $A(x_0, y_0)$，半径 r である。

円 C_1 の中心 $O(0, 0)$，半径 r' とすると

円 C_1 と円 C_2 が 2 点で交わるとき

$|r-r'|<OA<r+r'$

(2) C_1 と C_2 を連立させる。

$OP=OQ=3(=r')$ より，P と Q の中点を R とすると $OR=OP\sin60°=\dfrac{\sqrt{3}}{2}OP$ より

点 O と直線 PQ の距離が $\dfrac{3}{2}\sqrt{3}$

点 (x_1, y_1) と直線 $ax+by+c=0$ との距離は，

$\dfrac{|ax_1+by_1+c|}{\sqrt{a^2+b^2}}$

〔解答のプロセス〕

(1) $C_2 : x^2-2ax+y^2-4ay+5a^2-4=0$

$(x-a)^2-a^2+(y-2a)^2-4a^2+5a^2-4=0$

$(x-a)^2+(y-2a)^2=4(=2^2)$

C_2 の半径は 2。

中心は，$y=2a=2x$ より　$y=2x$ 上

C_1 と C_2 の中心同士の距離は，

$\sqrt{(a-0)^2+(2a-0)^2}=\sqrt{5}a$

C_1 の半径 3 より

$3-2<\sqrt{5}a<3+2$ より　$\dfrac{\sqrt{5}}{5}<a<\sqrt{5}$

(2) $x^2+y^2=9$, $x^2+y^2-2ax-4ay+5a^2-4=0$

直線 PQ は，

$9-2ax-4ay+5a^2-4=0$ より

$2ax+4ay-5a^2-5=0$

$OP=OQ=3$ より　PQ=3

従って，O と直線の距離が $3\sin60°=\dfrac{3}{2}\sqrt{3}$ となればよい。

$\dfrac{|0+0-5a^2-5|}{\sqrt{4a^2+16a^2}}=\dfrac{3\sqrt{3}}{2}$

$\dfrac{5a^2+5}{2\sqrt{5}a}=\dfrac{3\sqrt{3}}{2}$ より　$5a^2-3\sqrt{15}a+5=0$

$a=\dfrac{3\sqrt{15}\pm\sqrt{135-100}}{10}=\dfrac{3\sqrt{15}\pm\sqrt{35}}{10}$

4

〔解答〕

(1)
けこ	さ	しす	せそ	たち
−1	3	32	27	4 3

(2)
つ	てと	な
7	28	3

〔出題者が求めたポイント〕

微分積分

(1) y を x で微分し増減表をつくり極大値を求める。

$y=0$ となる x を求める。

ここでは，1 つが重解となるので解は 2 つで x_1, x_2 とする。$x_1<x<x_2$ で $y>0$ となるので面積は

$\displaystyle\int_{x_1}^{x_2}ydx$

(2) $f(x)=x^3-x^2-x+1$ とすると，$y=f(x)$ の上の

$x=t$ における接線は，$y=f'(t)(x-t)+f(t)$　より
$y=f'(t)x+f(t)-tf'(t)$
$a=f'(t)$，$-2a+3=f(t)-tf'(t)$ となる a，t を求め
て，a の大きい方で接線 l を求める。
t の値が接点となるから
$\int_0^t \{f(x)-l \text{ の } y\}dx$ を求める。

$$=\frac{16}{4}-\frac{8}{3}-16+24=\frac{28}{3}$$

[解答のプロセス]

(1)　$y'=3x^2-2x-1=(3x+1)(x-1)$

x		$-\dfrac{1}{3}$		1	
y'	$+$	0	$-$	0	$+$
y	↗		↘		↗

$x=-\dfrac{1}{3}$ のとき，y は極大で極大値は

$$\left(-\frac{1}{3}\right)^3-\left(-\frac{1}{3}\right)^2-\left(-\frac{1}{3}\right)+1$$

$$=\frac{-1-3+9+27}{27}=\frac{32}{27}$$

$x^3-x^2-x+1=0$　とすると
$(x-1)(x^2-1)=(x-1)^2(x+1)=0$
x 軸の交点は -1，1
$-1<x<1$ のとき，$x^3-x^2-x+1>0$

$$\int_{-1}^{1}(x^3-x^2-x+1)dx$$

$$=\left[\frac{x^4}{4}-\frac{x^3}{3}-\frac{x^2}{2}+x\right]_{-1}^{1}$$

$$=\left(\frac{1}{4}-\frac{1}{3}-\frac{1}{2}+1\right)-\left(\frac{1}{4}+\frac{1}{3}-\frac{1}{2}-1\right)$$

$$=\frac{5}{12}-\left(-\frac{11}{12}\right)=\frac{16}{12}=\frac{4}{3}$$

(2)　C 上の $x=t$ における接線は，
$y'=3x^2-2x-1$　より
$y=(3t^2-2t-1)(x-t)+t^3-t^2-t+1$
$y=(3t^2-2t-1)x-2t^3+t^2+1$

よって，$\begin{cases} a=3t^2-2t-1 \\ -2a+3=-2t^3+t^2+1 \end{cases}$

$-2(3t^2-2t-1)+3=-2t^3+t^2+1$
$2t^3-7t^2+4t+4=0$
$(t-2)^2(2t+1)=0$

$t=-\dfrac{1}{2}$ のとき，$a=\dfrac{3}{4}+1-1=\dfrac{3}{4}$

$t=2$ のとき，$a=12-4-1=7$
従って，$a_1=7$，$t=2$
接線 l は，$y=7x-14+3=7x-11$
よって，求める面積は，

$$\int_0^2 \{x^3-x^2-x+1-(7x-11)\}dx$$

$$=\int_0^2 (x^3-x^2-8x+12)dx$$

$$=\left[\frac{x^4}{4}-\frac{x^3}{3}-4x^2+12x\right]_0^2$$

数　学

解答　6年度

一般D

1

〔解答〕

(1)
アイウ	エオカキ
560	2059

(2)
ク	ケ	コ	サ
6	2	2	3

(3)
シ	ス	セ	ソタ	チ	ツ	テ
8	8	3	48	6	2	3

(4)
ト	ナ	ニ	ヌ
2	5	1	5

〔出題者が求めたポイント〕

(1) 2項定理

$$(a+b)^n = \sum_{r=0}^{n} {}_nC_r a^r b^{n-r}$$

$$\sum_{r=1}^{n} {}_nC_r a^r b^{n-r} = (a+b)^n - b^n$$

(2) 三角関数

$\sin 2\theta = 2\sin\theta\cos\theta$, $\sin^2\theta + \cos^2\theta = 1$

$(\sin\theta + \cos\theta)^2$ の値を求める。$\sin\theta + \cos\theta > 0$

θ の範囲から，$\sin\theta > 0$, $\cos\theta > 0$, $0 < \tan\theta < 1$ より $\tan\theta$ を t で表して，

$1 + \tan^2\theta = \dfrac{1}{\cos^2\theta}$ から $\cos\theta$, $\sin\theta$ を t で表し

$\sin\theta + \cos\theta$ の値から t を求める。

(3) 点・直線・円

半径 4 の y 軸と接するので，円の中心を $(4, a)$ として，直線 l との距離 4 で a を求める。

直線 $ax + by + c = 0$ と点 (x_1, y_1) の距離は，

$$\dfrac{|ax_1 + by_1 + c|}{\sqrt{a^2 + b^2}}$$

円の式と直線 l を連立させ，x か y の 2 次方程式にして $D = 0$ より x, y を求める。

(4) 確率

第1戦に選ばれる p_1，第2戦に選ばれる p_2 とすると

$$p_1 = \dfrac{{}_1C_1 \cdot {}_4C_1}{{}_5C_1}, \quad p_2 = (1 - p_1)\dfrac{{}_1C_1 \cdot {}_2C_1}{{}_3C_2}$$

第3戦で試合をする確率を p_3 とする確率は

$$p_3 = p_1\left(\dfrac{1}{2}\right)^2 + p_2\left(\dfrac{1}{2}\right)^2 + (1 - p_1 - p_2)$$

優勝する確率は，$\dfrac{1}{2} p_3$

〔解答のプロセス〕

(1) $(x + 2)^7$ より x^3 の項は，

${}_7C_3 x^3 \cdot 2^{7-3} = 35 \cdot 16 x^3 = 560 x^3$

$$\sum_{r=1}^{7} {}_7C_r \cdot 1^r \cdot 2^{7-r} = \sum_{r=0}^{7} {}_7C_r \cdot 1^r \cdot 2^{7-r} - {}_7C_0 \cdot 1^0 \cdot 2^7$$
$$= (1 + 2)^7 - 2^7 = 2187 - 128 = 2059$$

(2) $0 < \theta < \dfrac{\pi}{4}$ より $\sin\theta > 0$, $\cos\theta > 0$

$0 < \tan\theta < 1$, $\tan\theta = t$ とする。

$(\sin\theta + \cos\theta)^2 = 1 + 2\sin\theta\cos\theta = 1 + \sin 2\theta$

$= 1 + \dfrac{1}{2} = \dfrac{3}{2}$

$\sin\theta + \cos\theta = \sqrt{\dfrac{3}{2}} = \dfrac{\sqrt{6}}{2}$

$1 + \tan^2\theta = \dfrac{1}{\cos^2\theta}$　より　$\cos\theta = \dfrac{1}{\sqrt{1 + t^2}}$

$\sin^2\theta = 1 - \cos^2\theta = 1 - \dfrac{1}{1 + t^2} = \dfrac{t^2}{1 + t^2}$

$\sin\theta = \dfrac{t}{\sqrt{1 + t^2}}$

$\dfrac{t}{\sqrt{1 + t^2}} + \dfrac{1}{\sqrt{1 + t^2}} = \dfrac{\sqrt{6}}{2}$

$2t + 2 = \sqrt{6}\sqrt{1 + t^2}$　の両辺を 2 乗する。

$4t^2 + 8t + 4 = 6 + 6t^2$

$2t^2 - 8t + 2 = 2(t^2 - 4t + 1) = 0$

$0 < t < 1$ より　$t = 2 - \sqrt{3}$，$\therefore$ $\tan\theta = 2 - \sqrt{3}$

(3) 円が y 軸と接することより，中心の座標を $(4, a)$，半径 4 とする。直線 l と接するので距離が 4。

$\dfrac{|\sqrt{3}a - 4|}{\sqrt{3 + 1^2}} = 4$　より　$|\sqrt{3}a - 4| = 8$

$\sqrt{3}a - 4 = 8$　または　$\sqrt{3}a - 4 = -8$

$\sqrt{3}a = 12$　または　$\sqrt{3}a = -4$　で $a > 0$ より

$\sqrt{3}a = 12$, $a = \dfrac{12}{\sqrt{3}} = 4\sqrt{3}$

円は，$(x - 4)^2 + (y - 4\sqrt{3})^2 = 4^2$

$x^2 + y^2 - 8x - 8\sqrt{3}y + 48 = 0$

$l : x = \sqrt{3}y$ を代入

$3y^2 - 8\sqrt{3}y + y^2 - 8\sqrt{3}y + 48 = 0$

$4y^2 - 16\sqrt{3}y + 48 = 4(y - 2\sqrt{3})^2 = 0$

$y = 2\sqrt{3}$, $x = 6$, 接点は，$(6, 2\sqrt{3})$

(4) 第1戦に選ばれる確率，$\dfrac{{}_1C_1 \cdot {}_4C_1}{{}_5C_2} = \dfrac{4}{10} = \dfrac{2}{5}$

第2戦に選ばれる確率，

$\left(1 - \dfrac{2}{5}\right)\dfrac{{}_1C_1 \cdot {}_2C_1}{{}_3C_2} = \dfrac{3}{5} \cdot \dfrac{2}{3} = \dfrac{2}{5}$

第3戦に進出するためにはどちらも 2 回勝つので，

$\dfrac{2}{5}\left(\dfrac{1}{2}\right)^2 + \dfrac{2}{5}\left(\dfrac{1}{2}\right)^2 + \left(1 - \dfrac{2}{5} - \dfrac{2}{5}\right) = \dfrac{2}{5}$

優勝者となる確率，$\dfrac{2}{5} \cdot \dfrac{1}{2} = \dfrac{1}{5}$

2

〔解答〕

(1)
ネノ	ハ	ヒ	フ	ヘホ
60	7	8	4	15

(2)
マ	ミ	ム	メモ	ヤ	ユ	ヨラ	リ	ル	レロ	ワ
16	4	15	5	8	15	5	4	10	5

〔出題者が求めたポイント〕

三角比

(1) $\cos\angle\text{ACD} = \dfrac{\text{CA}^2 + \text{CD}^2 - \text{AD}^2}{2\text{CA}\cdot\text{CD}}$

$\cos\angle\text{BDC} = \dfrac{\text{DB}^2 + \text{DC}^2 - \text{BC}^2}{2\text{DB}\cdot\text{DC}}$

$\sin^2\theta = 1 - \cos^2\theta$　より　$\sin\theta(>0)$ を求める。

$\triangle\text{BCD}$ の面積は，$\dfrac{1}{2}\text{DB}\cdot\text{DC}\sin\theta(= S_1 \text{とする。})$

(2) BC の中点を M とすると，$\triangle\text{ABC}$，$\triangle\text{DBC}$ は共に二等辺三角形の BC が底辺より，$\text{AM}\perp\text{BC}$，$\text{DM}\perp\text{BC}$ となるので，AM，DM を求めると，
$\text{AD}^2 + \text{AM}^2 = \text{DM}^2$　となり $\text{AM}\perp\text{AD}$
従って，四面体 ABCD は底面を $\triangle\text{ABC}$ とすると高さが AD となる。

$\triangle\text{ABC}$ の面積は，$\dfrac{1}{2}\cdot 4\cdot 4\cdot\sin 60°(= S_2 \text{とする。})$

四面体 ABCD の体積は，$\dfrac{1}{3}\cdot S_2\cdot\text{AD}(= V \text{とする。})$

$\dfrac{1}{3}S_1\cdot\text{AH} = V$，$\text{HD}^2 = \text{AD}^2 - \text{AH}^2$

$\text{BH}^2 = \text{AB}^2 - \text{AH}^2$

〔解答のプロセス〕

(1) $\cos\angle\text{ACD} = \dfrac{4^2 + 8^2 - (4\sqrt{3})^2}{2\cdot 4\cdot 8} = \dfrac{32}{64} = \dfrac{1}{2}$

従って，$\angle\text{ACD} = 60°$
$\angle\text{BDC} = \theta$ とおく。
$\cos\theta = \dfrac{8^2 + 8^2 - 4^2}{2\cdot 8\cdot 8} = \dfrac{112}{128} = \dfrac{7}{8}$

$\sin\theta > 0$ より
$\sin^2\theta = 1 - \left(\dfrac{7}{8}\right)^2 = \dfrac{15}{64}$，$\sin\theta = \dfrac{\sqrt{15}}{8}$

$\triangle\text{BCD}$ の面積は，$\dfrac{1}{2}\cdot 8\cdot 8\cdot\dfrac{\sqrt{15}}{8} = 4\sqrt{15}$

(2) BC の中点を M とする。
$\text{AM} = \sqrt{4^2 - 2^2} = \sqrt{12} = 2\sqrt{3}$
$\text{DM} = \sqrt{8^2 - 2^2} = \sqrt{60} = 2\sqrt{15}$
$\text{AD} = 4\sqrt{3} = \sqrt{48}$　より　$\text{AM}^2 + \text{AD}^2 = \text{DM}^2$
従って，$\angle\text{MAD} = 90°$ で $\text{AM}\perp\text{AD}$
従って，四面体 ABCD は底面を $\triangle\text{ABC}$ とすると高さが AD となる。

$\triangle\text{ABC}$ の面積は，$\dfrac{1}{2}\cdot 4\cdot 4\sin 60° = 4\sqrt{3}$

四面体 ABCD の体積は，$\dfrac{1}{3}\cdot 4\sqrt{3}\cdot 4\sqrt{3} = 16$

四面体 ABCD の底面を $\triangle\text{BCD}$ とすると，高さが AH となるので，$\dfrac{1}{3}4\sqrt{15}\cdot\text{AH} = 16$

$\text{AH} = \dfrac{3\cdot 16}{4\sqrt{15}} = \dfrac{12\sqrt{15}}{15} = \dfrac{4\sqrt{15}}{5}$

$\text{HD}^2 = (4\sqrt{3})^2 - \left(\dfrac{4\sqrt{15}}{5}\right)^2 = 48 - \dfrac{240}{25} = \dfrac{960}{25}$

$\text{BH}^2 = 4^2 - \left(\dfrac{4\sqrt{15}}{5}\right)^2 = 16 - \dfrac{240}{25} = \dfrac{160}{25}$

従って，$\text{HD} = \dfrac{8\sqrt{15}}{5}$，$\text{BH} = \dfrac{4\sqrt{10}}{5}$

❸

〔解答〕

(1)

ソ	あ	い	う	え	お
−	8	4	3	7	9

(2)

か	き	く	け	こ	さ
−	8	1	−	4	1

〔出題者が求めたポイント〕

(1) $z = 2^{2x} = 4^x$ とおき，y を z の 2 次式にして，z について平方完成して最小値を求める。
$\displaystyle\lim_{x\to -\infty} 4^x = 0$ なので　$z > 0$
$a^n = r$ のとき，$n = \log_a r$
$\log_a R \Longrightarrow \dfrac{\log_b R}{\log_b a}$

(2) $y = f(z)$ のグラフを書く。$0 < z$ の部分で考える。z が 2 個存在するような k の範囲を答える。
$x < 0$ と $x > 0$ は $z < 1$ と $z > 1$ の部分より $f(1)$ を求めて，範囲を考える。

〔解答のプロセス〕

指数対数関数，2 次関数

(1) $y = (2^{2x})^2 - 6\cdot 2^{2x} + 1 = (4^x)^2 - 6\cdot(4^x) + 1$
$z = 4^x$ とする。
$y = z^2 - 6z + 1 = (z-3)^2 - 8$
y の最小値は，-8。
$4^\alpha = 3$　より　$\alpha = \log_4 3$
$\alpha = \dfrac{\log_{10} 3}{\log_{10} 4} = \dfrac{\log_{10} 3}{2\log_{10} 2} = \dfrac{0.4771}{0.6020} = 0.792 + \beta$
$\beta < 0.001$
$100\alpha = 79.2 + 100\beta$，整数部分は 79

(2) $y = (z-3)^2 - 8$ は右図。
x の値が 2 個存在するとき，z の値が 2 個存在する。
$\displaystyle\lim_{x\to -\infty} 4^x = 0$　より　$z > 0$
$-8 < k < 1$
$x < 0$ のとき，$z < 1$
$x > 0$ のとき，$z > 1$
$z = 1$，$y = 1 - 6 - 1 = -4$
$-4 < k < 1$

❹

〔解答〕

(1)

し	す	せ	そ
1	7	2	4

(2)

た	ち	つ	て	と	な	に	ぬ	ね
2	−	2	6	1	−	1	2	3

〔出題者が求めたポイント〕

微分法，高次方程式

(1) $f'(x)$ を求め，増減表をつくり，極大値とそのときの x，$x > 0$ の部分で極小値とそのときの x を求める。

(2) (1)の極大値を α，極小値を β とする。
$f(x) = \alpha$ で x を求める。
$f(x) = \beta$ で x を求める。

〔解答のプロセス〕

(1) $f(x) = x^4 - 14x^2 + 24x - 4$

$f'(x) = 4x^3 - 28x + 24 = 4(x^3 - 7x + 6)$
$\qquad = 4(x-1)(x-2)(x+3)$

$f(-3) = 81 - 126 - 72 - 4 = -121$

$f(1) = 1 - 14 + 24 - 4 = 7$

$f(2) = 16 - 56 + 48 - 4 = 4$

x		-3		1		2	
$f'(x)$	$-$	0	$+$	0	$-$	0	$+$
$f(x)$	$\searrow$	-121	$\nearrow$	7	$\searrow$	4	$\nearrow$

$x > 0$ において

$x = 1$ で極大値 7。

$x = 2$ で極小値 4。

(2)

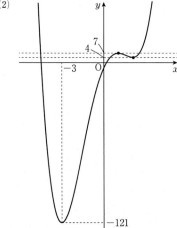

$\alpha = 4$, $\beta = 7$

$k = 4$ のとき，

$x^4 - 14x^2 + 24x - 4 = 4$

$x^4 - 14x^2 + 24x - 8 = 0$

$(x-2)^2(x^2 + 4x - 2) = 0$

$x = 2$, $x = -2 \pm \sqrt{6}$

$k = 7$ のとき

$x^4 - 14x^2 + 24x - 4 = 7$

$x^4 - 14x^2 + 24x - 11 = 0$

$(x-1)^2(x^2 + 2x - 11) = 0$

$x = 1$, $x = -1 \pm \sqrt{12} = -1 \pm 2\sqrt{3}$

化　学

解答

6年度

1

〔解答〕

問1 $\boxed{1}$ ③　　問2 $\boxed{2}$ ⑥　　問3 $\boxed{3}$ ⑤　　問4 $\boxed{4}$ ④
問5 $\boxed{5}$ ②

〔出題者が求めたポイント〕

物質の構成と構造

〔解答のプロセス〕

問1 $\boxed{1}$　①C_2H_5OH，純物質　　②O_3，純物質
　　③水と H_2SO_4 の混合物　　④Hg，純物質
　　⑤He，純物質　　⑥I_2，純物質

問2 $\boxed{2}$　原子核中の $\boxed{A}$陽子の数は元素に特有のもので，その数を $\boxed{B}$原子番号という。
　　原子核中の $\boxed{A}$陽子の数と $\boxed{C}$中性子の数の和を $\boxed{D}$質量数という。

問3 $\boxed{3}$　内側から n 番目の電子殻に入り得る電子の数は $2n^2$ で表され，$n=1$ の K 殻に 2 個，$n=2$ の L 殻に 8 個，$n=3$ の M 殻に 18 個，$n=4$ の N 殻に 32 個の電子が入り得る。

問4 $\boxed{4}$　①誤り　金属の融点は一般に高く，昇華しない。
　　②誤り　水と反応してイオンになって水に溶けるのは何種類かあるが，単体で水に溶けるものはない。
　　③誤り　外力により変形させても壊れない。
　　④正
　　⑤誤り　一般にイオン化エネルギーは小さい。
　　⑥誤り　電気伝導性は大きく，固体で電気を導く。

問5 $\boxed{5}$　②CO_2 は左右対称の直線形分子で無極性分子である。
　　①は左右非対称，③は異種 2 原子，④，⑤折れ線形，⑥三角錐形，で極性分子。

2

〔解答〕

問1(1) $\boxed{6}$ ①　(2) $\boxed{7}$ ①　(3) $\boxed{8}$ ④
問2 $\boxed{9}$ ⑤　$\boxed{10}$ ④　$\boxed{11}$ ④
問3 $\boxed{12}$ ⑤
問4(1) $\boxed{13}$ ②　(2) $\boxed{14}$ ③　(3) $\boxed{15}$ ②

〔出題者が求めたポイント〕

溶液の濃度，溶解度と結晶析出量，粒子の物質量
反応式の係数と反応量

〔解答のプロセス〕

問1(1) $\boxed{6}$　グルコース水溶液 A x〔g〕中のグルコースは
$\dfrac{20.0}{100}x$〔g〕，水溶液 B y〔g〕中のグルコースは
$\dfrac{12.5}{100}y$〔g〕であるから，混合液の濃度について

$$\dfrac{\left(\dfrac{20.0}{100}x+\dfrac{12.5}{100}y\right)\text{〔g〕}}{(x+y)\text{〔g〕}}\times 100 = 15.0$$

$$20.0x+12.5y = 15.0x+15.0y$$

$$5.0x = 2.5y \qquad \dfrac{x}{y}=\dfrac{1}{2}$$

(2) $\boxed{7}$　グルコースの全量は

$$0.700\,\text{mol/L}\times\dfrac{140}{1000}\text{L}+0.100\,\text{mol/L}\times\dfrac{20.0}{1000}\text{L}$$

$$=\dfrac{100}{1000}\text{mol}\quad\text{であるから，生成液のモル濃度は}$$

$$\dfrac{\dfrac{100}{1000}\text{mol}}{\dfrac{500}{1000}\text{L}}=0.200\,\text{mol/L}$$

(3) $\boxed{8}$　グルコース水溶液 1L を取ると
質量は　$1.20\,\text{g/cm}^3\times 1000\,\text{mL}=1200\,\text{g}$

グルコースは　$1200\,\text{g}\times\dfrac{30.0}{100}=360\,\text{g}$

その物質量は　$\dfrac{360\,\text{g}}{180\,\text{g/mol}}=2.00\,\text{mol}$

溶液 1L の中にグルコース 2.00 mol が含まれるから，濃度は 2.00 mol/L である。

問2 $\boxed{9}$　水 100 g あたりの KNO_3 は

$$210\,\text{g}\times\dfrac{100\,\text{g}}{150\,\text{g}}=140\,\text{g}$$

溶解度が 140 g／水 100 g になる温度は，図より 70℃である。

$\boxed{10}$　水 30.0 g に溶けていた KNO_3 が析出するから，溶解度より　$140\,\text{g}\times\dfrac{30.0\,\text{g}}{100\,\text{g}}=42\,\text{g}$

$\boxed{11}$　$\boxed{10}$ で残った KNO_3 は　$210\,\text{g}-42\,\text{g}=168\,\text{g}$
　　　水は　　　　$150\,\text{g}-30.0\,\text{g}=120\,\text{g}$
40℃の溶解度は図より 65 g／水 100 g であるから，析出する KNO_3 は

$$168\,\text{g}-65\,\text{g}\times\dfrac{120\,\text{g}}{100\,\text{g}}=168\,\text{g}-78\,\text{g}$$

$$=90\,\text{g}$$

問3 $\boxed{12}$　(a) He 1 原子に陽子 2 個が含まれるから

$$\dfrac{1.12\,\text{L}}{22.4\,\text{L/mol}}\times 2 = 0.100\,\text{mol}$$

(b) H_2O 1 分子に H 2 原子が含まれるから

$$\dfrac{4.50\times 10^{22}}{6.00\times 10^{23}/\text{mol}}\times\dfrac{1}{2}=0.0375\,\text{mol}$$

(c) Al_2O_3 1 mol に O^{2-} 3 mol が含まれるから

$$\dfrac{7.65\,\text{g}}{102\,\text{g/mol}}\times 3 = 0.225\,\text{mol}$$

よって　c＞a＞b　である。

問4(1) $\boxed{13}$　酸化鉄(Ⅲ)は鉄(Ⅲ)イオン Fe^{3+} と酸化物イオン O^{2-} から成る物質である。

(2)⑭　$a\mathrm{Fe_3O_4} + b\mathrm{O_2} \longrightarrow c\mathrm{Fe_2O_3}$

$a=1$　とおくと　Fe の数から　$3=2c$　$c=\dfrac{3}{2}$

O の数から　$4+2b=\dfrac{9}{2}$　$b=\dfrac{1}{4}$

全部を 4 倍して，$a=4$，$b=1$，$c=6$

(3)⑮　$4\mathrm{Fe_3O_4} + \mathrm{O_2} \longrightarrow 6\mathrm{Fe_2O_3}$

$\mathrm{Fe_3O_4}$ 4mol の酸化に $\mathrm{O_2}$ 1mol が必要であるから，空気の体積を x〔L〕とすると

$$\frac{580\,\mathrm{g}}{232\,\mathrm{g/mol}} \times \frac{1}{4} = \frac{x\,\text{〔L〕}}{22.4\,\mathrm{L/mol}} \times \frac{20.0}{100}$$

$$x = 70.0\,\text{〔L〕}$$

❸

〔解答〕

問1 ⑯ ③　　問2 ⑰ ④　　問3 ⑱ ③　　問4 ⑲ ④
問5 ⑳ ⑥　　問6 ㉑ ②　　問7 ㉒ ④

〔出題者が求めたポイント〕

気体分子の速さ，金属結晶の密度，水溶液の凝固点，塩の分類，酸化剤と還元剤，反応速度と要因，酢酸の電離

〔解答のプロセス〕

問1 ⑯　B では速さの大きい分子が増えているから，A より温度が高い。

問2 ⑰　図の単位格子中の原子は　$\dfrac{1}{8}\times 8 + 1 = 2$ 個

球は立方体の対角線の方向で接しているから，原子半径 r と単位格子の一辺 l との関係は

$$4r = \sqrt{3}\,l \qquad l = \frac{4}{\sqrt{3}}\,r$$

$$結晶の密度 = \frac{原子2個の質量}{立方体の体積}$$

$$= \frac{\dfrac{51.0\,\mathrm{g/mol}}{6.00\times 10^{23}/\mathrm{mol}} \times 2}{\left(1.30\times 10^{-8}\,\mathrm{cm} \times \dfrac{4}{\sqrt{3}}\right)^3}$$

$$= \frac{51.0 \times 2 \times 3\sqrt{3}}{6.00\times 1.30^3 \times 4^3 \times 10^{-1}}\,\mathrm{g/cm^3}$$

$$= 6.266 \fallingdotseq 6.27\,\mathrm{g/cm^3}$$

問3 ⑱　凝固点降下度は，溶質粒子の質量モル濃度に比例する。

(a)　KCl は $\mathrm{K^+}$ と $\mathrm{Cl^-}$ に電離するから，溶質粒子の質量モル濃度は　$0.050\times 2 = 0.10\,\mathrm{mol/kg}$

(b)　$\mathrm{C_6H_{12}O_6}$ は電離しないから，溶質粒子の質量モル濃度は $0.080\,\mathrm{mol/kg}$

(c)　$\mathrm{Ba(OH)_2}$ は $\mathrm{Ba^{2+}}$ と $2\mathrm{OH^-}$ に電離するから，溶質粒子の質量モル濃度は　$0.040\times 3 = 0.12\,\mathrm{mol/kg}$

よって，凝固点降下度の順は，c＞a＞b

凝固点の高さの順は，b＞a＞c

問4 ⑲　正塩は酸の H も塩基の OH も残っていない塩で①，③，⑤，⑥が該当。

酸性塩は酸の H の残ってる塩で④が該当。

塩基性塩は塩基の OH の残っている塩で設問中には該当なし。　②は酸である。

なおこの塩の分類は式の上からの分類で，塩の水溶液の液性とは関係ない。④ $\mathrm{NaHCO_3}$ は弱酸と強塩基の塩で，水溶液は塩基性である。

問5 ⑳　(a)誤り　$\mathrm{Cr_2O_7^{2-}}$ 1mol の受け取る $\mathrm{e^-}$ は 6mol，$\mathrm{(COOH)_2}$ 1mol の放出する $\mathrm{e^-}$ は 2mol なので，$\mathrm{Cr_2O_7^{2-}}$ 1mol は $\mathrm{(COOH)_2}$ 3mol と反応する。

(b)正　$\mathrm{Cr_2O_7^{2-}}$ 1mol から生じる $\mathrm{Cr^{3+}}$ は 2mol，$\mathrm{(COOH)_2}$ 3mol から生じる $\mathrm{CO_2}$ は 6mol である。

(c)誤り　$\mathrm{Cr_2O_7^{2-}}$ は $\mathrm{e^-}$ を受け取っている＝還元されている。

よって⑥が正。

問6 ㉑　(a) $\mathrm{MnO_2}$ は触媒として働いている。

(b)微粉の鉄は表面積が広く，酸素との衝突の回数が多い。

(c)希塩酸は強酸なので弱酸の酢酸より $\mathrm{H^+}$ の濃度が高く亜鉛との衝突の回数が多い。

問7 ㉒　①正　塩酸の $\mathrm{H^+}$ のため(i)の平衡は左に移動する(共通イオン効果)ため電離度は小さくなる。

②，③，⑤正　電離定数は溶液中の物質の濃度に依らず一定値を保つ定数である。電離定数は温度により変化する。

④誤り　溶液の濃度を小さくすると電離度は大きくなる。

❹

〔解答〕

問1 (1)㉓ ⑧　(2)㉔ ⑤　(3)㉕ ②　(4)㉖ ④　(5)㉗ ③
問2 (1)㉘ ⑧　(2)㉙ ⑤　(3)㉚ ①　(4)㉛ ②　(5)㉜ ④

〔出題者が求めたポイント〕

元素の推定，炭化水素の推定

〔解答のプロセス〕

問1 (1)㉓　地殻中に 2 番目に多い元素はケイ素。ケイ素は半導体である。

(2)㉔　空気中に最も多い(78%)気体は窒素 $\mathrm{N_2}$。窒素の酸化物 NO_x は空気中で硝酸になるので，酸性雨の原因となる。

(3)㉕　炭素の同素体のダイヤモンド，黒鉛，フラーレン，カーボンナノチューブ，グラフェンのうち黒鉛は電気伝導性を示す。酸素，リン，硫黄の同素体には電気伝導性を示すものはない。

(4)㉖　スマートフォンに用いられているのはリチウムイオン電池。酸化リチウム $\mathrm{Li_2O}$ は塩基性酸化物。

(5)㉗　最も生産量の多い金属は鉄である。

問2 (1)㉘　アルカンで不斉炭素原子をもつ最も炭素数の少ない物質は

$$\mathrm{C_2H_5\!-\!\overset{\displaystyle CH_3}{\underset{\displaystyle |}{CH}}\!-\!C_3H_7}\ (分子式\ \mathrm{C_7H_{16}})$$

アルケンで不斉炭素原子をもつ最も炭素数の少ない物質は

$$\mathrm{CH_2\!=\!CH\!-\!\overset{\displaystyle CH_3}{\underset{\displaystyle |}{CH}}\!-\!C_2H_5}\ (分子式\ \mathrm{C_6H_{12}})$$

選択肢より⑧ $\mathrm{C_7H_{16}}$。

(2) 29　臭素水を脱色するからアルケン，アルキン。
C$_4$ 以上のアルケンには立体異性体（シス-トランス異性体）がある。

$$CH_3 \quad CH_3 \qquad CH_3 \quad H$$
$$\underset{H}{\overset{}{\diagdown}}C=C\underset{H}{\overset{}{\diagup}} \qquad \underset{H}{\overset{}{\diagdown}}C=C\underset{CH_3}{\overset{}{\diagup}}$$

シス-2-ブテン　　　　トランス-2-ブテン

分子式 C$_4$H$_8$

(3) 30　3分子重合で芳香族炭化水素が生じるのは，アルキンのアセチレン C$_2$H$_2$（→ベンゼン ⬡），メチルアセチレン CH≡CCH$_3$（→トリメチルベンゼン）

(4) 31　エチレンからの塩化ビニルの製法である。

$$CH_2{=}CH_2 + Cl_2 \xrightarrow{\text{付加}} CH_2ClCH_2Cl$$
エチレン　　　　　　　　　1,2-ジクロロエタン

$$\xrightarrow{\text{脱塩化水素}} CH_2{=}CHCl + HCl$$
塩化ビニル

(5) 32　ベンゼンと炭化水素の反応生成物 A からフェノールを製造するのはクメン法で，A はクメン。

$$⬡ + CH_2{=}CHCH_3 \xrightarrow{\text{付加}} ⬡{-}CH(CH_3)_2$$
プロピレン　　　　　　　　クメン

化　学

解答

6年度

❶

〔解答〕

問1[1]①　　問2[2]②　　問3[3]①　　問4[4]①
問5[5]⑤

〔出題者が求めたポイント〕

物質の構成と構造

〔解答のプロセス〕

問1[1]　①C，単体　　②SiO_2，化合物
　　③$C_{12}H_{22}O_{11}$，化合物　　④CO_2，化合物
　　⑤$C_{10}H_8$，化合物　　⑥CH_4，化合物
問2[2]　①正　陽子の数＝原子番号　である。
　　②誤り　原子核の大きさは原子の数万分の1である。
　　③正　電子の質量は陽子，中性子の約1840分の1である。
　　④正　^1Hには中性子はない。
　　⑤正　ともに1.602×10^{-19}Cである。
　　⑥正　陽子は1.6726×10^{-24}g，中性子は
　　1.6749×10^{-24}gである。
問3[3]　Neの前後の元素のイオンのO^{2-}，F^-，Na^+，
　　Mg^{2+}，Al^{3+}はNe原子と同じ電子配置である。
問4[4]　①　$\underset{H}{\overset{H}{C}}=\underset{H}{\overset{H}{C}}$　共有電子対：6対

　　②H–F，共有電子対：1対
　　③H–S–H，共有電子対：2対
　　④N≡N，共有電子対：3対
　　⑤$\left[\begin{array}{c} H \\ | \\ H-N-H \\ | \\ H \end{array} \right]^+$，共有電子対：4対

　　⑥[O–H]⁻，共有電子対：1対
問5[5]　①Znは金属で電気を良く導く。
　　　C_2H_5OHは分子で電気を導かない。
　　②NH_3は分子だが，水溶液中で電離して電気を導く。
　　　ダイヤモンドは共有結合結晶で電気を導かない。
　　③HClは分子で電気を導かない。
　　　NaClはイオン化合物で，融解すると電気を導く。
　　④$C_6H_{12}O_6$は分子で，水溶液中で電離しないので電気を導かない。
　　　Feは金属で電気を良く導く。
　　⑤黒鉛は共有結合結晶だが電気を導く。
　　　Hgは金属で電気を良く導く。
　　⑥$(COOH)_2 \cdot 2H_2O$は分子結晶で電気を導かない。
　　　H_2SO_4は分子だが水溶液中で電離して電気を導く。

❷

〔解答〕

問1(1)[6]②　(2)[7]⑤　(3)[8]③

問2[9]④　[10]⑤　[11]③
問3[12]②
問4(1)[13]⑤　(2)[14]④　(3)[15]⑤

〔出題者が求めたポイント〕

溶液の濃度，溶解度，粒子の物質量，塩素酸カリウムの分解反応

〔解答のプロセス〕

問1(1)[6]　60.0％硫酸$4.00x$〔g〕と42.0％硫酸$5.00x$〔g〕を混合したとすると，混合液中のH_2SO_4は

$$4.00x〔g〕 \times \frac{60.0}{100} + 5.00x〔g〕 \times \frac{42.0}{100} = 4.50x〔g〕$$

混合液は$4.00x〔g〕 + 5.00x〔g〕 = 9.00x〔g〕$であるから，濃度は

$$\frac{4.50x〔g〕}{9.00x〔g〕} \times 100 = 50.0\%$$

(2)[7]　濃硫酸1Lを取ると，H_2SO_4の質量は

$$1.83\,\text{g/cm}^3 \times 1000\,\text{mL} \times \frac{98.0}{100}$$

物質量は，$\dfrac{1.83 \times 1000 \times \dfrac{98.0}{100}\,\text{g}}{98.0\,\text{g/mol}} = 18.3\,\text{mol}$

1L中にH_2SO_4 18.3molを含むから 18.3mol/L

(3)[8]　0.0300mol/L硫酸700mL中のH_2SO_4の物質量は

$$0.0300\,\text{mol/L} \times \frac{700}{1000}\,\text{L で，質量は}$$

$$98.0\,\text{g/mol} \times 0.0300 \times \frac{700}{1000}\,\text{mol} = \frac{98.0 \times 21.0}{1000}\,\text{g}$$
$$\cdots①$$

必要な1.96％硫酸をx〔mL〕とすると，H_2SO_4の質量は　$1.05\,\text{g/cm}^3 \times x〔\text{mL}〕 \times \dfrac{1.96}{100}$　$\cdots②$

①＝②　より

$$\frac{98.0 \times 21.0}{1000}\,\text{g} = \frac{1.05 \times 1.96}{100}x〔\text{g}〕$$
$$x = 100〔\text{mL}〕$$

問2[9]　固体の溶解度は温度が高くなると大きくなるものが多いが，温度が高くなると小さくなるものもある。
[10]　水100gに溶ける物質Xの質量を求めるから

$$\frac{物質Xの質量}{水の質量} = \frac{20.0\,\text{g}}{80.0\,\text{g}} = \frac{x〔\text{g}〕}{100\,\text{g}}$$
$$x = 25.0〔\text{g}/100\,\text{g 水}〕$$

[11]　水y〔g〕に溶けていた物質Xが析出するから

$$\frac{物質Xの質量}{水の質量} = \frac{5.00〔\text{g}〕}{y〔\text{g}〕} = \frac{20.0\,\text{g}}{80.0\,\text{g}}$$
$$y = 20.0〔\text{g}〕$$

問3[12]　(a)CO_2 1分子にO原子2個が含まれるから

$$\frac{1.20 \times 10^{22}}{6.00 \times 10^{23}/\text{mol}} \times 2 = 0.0400\,\text{mol}$$

(b) $\dfrac{0.560\,\text{L}}{22.4\,\text{L/mol}} = 0.0250\,\text{mol}$

(c) $\dfrac{2.70\,\text{g/cm}^3 \times 0.300\,\text{cm}^3}{27.0\,\text{g/mol}} = 0.0300\,\text{mol}$

よって　a＞c＞b　である。

問4(1)⑬　液体空気の分留で得られるのは N_2, O_2, Ar であるから，$KClO_3$ の分解で生じるのは O_2 である。

(2)⑭　図より発生した O_2 は 0.040 mol で，質量は
$$32.0\,\text{g/mol} \times 0.040\,\text{mol} = 1.28\,\text{g}$$
反応は　$2KClO_3 \longrightarrow 2KCl + 3O_2$
最初の固体物質（$KClO_3 + MnO_2$）の質量
　　$- O_2$ の質量
　　　　＝残った固体物質（$KCl + MnO_2$）の質量 x〔g〕
より
$$x = 4.00\,\text{g} - 1.28\,\text{g} = 2.72\,\text{〔g〕}$$

(3)⑮　用いた $KClO_3$ は
$$\dfrac{3O}{KClO_3} = \dfrac{48}{123} = \dfrac{1.28\,\text{g}}{x\,\text{〔g〕}} \qquad x = 3.28\,\text{〔g〕}$$
$$\dfrac{3.28\,\text{g}}{4.00\,\text{g}} \times 100 = 82.0 ≒ 82\%$$

③

〔解答〕

問1⑯ ②　　問2⑰ ①
問3(1)⑱ ⑤　(2)⑲ ②
問4(1)⑳ ②　(2)㉑ ⑥　(3)㉒ ③

〔出題者が求めたポイント〕

緩衝液，酸化数，電気分解，熱化学，触媒，平衡移動

〔解答のプロセス〕

問1⑯　緩衝液になるのは，弱酸とその酸の塩の混合物，弱塩基とその塩基の塩の混合物　であるから，a と c が該当する。

問2⑰　下線原子の酸化数を求めると
① $x + (+1) \times 4 = 0$　　$x = -4$
② $x + (+1) \times 4 + (-2) = 0$　　$x = -2$
③ $x + (-2) \times 2 = 0$　　$x = +4$
④ $\{x + (-2) \times 2 + (+1)\} \times 2 = 0$　　$x = +3$
⑤単体であるから 0
⑥ $(+1) \times 2 + x = 0$　　$x = -2$
最も小さいのは①

問3　両極の反応は
陽極　NO_3^- ではなく H_2O が酸化される。
$$2H_2O \longrightarrow O_2 + 4H^+ + 4e^-$$
陰極　$Ag^+ + e^- \longrightarrow Ag$

(1)⑱　発生する気体は陽極の O_2。

(2)⑲　陰極で生じるのは Ag。e^- 1 mol が流れると Ag 1 mol が生じるから，流れた電子は
$$1 \times \dfrac{4.32\,\text{g}}{108\,\text{g/mol}} = 0.0400\,\text{mol}$$
e^- 4 mol が流れると O_2 が 1 mol 発生することから，発生した O_2 は　$0.0400\,\text{mol} \times \dfrac{1}{4} = 0.0100\,\text{mol}$

その体積は　$25.0\,\text{L/mol} \times 0.0100\,\text{mol} = 0.250\,\text{L}$

問4(1)⑳　生成物の生成熱の総和－反応物の生成熱の総和＝反応熱　の関係より，単体の生成熱＝0　に留意して
$$(111\,\text{kJ/mol} \times 1\,\text{mol} + 0\,\text{kJ})$$
$$- (x\,\text{〔kJ/mol〕} \times 1\,\text{mol} + 242\,\text{kJ/mol} \times 1\,\text{mol})$$
$$= -205\,\text{kJ}$$
$$x = 74\,\text{〔kJ/mol〕}$$

〔別解〕　与えられた熱量を熱化学方程式で表すと
$$C(黒鉛) + \dfrac{1}{2}O_2(気) = CO(気) + 111\,\text{kJ} \quad \cdots (a)$$
$$H_2(気) + \dfrac{1}{2}O_2(気) = H_2O(気) + 242\,\text{kJ} \quad \cdots (b)$$
$$C(黒鉛) + 2H_2(気) = CH_4(気) + x\,\text{〔kJ〕} \quad \cdots (c)$$
(a)－(b)－(c)　より
$$CH_4(気) + H_2O(気)$$
$$= CO(気) + 3H_2(気) + (-131 - x)\,\text{〔kJ〕}$$
この式は(ii)式と同じであるから
$$-131 - x = -205 \qquad x = 74\,\text{〔kJ/mol〕}$$

(2)㉑　(a)誤り　ニッケルは固体なので不均一触媒である。
(b)正　触媒は活性化エネルギーを変えるが，反応熱や平衡定数は変えない。
(c)誤り　触媒は正反応，逆反応とも活性化エネルギーを同じだけ小さくする。

(3)㉒　(a)温度を高くすると平衡は吸熱反応の方向に移動する→平衡は右に移動する。
(b)ニッケル（触媒）を加えても平衡は移動しない。
よって③が該当する。

④

〔解答〕

問1(1)㉓ ③　(2)㉔ ⑥　(3)㉕ ⑤　(4)㉖ ④　(5)㉗ ④
問2(1)㉘ ②　(2)㉙ ⑤　(3)㉚ ②　(4)㉛ ②　(5)㉜ ①

〔出題者が求めたポイント〕

炭酸ナトリウムの製造と性質，分子式の算出，
構造異性体，官能基，アルコール，芳香族化合物の反応

〔解答のプロセス〕

問1(1)㉓　(a)正　炭酸は塩酸や酢酸より弱いので炭酸ナトリウムは分解して二酸化炭素を発生する。
$$Na_2CO_3 + 2HCl \longrightarrow 2NaCl + H_2O + CO_2$$
$$Na_2CO_3 + 2CH_3COOH$$
$$\longrightarrow 2CH_3COONa + H_2O + CO_2$$
(b)誤り　炭酸ナトリウム十水和物は空気中で水和水を失う（風解）。
(c)正　SiO_2 は酸性酸化物である。
$$Na_2CO_3 + SiO_2 \longrightarrow Na_2SiO_3 + CO_2$$

(2)　Na_2CO_3 の製法の第一段階
$$NaCl + H_2O + NH_3 + CO_2$$
$$\longrightarrow NaHCO_3(C) + NH_4Cl(D)$$
第二段階
$$2NaHCO_3(C) \longrightarrow Na_2CO_3 + H_2O + CO_2(B)$$

NH₄Cl(D)に Ca(OH)₂(E)を反応させて NH₃ を回収して再利用する。

2NH₄Cl(D)＋Ca(OH)₂ (E)

$$\longrightarrow CaCl_2 + 2NH_3(A) + 2H_2O$$

よって Ⓐ は NH₃，Ⓑ は CO₂ である。

(3)[25] (a)誤り　NaHCO₃ は弱酸と強塩基の塩で，水溶液は弱い塩基性を示す。

$$HCO_3^- + H_2O \longrightarrow H_2CO_3 + OH^-$$

(b)正

(c)正　Na の炎色反応は黄色である。

(4)[26] (a)反応しない。

(b) $2Cl^- + Pb^{2+} \longrightarrow PbCl_2$(白色)

(c) $Cl^- + Ag^+ \longrightarrow AgCl$(白色)

(d)反応しない。

(5)[27] Ⓧ NH₄Cl は窒素肥料として用いられる。

Ⓨ ソルベー法はアンモニアソーダ法ともいう。

問2(1)[28]　組成式を $C_xH_yO_z$ とすると

$$x : y : z = \frac{6}{12.0} : \frac{1}{1.00} : \frac{8}{16.0}$$

$$= 0.5 : 1 : 0.5 = 1 : 2 : 1$$

組成式は CH₂O(式量 30.0)

分子量より　$80.0 \leq 30.0n \leq 100$　$n=3$

よって　分子式は　$(CH_2O)_3 = C_3H_6O_3$

(2)[29]　(i)アルコールとして4種類

CH₃-CH₂-CH₂-CH₂-OH (1-ブタノール)

CH₃-CH₂-CH-CH₃ (2-ブタノール)
　　　　　｜
　　　　　OH

　　　　CH₃
　　　　｜
CH₃-CH-CH₂-OH (2-メチル-1-プロパノール)

　　　CH₃
　　　｜
CH₃-C-CH₃ (2-メチル-2-プロパノール)
　　　｜
　　　OH

(ii)エーテルとして3種類。

CH₃-CH₂-CH₂-O-CH₃
　　　　　　　　　(メチルプロピルエーテル)

　　　CH₃
　　　｜
CH₃-CH-O-CH₃ (イソプロピルメチルエーテル)

CH₃-CH₂-O-CH₂-CH₃ (ジエチルエーテル)

合計7種類

(3)[30]　②誤り　アルコール基→ヒドロキシ基
他は正

(4)[31]　①誤り　ジエチルエーテル
CH₃-CH₂-O-CH₂-CH₃ である。

②正　$HO-CH_2-CH_2-OH + 2Na$

$$\longrightarrow NaO-CH_2-CH_2-ONa + H_2$$

③誤り　第二級アルコールの酸化で生じるのはケトンで，ケトンには還元性はない。

CH₃-CH-CH₃ → CH₃-C-CH₃
　　｜　　　　　　　‖
　　OH　　　　　　　O
2-プロパノール　　　アセトン

(5)[32]　①正　アセチルサリチル酸は

安息香酸は ，フタル酸は で，いずれも炭酸より強いカルボキシ基をもっている。

②誤り　アニリン -NH₂ は塩基なので塩酸に溶けるが水酸化ナトリウム水溶液には溶けない。

-NH₂ + HCl ⟶ -NH₃Cl

③誤り　ベンゼンと塩素は，鉄触媒では置換反応によりクロロベンゼン -Cl になるが，紫外線照射では付加反応により 1,2,3,4,5,6-ヘキサクロロシクロヘキサンになる。

1,2,3,4,5,6-ヘキサクロロシクロヘキサン

化　学

解答　6年度

一般 D

❶

〔解答〕

問1 $\boxed{1}$ ⑤　　問2 $\boxed{2}$ ⑤　　問3 $\boxed{3}$ ⑤　　問4 $\boxed{4}$ ⑥
問5 $\boxed{5}$ ③

〔出題者が求めたポイント〕

物質の構成と構造

〔解答のプロセス〕

問1 $\boxed{1}$　記述の分離法は分留である。　①は溶解度の温度変化，②物質の昇華性，③物質の溶解性，④粒子の大小，⑥ろ紙の穴と粒子の大きさ　を利用している。

問2 $\boxed{2}$　①〜④正
　⑤誤り　沸騰→蒸発
　⑥正

問3 $\boxed{3}$　イオン化エネルギーは周期表の右上の元素ほど大きく，He で最大である。

問4 $\boxed{4}$　① $\ddot{\text{C}}\text{l}\!:\!\ddot{\text{C}}\text{l}\!:$　非共有電子対は 6 対

　② $\ddot{\text{O}}\!::\!\text{C}\!::\!\ddot{\text{O}}$　非共有電子対は 4 対

　③ $:\!\ddot{\text{F}}\!:\!\ddot{\text{F}}\!:$　非共有電子対は 6 対

　④ $\text{H}\!:\!\ddot{\text{F}}\!:$　非共有電子対は 3 対

　⑤ $\text{H}\!:\!\ddot{\text{O}}\!:\!\ddot{\text{O}}\!:\!\text{H}$　非共有電子対は 4 対

　⑥ $:\!\text{N}\!:::\!\text{N}\!:$　非共有電子対は 2 対
　　よって非共有電子対の数が最小なのは⑥

問5 $\boxed{5}$　①正　アルカリ土類金属は 2 族の Ca，Sr，Ba，Ra である。
　②正
　③誤り　原子量の小さい順→原子番号の順
　④〜⑥正

❷

〔解答〕

問1(1) $\boxed{6}$ ③　(2) $\boxed{7}$ ②　(3) $\boxed{8}$ ③
問2 $\boxed{9}$ ③　　$\boxed{10}$ ④　　$\boxed{11}$ ③
問3 $\boxed{12}$ ①
問4(1) $\boxed{13}$ ⑨　(2) $\boxed{14}$ ②　(3) $\boxed{15}$ ④

〔出題者が求めたポイント〕

溶液の濃度，気体の溶解量，粒子の物質量
化学反応式と量の計算

〔解答のプロセス〕

問1(1) $\boxed{6}$　NaOH 水溶液中の水は 75.0％ であるから

$$1.02\,\text{g/cm}^3 \times 300\,\text{mL} \times \frac{75.0}{100}$$

$$= 229.5 \fallingdotseq 230\,\text{g} = 230\,\text{mL}$$

(2) $\boxed{7}$　NaOH は　$0.200\,\text{mol/L} \times \dfrac{400}{1000}\,\text{L} = 0.0800\,\text{mol}$

その質量は　$40.0\,\text{g/mol} \times 0.0800\,\text{mol} = 3.20\,\text{g}$

(3) $\boxed{8}$　NaOH の質量は

$$1.20\,\text{g/cm}^3 \times 250\,\text{mL} \times \frac{20.0}{100} = 60.0\,\text{g}$$

NaOH の物質量＝Na^+ の物質量

$$= \frac{60.0\,\text{g}}{40.0\,\text{g/mol}} = 1.50\,\text{mol}$$

問2 $\boxed{9}$　気体の溶解量は圧力と水の量に比例するから
　① N_2 の溶解量は

$$7.00 \times 10^{-4}\,\text{mol} \times \frac{2.026 \times 10^5\,\text{Pa}}{1.013 \times 10^5\,\text{Pa}} \times \frac{4.00}{4.00+1.00}$$

$$\times \frac{4.00\,\text{L}}{1.00\,\text{L}}$$

$$= 4.48 \times 10^{-3}\,\text{mol}$$

　② O_2 の溶解量は

$$1.40 \times 10^{-3}\,\text{mol} \times \frac{2.026 \times 10^5\,\text{Pa}}{1.013 \times 10^5\,\text{Pa}} \times \frac{1.00}{4.00+1.00}$$

$$\times \frac{4.00\,\text{L}}{1.00\,\text{L}}$$

$$= 2.24 \times 10^{-3}\,\text{mol}$$

　$\dfrac{①}{②}$　より　$\dfrac{4.48 \times 10^{-3}\,\text{mol}}{2.24 \times 10^{-3}\,\text{mol}} = 2.00$ 倍

$\boxed{10}$　① N_2 の質量は　$28.0\,\text{g/mol} \times 4.48 \times 10^{-3}\,\text{mol}$
　　② O_2 の質量は　$32.0\,\text{g/mol} \times 2.24 \times 10^{-3}\,\text{mol}$
　$\dfrac{①}{②}$　より　$\dfrac{28.0 \times 4.48 \times 10^{-3}\,\text{g}}{32.0 \times 2.24 \times 10^{-3}\,\text{g}} = 1.75$ 倍

$\boxed{11}$　同温・同圧における気体の体積の比は物質量の比に等しいから，$\boxed{9}$ より 2.00 倍。

問3 $\boxed{12}$　(a) NO_3 1 個に窒素原子 1 個が含まれるから

$$\frac{1.50 \times 10^{23}\,\text{個}}{6.00 \times 10^{23}/\text{mol}} = 0.250\,\text{mol}$$

(b) $\dfrac{4.48\,\text{L}}{22.4\,\text{L/mol}} = 0.200\,\text{mol}$

(c) NH_3 分子 1 個には水素 3 原子が含まれるから

$$0.300\,\text{mol} \times \frac{1}{3} = 0.100\,\text{mol}$$

　よって　a＞b＞c

問4(1) $\boxed{13}$　$a=1$ とすると　C の数より　$c=3$
　H の数より　$d=4$
　O の数より　$1+2b=2c+d=10$

$$b = \frac{9}{2}$$

　全体を 2 倍して　$a=2$，$b=9$，$c=6$，$d=8$

(2) $\boxed{14}$　エテンを x〔mol〕，メトキシエタンを y〔mol〕とすると

C_2H_4	$+$	3O_2	$\longrightarrow$	2CO_2	$+$	$2\text{H}_2\text{O}$
x〔mol〕		$3x$〔mol〕		$2x$〔mol〕		$2x$〔mol〕

$2\text{C}_3\text{H}_8\text{O}$	$+$	9O_2	$\longrightarrow$	6CO_2	$+$	$8\text{H}_2\text{O}$
y〔mol〕		$\dfrac{9}{2}y$〔mol〕		$3y$〔mol〕		$4y$〔mol〕

---

① CO_2 の量について

$$2x\,\text{(mol)} + 3y\,\text{(mol)} = \frac{16.0\,\text{L}}{24.0\,\text{L/mol}} = \frac{2}{3}\,\text{mol}$$

② H_2O の量について

$$2x\,\text{(mol)} + 4y\,\text{(mol)} = \frac{15.0\,\text{g}}{18.0\,\text{g/mol}} = \frac{5}{6}\,\text{mol}$$

①，②より　$x = \dfrac{1}{12}\,\text{mol},\ y = \dfrac{1}{6}\,\text{mol}$

$$\frac{\frac{1}{12}\,\text{mol}}{\frac{1}{12}\,\text{mol} + \frac{1}{6}\,\text{mol}} \times 100 = \frac{1}{1+2} \times 100$$
$$= 33.3 \fallingdotseq 33\%$$

(3)[15]　$\dfrac{1}{12}\,\text{mol} \times 3 + \dfrac{1}{6}\,\text{mol} \times \dfrac{9}{2}$

$$= \frac{1}{4}\,\text{mol} + \frac{3}{4}\,\text{mol} = 1.00\,\text{mol}$$

❸

〔解答〕

問1[16] ③　　問2[17] ⑦　　問3[18] ⑤　　問4[19] ①
問5[20] ①　　問6[21] ④
問7(1)[22] ③　(2)[23] ④　[24] ⑤　(3)[25] ⑥
問8[26] ⑥　　問9[27] ①

〔出題者が求めたポイント〕

気体の圧力と温度，実在気体と理想気体，蒸気圧と沸点
コロイドの沈殿，原子量の算出，塩基の判定
中和滴定，酸化還元の定義，平衡移動

〔解答のプロセス〕

問1[16]　ボイル・シャルルの法則　$\dfrac{p_1 V_1}{T_1} = \dfrac{p_2 V_2}{T_2}$　にお

いて，体積一定であるから，最初の気体の温度を T〔K〕
とすると　$\dfrac{2.10 \times 10^5\,\text{Pa}}{T\,\text{(K)}} = \dfrac{1.80 \times 10^5\,\text{Pa}}{(T-50)\,\text{(K)}}$

$$0.3T = 105 \qquad T = 350\,\text{(K)}$$

摂氏温度 t〔℃〕$= 350 - 273 = 77$〔℃〕

問2[17]　理想気体は実在気体と異なり分子自身の[A]体積
がなく，分子間力が働かない気体である。

実在気体でも気体の圧力が[B]低いと単位体積当りの
分子が少なく分子間の距離が大きくなるので分子間力
が弱く，気体の体積中の分子の体積も小さくなるので
理想気体に近付く。

また実在気体の温度が[C]高いと分子のもつエネルギ
ーが大きくなるので分子間力が無視できるようになり
理想気体に近付く。

したがって，実在気体でも[D]低い圧力，[E]高い温度
では理想気体として扱うことができる。

問3[18]　スクロース水溶液ではスクロース分子が水の蒸
発の邪魔をするので純水に比べて蒸気圧が[A]降下して
いる。したがって水よりも[B]高温にしないと蒸気圧は
大気圧と同じにならず，スクロース水溶液の沸点は水
よりも[C]高くなる。

問4[19]　電気泳動で陽極側に移動するコロイド粒子は負
に帯電している。負コロイドを凝析させるには価数の
大きい陽イオンが有効なので，設問中のイオンでは①
の Al^{3+} が該当する。

問5[20]　水 9.00 g 中の酸素は　$\dfrac{9.00\,\text{g}}{18.0\,\text{g/mol}} = 0.500\,\text{mol}$

金属元素 X と酸素の原子数が同じであるから，金
属元素の原子量を A とすると

$$\frac{12.0\,\text{g}}{A\,\text{(g/mol)}} = 0.500\,\text{mol} \qquad A = 24.0\,\text{(g/mol)}$$

問6[21]　(a)H^+ は HCO_3^- から OH^- に移動している→
HCO_3^- は酸

(b)H^+ は SO_4^- から HCO_3^- に移動している→HCO_3^-
は塩基

(c)H^+ は H_3O^+ から CH_3COO^- に移動している→
CH_3COO^- は塩基

(d)H^+ は NH_4^+ から H_2O に移動している→NH_4^+ は
酸

問7(1)[22]　酢酸＋NaOH……弱酸に強塩基を加えるか
ら中和前の pH は比較的大きく，中和点(曲線の鉛直
部)が塩基性側に偏る→曲線 B。

塩酸＋NaOH……強酸に強塩基を加えるから，曲
線の鉛直部は中性を中心に長く，中和前の pH は小さ
く中和後の pH は大きい。→曲線 A。

硫酸＋NH_3……強酸に弱塩基を加えるから，曲線
の鉛直部は酸性側に偏り，中和後の pH は比較的小さ
い→曲線 C。

(2)[23]　弱酸と強塩基の中和であるから，中和点は弱塩
基性である。よって指示薬は変色域が弱塩基性域にあ
るフェノールフタレイン(酸性で無色→塩基性で赤色)
を用いる。

[24]　強酸と弱塩基の中和であるから，中和点は弱酸
性である。よって指示薬は変色域が弱酸性域にあるメ
チルオレンジ(酸性で赤色→塩基性で黄色)を用いる。

(3)[25]　各滴定の中和点の塩基滴下量は曲線 B：30 mL,
曲線 A：20 mL，曲線 C：30 mL であるから，中和の
関係より

$CH_3COOH + NaOH$　では

$$x\,\text{(mol/L)} \times \frac{10}{1000}\,\text{L} \times 1 = 0.10\,\text{mol/L} \times \frac{30}{1000}\,\text{L} \times 1$$
$$x = 0.30\,\text{(mol/L)}$$

$HCl + NaOH$　では

$$y\,\text{(mol/L)} \times \frac{10}{1000}\,\text{L} \times 1 = 0.10\,\text{mol/L} \times \frac{20}{1000}\,\text{L} \times 1$$
$$y = 0.20\,\text{(mol/L)}$$

$H_2SO_4 + NH_3$　では

$$z\,\text{(mol/L)} \times \frac{10}{1000}\,\text{L} \times 2 = 0.10\,\text{mol/L} \times \frac{30}{1000}\,\text{L} \times 1$$
$$z = 0.15\,\text{(mol/L)}$$

$x : y : z = 0.30 : 0.20 : 0.15$
$$= 6 : 4 : 3$$

問8[26]　酸化還元の定義である。

原子，分子，イオンが[A]電子を失うとき[B]酸化され

たといい，その原子の酸化数は$\boxed{C}$増加する。

　逆に原子，分子，イオンが$\boxed{A}$電子を受け取るとき$\boxed{D}$還元されたといい，その原子の酸化数は$\boxed{E}$減少する。

問9$\boxed{27}$　(a)容積を小さくすると圧力が高くなるので平衡は分子数減少方向の右に移動する。

(b)温度を低くすると平衡は発熱方向の右に移動する。

(c)触媒は反応を速くするが平衡は移動させない。

(d)容積一定であるからアルゴンを加えても C_2H_4，H_2，C_2H_6 の分圧は変らないので平衡は移動しない。

4

〔解答〕

$\boxed{28}$ ③　$\boxed{29}$ ①　$\boxed{30}$ ②　$\boxed{31}$ ⑤　$\boxed{32}$ ④

〔出題者が求めたポイント〕

気体の発生と性質

〔解答のプロセス〕

実験(1)$\boxed{28}$　発生気体は水素 H_2

$$Zn + 2HCl \longrightarrow ZnCl_2 + H_2$$

実験(2)$\boxed{29}$　発生気体は二酸化窒素 NO_2

$$Ag + 2HNO_3 \longrightarrow AgNO_3 + H_2O + NO_2$$

実験(3)$\boxed{30}$　発生気体は酸素 O_2

$$2H_2O_2 \longrightarrow 2H_2O + O_2 \text{（MnO_2 は触媒）}$$

実験(4)$\boxed{31}$　発生気体は二酸化炭素 CO_2

$$CaCO_3 + 2HCl \longrightarrow CaCl_2 + H_2O + CO_2$$

実験(5)$\boxed{32}$　発生気体は硫化水素 H_2S

$$FeS + H_2SO_4 \longrightarrow FeSO_4 + H_2S$$

① NO_2 の性質，赤褐色が特徴。水に溶けると HNO_3 が生じる。

② O_2 の性質，同素体のオゾン O_3 は淡青色。

③ H_2 の性質，H_2 の分子量は気体中で最も小さい。

④ H_2S の性質，腐卵臭が特徴。

⑤ CO_2 の性質，石灰水を白濁する。

$$Ca(OH)_2 + CO_2 \longrightarrow CaCO_3 + H_2O$$

⑥ NO の性質，空気中で O_2 と反応して NO_2(赤褐色)になる。

$$2NO + O_2 \longrightarrow 2NO_2$$

生　物

解答
6年度

1

〔解答〕

問1(1)①　⑤　　(2)②　③
問2③　①
問3④　⑥
問4(1)⑤　④　　(2)⑥　③　　(3)⑦　①

〔出題者が求めたポイント〕

出題分野：細胞の構造

問1(1)　原核細胞には膜構造を持った細胞小器官の発達がほとんどみられない。したがって膜構造を持った細胞小器官である小胞体は真核細胞にのみ見られる構造である。

(2)　ATP を利用したエネルギー代謝は全ての生物に共通した特徴である。したがって，③が正しい記述と言える。

①　タンパク質を構成するアミノ酸の種類は，全ての生き物において 20 種類である。よって誤り。

②　原核細胞にもべん毛構造など，運動に働く構造は見られる。よって誤り。

④　化学合成細菌や光合成細菌などは独立栄養の原核生物である。よって誤り。

問2　ゾウリムシは収縮胞から細胞内の水を排出することで，浸透圧調節を行っている。

問3　同じ働きを持つ細胞が集まったものを組織，複数の組織が集まって一定の働きを行うものを器官という。また，複数の器官が集まってまとまった働きを行うものを器官系という。

問4　図1より，グラフのピークが2か所に見られることから，この培養細胞は体細胞分裂を行っていると考えられる。また，ウは細胞周期の G1 期，エは細胞周期の S 期，オは細胞周期の G2 期及び M 期である。

(1)①　染色体の凝縮が見られるのは，M 期の細胞である。よって誤り。

②　相同染色体の対合が見られるのは減数分裂である。よって誤り。

③　核膜の消失が見られるのは M 期の細胞である。よって誤り。

(2)　M 期の細胞は，染色体が凝縮しているため，染色体の数や形が観察できる。したがって，オの時期が適切である。

(3)　植物細胞であっても，減数分裂時には染色体の乗換えは起こる。よって誤り。

2

〔解答〕

問1⑧　③
問2(1)⑨　④　　(2)⑩　①

問3(1)⑪　②　　(2)⑫　③　　(3)⑬　②
問4⑭　④⑥

〔出題者が求めたポイント〕

出題分野：代謝

問1①　酵素には活性を持つために，金属イオン等の補因子を必要とするものもあるが，補因子を必要としない酵素もある。よって誤り。

②　PCR 法で利用されている DNA ポリメラーゼは，好熱菌の持つ酵素であり，80℃以上の高熱でも活性を持つ。よって誤り。

④　消化酵素や化学的防御に関わるリゾチームといった酵素は体外（細胞外）で働く。よって誤り。

問2(1)　①～③は全てアミノ酸である。よって誤り。

(2)　①　デンプンは炭水化物である。よって誤り。

問3　光合成は，光エネルギーを用いて ATP を合成すると同時に還元型の補酵素（NADPH）を生産する反応と，葉から吸収した二酸化炭素を ATP と NADPH を用いて固定する反応の二段階からできている。前者は葉緑体のチラコイドで，後者はストロマで行われる。

(1)　B の条件は光があるので，ATP と NADPH の合成は行われる。しかし，CO_2 は無いので，カルビンベンソン回路の反応において，CO_2 を必要とする反応が進行しない状態であると考えられる。したがって，葉緑体内での濃度が高いと考えられるのは，リブロースビスリン酸（RuBP）である。

(2)　条件 B の時に合成した ATP と NADPH を用いることで，条件 C のはじめは光合成が行われるが，いずれ ATP も NADPH も枯渇してしまうため，光合成が行われなくなると考えられる。

(3)　条件 B～条件 C の結果から，②が最も妥当であると考えられる。

問4　アゾトバクター及びクロストリジウムは従属栄養の窒素固定細菌である。緑色硫黄細菌は光合成細菌である。

3

〔解答〕

問1⑮　②③
問2(1)⑯　④　　(2)⑰　①
問3⑱　②
問4(1)⑲　①　　(2)⑳　②
問5㉑　⑤

〔出題者が求めたポイント〕

出題分野：発生

問1　卵形成における減数分裂第一分裂は，一次卵母細胞が二次卵母細胞と第一極体に分裂する過程である。

問2(1)　A，B，C 遺伝子それぞれがヘテロであるので，2×2×2＝8 通りの配偶子が作られる。

(2)　遺伝子型 AABbCc の個体からは，a 遺伝子を持

つ配偶子は作られない。したがって，3組の対立遺伝子が全て潜性（劣勢）ホモ接合となる受精卵は作られない。

問4(1)　リード文より，Aは表皮になる領域であることがわかる。しかし，Cのみを入れていた培養液にAを入れて培養すると，Aから脊索や筋肉が分化したとある。このことから，Cから脊索や筋肉へ分化させる物質が培養液に分泌され，その培養液でAを培養したことで，本来であれば分化しない組織へと分化したと考えられる。したがって①の予想が妥当である。

(2)　ノーダルタンパク質の濃度が大きいところに，背側の中胚葉すなわち原口背唇が誘導され，小さいところに腹側の中胚葉が誘導される。

問5　①〜④の生物は三胚葉動物である。よって誤り。⑤のカイメンは胚葉がみられない側生動物である。また，選択肢にはないが，刺胞動物は二胚葉動物である。

4

〔解答〕

問1 22 ③

問2 23 ②

問3(1) 24 ①　(2) 25 ④

問4 26 ⑤

問5(1) 27 ③　(2) 28 ③

〔出題者が求めたポイント〕

出題分野：血液

問1①　毛細血管から血しょうがしみ出したものが組織液である。よって誤り。

②　原尿中にはグルコースは含まれる。よって誤り。

④　血液の全体量のうち，血しょうは約55％である。よって誤り。

問2　血液中の有形成分は多い順に，赤血球（400〜550万/1mm^3）・血小板（15〜40万/1mm^3）・白血球（0.4〜0.9万/1mm^3）である。

問3　ABO式血液型ごとの，凝集原（赤血球表面にある抗原）と凝集素（血しょう中に含まれる抗体）の組合せは，以下の通りである。

	A型	B型	AB型	O型
凝集原	A	B	AおよびB	なし
凝集素	β	α	なし	αおよびβ

凝集原Aと凝集素αあるいは，凝集原Bと凝集素βが同時に存在すると凝集反応が起こる。

(1)　上記表より，AB型の人の赤血球は，AB型以外の血しょうと凝集反応が起こる。また，AB型の人の血しょうは，どの血液型の赤血球とも凝集反応は起こらない。よってiがAB型だと考えられる。

(2)　上記表より，ivはO型であるとわかる。また，リード文より，iiiの人の両親はB型とO型とあるので，iiiもB型かO型になるが，前述の通り，ivがO型だとわかっているので，iiiはB型である。さらに，iiはA型であるとわかる。

したがって，A型の血しょうと，O型の赤血球で凝集反応が起こらない理由を選べばよい。よって，④が妥当であると考えられる。

問4　組織液に含まれるトロンボプラスチンや血しょう中のCa^{2+}，血小板からの凝固因子などによって，プロトロンビンがトロンビンへと変化する。このトロンビンがフィブリノーゲンをフィブリンへと変化させる。生じたフィブリンが血球をからめとって血ぺいが作られる。

問5(1)　MHC分子は細胞内の抗原ペプチド（病原体等の異物由来のものの他，自己の成分由来のものもある）と結合し，細胞膜表面に提示される。このMHC分子の構造は，皮膚移植における自己・非自己の認識に重要となる。

(2)　A系統のマウス，B系統のマウス，F$_1$マウスのそれぞれのMHC分子の発現と，それぞれのT細胞の反応性をまとめると以下のようになる。A系統マウスのMHC分子をMHC_A，B系統マウスのMHC分子をMHC_Bとする。

	MHC_Aの発現	MHC_Bの発現	MHC_Aに強く反応するT細胞	MHC_Bに強く反応するT細胞
A系統マウス	○	×	×	○
B系統マウス	×	○	○	×
F$_1$マウス	○	○	×	×

①　A系統のマウスの皮膚の細胞は，MHC_Aを発現しているが，F$_1$マウスは，MHC_Aに強く反応するT細胞をもたないため，拒絶反応は起こらないと考えられる。よって誤り。

②　B系統のマウスの皮膚の細胞は，MHC_Bを発現しているが，F$_1$マウスは，MHC_Bに強く反応するT細胞をもたないため，拒絶反応は起こらないと考えられる。よって誤り。

④　F$_1$マウスの皮膚の細胞は，MHC_Aを発現しているため，B系統のマウスに移植すると拒絶反応は起こる。よって誤り。

5

〔解答〕

問1 29 ④

問2 30 ①

問3 31 ①

問4 32 ⑤

問5(1) 33 ③　(2) 34 ③

〔出題者が求めたポイント〕

出題分野：生態系

問1　生物多様性のうち，生態系多様性についての説明を問う問題である。

生物多様性とは，生態系多様性・種多様性・遺伝子多様性という3つの視点でとらえることができる。

①　種の多様性に関する記述である。よって誤り。

②　共通祖先に由来する複数の種に関する記述であり，多様性に関する記述ではない。よって誤り。

③ 個体群の大きさに関する記述であり，多様性に関する記述ではない。よって誤り。

問2 炭素循環に関する問題である。炭素はCO_2として，生産者に取り込まれ，有機物に変えられる。この有機物の炭素が食物連鎖によって生物的環境を移動し，最終的に呼吸によってCO_2として非生物的環境へと戻る。

問3 大気中の窒素（N_2）は窒素固定細菌である根粒菌などの窒素固定によってアンモニウムイオン（NH_4^+）へと変換される。

問4 生態系にはある程度の撹乱が生じても元に戻る復元力が備わっているが，復元力以上の撹乱が生じると生態系は元には戻らないとされている。

問5(1)③ 温室効果ガスは紫外線ではなく，赤外線を吸収し，再放射する。よって誤り。

(2)③ リード文にあるように，大気中のCO_2濃度が上昇すると，海水に溶けるCO_2量も増加するため，海水中のH^+濃度が上昇する。これによって，炭酸カルシウムからできている殻を作りにくくなると考えられる。

生 物

解答　6年度

1

〔解答〕

問1 $\boxed{1}$ ③

問2 $\boxed{2}$ ④

問3 $\boxed{3}$ ③

問4 $\boxed{4}$ ②

問5 $\boxed{5}$ ①

問6(1) $\boxed{6}$ ④　(2) $\boxed{7}$ ⑤

〔出題者が求めたポイント〕

出題分野：小問集合

問1 多細胞生物の体を作る全ての細胞は，基本的に同じゲノムを持っている。しかし，細胞の種類ごとに，発現している遺伝子が異なるため，異なるタンパク質の組合せを持つことになり，異なる働きを持つことになる。

問2 角膜は眼の最外層の膜である。視細胞は，網膜に存在する。視神経の情報は，大脳の視覚野に伝えられる。視覚野は後頭葉に存在する。血糖値をはじめとした体内環境を一定に保つ中枢は間脳の視床下部である。

問3 ナトリウムチャネルやカリウムチャネルが開閉することで，それぞれのイオンの出入りが起こり，膜電位が変化する。

問4 ウには消化管が入るはずである。よって，⑤・⑥の胆のうは除外できる。トリプシンは腸液に，ペプシンは胃液に，リパーゼは主にすい液に含まれる消化酵素である。

問5 小腸上皮細胞におけるグルコースの体内への取り込みは以下のように行われる。

小腸上皮細胞は，Na^+-K^+ATPアーゼの働きにより，ナトリウムイオンの濃度は小さい状態である。次に，ナトリウム共役輸送体によって，腸管側のナトリウムを取り込むと同時に，濃度勾配に逆らって腸管側のグルコースを小腸上皮細胞内に取り込む。最後に，小腸上皮細胞の基部側（体内側）のグルコース輸送体によって，濃度勾配に従って，グルコースを体内に取り込む。

因みに，アミノ酸はグルコース同様，チャネルではなく，輸送体を使って取り込まれる。

問6(1) 中心体は，細胞分裂時に紡錘糸形成の起点となる他，べん毛や繊毛の形成に関わる細胞内構造である。

(2) インスリンのようなチャネルや輸送体を通過できない大きな分子は，細胞内で膜に包んで顆粒にし，顆粒の膜が細胞膜と融合することで，細胞外へと分泌される。このような分泌をエキソサイトーシスという。

2

〔解答〕

問1 $\boxed{8}$ ②

問2 $\boxed{9}$ ④

問3 $\boxed{10}$ ①

問4 $\boxed{11}$ ③

問5(1) $\boxed{12}$ ①　(2) $\boxed{13}$ ③　(3) $\boxed{14}$ ①

〔出題者が求めたポイント〕

出題分野：代謝〔呼吸〕

問1 赤血球の溶血は，浸透圧差によって水が赤血球内に流入することで起こる。すなわち，ATPを使わない。

問2 例えば，原核生物である乳酸菌が行う乳酸発酵では，解糖系の反応も含まれている。よって，④の記述は正しい。

① 解糖系の過程では，酸素は使われない。呼吸の過程において，酸素を利用するのは，電子伝達系である。

② 解糖系では，グルコース1分子あたり，2分子のピルビン酸が生成される。

③ FADではなく，NAD^+である。FADが使われるのは，クエン酸回路のコハク酸がフマル酸へと酸化される時である。

問3 クエン酸回路は，解糖系で生じたピルビン酸が完全に分解される反応である。したがって二酸化炭素が生じる。

電子伝達系は，有機物から取り出した電子を，最終的に酸素へ渡すことで電子の流れを作っている。電子を受け取った酸素は，H^+と共に水になる。したがって電子伝達系では水が生じる。

問4 解糖では，生じたピルビン酸から乳酸を生成する。この時，NADHの酸化が起こり，NAD^+が生じる。

問5(1) KOH水溶液には二酸化炭素を吸収する性質がある。したがって，KOH水溶液が入ったフラスコでの気体量の変化は，呼吸のために吸収した酸素によるものである。

(2) 呼吸商$(RQ) = \dfrac{放出される二酸化炭素の量}{吸収される酸素の量}$より，

$$RQ = \frac{36-6}{36} \fallingdotseq 0.83$$

(3) 呼吸基質ごとの呼吸商は，炭水化物：1.0，タンパク質：約0.8，脂質：約0.7となる。また，植物Yの呼吸商を求めると，0.98となる。この値は炭水化物の呼吸商に最も近い。すなわち，植物食性のウシがもっとも適当である。

3

〔解答〕

問1 $\boxed{15}$ ②

問2 $\boxed{16}$ ④

問3 17 ③
問4 18 ④
問5(1) 19 ①　(2) 20 ③　(3) 21 ①

〔出題者が求めたポイント〕

出題分野：DNA の構造　バイオテクノロジー

問1　DNA はリン酸・糖（デオキシリボース）・塩基が結合して構成される。また，RNA を構成するヌクレオチドの糖は，リボースである。

問2　リード文より，

大腸菌のゲノムの長さ：

$$1.6mm = 1600000nm = 16 \times 10^5 nm$$

大腸菌のゲノムの塩基対数：

$$\frac{16 \times 10^5}{3.4} \times 10 = 4.7 \times 10^6 \quad 塩基対となる。$$

問3　DNA 鎖はヌクレオチド鎖が逆向きに向かい合っている。したがって，a 鎖の右端は，5′ 末端であり，b 鎖の右端は 3′ 末端である。また，ヌクレオチド鎖は，5′→3′ の方向にのみ伸長するため，図1の右から左に向かって開裂していくと，a 鎖は開裂の方向と同じ向きにヌクレオチド鎖が伸長していくことになる。したがって，リーディング鎖である。一方 b 鎖は，開裂方向と伸長方向が逆になるため，短い DNA 断片（岡崎フラグメント）を複数作ることで，伸長させていく。すなわちラギング鎖となる。

問4　鋳型鎖の複数個所に結合する可能性があるプライマーでは，狙った場所のみを増幅させることができない。したがって，PCR で用いるプライマーを設計する際は，特異性が重要となる。また，核内では RNA のヌクレオチドが用いられるが，PCR 法で用いるヌクレオチドは DNA で設計する。

問5(1)(2)　問題文と選択肢より，タンパク質 x は調節タンパク質であるとわかる。また，領域 Y は RNA ポリメラーゼの結合するプロモーターを表している。

(3)　ラクトース由来の物質がリプレッサーに結合することで，リプレッサーが DNA と結合できなくなり，これによって RNA ポリメラーゼがラクトースの分解に関わる 3 つの遺伝子を転写し，これらの遺伝子が発現する。すなわち，ラクトースがある環境ではラクトースの分解に関わる 3 つの遺伝子が発現することになる。

4

〔解答〕

問1 22 ④
問2 23 ①
問3 24 ②
問4(1) 25 ③　(2) 26 ①
問5 27 ⑤
問6 28 ④

〔出題者が求めたポイント〕

出題分野：体内環境

問1　リンパ管には逆流を防ぐ弁がついている。

問2　心臓から出ていく血液が通る血管は動脈であり，心臓に戻る血液が通る血管は静脈である。

問3　タンパク質を構成するアミノ酸は，必ずアミノ基（−NH_2）を持つ。ゆえに分解するとアンモニアが生じる。

問4(1)　リード文に，"X は 3 つの物質の中で最も濃縮率の高い物質で" とある。濃縮率が高いということは，原尿から再吸収されにくい物質であるということである。

(2)　汗をかいて体液が減少すると，脳下垂体後葉からバソプレシンが分泌され，腎臓の集合管での水の再吸収が促進される。それとともに，副腎皮質からは鉱質コルチコイドが分泌され，Na^+ の再吸収が促進される。よって，文中の Y は Na^+ を指し，「あるホルモン」とは鉱質コルチコイドを指していると考えられる。鉱質コルチコイドの作用で原尿中の Na^+ 濃度が低下し，集合管内の尿の浸透圧が低下するため，水の再吸収が行われやすくなる。

問5　骨格筋の運動は，完全強縮と弛緩の組合せで行われる。よって⑤が誤りである。

問6　骨格筋の筋繊維には，数秒で使い切ってしまう程度の ATP しかない。そのため，安静時に合成したクレアチンリン酸を活用している。運動をすることで ATP を消費すると，すぐさまクレアチンリン酸のリン酸を ADP に付加し，ATP を再合成することで，一時的にエネルギー不足を防いでいる。

5

〔解答〕

問1 29 ④
問2 30 ④
問3(1) 31 ③　(2) 32 ①
問4 33 ④
問5 34 ②

〔出題者が求めたポイント〕

出題分野：バイオーム

問1　関東以北の平野部は夏緑樹林が主なバイオームとなる（北海道北部は除く）。同様に，関東以南の平野部（鹿児島県南部は除く）は照葉樹林が主なバイオームとなる。

問2　植生において，垂直方向に高さごとに優占する植物が変化する構造を階層構造という。植生が発達するほど，階層構造も発達していく。

問3(1)①　C のグラフより，光の強さ L_1 のグラフにおいて，CO_2 濃度が 0.03% より高くなっても光合成速度が上昇していないことがわかる。よって誤り。

②　B のグラフより，光の強さ L_2 のグラフにおいて，20℃から 30℃にかけて，光合成速度が上昇していることがわかる。よって誤り。

(2)　階層構造において，林床に近づくにつれて，届く

光の量は大きく減少する。リード文には，光合成量
は，CO_2 濃度・光の強さ・温度が影響すると書かれ
ており，問題文には，"低木層の方が CO_2 濃度が高い"
とある。これらのことを総合的に判断すると，低木
層の成長が遅いのは，光の量が少ないからであると
考えられる。

問5① 竹林が増加すると，植生の多様性は低くなる。
よって誤り。

③ 地表面の有機物が増えると，土壌中の栄養分は増
加する。よって誤り。

④ 遷移が進むと，落葉広葉樹林から常緑広葉樹林へ
と変化する。また，カタクリやフクジュソウなどの
春植物は，落葉広葉樹林の方が日照を得られる可能
性が高まるため，生育に適している。よって誤り。

生　物

解答

6年度

1

〔解答〕

問1 ① ②
問2 ② ③⑤
問3 ③ ①
問4 ④ ①
問5 ⑤ ⑥
問6(1) ⑥ ①　(2) ⑦ ②

〔出題者が求めたポイント〕

出題分野：細胞

問1　①皮膚表面の細胞は繊維状のタンパク質，ケラチンを蓄積した死細胞である。②腎臓の細尿管には，アクアポリンという水分子が透過するチャネルとしてはたらくタンパク質が多く存在する。③血小板の大きさは約2～4μm，赤血球は約7～8μmであり，血小板は赤血球より小さい。④アルブミンは肝細胞で合成される。

問2　③と⑤は，植物の分裂組織である。③の頂端分裂組織は，茎頂分裂組織，根端分裂組織を合わせてこのように呼ぶ。植物の伸長成長を担う。⑤の形成層は，双子葉植物などの茎や根の肥大成長を担う，維管束の木部と師部の間の部分。

問3　②は動物の眼の水晶体に多く存在するタンパク質。③は神経伝達物質の一種。④は，筋収縮の際に働くタンパク質の一種。アクチンへのミオシンの結合を調節する。

問4　細胞分裂時には，両極の中心体から伸長した細胞骨格の一種である微小管が，染色体の動原体に結合し，染色体を両極へ移動させる。

問5　植物細胞の液胞は，細胞液と呼ばれる液体で満たされ，色素であるアントシアンなどを含み，タンパク質や無機塩類や老廃物の貯蔵，分解などを担う。

問6(1)　②哺乳類は体内受精を行う。③両生類は幼生ではえら呼吸も行う。④脊索動物のうち，哺乳類と両生類を含む脊椎動物では，脊索は初期発生においてのみ存在し，その後の発生において退化する。

(2)　①動物などは細胞壁をもたない。③スプライシングは真核生物においてみられる。

2

〔解答〕

問1 ⑧ ④
問2 ⑨ ②
問3 ⑩ ③
問4(1) ⑪ ①　(2) ⑫ ④
問5(1) ⑬ ⑥　(2) ⑭ ①④

〔出題者が求めたポイント〕

出題分野：代謝

問1　物質代謝において，異化では有機物が分解され，エネルギーは放出される。同化では有機物が合成され，エネルギーは吸収される。

問2　①ヘモグロビンは，4本のポリペプチドからなる。③組織で生じた二酸化炭素は，血しょうから赤血球に入って炭酸水素イオンとなり，再び血しょうへ出て，肺胞へ運搬される。④二酸化炭素が増えると血液のpHは低下，すなわち酸性化する。

問3　ヒトの細胞に取り込まれたグルコースは，細胞質基質で解糖系によってピルビン酸に分解される。

問4(1)　②ATP合成の際，H^+の移動は濃度勾配に従って起きる。したがって受動輸送である。③H^+は能動輸送によってマトリックスから膜間腔へ輸送される。④水の分解が起きるのは，光合成の光化学系Ⅱにおいてである。呼吸の電子伝達系では，電子とH^+，O_2から水が合成される。

(2)　呼吸の反応では，解糖系で2ATPを消費して4ATPが合成されて差し引きで2ATP，クエン酸回路で2ATP，電子伝達系で最大34ATP，合計最大38ATPを生じる。

問5(1)　補酵素は半透膜を透過する。またタンパク質ではないため，煮沸によって影響を受けない。したがって，正常な補酵素は溶液1，3，5に含まれる。

(2)　溶液2には煮沸されていない酵素本体が，溶液3には補酵素が含まれており，グルコースの添加によりアルコール発酵が起こったと考えられる。アルコール発酵が起きるには，煮沸されていない酵素本体と補酵素が必要であり，溶液1と2，溶液2と5の場合に両者が存在する。

3

〔解答〕

問1 ⑮ ④
問2 ⑯ ①
問3 ⑰ ⑤
問4 ⑱ ①
問5(1) ⑲ ②　(2) ⑳ ②　(3) ㉑ ④

〔出題者が求めたポイント〕

出題分野：発生

問1　未受精卵は第二分裂中期で減数分裂を停止した状態で排卵される。その後，受精によって分裂を再開する。

問2　ウニの第一卵割は経割であり，生じた2個の割球は動物半球と植物半球を等しく含む。これらを分離すると，発生はそれぞれ正常に進み，小型の正常な幼生となる。

問3　ニューコープは，メキシコサンショウウオを用い

た実験で，予定外胚葉の細胞が内胚葉の誘導により中胚葉に分化する中胚葉誘導を見出した。②フォークトは局所生体染色法により原基分布図を作成した。③シュライデンは，植物における細胞説を唱えた。④ガードンは，アフリカツメガエルの小腸上皮細胞の核を，紫外線で核を不活性化した未受精卵に移植し，カエルにまで発生が進行する場合があったことから，分化した細胞の核が初期化できることを示した。

問4　②母性効果遺伝子の転写は，卵形成時に母体の細胞で起こり，その翻訳は受精後に起きる。③ホメオティック遺伝子は，体節ごとの特徴的な構造を決定する。④前後軸の決定には，ビコイドmRNAとナノスmRNAの2種類の物質の濃度勾配が関わっている。

問5(1)　①鳥類の卵は，非常に卵黄が多い端黄卵である。③鳥類も羊膜や漿膜などの胚膜をもつ。④心臓は中胚葉から分化する。

(2)　13日目胚と15日目胚の真皮は，5日目胚の背中の表皮をうろこに分化させるので，14日目胚も同様の誘導を行えると考えられる。背中の表皮を誘導する原因物質が培養液中に溶出しているならば，背中の表皮はうろこに分化するだろう。

(3)　①遺伝子そのものは存在していて失われたわけではない。②突然変異はランダムに生じる現象である。③うろこへの分化に必要な遺伝子が8日目のみに発現するのであれば，5日目胚ではうろこは生じないはずである。

4

〔解答〕

問1(1)22 ②　(2)23 ②
問2 24 ⑤
問3 25 ③
問4(1)26 ①　(2)27 ①
問5 28 ①

〔出題者が求めたポイント〕

出題分野：動物の反応と行動

問1(1)　①④クリプトクロムとフォトトロピンは，植物の青色光受容体タンパク質である。③ロドプシンに含まれるレチナールは，ビタミンAから合成される。⑤キサントフィルは光合成色素の一種である。

(2)　青，緑，赤の錐体細胞がそれぞれ，420nm，530nm，560nm前後の波長の光を中心に受容し，全体としておよそ400〜700nmの波長を受容する。

問2　①は前頭連合野，②運動野，③は体性感覚野，④は側頭連合野にあたる。

問3　①コルチ器はうずまき管の内部に存在し，おおい膜と基底膜上の聴細胞からなり，音波を受容する。②半規管はからだの回転運動を受容する平衡覚器の一種だが，中を流れるリンパ液によってクプラに動きを生じる。

問4(1)　②条件づけによって反応が成立する刺激。③ある受容器が受容できる刺激のこと。④定位反応を引

き起こす刺激。

(2)　視覚が奪われた状態でも羽ばたき行動が引き起こされたので，視覚器以外が関わっていることがわかる。カイコは触角によってフェロモン物質を受容する。

5

〔解答〕

問1 29 ③
問2 30 ③
問3 31 ②
問4 32 ⑤
問5(1)33 ①　(2)34 ①

〔出題者が求めたポイント〕

出題分野：環境

問1　直線的に示される食物連鎖に対し，複雑な網目状の関係は食物網と呼ばれる。

問2　地球の表面のうち，約30%が陸地で，そのうち31%が森林であり，さらにその45%が熱帯，亜寒帯が27%，温帯が16%，亜寒帯が11%とされている。

問3　ツンドラでは，休眠芽は地表に接し，寒冷な気候に適応している植物が多い。砂漠では乾燥を種子でやり過ごす一年生植物の割合が大きくなる。

問4　本文では，多様な環境にはそれぞれ異なる生態系が成立するという趣旨を述べており，⑤の生態系が適切である。

問5(1)　②言い換えると，集中区の方が捕食された陸生昆虫は少ないと言っているが，陸生動物の捕食量のグラフは集中区の方が多く，一致しない。③大型個体による集中区の捕食量は，陸生動物では多く，底生動物では非常に少なく，底生動物を好むとはいえない。持続区でも陸生動物の方を好んでいるといえる。④陸生動物の捕食量のグラフから，小型個体による陸生動物の捕食もみられるので，正しくない。

(2)　冷温帯は，短い夏に集中的に陸生動物が川に入ると考えられ，実験1の集中区に近い条件といえる。すると魚類の捕食は陸生動物が好まれる結果，底生動物の捕食量は少なくなる。それに伴って底生動物による川の中の落葉の破砕が速やかに行われると考えられる。

総合問題

解答　6年度

1

〔解答〕

問1　ア　①②③④⑤
問2　イ　④
問3　ウ　④
問4　エ　②
問5　オ　⑤
問6　カ　②⑦

〔出題者が求めたポイント〕

アンモニアの製法・性質・利用方法，アンモニアの逆滴定，酸化数

問1①正　水に溶け，一部次のように電離する。

$$NH_3 + H_2O \rightleftharpoons NH_4^+ + OH^-$$

　　よって，弱塩基としてはたらく。

②正　水分子と水素結合することで水和するため，水によく溶ける。

③正　刺激臭を有する気体。

④正　三角錐の分子構造なので，結合の極性が打ち消されないため分子全体で極性をもつ。

⑤正

　　　　　　　　　　　　非共有電子対
　　電子式　　$H \colon \overset{\cdots}{\underset{\cdots}{N}} \colon H$
　　　　　　　　　　$\overset{\cdot}{H}$

問2　反応は次の通り。

$$2NH_4Cl + Ca(OH)_2 \longrightarrow CaCl_2 + 2NH_3 + 2H_2O$$

　　この反応は，弱塩基の塩（NH_4Cl）と強塩基（$Ca(OH)_2$）により，弱塩基（NH_3）が遊離する反応。よって，④が正しい。

問3（英文訳）

　　アンモニア（NH_3）は燃料として使用する際に二酸化炭素（CO_2）を排出しないため環境に優しいと考えられているが，製造過程でCO_2を排出するという問題がある。この問題を解決するために期待されているのが，「ブルーアンモニア」と「グリーンアンモニア」である。

　　「ブルーアンモニア」は，天然ガスなどの化石燃料から作られる水素（H_2）からなり，つまりそれは，CO_2が発生することを意味する。しかし，発生したCO_2を回収して地下深くに貯留する「二酸化炭素を貯留する技術」などの技術により，CO_2の排出は抑制される。

　　一方，「グリーンアンモニア」は，水を電気分解することにより製造される水素を原料としている。この工程に必要な電力は，太陽光発電，風力発電，水力発電，地熱発電，バイオマス発電などの再生可能エネルギーでまかなわれるため，製造工程でCO_2が排出されることはない。

①誤　窒素ではなく水素の製法による分類。英文4行目より，ブルーアンモニアの原料H_2は化石燃料（fossil fuels）から，英文9行目より，グリーンアン

モニアの原料のH_2は水の電気分解（electrolyzing water）から製造される。

②誤　英文5行目から7行目の「However, 〜 .」の文より，発生したCO_2（the generated CO_2）を貯留する（Capture and Storage）ことでCO_2の排出は抑制される（CO_2 emissions are suppressed）とある。

③誤　②の解説参照。

④正　英文9行目から10行目にかけて水の電気分解に必要な電力（the electricity）は再生可能エネルギー（renewable energy）により賄われているとある。

⑤誤　グリーンアンモニア自体が再生可能なエネルギーかどうかは英文に記載されていない。

⑥誤　水の電気分解より製造された水素（hydrogen）は単体の水素（H_2）であるため，グリーンアンモニアの製造に必要。

問4　尿素は腎臓の糸球体でろ過され，一部が細尿管で再吸収された後、尿として排出される。そのため、血しょう中の濃度＝原尿中の濃度＜尿中の濃度の関係となる。

問5　生じたアンモニアをx molとおくと，

$$\underset{\substack{\text{希硫酸中の } H_2SO_4 \\ \text{より生じた } H^+ \text{(mol)}}}{0.1 \times \frac{100}{1000} \times 2} = \underset{\substack{NH_3 \text{から生じた} \\ OH^- \text{(mol)}}}{x \times 1} + \underset{\substack{NaOH \text{から生じた} \\ OH^- \text{(mol)}}}{0.2 \times \frac{25.0}{1000} \times 1}$$

$$x = 1.5 \times 10^{-2} \text{(mol)}$$

　　よって，発生したNH_3は標準状態において，

$$22.4 \times 1.5 \times 10^{-2} \times 10^3 = 336 \text{(mL)}$$

　　となる。

問6　硝酸アンモニウムNH_4NO_3は電離し，NH_4^+とNO_3^-となる。

アンモニウムイオンNH_4^+中の窒素の酸化数をxとおくと，

$$x + (+1) \times 4 = +1$$
$$x = -3$$

硝酸イオンNO_3^-中の窒素の酸化数をyとおくと，

$$y + (-2) \times 3 = -1$$
$$y = +5$$

2

〔解答〕

問7　キ　②　問8　ク　⑥　ケ　③　コ　⑥
問9　サ　④　問10　シ　②　問11　ス　⑤

〔出題者が求めたポイント〕

気象とバイオーム

　英文で説明の付された図表の読み取りと，それに基づく計算。

〔解答のプロセス〕
〔全訳〕
　日本の気象観測は 1,300 以上の観測所で行われている。東京には照葉樹林が，釧路には針葉樹林が分布しているように，気象の違いはバイオームの分布に影響を与える。この分布と四季によって，私たちは国内の豊かな自然を楽しむことができる。
　一方，日本は自然災害が多い。近年，その発生件数は増加の一途をたどっているが，これは地球温暖化の影響と考えられている。日本の年平均気温は上昇傾向にあると言われている。その上昇率は世界的な傾向よりも大きいため，政府は温室効果ガスの排出削減対策に乗り出した。

問7　（問題文訳）「下線部 a)について，2022 年の東京（濃い灰色）と釧路（灰色）の月別降水量を棒グラフで示す。横軸は 2022 年の月，縦軸は降水量を示す。この図から，最も降水量の多い都市と月を選びなさい。」

問8　（問題文訳）「下線部 b)について，日本のバイオーム分布は，平均気温が 5℃ 以上の月を選び，選んだ月の平均気温からそれぞれ 5℃ を引いた値を 1 年間合計した「暖かさの指数」から予想することができる。東京と釧路の月別平均気温を示した以下の表 1 によると，2022 年の釧路の暖かさの指数は　ク ケ ．コ　となる。」
→表 1 より，釧路で平均気温が 5℃ 以上となる月は 4 月〜11 月である。これらの各月について，5℃ を引いて合計すると，$0.6 + 5.0 + 8.5 + 14.2 + 14.5 + 12.5 + 6.7 + 1.6 = 63.6$ となる。

問9　（問題文訳）「バイオームについて，適切な内容を示す選択肢を選びなさい。」
①　「動物はバイオームに含まれない。」→誤り
②　「砂漠の降水量はサバンナのそれよりも多い。」→誤り
③　「陸上のバイオームは，森林，草原，花の 3 種類に分類される。」→誤り
④　「日本のバイオームの分布は，緯度と標高によって異なる。」→正しい
⑤　「富士山頂では高木の森が見られる。」→誤り

問10　（問題文訳）「下線部 c)について，日本の年ごとの平均気温の変化をグレーの折れ線グラフで示す。横軸は年を表し，縦軸は各年の平均気温から 30 年間（1991〜2020 年）の平均気温を差し引いた基準値との差を表している。黒い破線は観測期間内の気温変化の傾向を示している。この図の傾向を示す破線によると，日本の 100 年後の気温はどのくらい上昇していると考えられるか，最も近い値を選びなさい。」
→図 2 の破線の縦軸の値を 1910 年から 2010 年までの間で読むと，およそ −1.4℃ からおよそ −0.1℃ へ変化したと読み取ることができる。よって，このペースで気温上昇が進めば，100 年後にはおよそ 1.3℃ 気温が上昇していることになる。

問11　（問題文訳）「二酸化炭素は温室効果ガスの一つである。次の中から適切でない内容を示す選択肢を選び

なさい。」
①　「二酸化炭素は炭素原子 1 個と酸素原子 2 個の化合物である。」→正しい
②　「二酸化炭素は水に溶ける。」→正しい
③　「化石燃料の燃焼は大気中の二酸化炭素濃度を増加させる。」→正しい
④　「熱帯林の破壊は大気中の二酸化炭素濃度を増加させる。」→正しい
⑤　「植物の光合成は大気中の二酸化炭素濃度を増加させる。」→誤り

❸

〔解答〕

問12	セ	④	ソ	⓪	問13	タ	⑤
問14	チ	⑤	ツ	⑧	テ	⑧	
問15	ト	①	ナ	②	ニ	④	
問16	ヌ	④	ネ	⑧	ノ	①	

〔出題者が求めたポイント〕
酸素解離曲線
　酸素解離曲線の読み取りと，それに基づく計算。
〔解答のプロセス〕
問12　問13　図 3 より，組織と肺胞に該当するグラフ上の点から値を読み取る。
問14　肺胞で酸素と結合したヘモグロビンは，ヘモグロビン全体のうち 97％。一方，組織で酸素と結合したままのヘモグロビンは，ヘモグロビン全体のうち 40％である。よって，求める値は，$\dfrac{97-40}{97} \times 100 \fallingdotseq 58.76\cdots$ より，小数点以下第二位を四捨五入して，58.8％ となる。
問15　全ヘモグロビンのうち，$97 - 40 = 57$％のヘモグロビンが肺胞で酸素を結合し，組織で酸素を放出することになる。よって，求める値は，$20 \times \dfrac{97-40}{100} = 11.4$ より，11.4ml となる。
問16　問15 と同様，組織で酸素を放出することになるヘモグロビンは，全ヘモグロビンの 57％であることより計算する。1 分間に組織へ送られる血液量は $70 \times 60 = 4200$ml なので，求める値は，
$$0.15(\text{g/ml}) \times 4200(\text{ml}) \times 1.34(\text{ml}) \times \dfrac{57}{100}$$
$$= 481.194(\text{ml}) \rightarrow 481(\text{ml})$$

❹

〔解答〕

問17	ハ	⑥	ヒ	①	フ	③④	ヘ	②⑤
問18	ホ	②	マ	⓪	ミ	③	ム	②
	メ	②	モ	②	ヤ	④	ユ	②

〔出題者が求めたポイント〕
微生物
　原核生物に関する基本知識。対数を用いた計算。

〔解答のプロセス〕

問17　真核細胞には核，ミトコンドリア，小胞体などの膜構造をもつ細胞小器官が存在するが，原核細胞には細胞膜以外に膜構造は存在しない。

問18　表2より，大腸菌は測定開始から60分で

$$\frac{32000}{4000}=8=2^3$$ 倍に増加していることがわかる。したがって，生菌数が2倍になるのに要する時間は20分となる。また，初めて生菌数が400,000,000個を超えるまでの時間をt分とすると，tは次のようにして求められる。

$$4,000 \times 2^{\frac{t}{20}}=400,000,000$$

$$2^{\frac{t}{20}}=100,000$$

両辺の対数をとって，$\log_{10}2^{\frac{t}{20}}=\log_{10}10^5$

$$\frac{t}{20} \times \log_{10}2=5 \times \log_{10}10$$

$\log_{10}2=0.301$ より，$0.301 \times \dfrac{t}{20}=5$

$$t=\frac{5 \times 20}{0.301}=\frac{100}{0.301} \fallingdotseq 332.2 \cdots$$

よって，332分台で400,000,000を超えることから，解答は332分となる。

5

〔解答〕

問19　｜ヨ｜⑤
問20　｜ラ｜④
問21　｜リ｜①
問22　｜ル｜①

〔出題者が求めたポイント〕

体心立方格子における三角比の計算，ヘモグロビン中の鉄の質量，化学の基本法則，酸化・還元の反応式

問19　図4は体心立方格子であり，単位格子の1辺の長さをaとおくと，原子BC間の距離もaとなる。また，立方体の体対角線が$\sqrt{3}a$であることから，原子AB間および原子AC間の距離も$\dfrac{\sqrt{3}}{2}a$となる。原子A，B，Cが作る三角形を△ABCとおけば，余弦定理より，

$$\cos\theta=\frac{AB^2+AC^2-BC^2}{2 \cdot AB \cdot AC}$$

$$=\frac{\left(\frac{\sqrt{3}}{2}a\right)^2+\left(\frac{\sqrt{3}}{2}a\right)^2-a^2}{2 \cdot \frac{\sqrt{3}}{2}a \cdot \frac{\sqrt{3}}{2}a}$$

$$=\frac{1}{3}$$

$0<\theta<\pi$ より，$\sin\theta>0$ なので，

$$\sin\theta=\sqrt{1-\cos^2\theta}$$

$$=\sqrt{1-\left(\frac{1}{3}\right)^2}$$

$$=\frac{2\sqrt{2}}{3}$$

問20　1つのヘモグロビンには鉄（Ⅱ）イオンが4個含まれることから，求める質量は，

$$\underbrace{\frac{1.0}{6.45 \times 10^4}}_{\text{ヘモグロビン〔mol〕}} \times \underbrace{4}_{\text{Fe}^{2+}\text{〔mol〕}} \times \underbrace{56 \times 10^3}_{\text{Fe}^{2+}\text{〔mg〕}}$$

$$=3.472$$

$$\fallingdotseq 3.47 \text{〔mg〕}$$

問21　定比例の法則「化合物を構成する成分元素の質量比は常に一定である。」（プルースト，1799年）が該当。原子量をFe＝56，O＝16とすると，酸化鉄（Ⅱ）FeO中のFeとOの質量比は常に，

$$Fe : O=56 : 16$$
$$=7 : 2$$

であり，酸化鉄（Ⅲ）Fe_2O_3中のFeとOの質量比は常に，

$$Fe : O=56 \times 2 : 16 \times 3$$
$$=7 : 3$$

である。

なお，次の法則と混同することに留意する。倍数比例の法則「A，B，2つの元素からなる化合物が2種類以上あるとき，一定量のAと結合しているBの質量は，これらの化合物の間では簡単な整数の比になる。」（ドルトン，1803年）

問22　H_2Sは強い還元剤であるため，Fe^{3+}がFe^{2+}に還元される。

$$H_2S \longrightarrow S+2H^++2e^- \quad \cdots ①$$
$$Fe^{3+}+e^- \longrightarrow Fe^{2+} \quad \cdots ②$$

①＋②×2より，このとき起こる反応は

$$H_2S+2Fe^{3+} \longrightarrow S+2Fe^{2+}+2H^+$$

このとき，単体の硫黄が生じる。

なお，この問題では塩基性条件下での反応なので，①式は正しくは

$$S^{2-} \longrightarrow S+2e^-$$

となる。

また，H_2Sの電離により生じたS^{2-}と，上記の酸化還元反応により生じたFe^{2+}は，塩基性条件下で次の反応を起こす。

$$Fe^{2+}+S^{2-} \longrightarrow FeS$$

この反応により，硫化鉄（Ⅱ）の黒色沈殿が生成する。

6

〔解答〕

問23　｜レ｜③　｜ロ｜⑥　問24　｜ワ｜①
問25　｜ン｜③　｜あ｜⓪　問26　｜い｜③
問27　｜う｜⑤

〔出題者が求めたポイント〕

動物園の展示動物に関する調査

英文で説明の付された図表の読み取りと，それに基づく統計的処理。

〔解答のプロセス〕

〔全訳〕

アンディは子供の頃から動物が大好きで，よく動物園を訪れる。最寄りの動物園（麻布動物園）では212種を飼育しており，その中には動物園での計画的な繁殖によって野生化に成功したモウコノウマもいる。動物を飼育する際には，餌や世話だけでなく，その動物が本来持っている習性や性質に合った環境を与えることが重要である。そこで，展示場でモウコノウマの行動を観察し，どのような環境が彼らに適しているのかを考察した。

問23　（問題文訳）「下線部a)について，アンディは212種を5つのグループに分類し，下の円グラフを描いた。各グループに含まれる動物種の数は，（ ）内に示されている。この数字によれば，麻布動物園では動物種のうち　レロ　％が子どもに母乳を与えていることになる。」

→母乳を与えて子どもを育てるのは哺乳類のみである。図5より，全212種のうち哺乳類は76種とわかる。

よって，$\frac{76}{212} \times 100 ≒ 35.8\cdots$より，小数第1位を四捨五入して36％となる。

問24　（問題文訳）モウコノウマは，各細胞に合計66本の染色体を持っている。モウコノウマの染色体はヒトより何本多いか，少ないか。適切な選択肢を選びなさい。

→ヒトの染色体数は46本であり，モウコノウマは20本多いことになる。

〔全訳〕

下線部b)について，アンディは7頭のモウコノウマを同時に60分間，展示場で観察した。下の図6に示すように，展示エリアと見学者の通路は囲いで仕切られ，左半分のエリアは見学者から直接見えないように高いフェンスで囲まれていた。地面には砂と芝生が敷き詰められていた。アンディは展示エリアを高いフェンスのあるAゾーンとフェンスのないBゾーンに分けた。地面の様子は部分的に2つのゾーンで異なっている。観察時間中，モウコノウマは自由に動き回ることができた。アンディは見学者用通路からモウコノウマを観察し，各ゾーンでのモウコノウマの滞在時間を計測した。観察結果と各馬の特徴を表3に示す。

問25　（問題文訳）「表3によると，全モウコノウマのゾーンAでの滞在時間の中央値は　ンあ　であった。」

→「中央値」は全データの中で順位が中央となる値である。よって，少ない側から数えて4番目の値を答えればよい。（多い側から数えても同様）

問26　（問題文訳）「表3にしたがって，適切な選択肢を選びなさい。」

① 「すべてのモウコノウマのAゾーンとBゾーンでの滞在時間の合計は5時間である。」→誤り

② 「成体のオスでは，Aゾーンでの滞在時間はBゾ

ーンでの滞在時間の2倍である。」→誤り

③ 「オスでは，ゾーンAでの滞在時間の中央値はゾーンBでの滞在時間の中央値よりも短い。」→正しい

④ 「成体では，ゾーンAでの滞在時間の中央値はゾーンBでの滞在時間の中央値よりも小さい。」→誤り

⑤ 「仔馬では，ゾーンAでの滞在時間の中央値はゾーンBでの滞在時間の中央値よりも大きい。」→誤り

問27　（問題文訳）「下線部c)について，適切な選択肢を選びなさい。」

① 「総合すると，モウコノウマは高い柵のある場所を好むと考えられる。」→誤り

② 「この結果は時間帯に関係なく一貫していると考えられる。」→時間帯を変えた調査は行っていない。→誤り

③ 「オスとメスで嗜好性に違いはないようだ。」→誤り

④ 「メスは砂地を好むので，砂地の範囲を広げる必要がある。」→メスが砂地と草地のいずれを好むかについては調査していない。→誤り

⑤ 「結論を下すために，Bゾーンをさらに2つのゾーンに分けるべきである。一つは砂地，もう一つは草地である。」→メスがAゾーンでの滞在時間が長いのは，草地よりも砂地を好んでいる可能性がある。→正しい

❼

〔解答〕

問28　え　②③　　問29　お　①　　問30　か　①④

問31　き　③④　　問32　く　②③④

〔出題者が求めたポイント〕

生態系

実験データに基づく生物相の変化についての考察。

〔解答のプロセス〕

問28　アメリカザリガニは雑食性で，その侵入によりエビモを中心とした沈水植物が摂食されて減少したことが本文から読み取れる。それにより，底泥からの栄養塩の巻き上げが抑制されなくなった結果，植物プランクトンやアオコなどの増殖が起こったと考えられる。

問29　本文より，時系列的にエビモなどの沈水植物が減少した後，栄養塩濃度が上昇してアオコが増殖したことがわかる。

問30　人工池Bと他の人工池との比較より，沈水植物の存在する環境下では植物プランクトン，動物プランクトン，水生昆虫のすべてにおいて種数が増加していることがわかる。このことから，①と④は正しいといえる。一方，②については根拠がなく，③は実験池Aでは沈水植物が存在できなかったことから誤りであると判断できる。

問31　人工池Cと人工池Dとの比較より，③は正しく，

①と②は誤りであると判断できる。また，人工池Aと人工池Bとの比較より，④は正しく，⑤は誤りであることがわかる。

問32 アメリカザリガニの駆除後に，在来生物の移入は起こる一方で，外来生物の移入は起こらないということに留意して考える。すると，長い時間の経過後には，すべての人工池が人工池Bと同様の条件になると想像される。その際，人工池B以外の人工池では，沈水植物の導入は必要である。以上より，②，③，④は正しく，①は誤りであるといえる。また，水生昆虫の種数は，沈水植物の存在によって増加していることを考えると，人工池Aでは残存していた沈水植物の種子の発芽が起こり得るので，人工池Cにおける種数の増加速度が上回るとは考えられず，⑤は誤りであると判断できる。

・7枠同士，8枠同士の組み合わせは，

$$\frac{3 \times 2}{2 \times 1} + \frac{3 \times 2}{2 \times 1} = 6（通り）\quad 確率は，\frac{6}{153} = \frac{2}{51}$$

・異なる枠番号の組み合わせとなる確率：

$$1 - \frac{4}{51} = \frac{47}{51}（余事象）$$

・全ての枠の三連単の組み合わせは，$8 \times 8 \times 8 = 512$（通り）このうち，同じ枠が3つ並ぶことのできる枠は，7枠，8枠のみ。よってその他の6枠分を引いて，
$512 - 6 = 506$（通り）
枠番号が7-7-7になる馬番の組み合わせは
$3 \times 2 = 6$（通り）
三連単の馬番の全組み合わせ数は，$18 \times 17 \times 16$（通り）

よって，求める確率は，$\dfrac{6}{18 \times 17 \times 16} = \dfrac{1}{816}$

8
〔解答〕

問33

け	1	こ	5	さ	3	し	1	す	0
せ	1	そ	0	た	1	ち	5	つ	3
て	3	と	6	な	2	に	5	ぬ	1
ね	2	の	5	は	1	ひ	4	ふ	7
へ	5	ほ	1	ま	5	み	0	む	6
め	1	も	8	や	1	ゆ	6		

〔出題者が求めたポイント〕

確率

〔解答のプロセス〕

・18頭から無作為に2頭選ぶ確率：$\dfrac{2 \times 1}{18 \times 17} = \dfrac{1}{153}$

〈英文訳〉

多くの競馬観戦者は，1つだけでなく複数の賭けをする。あなたは，馬連の賭式において，18頭中5頭を選ぶ時，その的中確率を知っていますか？
あなたは5頭から2頭選ぶ組み合わせがいくつできるかを算定することによってその確率を算出することができます。これについて しす 通りの組み合わせがあります。なので，18頭立てのレースでの的中確率は

$$\frac{\boxed{せそ}}{\boxed{たちつ}} でしょう？$$

5頭から2頭選ぶ組み合わせ：$\dfrac{5 \times 4}{2 \times 1} = 10$

18頭立てのレースでこの組合わせが的中する確率：

$$\frac{10}{\left(\frac{18 \times 17}{2}\right)} = \frac{10}{153}$$

・枠連の組み合わせの数：$\dfrac{8 \times 7}{2 \times 1} + 8 = 36$（通り）

・6枠までの同枠同士の組み合わせとなる確率：

$$\frac{6}{153} = \frac{2}{51}$$

英　語

解答

6年度

一般 F

1

〔解答〕

(1)④　(2)②　(3)③　(4)①　(5)③
(6)①　(7)④　(8)①　(9)①　(10)①

〔出題者が求めたポイント〕

（1）　The constant creation of heat and light by the Sun makes it a very active and energetic object.「太陽による熱と光の常なる創造が、それ（太陽）を非常に活発でエネルギッシュな天体にしている」が直訳。make O C「O を C にする」という第 5 文型。

（2）　Even so「たとえそうであっても」。For example「例えば」。In conclusion「要するに」。On the contrary「それどころか」

（3）　This makes it impossible for the planet to support life.「このことが、この惑星が生命を維持することを不可能にしている」が直訳。選択肢の訳は以下の通り。
①　このおかげで植物や動物はこの惑星に生息できる
②　これにもかかわらず、この惑星は生命を維持できる
③　このために動植物はこの惑星で生きられない
④　これにもかかわらす、動植物は生きられない

（4）　In contrast「対照的に」。At all cost「いかなる犠牲を払っても」。As a result「結果として」。On the whole「全体として」

（5）　possesses「所有する」なので、has が正解。

（6）　比較級の前の〜 times は「〜倍」という意味になる。例えば、ten times longer は「10 倍長い」

（7）　選択肢訳
①　それがラジオ放送を妨害することは不可能である。
②　太陽フレアはラジオ放送によって引き起こされる可能性が高い。
③　太陽からのガスによって電波が妨害される可能性は低い。
④　太陽からのガスによってラジオ放送が妨害されることがある。

（8）　In addition「さらに」。First of all「まず第一に」。In other words「言い換えると」。As is usual「いつものように」

（9）　正解の英文（ causing it to form ）

（10）　選択肢訳
①　水星の太陽光の当たる側では鉛が溶ける。
②　地球は水星よりも多くの太陽エネルギーを受けているため、生命が存在できる。
③　太陽フレアは地球や他の惑星の影響を受ける。
④　彗星の尾は常に進行方向と反対側を向いている。

〔全訳〕

　太陽は、常に熱と光を生み出し続けるがゆえに、とても活発でエネルギッシュな天体である。そしてこのエネルギーは、地球や太陽系内のあらゆる天体に影響を与えている。例えば、太陽に最も近い惑星である水星の表面は、莫大な太陽熱で焼かれている。水星の太陽に面した面の温度は平均 393℃ 以上であり、鉛を溶かすのに十分なほど熱い。(3)そのため、この惑星は生命を維持することができない。対照的に、地球は太陽エネルギーの照射量が少ないため、地球上の生命活動が可能なのだ。

　太陽系の惑星や他のメンバーはまた、この恒星上で発生する他のダイナミックなプロセスの影響も受けている。ひとつは磁気である。太陽は、普通の磁石の周りにあるのと同じような磁場を持っている。主な違いは、太陽の磁力が何十億倍も強いということだ。

　太陽磁場に乱れが生じると、太陽の表面に暗い斑点が発生することがある。このいわゆる黒点が太陽フレアを発生させると、地球や他の惑星が影響を受けることがある。太陽フレアとは、太陽表面から高温のガスが噴き出ることである。時に、このガスの一部が太陽から外へ出て、太陽系へと流出する。それが地球に到達すると、(7)ラジオ放送を妨害することがある。また、夜空にきらめくカラフルな光のカーテンであるオーロラの原因にもなる。

　さらに、活発な太陽は太陽風の名で知られる微粒子の流れを放出する。太陽風は毎秒 450 キロの速さで全方位に放出され、太陽フレアのように地球上の無線通信を妨害することがある。太陽風はまた、彗星から放出されるガスや塵を押し流し、尾を形成させる。そのため、彗星が太陽から遠ざかっているときでも、その尾は常に太陽と反対の方向に出る。

2

〔解答〕

(11)④　(12)③　(13)③　(14)②　(15)③　(16)①

〔出題者が求めたポイント〕

（11）　enjoy oneself「楽しむ」

（12）　That's why 〜「だから〜」

（13）　助動詞として使えるのは、should のみ。ought は ought to なら可。

（14）　There's no other way but to V「〜するしかない」

（15）　代不定詞の to が正解。I'd be glad to come. を省略した形。

（16）　another 〜「さらに〜」。〜には、（数詞＋複数名詞）をひとまとまりと考えて置くことができる。

〔問題文訳〕

（11）　A：パーティーはどうでしたか？
　　　 B：とても楽しかったです。

（12）　A：毎晩夜更かししすぎだよ。だから君は疲れて

るんだ。

B：それはわかってるんだけど、自分のライフス
　　タイルを変えることができないんだ。

(13)　A：彼女は私の言いたいことを誤解したの。

B：君はもう一度はっきり説明するべきだね。

(14)　A：予算を増やすしかありません。

B：それこそ私が避けたかったことだよ。

(15)　A：今夜私の家でパーティーをします。来ません
　　　か？

B：ええ、喜んで。

(16)　A：四ツ谷駅はどこですか？

B：1ブロック歩くと消防署があります。さらに
　　2ブロック歩くと右手にあります。

❸

〔解答〕

(17) ③　(18) ①　(19) ①　(20) ③　(21) ②

〔出題者が求めたポイント〕

(17)　a specific kind of environment を先行詞とする
　　関係代名詞節を作る、in which が正解。

(18)　比較級の文なので、than が必要。in temperate
　　rain forests と in any other habitat on Earth を比較
　　している。

(19)　hang「かかる、垂れ下がる」

(20)　thrive「繁茂する、育つ」

(21)　「～に達する」の意味の reach が正解。get は to
　　があれば可。

〔全訳〕

　温帯多雨林は、北米で見られる様々な種類の独特な生
息環境のひとつである。生息環境とは、特定の動植物だ
けが生存できる特定の環境のことをいう。温帯多雨林に
は、地球上のいかなる生息環境——熱帯多雨林を含む
——よりも多くの生物が生息している。

　温帯多雨林の気候は非常に湿っている。雨林の上空に
は灰色の厚い雲が垂れ込め、木々の間から海霧が流れ込
む。苔むした枝からは水が滴り落ちる。樹木はこのよう
な気候の中で繁茂する。林床にたまった松葉や朽ち木の
密層が、スポンジのように水分を保持する。このため、
乾燥した夏でも木の根は湿った状態に保たれる。

　北米には、沿岸温帯多雨林が連続する世界最大の地域
がある。雨林はアラスカ南部のコディアック島からオレ
ゴン州まで広がっている。それはカリフォルニアの一部
にまでも達するのだ。

英 語

解答

6年度

第Ⅱ期

1

〔解答〕

(1) ③ (2) ② (3) ① (4) ② (5) ③
(6) ③ (7) ④ (8) ③ (9) ① (10) ④

〔出題者が求めたポイント〕

(1) participated「参加した」。succeeded「成功した」。approved「承認された」。explained「説明された」

(2) estimates「見積もり」。concerns「懸念」。injuries「ケガ」。disadvantages「不利益」

(3) about の目的語となる名詞節を導く whether「～かどうか」が正解。

(4) mix「混ぜる」。improve「改良する」。qualify「資格を与える」。filter「ろ過する」

(5) admit「認める」。monitor「監視する」。recycle「再利用する」。harvest「収穫する」

(6) 直前の and が左右に結ぶものが reared なので、同じ過去分詞の allowed が正解。どちらも後ろから chickens を修飾している。

(7) few は「ほとんど～ない」という否定の意味を持つ。

(8) 「堆肥が優れた天然肥料であるのは、…」
① それを人々が家庭で保存するのが容易だから。
② それは人工の土より安価だから。
③ それが自然の植物廃棄物の環境保護的な利用法だから。← 第2段落の最終文に一致
④ それが虫、ミミズ、バクテリアを除去するから。

(9) 選択肢訳
① 遺伝子組み換え穀物の開発 ← 本文には「遺伝子組み換え穀物への懸念」が書かれている
② 畜産動物の健康的な飼育
③ 植物廃棄物の有効処理
④ 土壌への肥料の使用

(10) 選択肢訳
① 政府は、農家が畜産動物に抗生物質やホルモン剤を使用することを禁止している。
② 遺伝子組み換え作物が有機農産物に取って代わることが予想される。
③ 大量農業生産システムが有機農業に取って代わられるだろう。
④ 家畜を飼育するのに有機農法が用いられるなら、それは家畜の健康が配慮されているということを意味する。← 第1段落第2文に一致

〔全訳〕

有機食品とは、有機農法で生産された食品を指す。つまり、栽培作物に対して長期的に残存する化学殺虫剤や化学肥料を散布せず、家畜はホルモン剤や抗生物質を使わずに飼育されることを意味する。また、作物が有機栽培と表示されるには、土地は2年間有機農法で耕作されなければならない。法律上、有機食品は、政府機関によって正式に承認された生産者、加工業者、輸入業者からのものでなければならない。有機食品は、世界の食品売上高の約1～2%を占めている。近年、食品の安全性、環境汚染、遺伝子組み換え作物に対する懸念から、有機食品に対する消費者の関心が高まっている。現在、有機食品は食品販売の中で最も急成長している分野である。有機食品が本当に健康に良いのかどうかに関する議論が続いているが、有機農法は今日の農業における健全なトレンドとみなされている。

堆肥は、有機農家が土壌の質を自然なかたちで改良するために使用する、優れた天然肥料である。堆肥は、昆虫、ミミズ、バクテリア、菌類の助けを借りて分解された植物性物質から構成されている。堆肥は土壌を肥沃で栄養価の高いものにするだけでなく、落ち葉などの植物廃棄物を再利用するのにも役立つ。

有機農法では、健康な動物を育てることも重要である。ケージの中で飼われる鶏よりも、有機飼料で飼育され、新鮮な空気と太陽の下で自由に生活させられる鶏の方が健康だ。1900年代の伝統的な農場では、鶏はこのように飼われていただろう。有機農法や畜産の考え方に新しいものはほとんどない。それらは、大規模な農業近代化以前に行われていた食料生産の方法と似る傾向がある。将来の世代のために有機食品について考えることを通して、より健康的な農業の方法を考えることが重要である。

2

〔解答〕

(11) ④ (12) ① (13) ③ (14) ② (15) ① (16) ②

〔出題者が求めたポイント〕

(11) good places を後ろから修飾する不定詞形容詞用法の to take が正解。

(12) 「(薬が)効く」の work が正解。

(13) get on one's nerves「～の気にさわる」

(14) come to mind「思いつく」

(15) see to it that「(必ず)～であるよう取り計らう、注意する」

(16) for an hour「1時間」

[問題文訳]

(11) A：この近くに休憩するのにいい場所はありますか？
B：ええ、ここから車で10分以内のところに静かな湖畔の公園がありますよ。

(12) A：先週キミがくれた薬、全然効かないみたいなんだけど。
B：病院で精密検査を受けたほうがいいよ。

(13) A：どうしたの？ 何かにイライラついてるみたいだけど。
B：外の車の音が気にさわるんだ。

(14) A：文化祭でどんな催しをしたらいいかわからな

いんだ。

　　　B：僕に任せて。いいアイデアが浮かんだんだ！
(15)　A：会場のドアがすべてしっかり施錠されている
　　　　ように確認してください。
　　　B：分かりました。必ずそうします。
(16)　A：次の電車をどのくらい待っているの？
　　　B：1時間待っています。

❸

〔解答〕

(17) ④　(18) ①　(19) ③　(20) ③　(21) ②

〔出題者が求めたポイント〕

(17)　essential「必要不可欠な」。bent「曲がった」。
　　　dissolved「溶解した」。original「独創的な」

(18)　fastened「固定された」。touched「感動した」。
　　　suited「適した」。spilled「こぼれた」

(19)　additional「追加の」。relevant「関連性のある」。
　　　elastic「弾力性のある」。active「活発な」

(20)　rubber seals を後ろから修飾する不定詞形容詞
　　　用法の to prevent が正解。

(21)　選択肢訳
　①　ゴム系製品の半分以上は天然ゴムである。
　②　生ゴムは実際に使用する前に加工されねばならな
　　　い。← 第3段落第2文に一致
　③　乳状ラテックスに硫黄とオイルを加える必要があ
　　　る。
　④　合成ゴムはすべて、世界中で自動車のタイヤに使
　　　用されている。

〔全訳〕

　ゴムは、自動車のタイヤや外科医の手袋など、さまざ
まな製品を作るために使用される材料である。ゴムの最
も重要な特性は伸縮性があることで、伸ばしたり押しつ
ぶしたりして変形させることができるが、元の形に戻
る。天然ゴムはゴムの木の幹から採取されるラテックス
と呼ばれる液体から作られる。現在、ゴムは世界の暑い
地域、特に東南アジアのプランテーションで栽培されて
いる。現在では、石油から得られる化学物質で作られる
合成ゴムが重要となっている。現在、生産されるゴムの
3分の2以上が合成ゴムである。

　ゴムは「タッピング」と呼ばれる作業によって木から
採取される。ゴム・タッパー（ゴムの樹液を採取する人）
が木の皮に浅く斜めに切れ目を入れる。乳白色のラテッ
クスが、切り口から木の幹に固定されたカップにゆっく
りと流れ落ちる。このラテックスを貯めてシート状に固
め、乾燥させると生ゴムになる。

　生ゴムは冷たいと硬く、熱いと粘着性がある。使用す
る前に加工する必要がある。硫黄を混ぜると、生ゴムよ
りも強度が増し、弾力性も増す。

　ゴムの半分以上は自動車のタイヤに使われている。そ
の他の用途としては、ゴム手袋、ホース、チューブ、ボ
ール、エンジンやパイプラインの水やオイルの漏れを防
ぐゴム・シールなどがある。

数　学

解答

6年度

1

〔解答〕

(1)
ア	イ	ウ	エ	オ
9	−	4	7	5

(2)
カ	キ	ク	ケ	コ
−	2	2	7	2

(3)
サ	シ	ス	セ
−	1	6	3

(4)
ソ	タ	チ
8	2	4

〔出題者が求めたポイント〕

(1) 式の計算

$$2xy = (x+y)^2 - (x^2+y^2)$$
$$x^3 + y^3 = (x+y)(x^2+y^2) - xy(x+y)$$
$$x^5 + y^5 = (x^2+y^2)(x^3+y^3) - x^2y^2(x+y)$$

(2) 2次方程式

$x^2 - px + q = 0$ が実数解を持つとき，

$D = p^2 - 4q \geq 0$

$x^2 - px + q = 0$ の解を $\alpha > 0$, $\beta > 0$ とするとき，

$p = \alpha + \beta > 0$, $q = \alpha\beta > 0$

(3) 三角関数，2次関数

$\cos 2\theta = \cos^2\theta - \sin^2\theta = 1 - 2\sin^2\theta$

$y = 0$ のときは，y を $\sin\theta$ で因数分解して，

$-1 \leq \sin\theta \leq 1$ の解の θ を求める。

y を $\sin\theta$ で平方完成して，$-1 \leq \sin\theta \leq 1$ で増減表を作り最大値を求める。

(4) 場合の数

$(x-p)(y-q) = r$，$(p, q, r$ は整数$)$ の形にして，r の約数を考えて，x, y を求める。

〔解答のプロセス〕

(1) $2xy = (x+y)^2 - (x^2+y^2) = 5^2 - 7 = 18$

$xy = 9$

$x^3 + y^3 = (x+y)(x^2+y^2) - xy(x+y)$
$= 5 \times 7 - 9 \times 5 = -10$

$x^5 + y^5 = (x^2+y^2)(x^3+y^3) - (xy)^2(x+y)$
$= 7 \times (-10) - 81 \times 5 = -70 - 405 = -475$

(2) $(D=) k^2 - 4(6-k) \geq 0$ より $k^2 + 4k - 24 \geq 0$

よって，$k \leq -2 - 2\sqrt{7}$, $-2 + 2\sqrt{7} \leq k$ ……①

2つの解を α, β とすると，$\alpha > 0$, $\beta > 0$ より

$\alpha + \beta = k > 0$, $\alpha\beta = 6 - k > 0$ より $k < 6$

よって，$0 < k < 6$ ……②

①，②の共通解で，$-2 + 2\sqrt{7} \leq k < 6$ ……③

$2\sqrt{7} = \sqrt{28}$ より $5 < \sqrt{28} < 6$

よって，$3 < -2 + \sqrt{28} < 4$

従って，③を満たす整数は，4と5の2個。

(3) $\cos 2\theta = 1 - 2\sin^2\theta$

$y = -\cos 2\theta - 3\sin\theta - 1$
$= -(1 - 2\sin^2\theta) - 3\sin\theta - 1$
$= 2\sin^2\theta - 3\sin\theta - 2$

$2\sin^2\theta - 3\sin\theta - 2 = 0$

$(2\sin\theta + 1)(\sin\theta - 2) = 0$

$-1 \leq \sin\theta \leq 1$ より $\sin\theta = -\dfrac{1}{2}$

$\theta = -30° = \dfrac{-30°}{180°}\pi = -\dfrac{1}{6}\pi$

$y = 2\left(\sin^2\theta - \dfrac{3}{2}\sin\theta\right) - 2 = 2\left(\sin\theta - \dfrac{3}{4}\right)^2 - \dfrac{25}{8}$

$\sin\theta = -1$ のとき，$y = 2 + 3 - 2 = 3$

$\sin\theta = 1$ のとき，$y = 2 - 3 - 2 = -3$

$\sin\theta$	-1		$\dfrac{3}{4}$		1
y	3	↘	$-\dfrac{25}{8}$	↗	-3

y の最大値は 3

(4) $xy - 2x - 4y + 2 = 0$

$(x-4)(y-2) - 8 + 2 = 0$

$(x-4)(y-2) = 6$

$x-4$	1	2	3	6	-1	-2	-3	-6
$y-2$	6	3	2	1	-6	-3	-2	-1

より

$(x, y) = (5, 8), (6, 5), (7, 4), (10, 3), (3, -4),$
$(2, -1), (1, 0), (-2, 1)$ の8個

$xy - 2x - 4y = n - 8$ より $(x-4)(y-2) = n$

$n = 12$ のとき，12

$(x-4, y-2) = (1, 12), (2, 6), (3, 4), (4, 3),$
$(6, 2), (12, 1), (-1, -12), (-2, -6),$
$(-3, -4), (-4, -3), (-6, -2),$
$(-12, -1)$

$n = 24$ のとき，16 個

$(x-4, y-2) = (1, 24), (2, 12), (3, 8), (4, 6),$
$(6, 4), (8, 3), (12, 2), (24, 1), (-1, -24),$
$(-2, -12), (-3, -8), (-4, -6),$
$(-6, -4), (-8, -3), (-12, -2),$
$(-24, -1)$

従って，最も小さいものは，$n = 24$

2

〔解答〕

(1)
ツ	テ	ト	ナ	ニ	ヌ
1	1	1	5	1	3

(2)
ネ	ノ	ハ	ヒ	フ	ヘ
1	6	4	4	5	5

〔出題者が求めたポイント〕

確率

(1) 1～15まで奇数が8枚，偶数が7枚。これから2枚とったとき，奇数を2枚取ったとき積は奇数で，それ以外は偶数になる。奇数2枚取る確率を求め，1から引く。

全体から2枚 $_{15}C_2$，奇数から2枚 $_8C_2$

1～15まで，3で割った余りが0, 1, 2の集合をA0, A1, A2とする。A0, A1, A2はすべて5枚ずつ。2枚の和が3の倍数となるのは，A0から2枚とA1, A2

から 1 枚ずつのとき。

(2) a が k のとき，b を l とすると l は $k+1 \sim 15$

b が l のとき，c は $l+1 \sim 15$ で $15-l$ 個

従って，$a=k$ のとき個数は，

$$\sum_{l=k+1}^{15}(15-l) = \sum_{l=1}^{15}(15-l) - \sum_{l=1}^{k}(15-l) = S$$

$a < b < c$ の場合の数は，$\displaystyle\sum_{k=1}^{13} S$

全体は，$15 \times 14 \times 13$

直角三角形が存在する確率は，

全体は，15 枚から 3 枚とる場合の数 $_{15}C_3$

直角三角形となる場合は，$(3, 4, 5)$，$(6, 8, 10)$，

$(9, 12, 15)$，$(5, 12, 13)$

〔解答のプロセス〕

(1) 奇数が 1, 3, 5, 7, 9, 11, 13, 15 の 8 枚

偶数が 2, 4, 6, 8, 10, 12, 14 の 7 枚

積が偶数となるのは，奇数が 2 枚以外なので，

$$1 - \frac{_8C_2}{_{15}C_2} = 1 - \frac{28}{105} = \frac{77}{105} = \frac{11}{15}$$

3 で割って余りが 0, 1, 2 を，A0, A1, A2 とする。

A0 が 3, 6, 9, 12, 15 の 5 枚

A1 が 1, 4, 7, 10, 13 の 5 枚

A2 が 2, 5, 8, 11, 14 の 5 枚

和が 3 の倍数となるのは，A0 から 2 枚と A1, A2 から 1 枚ずつのとき，

$$\frac{_5C_2 + _5C_1 \cdot _5C_1}{_{15}C_2} = \frac{10+25}{105} = \frac{35}{105} = \frac{1}{3}$$

(2) $a < b < c$ となるのは，

$a = k$ のとき，$b = l$ とすると $l = k+1 \sim 15$

c は $l+1 \sim 15$ で $15-l$ 個ある。

$$\sum_{l=k+1}^{15}(15-l) = \sum_{l=1}^{15}(15-l) - \sum_{l=1}^{k}(15-l)$$

$$= \left(15 \cdot 15 - \frac{15 \cdot 16}{2}\right) - \left\{15k - \frac{k(k+1)}{2}\right\}$$

$$= \frac{1}{2}(k^2 - 29k + 210)$$

a は $k = 1 \sim 13$ だから

$$\sum_{k=1}^{13} \frac{1}{2}(k^2 - 29k + 210)$$

$$= \frac{1}{2}\left(\frac{13 \times 14 \times 27}{6} - 29 \cdot \frac{13 \times 14}{2} + 210 \times 13\right)$$

$$= \frac{1}{2}(819 - 2639 + 2730) = \frac{910}{2} = 455$$

全体は $15 \times 14 \times 13$

確率は，$\dfrac{455}{15 \times 14 \times 13} = \dfrac{1}{6}$

直角三角形が存在するのは，

$(3, 4, 5)$，$(6, 8, 10)$，$(9, 12, 15)$，$(5, 12, 13)$ の 4 通り。

全体は，$_{15}C_3 = 455$

確率は，$\dfrac{4}{_{15}C_3} = \dfrac{3}{455}$

3

〔解答〕

(1)

ホマ	ミム	メ	モ	ヤユ	ヨラ	リ
28	32	3	3	12	16	2

(2)

ル	レ	ロ	ワ	ン	あい	う	え	おか	き	くけ
1	8	4	2	−	12	1	4	12	5	12

〔出題者が求めたポイント〕

三角関数

(1) 各値を代入し計算する。

$$\cos^2\alpha = \frac{1}{2}(1 + \cos 2\alpha), \quad \sin^2\frac{\alpha}{2} = \frac{1}{2}(1 - \cos 2\alpha)$$

$$\sin\alpha\cos\alpha = \frac{1}{2}\sin 2\alpha$$

(2) $1 + \tan^2 x = \dfrac{1}{\cos^2 x}, \quad \sin^2 x = 1 - \cos^2 x$

$$t = \frac{\sin x}{\cos x} + \frac{\cos x}{\sin x} = \frac{\sin^2 x + \cos^2 x}{\sin x \cos x} = \frac{1}{\sin x \cos x}$$

を利用して，y を t の式にする。

$\tan x > 0$ を利用する。

$a > 0$，$b > 0$ のとき，$a + b \geqq 2\sqrt{ab}$

y を t について平方完成させて，最小値を答える。このときの t の値から $\sin x \cos x$ の値を求めて，$\cos x$ を $\sin x$ で表わして，$\sin^2 x + \cos^2 x = 1$ に代入して $\sin x$ を求める。

$\sin(\alpha \pm \beta) = \sin\alpha\cos\beta \pm \cos\alpha\sin\beta$

$\sin(\alpha + \beta) = \sin(\beta + \alpha)$ に注意する。

〔解答のプロセス〕

(1) $\cos^2\dfrac{\pi}{6} = \left(\dfrac{\sqrt{3}}{2}\right)^2 = \dfrac{3}{4}, \quad \sin^2\dfrac{\pi}{6} = \left(\dfrac{1}{2}\right)^2 = \dfrac{1}{4}$

$\sin\dfrac{\pi}{6}\cos\dfrac{\pi}{6} = \dfrac{1}{2} \cdot \dfrac{\sqrt{3}}{2} = \dfrac{\sqrt{3}}{4}$

$y = \dfrac{4}{3} + \dfrac{4}{1} - 8 \cdot \dfrac{4}{\sqrt{3}} + 4 = \dfrac{4}{3} + 4 - \dfrac{32\sqrt{3}}{3} + 4$

$\quad = \dfrac{28 - 32\sqrt{3}}{3}$

$\cos^2\dfrac{\pi}{8} = \dfrac{1}{2}\left(1 + \cos\dfrac{\pi}{4}\right) = \dfrac{1}{2}\left(1 + \dfrac{\sqrt{2}}{2}\right) = \dfrac{2 + \sqrt{2}}{4}$

$\sin^2\dfrac{\pi}{8} = \dfrac{1}{2}\left(1 - \cos\dfrac{\pi}{4}\right) = \dfrac{1}{2}\left(1 - \dfrac{\sqrt{2}}{2}\right) = \dfrac{2 - \sqrt{2}}{4}$

$\sin\dfrac{\pi}{8}\cos\dfrac{\pi}{8} = \dfrac{1}{2}\sin\dfrac{\pi}{4} = \dfrac{1}{2} \cdot \dfrac{\sqrt{2}}{2} = \dfrac{\sqrt{2}}{4}$

$y = \dfrac{4}{2 - \sqrt{2}} + \dfrac{4}{2 + \sqrt{2}} - 8 \cdot \dfrac{4}{\sqrt{2}} + 4$

$\quad = \dfrac{4(2 + \sqrt{2}) + 4(2 - \sqrt{2})}{(2 + \sqrt{2})(2 - \sqrt{2})} - 16\sqrt{2} + 4$

$\quad = 8 - 16\sqrt{2} + 4 = 12 - 16\sqrt{2}$

(2) $\tan^2 x + 1 = \dfrac{1}{\cos^2 x}$ より $\cos^2 x = \dfrac{1}{1 + \tan^2 x}$

$\sin^2 x = 1 - \cos^2 x = 1 - \dfrac{1}{1 + \tan^2 x} = \dfrac{\tan^2 x}{1 + \tan^2 x}$

$t = \tan x + \dfrac{1}{\tan x} = \dfrac{\sin x}{\cos x} + \dfrac{\cos x}{\sin x}$

$$= \frac{\sin^2 x + \cos^2 x}{\sin x \cos x} = \frac{1}{\sin x \cos x}$$

$$y = 1 + \tan^2 x + \frac{1 + \tan^2 x}{\tan^2 x} - 8 \cdot t + 4$$

$$= \tan^2 x + 2 + \frac{1}{\tan^2 x} - 8t + 4$$

$$= \left(\tan x + \frac{1}{\tan x}\right)^2 - 8t + 4 = t^2 - 8t + 4$$

$\tan x > 0$ より

$$t = \tan x + \frac{1}{\tan x} \geq 2\sqrt{\tan x \frac{1}{\tan x}} = 2$$

従って，$t \geq 2$

$$y = t^2 - 8t + 4 = (t-4)^2 - 12$$

y は $t = 4$ のとき，最小値 -12

$$\frac{1}{\sin x \cos x} = 4 \quad より \quad \sin x \cos x = \frac{1}{4}$$

$\cos x = \dfrac{1}{4\sin x}$ を $\sin^2 x + \cos^2 x = 1$ に代入

$$\sin^2 x + \frac{1}{16\sin^2 x} = 1$$

$$16\sin^4 x - 16\sin^2 x + 1 = 0$$

$$\sin^2 x = \frac{8 \pm \sqrt{48}}{16} = \frac{4 \pm 2\sqrt{3}}{8} = \left(\frac{\sqrt{3} \pm 1}{2\sqrt{2}}\right)^2$$

x の範囲より $\sin x > 0$

$$\sin x = \frac{\sqrt{3}-1}{2\sqrt{2}} = \frac{\sqrt{3}}{2}\frac{1}{\sqrt{2}} - \frac{1}{2}\frac{1}{\sqrt{2}}$$

$$= \sin\frac{1}{3}\pi\cos\frac{1}{4}\pi - \cos\frac{1}{3}\pi\sin\frac{1}{4}\pi$$

$$x = \frac{1}{3}\pi - \frac{1}{4}\pi = \frac{1}{12}\pi$$

$$\sin x = \frac{\sqrt{3}+1}{2\sqrt{2}} = \frac{\sqrt{3}}{2}\frac{1}{\sqrt{2}} + \frac{1}{2}\frac{1}{\sqrt{2}}$$

$$\sin x = \sin\frac{1}{3}\pi\cos\frac{1}{4}\pi + \cos\frac{1}{3}\pi\sin\frac{1}{4}\pi$$

$$x = \frac{1}{3}\pi + \frac{1}{4}\pi = \frac{7}{12}\pi\left(> \frac{\pi}{2} となり不適\right)$$

$$\sin x = \cos\frac{1}{6}\pi\sin\frac{1}{4}\pi + \sin\frac{1}{6}\pi\cos\frac{1}{4}\pi$$

$$x = \frac{1}{6}\pi + \frac{1}{4}\pi = \frac{5}{12}\pi\left(< \frac{\pi}{2} で適\right)$$

4

〔解答〕

(1)
こ	さ	し	す	せ	そ	た
−1	1	1	5	4	3	

(2)
ち	つ	て	と	な	に
0	−2	3	2	3	

〔出題者が求めたポイント〕

微分積分

(1) $y = f_1(x)k + f_2(x)$ のとき，$f_1(x) = 0$ となる x を求める。$x = \alpha$，β とすると定点は，$A(\alpha, f_2(\alpha))$，$B(\beta, f_2(\beta))$ $(\alpha < \beta$ とする。$)$

AB を通る直線 l の式は，

$$y = \frac{f_2(\beta) - f_2(\alpha)}{\beta - \alpha}(x - \alpha) + f_2(\alpha)$$

$$\int_\alpha^\beta (l \text{ の } y - C \text{ の } y)dx$$

(2) $y = f(x)$ の $x = t$ における接線の方程式は，

$$y = f'(t)(x - t) + f(t)$$

$$S_1 = \int_\alpha^t (C \text{ の } y - A \text{ での接線の } y)dx$$

$$S_2 = \int_t^\beta (C \text{ の } y - B \text{ での接線の } y)dx$$

$S_1 + S_2$ を求める。

〔解答のプロセス〕

(1) $y = k(x^2 - 1) + 2x + 3$

$x^2 - 1 = (x+1)(x-1) = 0$ より $x = \pm 1$

$x = -1$，$y = -2 + 3 = 1$ $\quad A(-1, 1)$

$x = 1$，$y = 2 + 3 = 5$ $\quad B(1, 5)$

直線 AB

$$y = \frac{5-1}{1-(-1)}\{x - (-1)\} + 1 = 2x + 3$$

$$\int_{-1}^1 \{2x + 3 - (kx^2 + 2x - k + 3)\}dx$$

$$= \int_{-1}^1 (-kx^2 + k)dx = \left[-\frac{k}{3}x^3 + kx\right]_{-1}^1$$

$$= -\frac{1}{3}k + k - \left(\frac{1}{3}k - k\right) = \frac{4}{3}k$$

(2) $y' = 2kx + 2$

$A(-1, 1)$ の接線，$y' = -2k + 2$

$$y = (-2k+2)(x+1) + 1 = (-2k+2)x - 2k + 3$$

$B(1, 5)$ の接線，$y' = 2k + 2$

$$y = (2k+2)(x-1) + 5 = (2k+2)x - 2k + 3$$

$$(-2k+2)x - 2k + 3 = (2k+2)x - 2k + 3$$

$-4kx = 0$ より $x = 0$，$y = -2k + 3$

l，m の交点は $(0, -2k+3)$

l，m，C の囲む面積

$$\int_{-1}^0 \{kx^2 + 2x - k + 3 - (-2k+2)x + 2k - 3\}dx$$

$$= \int_{-1}^0 (kx^2 + 2kx + k)dx = \left[\frac{1}{3}kx^3 + kx^2 + kx\right]_{-1}^0$$

$$= 0 - \left(-\frac{1}{3}k + k - k\right) = \frac{1}{3}k$$

$$\int_0^1 \{kx^2 + 2x - k + 3 - (2k+2)x + 2k - 3\}dx$$

$$= \int_0^1 (kx^2 - 2kx + k)dx = \left[\frac{1}{3}kx^3 - kx^2 + kx\right]_0^1$$

$$= \frac{1}{3}k - k + k - 0 = \frac{1}{3}k$$

従って，面積は，$\dfrac{1}{3}k + \dfrac{1}{3}k = \dfrac{2}{3}k$

数　学

解答　　　6年度

❶

〔解答〕

(1)

ア	イ	ウ
7	6	7

(2)

エ
4

(3)

オ	カ	キ	ク
3	2	4	2

(4)

ケ	コ	サ	シ
−	3	0	6

〔出題者が求めたポイント〕

(1) 二次方程式，実数

$(\sqrt{a}-\sqrt{b})^2$ を展開し，$a+b$, ab の値を求めて，
$t^2-(a+b)t+ab=0$ より a, b を求める。

$$\frac{1}{\sqrt{a}-\sqrt{b}}=\frac{1(\sqrt{a}+\sqrt{b})}{(\sqrt{a}-\sqrt{b})(\sqrt{a}+\sqrt{b})}=\frac{\sqrt{a}+\sqrt{b}}{a-b}$$

と分母を有理化する。

(2) 高次方程式

x^3 の値を求める。$x^3=a+bi$ とすると，
$a+bi+2p+p\sqrt{2}\,i+q=0$ より
$a+2p+q=0$, $b+p\sqrt{2}=0$ なる p, q を求める。
$x=2+2\sqrt{2}\,i$ となる 2 次方程式のもう 1 つの解は，
$2-\sqrt{2}\,i$ だからこの 2 つの値を解とする 2 次方程式を
つくる。2 次方程式が $x^2+kx+\ell=0$ とする。
α と β を解とする 2 次方程式は
$x^2-(\alpha+\beta)x+\alpha\beta=0$
$(x^3+px+q)=(x^2+kx+\ell)(x+a)$ で a を求める。

(3) 点・直線・円

$3x+2y-4=0$ と $2x-y+2=0$ を連立方程式で
$x=a$, $y=b$ を求める。交点は (a, b)
(x_1, y_1), (x_2, y_2) を通る直線の方程式は

$$y=\frac{y_2-y_1}{x_2-x_1}(x-x_1)+y_1$$

$y=-\dfrac{1}{4}x$ と垂直な直線の傾き m は，$-\dfrac{1}{4}m=-1$

傾き m で点 (x_0, y_0) を通る直線の方程式は
$y=m(x-x_0)+y_0$

(4) 点・直線・円

$C(x_0, y_0)$, $P(x, y)$ のとき，
$CP^2=(x-x_0)^2+(y-y_0)^2$
$AP:BP=2:3$ は $2BP=3AP$ より
$4BP^2=9AP^2$ として代入する。

〔解答のプロセス〕

(1) $(\sqrt{a}-\sqrt{b})^2=a-2\sqrt{ab}+b=a+b-2\sqrt{ab}$
$a+b=13$, $ab=42$ $(a>b)$
a, b を解とする 2 次方程式は，$t^2-13t+42=0$
$(t-7)(t-6)=0$ より $a=7$, $b=6$

$$x+\frac{1}{x}=\sqrt{7}-\sqrt{6}+\frac{1(\sqrt{7}+\sqrt{6})}{(\sqrt{7}-\sqrt{6})(\sqrt{7}+\sqrt{6})}$$
$$=\sqrt{7}-\sqrt{6}+\sqrt{7}+\sqrt{6}=2\sqrt{7}$$

(2) $x^3=(2+\sqrt{2}\,i)(2+\sqrt{2}\,i)(2+\sqrt{2}\,i)$
$\quad=(2+4\sqrt{2}\,i)(2+\sqrt{2}\,i)$

$\quad=4+2\sqrt{2}\,i+8\sqrt{2}\,i-8=-4+10\sqrt{2}\,i$
$-4+10\sqrt{2}\,i+2p+p\sqrt{2}\,i+q=0$
$(-4+2p+q)+(10+p)\sqrt{2}\,i=0$
$-4+2p+q=0$, $10+p=0$
$p=-10$, $q=24$ より $x^3-10x+24=0$
$x=2+\sqrt{2}\,i$ を解とする 2 次方程式は，
$x=2-\sqrt{2}\,i$ も解なので
$x^2-(2+\sqrt{2}\,i+2-\sqrt{2}\,i)x+(2+\sqrt{2}\,i)(2-\sqrt{2}\,i)=0$
$x^2-4x+6=0$
$x^3-10x+24=(x^2-4x+6)(x+a)$ とすると
$\qquad\qquad =x^3-(4-a)x^2+(6-4a)+6a$
$4-a=0$, $6-4a=-10$, $6a=24$ より
$a=4$, $x+4=0$ なので，$x=-4$

(3) $y=2x+2$ より $3x+2(2x+2)-4=0$
$7x=0$, 従って，$x=0$, $y=2$
交点 $P(0, 2)$
$(0, 2)$ と $(1, 5)$ を通る直線

$$y=\frac{5-2}{1-0}(x-0)+2=3x+2$$

$3x-y+2=0$

$y=-\dfrac{1}{4}x$ に垂直な直線の傾き m とすると

$$-\frac{1}{4}m=-1$$

$m=4$
$y=4(x-0)+2=4x+2$
$4x-y+2=0$

(4) $AP^2=(x-1)^2+(y-0)^2$
$BP^2=(x-6)^2+(y-0)^2$
$3AP=2BP$ より $9AP^2=4BP^2$
$9(x-1)^2+9y^2=4(x-6)^2+4y^2$
$5x^2+30x+5y^2-135=0$
$x^2+6x+y^2-27=0$
$(x+3)^2+y^2=36$
中心 $(-3, 0)$，半径 6

❷

〔解答〕

(1)

スセソ	タチツ	テトナ
150	120	135

(2)

ニ	ヌ	ネ	ノ	ハ	ヒ
2	6	4	2	6	4

(3)

フヘ	ホマ	ミ	ムメ	モヤ	ユ
24	25	7	25	24	7

〔出題者が求めたポイント〕

三角比，三角関数

(1)

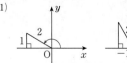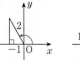

(2) $\sin(\alpha + \beta) = \sin\alpha\cos\beta + \cos\alpha\sin\beta$
$\cos(\alpha - \beta) = \cos\alpha\cos\beta + \sin\alpha\sin\beta$

(3) α が第 2 象限より $\cos\alpha < 0$
$\cos^2\alpha = 1 - \sin^2\alpha$ から $\cos\alpha$ を求める。
$\sin 2\alpha = 2\sin\alpha\cos\alpha$
$\cos 2\alpha = \cos^2\alpha - \sin^2\alpha = 1 - 2\sin^2\alpha = 2\cos^2\alpha - 1$
$\tan 2\alpha = \dfrac{\sin 2\alpha}{\cos 2\alpha}$

〔解答のプロセス〕

(1)

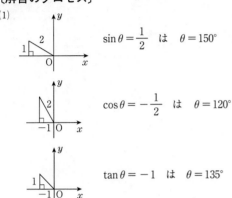

$\sin\theta = \dfrac{1}{2}$ は $\theta = 150°$

$\cos\theta = -\dfrac{1}{2}$ は $\theta = 120°$

$\tan\theta = -1$ は $\theta = 135°$

(2) $\sin 75° = \sin(45° + 30°)$
$\quad = \sin 45°\cos 30° + \sin 30°\cos 45°$
$\quad = \dfrac{1}{\sqrt{2}} \cdot \dfrac{\sqrt{3}}{2} + \dfrac{1}{2} \cdot \dfrac{1}{\sqrt{2}} = \dfrac{\sqrt{2} + \sqrt{6}}{4}$

$\cos 15° = \cos(45° - 30°)$
$\quad = \cos 45°\cos 30° + \sin 45°\sin 30°$
$\quad = \dfrac{1}{\sqrt{2}} \cdot \dfrac{\sqrt{3}}{2} + \dfrac{1}{\sqrt{2}} \cdot \dfrac{1}{2} = \dfrac{\sqrt{2} + \sqrt{6}}{4}$

(3) $\cos^2\alpha = 1 - \left(\dfrac{3}{5}\right)^2 = \dfrac{16}{25}$

第 2 象限の角より $\cos\alpha < 0$ より $\cos\alpha = -\dfrac{4}{5}$

$\sin 2\alpha = 2\left(\dfrac{3}{5}\right)\left(-\dfrac{4}{5}\right) = -\dfrac{24}{25}$

$\cos 2\alpha = 1 - 2\left(\dfrac{3}{5}\right)^2 = 1 - \dfrac{18}{25} = \dfrac{7}{25}$

$\tan 2\alpha = -\dfrac{24}{25}\left(\dfrac{25}{7}\right) = -\dfrac{24}{7}$

❸

〔解答〕

(1)	ヨ	ラ	リ
	1	7	6

(2)	ル	レ
	3	8

(3)	ロ	ワ
	4	3

〔出題者が求めたポイント〕

微分積分

(1) ①を $y = f(x)$，②を $y = g(x)$ とする。
$f'(1) = g'(1)$，$f(1) = g(1) = -5$
より a, b, c を求める。

(2) 曲線 $y = f(x)$ 上の点 $A(x_0, y_0)$ における接線の方程
式は，$y - y_0 = f'(x_0)(x - x_0)$

(3) $f(x) = g(x)$ より 交点（2 点，一ケ所は接している。）を求める。α, β とする。$(\alpha < \beta)$

$\displaystyle\int_\alpha^\beta \{g(x) - f(x)\}dx$ を計算する。

〔解答のプロセス〕

(1) ① $f(x) = x^2 + ax + b$，② $g(x) = x^3 + c$ とする。
$f'(x) = 2x + a$, $f'(1) = 2 + a$, $f(1) = 1 + a + b$
$g'(x) = 3x^2$, $g'(1) = 3$, $g(1) = 1 + c$
$f'(1) = g'(1)$ より $2 + a = 3$ ∴ $a = 1$
$f(1) = -5$ より $1 + 1 + b = -5$ ∴ $b = -7$
$g(1) = -5$ より $1 + c = -5$ ∴ $c = -6$

(2) $y - (-5) = 3(x - 1)$
従って，$y = 3x - 8$

(3) ① $y = x^2 + x - 7$，② $y = x^3 - 6$
$x^3 - 6 = x^2 + x - 7$
$x^3 - x^2 - x + 1 = 0$
$(x + 1)(x - 1)^2 = 0$ より $x = \pm 1$

$\displaystyle\int_{-1}^1 \{x^3 - 6 - (x^2 + x - 7)\}dx$

$= \displaystyle\int_{-1}^1 (x^3 - x^2 - x + 1)dx$

$= \left[\dfrac{1}{4}x^4 - \dfrac{1}{3}x^3 - \dfrac{1}{2}x^2 + x\right]_{-1}^1$

$= \left(\dfrac{1}{4} - \dfrac{1}{3} - \dfrac{1}{2} + 1\right) - \left(\dfrac{1}{4} + \dfrac{1}{3} - \dfrac{1}{2} - 1\right)$

$= \dfrac{5}{12} - \left(-\dfrac{11}{12}\right) = \dfrac{16}{12} = \dfrac{4}{3}$

❹

〔解答〕

(1)	ン	あ	い	う
	1	7	6	4

(2)	え	お
	6	7

(3)	か	き	く
	5	1	8

〔出題者が求めたポイント〕

場合の数，確率

(1) 一回目 9 枚から 2 枚とって，2 枚戻さない。
二回目残り 7 枚から 1 枚とって，1 枚戻す。
三回目再び 7 枚から 1 枚とる。

(2) 一回目のカードは箱に戻さないので，同じ数字になるのは，二回目と三回目が同じ数字がでるとき。
二回目何をとってもよい。三回目は 7 枚の中から二回目とったもの以外をとる確率

(3) $P(A \cap B)$ は以下のことが起こる確率
一回目，1 ～ 7 の中から 2 枚とる。
二回目，残り 5 枚の中からとる。
三回目，二回目の数以外 4 枚の中からとる。

$P_A(B) = \dfrac{P(A \cap B)}{P(A)}$

〔解答のプロセス〕

(1) $_9C_2 \cdot {}_7C_1 \cdot {}_7C_1 = \dfrac{9 \cdot 8}{1 \cdot 2} \times 7 \times 7 = 1764$

(2) $P(A) = \dfrac{_9C_2 \cdot {}_7C_1 \cdot {}_6C_1}{_9C_2 \cdot {}_7C_1 \cdot {}_7C_1} = \dfrac{36 \times 7 \times 6}{36 \times 7 \times 7} = \dfrac{6}{7}$

(3)　$P(A \cap B) = \dfrac{{}_7C_2 \cdot {}_5C_1 \cdot {}_4C_1}{{}_9C_2 \cdot {}_7C_1 \cdot {}_7C_1} = \dfrac{21 \times 5 \times 4}{36 \times 7 \times 7} = \dfrac{5}{21}$

$P_A(B) = \dfrac{P(A \cap B)}{P(A)} = \dfrac{\dfrac{5}{21}}{\dfrac{6}{7}} = \dfrac{5}{18}$

化　学

解答　6年度

1

〔解答〕

問1①③　　問2②①　　問3③③　　問4④②
問5⑤⑤

〔出題者が求めたポイント〕

物質の構成と構造

〔解答のプロセス〕

問1①　①は塩化水素と水，②は液体の炭化水素，④は窒素，酸素，アルゴンなどの気体分子，⑤は塩化ナトリウムと水，⑥は銅とスズ　が均一に入り混った混合物であるが，③花こう岩は，石英，長石，雲母，角セン石などの鉱物の結晶の集合体で，不均一混合物である。

問2②　陽子数（原子番号）が同じで中性子数が異なる原子同士を同位体という。

問3③　①正　例えば酸素，フッ素，ナトリウム，マグネシウム，アルミニウムは直近の貴ガス（希ガス）のネオン原子と同じ電子配置のイオンになる。
②正　イオン化エネルギーが大きいと電子が取れにくい＝陽イオンになりにくい。
③誤り　電子親和力が大きいと電子を得るときのエネルギーが大きい＝陰イオンになりやすい。
④正　K原子はN殻の電子が1個，K^+ はN殻に電子はない。
⑤正　F^- はL殻に電子が満ちてNe原子と同じになっているので，F原子より大きい。
⑥正　Ca^{2+} は Cl^- と電子配置は同じだが，陽子数が多いので電子が引付けられる力が強く，半径は小さい。

問4④　①は Ca^{2+} と F^-，③は K^+ と Cl^-，④は Mg^{2+} と O^{2-}，⑥は Na^+ と F^- のイオン結晶。②はH原子とCl原子，⑤はN原子2個の分子であるが，N_2 は単体であり化合物ではないので② HCl が正解となる。

問5⑤　①〜④正
⑤誤り　SiO_2 はSi原子とO原子から成る共有結合の結晶で，類似の化学式で示される CO_2 のような分子ではない。
⑥正

2

〔解答〕

問1(1)⑥②　(2)⑦④　(3)⑧⑤
問2⑨②　⑩③　⑪②
問3⑫①
問4(1)⑬③　(2)⑭②　(3)⑮④

〔出題者が求めたポイント〕

溶液の濃度，気体の溶解量，粒子の物質量，
化学反応式による量の計算

〔解答のプロセス〕

問1(1)⑥　水溶液 500g 中の $CuSO_4$ は

$$500\,g \times \frac{16.0}{100} = 80.0\,g \quad \text{であるから，必要な五水}$$

和物は

$$80.0\,g \times \frac{CuSO_4 \cdot 5H_2O}{CuSO_4} = 80.0\,g \times \frac{250}{160}$$
$$= 125\,g$$

よって用いた水は　$500\,g - 125\,g = 375\,g$

(2)⑦　五水和物 5.00g は

$$\frac{5.00\,g}{250\,g/mol} = 0.0200\,mol$$

五水和物 1mol に $CuSO_4$ 1mol が含まれるから，水溶液 200mL = 0.200L 中の $CuSO_4$ は 0.0200mol。

よってモル濃度は　$\dfrac{0.0200\,mol}{0.200\,L} = 0.100\,mol/L$

(3)⑧　水溶液 1L をとると
質量は　$1.28\,g/cm^3 \times 1000\,mL = 1280\,g$

含まれる $CuSO_4$ は　$1280\,g \times \dfrac{20.0}{100} = 256\,g$　で

その物質量は　$\dfrac{256\,g}{160\,g/mol} = 1.60\,mol$

1L 中に 1.60mol 含まれるから，1.60mol/L

問2⑨　温度一定のとき，一定量の水に溶解する気体の質量，物質量は圧力に比例する……ヘンリーの法則。このとき溶解する気体の体積は，一定の圧力で表せば圧力に比例するが，溶解時の圧力で表せば圧力に依らず一定である。よって⑨の解答は図②となる。
　それは圧力が n 倍になったとき物質量は n 倍になっても気体の体積は圧力に反比例するので，溶解時の圧力での体積は同じになるからである。

⑩　標準状態で V〔mL〕の酸素の質量は

$$32.0\,g/mol \times \frac{V〔mL〕}{22400\,mL/mol} = \frac{V}{700}〔g〕$$

気体の溶解量は圧力と水の量に比例するから

$$\frac{V}{700}〔g〕 \times \frac{2.026 \times 10^5\,Pa}{1.013 \times 10^5\,Pa} \times \frac{350\,L}{1\,L} = V〔g〕$$

⑪　水 1L に溶ける酸素は V〔mL〕であるから，水350L では　$350V$〔mL〕$= 0.350V$〔L〕

問3⑫　(a) 1mol の Fe_2O_3 に含まれるイオンは 5mol であるから

$$\frac{1.92\,g}{160\,g/mol} \times 5 = 0.0600\,mol$$

(b) $\dfrac{1.25\,L}{25.0\,L/mol} = 0.0500\,mol$

(c) CH_3COO^- イオン 1個中には C原子2個が含まれるから　$\dfrac{4.20 \times 10^{22}}{6.00 \times 10^{23}/mol} \times \dfrac{1}{2} = 0.0350\,mol$

よって　a＞b＞c

問 4(1)⑬　$2CO + O_2 \longrightarrow 2CO_2$

O_2 2.80 L の質量は

$$32.0\,\text{g/mol} \times \frac{2.80\,\text{L}}{22.4\,\text{L/mol}} = 4.00\,\text{g}$$

反応前後において物質の総質量は変化しない（質量保存の法則）から

CO の質量 x〔g〕+ O_2 の質量 4.00 g

　　　　　　　= CO_2 と O_2 の質量 7.50 g

　　　　　　　　$x = 3.50$〔g〕

(2)⑭　CO の体積は

$$22.4\,\text{L/mol} \times \frac{3.50\,\text{g}}{28.0\,\text{g/mol}} = 2.80\,\text{L}$$

CO の燃焼により CO の $\dfrac{1}{2}$ の体積の気体が減少するから

$$2.80\,\text{L} + 2.80\,\text{L} - 2.80 \times \frac{1}{2} = 4.20\,\text{L}$$

(3)⑮　CO_2 の体積は CO と同じで 2.80 L であるから

$$\frac{2.80\,\text{L}}{4.20\,\text{L}} \times 100 = 66.66 \fallingdotseq 66.7\%$$

❸

〔解答〕

問 1 ⑯ ②　　問 2 ⑰ ⑥　　問 3 ⑱ ④　　問 4 ⑲ ②

問 5 ⑳ ④

問 6(1)㉑ ⑦　(2)㉒ ⑥

〔出題者が求めたポイント〕

イオン結晶の組成式，熱化学，浸透圧，中和反応の推定

電池の反応，溶解度積

〔解答のプロセス〕

問 1 ⑯　X は価電子 1 個を失い 1 価の陽イオン X^+ になり，Y は電子 2 個を受け取り貴ガス型の 2 価の陰イオン Y^{2-} になるから，組成式 X_2Y のイオン結晶をつくる。

問 2 ⑰　(ii)式×2+(iii)式×2−(i)式　より設問の CH_3COOH（液）が生じる式が得られる。よって

$$Q\text{〔kJ〕} = 2Q_2\text{〔kJ〕} + 2Q_3\text{〔kJ〕} - Q_1\text{〔kJ〕}$$

問 3 ⑱　濃度 c〔mol/L〕，絶対温度 T〔K〕の溶液の浸透圧 Π〔Pa〕は　$\Pi = cRT$（R は気体定数）と表される。

Ⓐ水を加えるからスクロース水溶液の濃度が小さくなり，浸透圧が小さくなるので両液の液面差は h〔cm〕より小さくなる。

Ⓑ濃度は変らないが温度が高くなるので浸透圧は大きくなり，両液の液面差は h〔cm〕より大きくなる。

問 4 ⑲　(a)正　滴定曲線より塩基水溶液が 20 mL のとき中和したと分かる。酸の価数を n，塩基の価数を n' とすると，中和の関係より

$$0.20\,\text{mol/L} \times \frac{10}{1000}\,\text{L} \times n = 0.10\,\text{mol/L} \times \frac{20}{1000}\,\text{L} \times n'$$

$$n = n'$$

(b)正　滴定曲線の鉛直部が塩基性側に偏っているので弱酸と強塩基の中和と分かる。

なお 0.20 mol/L 水溶液の pH は，塩酸：0.7，硫酸：0.4，酢酸：2.6 である。

(c)誤り　中和点前後で液性は酸性→塩基性と変化するので，フェノールフタレインの呈色は無色→赤色と変化する。

問 5 ⑳　①誤り　負極から正極→正極から負極。

②誤り　正極→負極，負極→正極。

③誤り　正極では還元反応，負極では酸化反応

④正

⑤誤り　現在かなり実用されている。

⑥誤り　充電するときは電池の正極を外部電源の正極に，電池の負極を外部電源の負極に接続する。

問 6(1)㉑　溶解度積は難溶性物質の溶解度の表し方で，溶解度積が小さいⒶ物質は溶解度が小さく，固体は水に溶解しにくいⒷ。

溶液中のイオンの濃度積が溶解度積以下の場合，塩は全て溶けるが，溶解度積より大きいと塩は全ては水に溶けないⒸ。

(2)㉒　硫酸カルシウムのモル濃度を x〔mol/L〕とすると　$[Ca^{2+}] = [SO_4{}^{2-}] = x$〔mol/L〕

溶解度積 $K_{sp} = [Ca^{2+}][SO_4{}^{2-}]$

$$= x\text{〔mol/L〕} \times x\text{〔mol/L〕}$$

$$= 6.40 \times 10^{-5}\,\text{mol}^2/\text{L}^2$$

$$x^2 = 6.40 \times 10^{-5} = 64.0 \times 10^{-6}\,\text{mol}^2/\text{L}^2$$

$$x = 8.00 \times 10^{-3}\,\text{mol/L}$$

❹

〔解答〕

問 1(1)㉓ ④　(2)㉔ ①　(3)㉕ ⑦　(4)㉖ ③　(5)㉗ ⑧

問 2 A㉘ ⑦　B㉙ ②　C㉚ ④　D㉛ ③　E㉜ ⑤

〔出題者が求めたポイント〕

金属イオンの推定，有機化合物の推定

〔解答のプロセス〕

問 1(1)㉓　希塩酸で沈殿を生じないから Ag^+，Pb^{2+} ではない。

酸性で硫化水素で沈殿を生じるから Cu^{2+}，Cd^{2+}。沈殿が黒色であるから Cu^{2+}。CdS は黄色。

$$Cu^{2+} + H_2S \longrightarrow CuS(黒) + 2H^+$$

(2)㉔　希塩酸で白色沈殿が生じるから Ag^+，Pb^{2+}。沈殿が感光性をもつから Ag^+。$PbCl_2$ に感光性はない。

$$2AgCl \longrightarrow 2Ag + Cl_2$$

(3)㉕　Ag^+，Pb^{2+} のうち $CrO_4{}^{2-}$ で黄色沈殿をつくるのは Pb^{2+}。Ag_2CrO_4 は暗赤色。

$$Pb^{2+} + CrO_4{}^{2-} \longrightarrow PbCrO_4$$

(4)㉖　$SO_4{}^{2-}$ で沈殿を生じるのは Pb^{2+}，アルカリ土類金属のイオン。Pb^{2+} は HCl，NaOH で沈殿を生じるから，該当するのは選択肢より Ba^{2+}。

$$Ba^{2+} + SO_4{}^{2-} \longrightarrow BaSO_4(白)$$

(5)㉗　OH^- で白色沈殿をつくるのは Pb^{2+}，Al^{3+}，Zn^{2+}。Ag_2O は褐色。$Cu(OH)_2$ は青白色，$Fe(OH)_3$ は赤褐色。

白色の水酸化物が過剰の NaOH に溶けるのは Pb^{2+}，

Al^{3+}，Zn^{2+}。過剰の NH_3 水に溶けるのは Zn^{2+}。

$$Zn^{2+} + 2OH^- \longrightarrow Zn(OH)_2$$

$$Zn(OH)_2 + 2OH^- \longrightarrow [Zn(OH)_4]^{2-}$$
テトラヒドロキシド亜鉛（Ⅱ）酸イオン

$$Zn(OH)_2 + 4NH_3 \longrightarrow [Zn(NH_3)_4]^{2+}$$
テトラアンミン亜鉛（Ⅱ）イオン

問2　A28　プロペンにベンゼンを付加するとクメンA が生じる。

$$CH_2=CHCH_3 + \text{〈ベンゼン〉} \xrightarrow{\text{付加}} \text{〈クメン〉}-CH(CH_3)_2 \text{A}$$
プロペン　　　ベンゼン　　　　　クメン

クメンの分子式は C_9H_{12}，組成式は C_3H_4。

B29，C30

クメンを酸化するとクメンヒドロペルオキシドが生じる。

$$\text{〈〉}-CH(CH_3)_2 + O_2 \xrightarrow{\text{酸化}} \text{〈〉}-C(CH_3)_2OOH$$
クメンヒドロペルオキシド

これを希硫酸で分解するとアセトンとフェノールが生じる。

$$\text{〈〉}-C(CH_3)_2OOH$$
$$\xrightarrow{\text{分解}} CH_3COCH_3 + \text{〈〉}-OH$$
アセトン　　　　フェノール

ヨウ素と水酸化ナトリウムにより黄色の固体が生じる（ヨードホルム反応）Bはアセトン。

$$CH_3COCH_3\,\text{B} + 3I_2 + 4NaOH$$
$$\longrightarrow CHI_3(黄色) + CH_3COONa + 3NaI + 3H_2O$$
ヨードホルム

塩化鉄（Ⅲ）で紫色を呈するCはフェノール。

D31　アセトンBは酢酸Dのカルシウム塩（酢酸カルシウム）の乾留でも生じる。

$$(CH_3COO)_2Ca \quad (\text{D の Ca 塩})$$
酢酸カルシウム
$$\xrightarrow{\text{乾留}} CH_3COCH_3\,\text{B} + CaCO_3$$

E32　フェノールCは塩化ベンゼンジアゾニウムEの熱分解で生じる。

$$\text{〈〉}-N_2Cl \text{E} + H_2O$$
塩化ベンゼンジアゾニウム
$$\xrightarrow{\text{加熱}} \text{〈〉}-OH \text{C} + HCl + N_2$$

化　学

解答　6年度

❶

〔解答〕

問1 ① ④　問2 ② ③　問3 ③ ④　問4 ④ ⑥
問5 ⑤ ④

〔出題者が求めたポイント〕

液体の単体，イオンになり易さ，同位体，元素と単体，
中性子数と電子数

〔解答のプロセス〕

問1 ①　①As，②Ni，⑤Li，⑥Bは固体，④Br$_2$は
　液体，③Arは気体である。

問2 ②　(a)正　電子親和力が大きいと放出するエネルギ
　ーが大きく，陰イオンになり易い。
　(b)誤り　原子番号が大きいと陽子が多く，電子を引き
　付ける力が強いのでイオン半径は小さくなる。
　(c)正　最外電子殻が原子核から遠くなり，さらに原子
　核との間の電子が増えるので，最外殻電子は離れやす
　くなる。

問3 ③　①正
　②正　同位体同士の質量は異なる。
　③正
　④誤り　陽子数が同じで中性子数が異なる。
　⑤，⑥　正

問4 ④　元素は物質の成分，単体は実際の物質を指すか
　ら，(a), (b)は元素，(c), (d)は単体である。

問5 ⑤　中性子数は質量数－原子番号（陽子数），電子
　数は原子番号（陽子数）－電荷　で求められる。
　①中性子数＝1－1＝0，電子数＝1－1＝0
　②中性子数＝14－7＝7，電子数＝7
　③中性子数＝19－9＝10，電子数＝9－（－1）＝10
　④中性子数＝24－12＝12，電子数＝12－2＝10
　⑤中性子数＝32－16＝16，電子数＝16
　⑥中性子数＝35－17＝18，電子数＝17－（－1）＝18

❷

〔解答〕

問1 (1) ⑥ ④　(2) ⑦ ②　(3) ⑧ ④
問2 ⑨ ②　⑩ ①　⑪ ④
問3 ⑫ ①　⑬ ②　⑭ ④
問4 ⑮ ⑥

〔出題者が求めたポイント〕

溶液の濃度，溶解度と結晶析出量，反応量と純度
粒子の物質量

〔解答のプロセス〕

問1 (1) ⑥　NaOHは

$$0.200\,\text{mol/L} \times \frac{800}{1000}\,\text{L} = 0.160\,\text{mol} \quad \text{で,}$$

質量は　$40.0\,\text{g/mol} \times 0.160\,\text{mol} = 6.40\,\text{g}$

(2) ⑦　NH$_3$は

$$200\,\text{g} \times \frac{25.0}{100} = 50.0\,\text{g}$$

水x〔g〕を加えたとき

$$\frac{50.0\,\text{g}}{(200+x)\,\text{〔g〕}} \times 100 = 8.00\%$$

$$x = 425\,\text{〔g〕}$$

(3) ⑧　濃硝酸1Lを取ると
　HNO$_3$は15.0molで　63.0 g/mol×15.0 g
　硝酸　1.50 g/cm^3×1000 mL
　よって質量パーセント濃度は

$$\frac{63.0 \times 15.0\,\text{g}}{1.50 \times 1000\,\text{g}} \times 100 = 63.0\%$$

問2 ⑨　$\dfrac{\text{物質Xの質量}}{\text{水溶液の質量}} \times 100 = \dfrac{75.0\,\text{g}}{125\,\text{g} + 75.0\,\text{g}} \times 100$

$$= 37.5\%$$

⑩　35.0%水溶液300g中の

物質Xは　$300\,\text{g} \times \dfrac{35.0}{100} = 105\,\text{g}$

水は　$300\,\text{g} - 105\,\text{g} = 195\,\text{g}$

水溶液300gに物質Xがx〔g〕溶けるとすると

$$\frac{\text{物質Xの質量}}{\text{水溶液の質量}} = \frac{105+x\,\text{〔g〕}}{300+x\,\text{〔g〕}} = \frac{75.0\,\text{g}}{200\,\text{g}}$$

$$5x = 60 \qquad x = 12.0\,\text{〔g〕}$$

⑪　30℃の水195gに溶ける物質Xは

$$20.0\,\text{g} \times \frac{195\,\text{g}}{100\,\text{g}} = 39.0\,\text{g}$$

よって析出する物質Xは

$$105\,\text{g} - 39.0\,\text{g} = 66.0\,\text{g}$$

問3 ⑫　$\dfrac{2.80\,\text{L}}{22.4\,\text{L/mol}} = 0.125\,\text{mol}$

⑬　石灰石の純度をx〔%〕とすると

CaCO$_3$は　$20.0 \times \dfrac{x}{100}$〔g〕

CaCO$_3$ 1 molからCO$_2$ 1 molが生じるから

$$\frac{20.0 \times \dfrac{x}{100}\,\text{〔g〕}}{100\,\text{g/mol}} = 0.125\,\text{mol} \qquad x = 62.5\,\text{〔%〕}$$

⑭　CaCO$_3$ 1 molとHCl 2 molが反応するから

$$\frac{6.00\,\text{g} \times \dfrac{62.5}{100}}{100\,\text{g/mol}} \times 2 = 0.500\,\text{mol/L} \times \frac{x}{1000}\,\text{L}$$

$$x = 150\,\text{〔mL〕}$$

問4 (a) CH$_3$COOH 1分子にC 2原子が含まれるから

$$0.100\,\text{mol/L} \times \frac{200}{1000}\,\text{L} \times 2 = 0.0400\,\text{mol}$$

(b) C$_2$H$_6$ 1分子中にC 2原子が含まれるから

$$\frac{1.42\,\text{L}}{22.4\,\text{L/mol}} \times 2 \fallingdotseq 0.127\,\text{mol}$$

(c) フラーレン4.00gはC 4.00gであるから

$$\frac{4.00\,g}{12.0\,g/mol} \fallingdotseq 0.333\,mol$$

よって　c＞b＞a　の順である。

❸

〔解答〕

問1 $\boxed{16}$ ②　問2 $\boxed{17}$ ③　問3 $\boxed{18}$ ③　問4 $\boxed{19}$ ①
問5(1) $\boxed{20}$ ⑦　(2) $\boxed{21}$ ⑥　(3) $\boxed{22}$ ⑤

〔出題者が求めたポイント〕

酸と塩基，水溶液のpHの大小，塩の液性，酸化数，中和滴定

〔解答のプロセス〕

問1 $\boxed{16}$　①正

②誤り　酢酸の大部分は分子のままである。

③正　$HCl + H_2O \longrightarrow H_3O^+ + Cl^-$

④正　多価酸の電離では，第1段階の電離の電離度が最も大きい。

⑤正　弱酸も中和が進むに従い全て電離する。

問2 $\boxed{17}$　(A)アンモニアは弱塩基なので水溶液のpHは7より大きい。

(B)水酸化カルシウムは強塩基なので水溶液のpHは7よりかなり大きい。

(C)酢酸は弱酸なので水溶液のpHは7より小さい。

(D)硫酸は強酸なので水溶液のpHは7よりかなり小さい。

よってpHの順はB＞A＞C＞Dである。

問3 $\boxed{18}$　塩の水溶液が酸性を示すのは(ア)強酸と弱塩基の塩と(イ)強酸と強塩基の塩のうち酸性塩である。設問の塩のうちでは③が(イ)に該当する。

$$NaHSO_4 \longrightarrow Na^+ + H^+ + SO_4^{2-}$$

①，②，⑤は弱酸と強塩基の塩で水溶液は塩基性，④，⑥は強酸と強塩基の正塩で水溶液は中性である。

問4 $\boxed{19}$　下線原子の酸化数を求めると

① $(+1) + x + (-2) \times 4 = 0$　　$x = +7$

② $(+1) \times 2 + 2x + (-2) \times 7 = 0$　　$x = +6$

③ $(+1) \times 2 + 2x = 0$　　$x = -1$

④ $(+1) + x + (-2) \times 3 = 0$　　$x = +5$

⑤　単体なので0

⑥ $x + (-2) \times 2 = 0$　　$x = +4$

問5(1) $\boxed{20}$　一定量の液体を量り取る器具Aは図(ウ)のホールピペット，溶液を滴下する器具Bは図(エ)のビュレットである。

図(ア)のメスシリンダーは精度が劣るので用いない。図(イ)のメスフラスコは溶液の調製に用いる。

(2) $\boxed{21}$　中和の関係　酸の物質量×価数＝塩基の物質量×価数　より

$$0.30\,mol/L \times \frac{10.0}{1000}\,L \times 2 = x\,[mol/L] \times \frac{15.0}{1000}\,L \times 1$$

$$x = 0.40\,[mol/L]$$

(3) $\boxed{22}$　①正　シュウ酸は弱酸，水酸化ナトリウムは強塩基である。

②正　水が少量入っても滴下量は影響を受けない。

③正

④正　共洗いという。

⑤誤り　滴下する溶液の濃度が小さくなってしまう。

❹

〔解答〕

問1(1) $\boxed{23}$ ⑥　(2) $\boxed{24}$ ②　(3) $\boxed{25}$ ⑦　(4) $\boxed{26}$ ①　(5) $\boxed{27}$ ⑧
問2(1) $\boxed{28}$ ④　(2) $\boxed{29}$ ③　(3) $\boxed{30}$ ⑥　(4) $\boxed{31}$ ①　(5) $\boxed{32}$ ⑨

〔出題者が求めたポイント〕

金属の推定，芳香族化合物の推定

〔解答のプロセス〕

問1(1) $\boxed{23}$　常温の水と反応するのはK，Ca，Na。炎色反応黄色なのはNa。

(2) $\boxed{24}$　酸にも塩基にも溶けるのは両性金属のAl，Zn，Sn，PbだがPbは希硫酸に溶けない。選択肢よりAlが該当。

(3) $\boxed{25}$　両性水酸化物をつくるのはAl，Zn，Sn，Pb。このうち希塩酸，希硫酸に溶けないのはPb。

(4) $\boxed{26}$　感光性のハロゲン化物をつくるのはAg。

$$2AgCl \xrightarrow{\text{光}} 2Ag + Cl_2$$

(5) $\boxed{27}$　王水にのみ溶けるのはPt，Au。選択肢よりPt。

$$Pt + 2NOCl + Cl_2 + 2HCl \longrightarrow H_2PtCl_6 + 2NO$$

問2(1) $\boxed{28}$　クメン法でつくるのはフェノールとアセトン。選択肢よりフェノール。

(2) $\boxed{29}$　$FeCl_3$で呈色するのはフェノール類。

サリチル酸は赤紫色，フェノールは紫色，o-クレゾールは青色。

(3) $\boxed{30}$　銀鏡反応をするのは還元力のあるアルデヒドのアセトアルデヒド。

$$CH_3CHO + 2[Ag(NH_3)_2]^+ + 3OH^-$$
$$\longrightarrow CH_3COO^- + 4NH_3 + 2H_2O + 2Ag$$

(4) $\boxed{31}$　さらし粉で呈色するのはアニリン。

(5) $\boxed{32}$　p-フェニルアゾフェノール（p-ヒドロキシアゾベンゼン）は塩化ベンゼンジアゾニウムとナトリウムフェノキシドから合成されるが，選択肢よりナトリウムフェノキシド。

生　物

解答　6年度

1

〔解答〕

問1 ① ⑥　問2(1) ② ①　(2) ③ ④　問3 ④ ②
問4(1) ⑤ ②　(2) ⑥ ②　問5 ⑦ ①

〔出題者が求めたポイント〕

細胞

問1　大腸菌の大きさは短径が1µm で長径が3µm，赤血球の大きさは7.5µm である。

問2(1)　動物細胞では水に次いでタンパク質が多く，植物細胞では水に次いで炭水化物が多い。植物細胞の細胞壁は主成分がセルロースだからである。

(2)　ヒトの体液（細胞外液）には Na^+ が多く，細胞内液には K^+ が多い。

問3　DNA は原核細胞では環状，真核細胞では線状である。原核細胞はリボソームやゴルジ体をもたない。原核細胞，真核細胞のどちらにもべん毛をもつ場合がある。

問4(1)　スクロース濃度が0.4 より高くなると，細胞壁が囲む容積に変化が見られなくなるが，細胞膜が囲む容積は濃度上昇とともに小さくなっていく。これは，原形質分離が生じたためである。

(2)　スクロース濃度0.4 が限界原形質分離の状態であり，これよりスクロース溶液の濃度が下がると，細胞内に水が入り膨圧が生じる。

問5　べん毛の形成には中心体が関与する。被子植物の細胞は中心体をもたない。

2

〔解答〕

問1(1) ⑧ ②　(2) ⑨ ①　(3) ⑩ ①　問2 ⑪ ①③
問3 ⑫ ③　問4(1) ⑬ ④　(2) ⑭ ③

〔出題者が求めたポイント〕

代謝

問1(1)　酵素は自身の活性部位に結合できる特定の基質とのみ反応する。この性質を基質特異性と呼ぶ。

(2)　反応生成物量が最大になる時間が60 分から120分と2 倍になっていることから，酵素濃度を1/2 にしたことがわかる。

(3)　30℃と40℃のときの反応速度を比べると，40℃のときのほうが大きいことから，40℃にすると短時間でより多くの反応生成物を得ることができる。よって，傾きは大きくなる。

問2　ペプチド結合は，アミノ酸どうしのアミノ基とカルボキシ基から水分子が取れて結合する。

問3　①緑色硫黄細菌はバクテリオクロロフィルを用いる。②どちらの光合成も，有機物の合成反応に ATP を利用するのは共通である。④H_2O を分解するのは種子植物の光合成である。

問4(1)　①②③は窒素固定細菌，乳酸菌は真正細菌，ユレモはシアノバクテリアの一種である。

(2)　化学合成細菌は，無機物を酸化したときに発生するエネルギーを用いて ATP を合成し，ATP のエネルギーを利用してカルビンベンソン回路で CO_2 を還元し有機物を合成する。

3

〔解答〕

問1 ⑮ ⑤　問2 ⑯ ①　問3(1) ⑰ ③　(2) ⑱ ④
問4(1) ⑲ ①　(2) ⑳ ③　(3) ㉑ ②

〔出題者が求めたポイント〕

遺伝

問3(1)　mRNA は，鋳型鎖となる DNA と相補的な塩基配列をもち，5' と 3' の向きが DNA とは逆になっている。

(2)　mRNA は 5' 側から 3' 側に向かって翻訳される。すると，コドンは UCC となる。

問4(1)　実験1 の結果から，ホルモン α はメスからオスへの性転換を，ホルモン β はオスからメスへの性転換を起こすことがわかる。

(2)　実験2 の結果から，遺伝子 z の発現が上昇すると，ホルモン α によるメスからオスへの性転換が起こることがわかる。ここから，遺伝子 w はホルモン β の合成を促進し，オスからメスへの性転換を起こすことが推測できる。

(3)　遺伝子発現に現れるということは，ホルモン α と β は，水槽の水から魚の細胞内に入ることが考えられる。

4

〔解答〕

問1 ㉒ ①　問2 ㉓ ④　問3 ㉔ ②　問4 ㉕ ②
問5(1) ㉖ ③　(2) ㉗ ②　(3) ㉘ ③

〔出題者が求めたポイント〕

神経

問3　①伝導速度が大きいのは，跳躍伝導を行える有髄神経繊維である。③軸索の1 カ所を刺激すると，両方向に向かって伝導が起こる。④ランビエ絞輪から次のランビエ絞輪へと電流が流れることで跳躍伝導が起こる。

問5(3)　リンガー液は心臓 A から心臓 B の方向にのみ流れているので，心臓 A の拍動数に変化は起きない。心臓 B の拍動数が増えたことから Y 神経は交感神経であり，神経伝達物質としてノルアドレナリンが分泌された。

5

〔解答〕

問1(1)29 ④ (2)30 ② (3)31 ③
問2(1)32 ① (2)33 ② (3)34 ②

〔出題者が求めたポイント〕

生態系

問1(1) ①カラマツは針葉樹林，②オリーブは硬葉樹林，
③ヘゴは亜熱帯多雨林，チークは雨緑樹林の代表種。

(2) ①ステップは温帯，サバンナは熱帯に広がる草原
である。②サバンナにはアカシアやバオバブといっ
た木本が点在する。

(3) ④維管束鞘細胞が発達するのは C_4 植物である。

問2(1) 水路底の工事なので，植物 A の地下茎が取り
除かれて施工後に大きく減少したと考えるのが妥当
である。

(2) 6 種の割合だけでは植物量がわからないので回復
したのか判断できない。

(3) 短日植物は日長が短くなる時期に開花・結実す
る。④高緯度地域に適応しているのは長日植物であ
る。

生　物

解答　6年度

1

〔解答〕

問1 ① ③④

問2 ② ④

問3(1) ③ ③　(2) ④ ②③

問4 ⑤ ①

問5(1) ⑥ ②　(2) ⑦ ③

〔出題者が求めたポイント〕

出題分野：細胞の構造

問1　①ユレモ，⑤大腸菌は共に原核生物である。②ゼニゴケ，⑥ヒドラは共に多細胞生物である。

問2　④以外は全て真核細胞である。また，一般的な大きさ順に並べると，真核細胞＞原核細胞＞ウイルスであるので，そこから考えると，④が最も小さいとわかる。因みに光学顕微鏡の分解能は $0.2\mu m$ 程度である。

問3　リード文より，(ア)は核，(イ)はミトコンドリア，(ウ)は葉緑体であると考えられる。

(1)　(ウ)の葉緑体は，一般的な動物細胞には見られない細胞小器官である。

(2)　共生説(細胞内共生説)に関連する細胞小器官を選べばよい。したがって，(イ)と(ウ)が妥当である。

問4　植物細胞が持つ細胞壁の主成分は，セルロースである。セルロースは，グルコースが多数結合して作られる炭水化物の1種である。したがって，植物細胞は，細胞壁を持たない動物細胞に比べて炭水化物の比率が高くなる。

問5(1)　$1mm \times 1mm \times 0.1mm$
$= 1 \times 10^{-1}cm \times 10^{-1}cm \times 10^{-2}cm$
$= 1 \times 10^{-4}cm^3$
$= 1 \times 10^{-4}ml$

(2)　問題文にある "1ml の細胞懸濁液に 9ml の等張液を加えて希釈した" ことから，10倍希釈した細胞懸濁液 $1 \times 10^{-4}ml$ 中には 50 個の細胞が見られたことになる。したがって，希釈前であれば，500個 $(5 \times 10^2$ 個$)$の細胞が，$1 \times 10^{-4}ml$ 中に見られたと考えられる。したがって，希釈前の細胞懸濁液 1ml 中には，$5 \times 10^2 \times 10^4$ 個の細胞が含まれていたと考えられる。

2

〔解答〕

問1 ⑧ ③

問2 ⑨ ②

問3 ⑩ ③

問4 ⑪ ①

問5 ⑫ ⑥

問6 ⑬ ①

問7 ⑭ ②

〔出題者が求めたポイント〕

出題分野：代謝〔呼吸〕

問1　Ⅰの過程は解糖系，Ⅱの過程はクエン酸回路を含むミトコンドリアのマトリックスで起こる反応である。これらの過程で，有機物は酸化還元酵素の触媒作用を受けて，段階的に分解されていく。これらの分解によって生じた電子や水素イオンは，Ⅲの過程である電子伝達系で利用される。電子伝達系は，ミトコンドリアの内膜で行われる。

問2　1分子のグルコースは，細胞質基質において，2分子のピルビン酸に分解される。

問3　ピルビン酸はミトコンドリアに取り込まれて，脱炭酸反応と脱水素反応によって，アセチルCoAへと分解される。

問4　クエン酸回路では ATP は合成される。よって，①は誤りである。

問5　解糖系とクエン酸回路で生じた電子は，ミトコンドリア内膜上の電子伝達系を通る。これによって，内膜と外膜の間隙に水素イオンが取り込まれる。電子伝達系で移動した電子は，最終的に酸素に受け渡され，水素イオンと共に水になる。

問6②　解糖系では，グルコース1分子あたり，差し引き2分子の ATP が合成される。よって誤り。

③　解糖系の反応は細胞質基質で行われる。よって誤り。

④　解糖系の反応において，酸素は必要としない。よって誤り。

問7　図2より，薬剤Pを加えると，解糖の進行が大きく低下しているが，呼吸の進行はやや増加している。ここから，薬剤Pは解糖の反応は阻害するが，呼吸の過程である図1のⅠの過程やⅢの過程は阻害しないと考えられる。すなわち，薬剤Pによって，解糖の反応のうち，ピルビン酸を乳酸に還元する過程が阻害されたことで，NAD^+ が減少し，解糖の反応低下が生じたと考えられる。また，薬剤Pの添加後でも解糖の反応は0にはなっていない。これは，同時に行っている呼吸によって生じた NAD^+ を利用することで，若干ではあるが，解糖の反応は継続しているためであると考えられる。

　一方，薬剤Q添加後は，呼吸の反応が大きく低下すると同時に解糖も低下し，両者ともに反応は0に近くなっている。これは，呼吸の反応のうち，Ⅲの過程を阻害することで，クエン酸回路等に必要な NAD^+ が枯渇し呼吸の反応全体が停止したためであると考えられる。さらに，薬剤Qの添加後，解糖で利用していたと考えられる呼吸由来の NAD^+ も枯渇してしまうため，解糖の反応も0に近くなったと考えられる。したがって，②であると考えるのが妥当である。

❸

〔解答〕

問1 [15] ③
問2 [16] ⑤
問3 [17] ④
問4(1)[18] ③④　(2)[19] ③
問5 [20] ③

〔出題者が求めたポイント〕

出題分野：遺伝子の発現[ラクトースオペロン]

問1　原核生物である大腸菌は，細胞膜の外側にペプチ
　　ドグリカンを主成分とする細胞壁を持つ。
問2　真核生物の転写の開始には，基本転写因子が必要
　　である。基本転写因子は，転写時にRNAポリメラー
　　ゼと共に，プロモーターに結合する複数のタンパク質
　　である。
問3　培地にラクトースが含まれない場合は，ラクトー
　　スオペロンは発現しない。これは，調節タンパク質（リ
　　プレッサー）がオペレーターに結合しているため，
　　RNAポリメラーゼがプロモーターに結合できず，転
　　写が起こらないからである。
　　　培地にラクトースが含まれる場合は，ラクトース由
　　来の物質が，調節タンパク質と結合することで，オペ
　　レーターが外れる。これによって，RNAポリメラー
　　ゼがプロモーターと結合し，転写が開始されることで，
　　ラクトースオペロンが発現する。
問4(1)　表1より，株Ⅰは，ラクトースの有無にかかわ
　　　らず，ラクトース分解酵素が発現していることがわ
　　　かる。これは，調節タンパク質がオペレーターに結
　　　合できなくなっているからであると考えられる。す
　　　なわち，③④が妥当である。
　　(2)　表1より，株Ⅱはラクトースの有無にかかわらず，
　　　ラクトース分解酵素が発現していないことがわか
　　　る。これは，調節タンパク質がオペレーターから外
　　　れなくなっているからであると考えられる。すなわ
　　　ち，③が妥当である。
問5①　グルコースとラクトースを同時に用いることは
　　　ない。よって誤り。
　　②　呼吸基質を定期的に切り替えることはない。よっ
　　　て誤り。

❹

〔解答〕

問1 [21] ④
問2 [22] ⑤
問3 [23] ②
問4(1)[24] ①　(2)[25] ②　(3)[26] ①　(4)[27] ②

〔出題者が求めたポイント〕

出題分野：体液の恒常性[腎臓の機能と働き]

問1　自律神経系やホルモン分泌の中枢は間脳である。
問2　血糖調節の仕組みの基本的な知識問題である。
　　　血糖濃度が高い時は，血糖濃度を下げるよう調節が

働く。すなわち，副交感神経を用いて，すい臓のラン
ゲルハンス島のB細胞からインスリンの分泌が起こ
る。
問3　問題文に，"体が成長するためには，タンパク質
　　や脂質の合成が盛んに行われなければならない"とあ
　　る。すなわち，体内貯蔵エネルギー(S)が正になる必
　　要があると考えられる。したがって，②が最も妥当で
　　ある。
問4(1)②　アンモニアは肝臓で尿素に合成される。よっ
　　　て誤り。
　　③　健康な人において，グルコースは原尿中には含
　　　まれるが，全て再吸収されるため尿中には含まれ
　　　ない。よって誤り。
　　④　タンパク質はろ過されないため，原尿中にも尿
　　　中にも含まれない。よって誤り。
　　(2)　腎臓における水分の再吸収を促進させるホルモン
　　　はバソプレシン，ナトリウムイオンの再吸収を促進
　　　させるホルモンは鉱質コルチコイドである。
　　(3)　水の再吸収が行われているが，塩類濃度は一定と
　　　いうことは，水と同程度，塩類の再吸収も行われて
　　　いると考えられる。
　　(4)　問題文に，"塩類濃度は原尿が下に向かうときに
　　　上昇する"とあることから，このときは主に水が再
　　　吸収されると考えられる。
　　　　同様に，問題文に"上に向かうときに塩類濃度が低
　　　下"とあることから，このときは塩類を主に再吸収
　　　していると考えられる。したがって②が妥当である。

❺

〔解答〕

問1 [28] ⑤
問2 [29] ③
問3 [30] ②
問4(1)[31] ①⑤　(2)[32] ②
問5 [33] ④

〔出題者が求めたポイント〕

出題分野：生態系

問1問2
　　　メタンは温室効果ガスであるが，オゾン層は破壊し
　　ない。生物濃縮とは，生体に有害な物質が，食物連鎖
　　を通じて高次の消費者に濃縮される現象をいう。体内
　　で分解されにくく，排出されにくい物質ほど，このよ
　　うな現象が起こる。DDTの他に，水銀，カドミウム
　　などが挙げられる。
問4(1)　里山では，下草が刈られたり，適度な伐採が行
　　　われたりといった，人による中規模な撹乱が入るこ
　　　とで，遷移が最後まで進行しない。これによって，クヌ
　　　ギやコナラといった陽樹からなる雑木林が作られる。
　　(2)②　徐々に水深が浅くなり，陸上の植生へと変化し
　　　ていくと考えられる。よって誤り。
問5　③のニホンオオカミは既に絶滅した種である。ま
　　た，①②⑤⑥は外来種である。

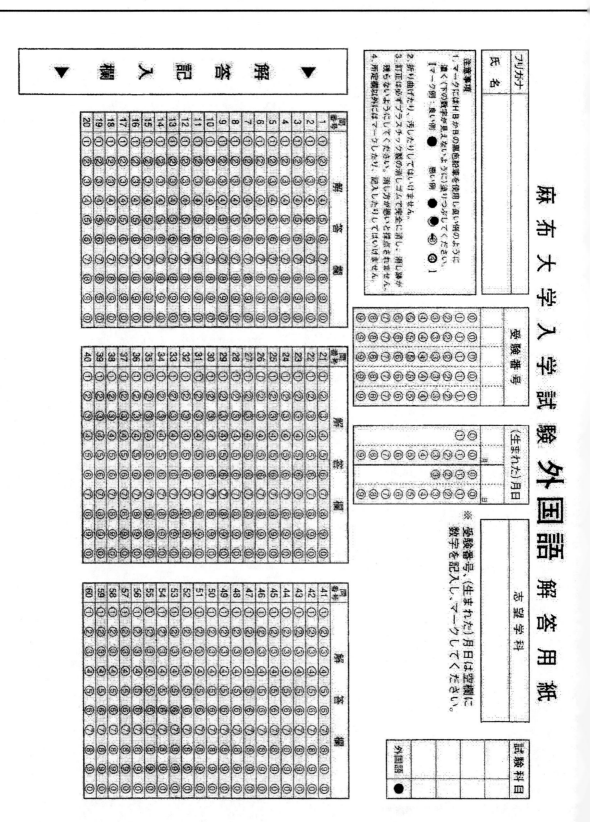

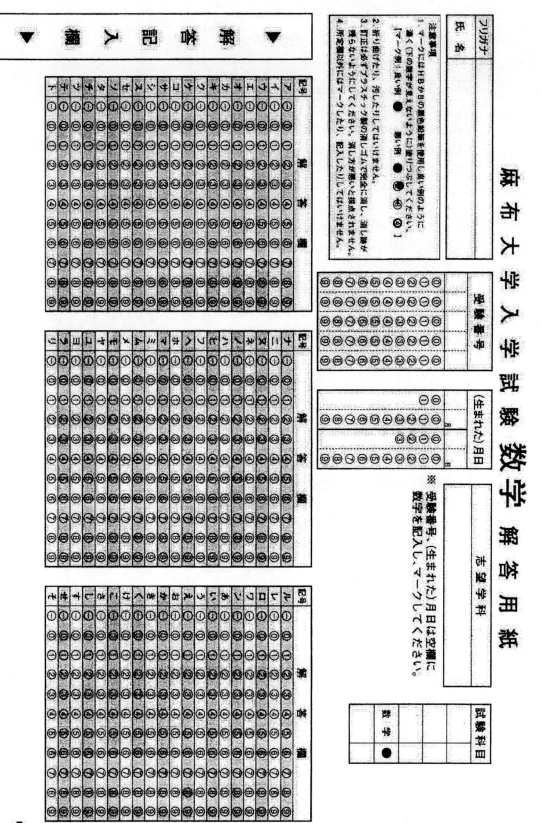

麻布大学入学試験 数学 解答用紙

▼ 解答記入欄 ▼

この解答用紙は124％に拡大すると、ほぼ実物大になります。

▼ 解 答 記 入 欄 ▼

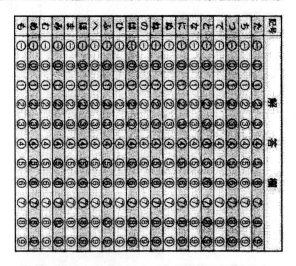

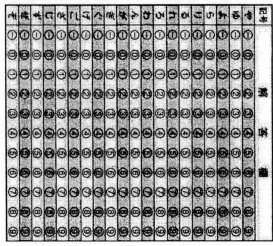

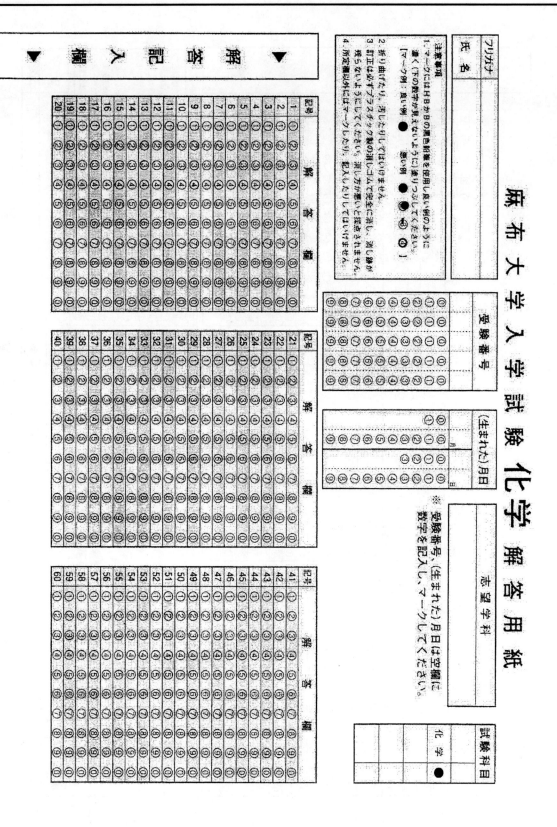

この解答用紙は124％に拡大すると、ほぼ実物大になります。

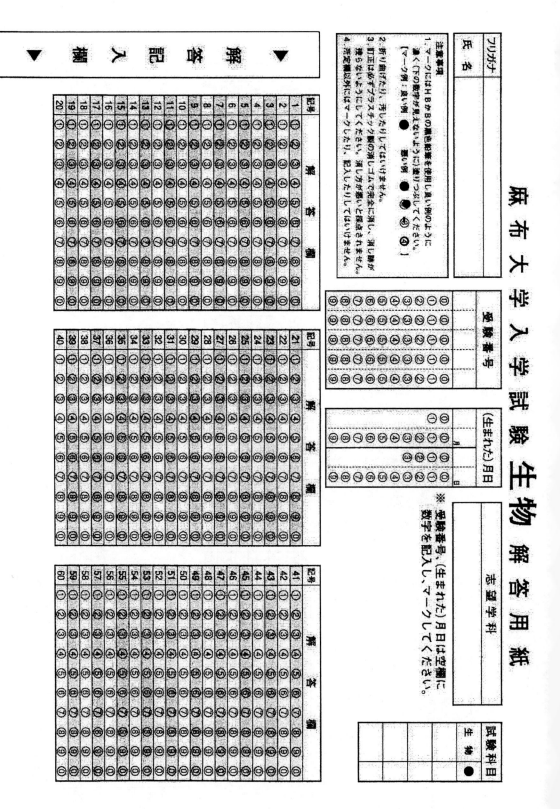

麻布大学入学試験 生物 解答用紙

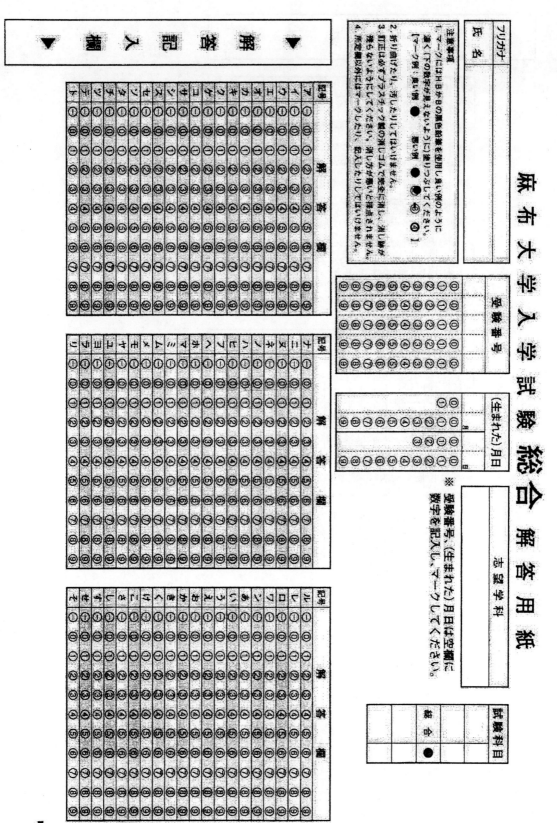

この解答用紙は124％に拡大すると、ほぼ実物大になります。

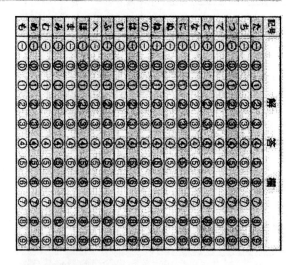

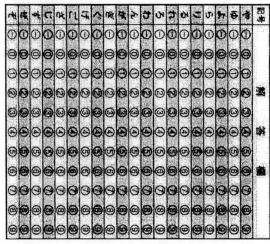

令和5年度

問題と解答

英　語

問題

(2科目　120分)

一般A

5年度

1　次の英文を読み，下記の設問に答えなさい。

Have you ever been told that you look （　1　） your mother or father? You look （　1　） your parents because features （　2　） eye color pass from parents to their children. This is called inheritance, and it happens through genes.

Genes are found inside cells. They are located in the cell nucleus — the tiny dot near the center of each cell that controls how it works. Genes are like little bits of code. Each gene carries instructions for a particular feature, （　2　） whether your hair is straight or curly. A full set of genes (3)[for / provides / needed / the instructions] building a unique living thing.

Inside the nucleus of each cell, genes are found inside long strings （　4　） *chromosomes. These strings often coil up to make tiny X-shapes. You have 46 chromosomes in each cell, and each contains thousands of genes.

Genes are made of chemicals （　4　） DNA. DNA has an amazing shape, like a twisted ladder. The ladder's *rungs (5)are made up of four chemicals, which pair up in different ways. The arrangement forms a code that tells cells how to develop.

So exactly how do genes pass on features from parents to their children? Well, remember that humans have 46 chromosomes. (6)Nearly all the cells in your body have a full set of 46 chromosomes, but *sperm and egg cells are different. They only have （　7　） the normal number: 23 chromosomes. When the sperm and egg cell join, each adds 23 chromosomes to make a full set of 46 in the *fertilized egg. (8)That is how you inherit features from both your mother and father.

If children inherit 23 chromosomes from both their parents, why are not all the children in a family (9)exactly alike? The answer is that the DNA code is a little different in each sex cell. When the sperm and egg cell join, it makes a unique combination each time.

（注）*chromosome「染色体」　　*rung「はしごの横木，桟」　　*sperm「精子」

　　　　*fertilized egg「受精卵」

（1）本文中に二つある空欄（　1　）に当てはまる共通の語として最も適当なものを，
　　　下記の①～④の中から一つ選びなさい。

　　　①　at　　　　　　②　for　　　　　　③　like　　　　　　④　into

（2）本文中に二つある空欄（　2　）に当てはまる共通の語句として最も適当なものを，
　　　下記の①～④の中から一つ選びなさい。

　　　①　as for　　　　②　even as　　　　③　as well as　　　　④　such as

（3）(3)の［　　］内の語（句）を並べ替えて意味の通る英文にするとき，並べ替え
　　　た語（句）のうち3番目にくるものを，下記の①～④の中から一つ選びなさい。

　　　①　for　　　　　②　provides　　　③　needed　　　④　the instructions

（4）本文中に二つある空欄（　4　）に当てはまる語として最も適当なものを，下記の
　　　①～④の中から一つ選びなさい。

　　　①　called　　　　②　spoke　　　　③　talked　　　　④　told

（5）下線部 (5) の意味に最も近いものを，下記の①～④の中から一つ選びなさい。

　　　①　carry　　　　②　consist　　　③　control　　　④　create

（6）下線部 (6) の意味に最も近いものを，下記の①～④の中から一つ選びなさい。

　　　①　None of the cells　　　　　②　Some of the cells

　　　③　Only a few of the cells　　　④　Most of the cells

（7）空欄（　7　）に当てはまる語（句）として最も適当なものを，下記の①～④の中
　　　から一つ選びなさい。

　　　①　one-third　　②　half　　　　③　twice　　　④　three times

（8）下線部 (8) の意味に最も近いものを，下記の①～④の中から一つ選びなさい。

　　　①　That is the way you inherit a large fortune from your parents.

　　　②　That is the method of informing your parents of the fact.

　　　③　In that way, you receive characteristics from both your parents.

　　　④　In some way or other, you can inherit your parents' wealth.

（9）　下線部 (9) の意味に最も近いものを，下記の①～④の中から一つ選びなさい。

　　　①　identical　　　②　critical　　　③　typical　　　④　logical

(10)　本文の内容に**一致する**ものを，下記の①～④の中から一つ選びなさい。

　　　①　Genes are located outside chromosomes in the nucleus of each cell.

　　　②　The arrangement of the four chemicals of DNA tells the cells how to develop.

　　　③　Sperm and egg cells of humans each have a full set of 46 chromosomes.

　　　④　It is still unanswered why all the children in a family are slightly different.

2　次の各空欄に当てはまるものとして最も適当なものを，それぞれ下記の①〜④の中から一つ選びなさい。

(11)　A: Now make yourself at home and please （　　） yourself to the cookies.

　　　B: Thank you very much. It's good to be here.

　　　①　give　　　　　②　get　　　　　③　help　　　　　④　take

(12)　A: How do you do, Mr. Harris? It's very nice （　　） you to come all the way.

　　　B: How do you do, Ms. Brown? I'm pleased to meet you.

　　　①　on　　　　　②　to　　　　　③　with　　　　　④　of

(13)　A: Do you have any （　　） what the distance from here to the station is?

　　　B: I've heard it's about five kilometers.

　　　①　idea　　　　②　mind　　　　③　plan　　　　④　issue

(14)　A: You were right. I （　　） all that cake.

　　　B: That's why you have a stomachache now.

　　　①　shouldn't have eaten　　　　　②　wouldn't eat

　　　③　might not eat　　　　　④　must not have been eaten

(15)　A: He's not in at the moment. He's （　　） back around three o'clock.

　　　B: Oh, I see. Then I'll call again after three.

　　　①　expect　　　②　expecting　　③　expected　　④　to expect

(16)　A: Do you know what the entrance fee is?

　　　B: （　　） I know, it's free.

　　　①　As long as　　②　As far as　　③　As well as　　④　As much as

3　次の空欄（　17　），（　18　），（　21　）に当てはまるものとして適当なものを，また，下線部 (19)，(20) の意味に最も近いものを，それぞれ下記の①〜④の中から一つ選びなさい。

People sometimes bring animals and plants with them when they settle in new places. Sometimes people carry seeds to new places （　17　）. The alien species compete with native plants and animals （　18　） water, space, and food. Native desert plants and animals (19)sometimes have trouble surviving when aliens change their habitat.

Camels are not native to Australia. Ten thousand or more camels were brought from India between 1840 and 1907. The camels helped explorers in the Australian outback. Because camels are well adapted to desert life, their numbers increased. They could (20)go without water for a long time, ate most desert plant species, and carried heavy loads. But over time, roads, railroads, and airplanes reached the desert. People （　21　） needed camels to do work. The camels became *feral.

There are now close to one million feral camels in Australia. The camels compete with native animals （　18　） food and water, especially during droughts.

（注）*feral「野生の」

(17)　①　by accident　　　　　②　in danger
　　　③　without exception　④　on duty

(18)　①　at　　　　②　by　　　　③　on　　　　④　for

(19)　①　生存競争に打ち勝つことができる
　　　②　生き延びる危険をかえりみない
　　　③　時に生存は困難なことがある
　　　④　生存の可能性はほぼない

(20)　①　水を飲んで過ごす　　　②　水なしで過ごす
　　　③　水を持って行く　　　　④　水を持たずに来る

(21)　①　no longer　②　ever more　③　any more　④　at all

数 学

問題

（2科目 120分）

一般A

5年度

1

（1） $x = 3 + 2\sqrt{2}$ とするとき，$x^2 - \sqrt{2}x = \boxed{アイ} + \boxed{ウ}\sqrt{\boxed{エ}}$ である。

また，$x(a + b\sqrt{2}) = 8 + 4\sqrt{2}$ を満たす整数 a, b の値は $a = \boxed{オ}$，$b = \boxed{カキ}$ である。

（2） $\dfrac{\pi}{2} < \alpha < \pi$ とする。$\sin\alpha = \dfrac{1}{3}$ のとき，$\cos\alpha = \dfrac{\boxed{クケ}\sqrt{\boxed{コ}}}{\boxed{サ}}$ である。また，

$\sin\left(\alpha + \dfrac{\pi}{3}\right) = \dfrac{\boxed{シ} - \boxed{ス}\sqrt{\boxed{セ}}}{\boxed{ソ}}$ である。

（3） $3^x + 3^{-x} = 5$ であるとき，$9^x + 9^{-x} = \boxed{タチ}$ である。

また，$x = \log_3\left(\dfrac{\boxed{ツ} \pm \sqrt{\boxed{テト}}}{\boxed{ナ}}\right)$ である。

（4） $5x - 6y = 21$ を満たす正の整数の組 (x, y) について，x, y ともに10未満であるものは，

$\left(\boxed{ニ}, \boxed{ヌ}\right)$ である。また，$x + y$ が100に最も近い値となるものは，

$\left(\boxed{ネノ}, \boxed{ハヒ}\right)$ である。

2

　原点をOとする座標平面において，$x^2+y^2-2ax-2by+a^2+b^2=4$（$a, b$ は正の定数）で表される円を C，$y=\sqrt{3}x$ で表される直線を l とする。C が x 軸に接するとき，以下の問いに答えよ。

（1）　$b=\boxed{フ}$ であり，C の半径は $\boxed{ヘ}$ である。また，l と x 軸のなす鋭角の大きさは $\boxed{ホマ}°$ である。

（2）　C が l と接するとき，C の中心から l までの距離が半径と一致するので，$a=\boxed{ミ}\sqrt{\boxed{ム}}$ となる。このとき，C と l の接点をP，C と x 軸の接点をQとすると，線分PQの長さは $\boxed{メ}\sqrt{\boxed{モ}}$，点Pの座標は $\left(\sqrt{\boxed{ヤ}},\ \boxed{ユ}\right)$ となる。

3

箱Ａには最初，赤球2個と白球3個が入っている。この箱Ａに対して，次の（操作）を行う。

（操作）：さいころを1個振って1か6の目が出たら，箱Ａに赤球を1個入れ，その他の目が出たら，箱Ａに白球を1個入れる。

（1）（操作）を1度行ったとき，箱Ａの中の球が赤球3個，白球3個となっている確率は $\dfrac{ヨ}{ラ}$ である。また，（操作）を1度行った後，箱Ａから1個の球を取り出す。このとき，赤球を取り出す確率は $\dfrac{リ}{ルレ}$ である。

（2）（操作）を1度行った後，箱Ａから2個の球を取り出す。このとき，2個とも赤球である確率は $\dfrac{ロ}{ワ}$ であり，赤球，白球を1個ずつ取り出す確率は $\dfrac{ン}{あ}$ である。

（3）（操作）を2度行った後，箱Ａから1個の球を取り出すとき，赤球を取り出す確率は $\dfrac{い}{うえ}$ である。また，（操作）を2度行った後，箱Ａから2個の球を取り出すとき，赤球と白球を1個ずつ取り出す確率は $\dfrac{おかき}{くけこ}$ である。

4

c を定数とする。x の関数 $f(x)=x^3-3x^2-24x+c$ について，以下の問いに答えよ。

(1) $f'(x)=0$ となる x の値は $\boxed{さし}$ ，$\boxed{す}$ であり，$f(x)$ の極小値が 0 となるときの c の値は $\boxed{せそ}$ である。

(2) O を原点とする座標平面において，曲線 $y=f(x)$ 上の点 $(3,\ f(3))$ における接線を l とするとき，l の方程式は $y=\boxed{たちつ}\,x+c-\boxed{てと}$ である。l が O を通るとき c の値は $\boxed{なに}$ となる。このとき，曲線 $y=f(x)$ と直線 l の共有点の x 座標は $x=3$，$\boxed{ぬね}$ であり，$x\leqq 0$ において曲線 $y=f(x)$ と直線 l および y 軸のすべてによって囲まれる図形の面積は $\dfrac{\boxed{のはひ}}{\boxed{ふ}}$ である。

化　学

問題

（2科目　120分）

5年度

一般A

1 物質の構成と構造に関する，次の問 1～問 5 に答えよ。

問 1　混合物から純物質を分離するときに，**分留**の操作によって混合物から目的の物質を取り出すことができる具体例として最も適当なものを〔解答群〕から 1 つ選べ。 1

1 の〔解答群〕

① ガラス片が混じったグルコースから，グルコースを取り出す。

② 少量の硫酸銅(Ⅱ)が混入した硝酸カリウムから，硝酸カリウムを取り出す。

③ 砂を含む塩化ナトリウム水溶液から砂を取り出す。

④ 脱水・脱塩した原油から，ナフサ（粗製ガソリン）を取り出す。

⑤ 炭酸飲料から，二酸化炭素を取り出す。

⑥ ヨウ素を含むヨウ化カリウム水溶液から，ヨウ素を取り出す。

問 2　互いに同位体である原子に関する記述のうち，**誤りを含むもの**を〔解答群〕から 1 つ選べ。 2

2 の〔解答群〕

① 原子番号が同じである。

② 化学的性質がほとんど同じである。

③ 原子核中に含まれる陽子数と中性子数の和が同じである。

④ 元素の周期表には，同じ元素記号で配置される。

⑤ 価電子数が同じである。

⑥ 最外殻電子が同じ電子殻に配置される。

問 3　イオンの化学式とその名称との組合せが**適当ではないもの**を〔解答群〕から1つ選べ。
　　　　3

3　の〔解答群〕

	化学式	名称
①	Fe^{3+}	鉄(Ⅲ)イオン
②	HCO_3^-	炭酸水素イオン
③	H_3O^+	オキソニウムイオン
④	Mg^{2+}	マグネシウムイオン
⑤	S^{2-}	硫黄イオン
⑥	SO_3^{2-}	亜硫酸イオン

問 4　元素の周期表において，アルカリ土類金属元素に分類される元素の元素記号として
　　　最も適当なものを〔解答群〕から1つ選べ。　　4

4　の〔解答群〕

　　① Al　　　② Ba　　　③ Fe　　　④ K　　　⑤ Na　　　⑥ Zn

問 5　原子間の共有結合には極性があるが，分子全体として無極性となる分子として最も
　　　適当なものを〔解答群〕から1つ選べ。　　5

5　の〔解答群〕

　　① CH_4　　　② Cl_2　　　③ HF　　　④ H_2S　　　⑤ N_2　　　⑥ NH_3

2 化学の基本計算に関する，次の問 1～問 4 に答えよ。

問 1 溶液の濃度に関する，次の (1)～(3) に答えよ。ただし，グルコース $C_6H_{12}O_6$ のモル質量は 180 g/mol とする。

(1) モル濃度が 2.00 mol/L のグルコース水溶液（密度 1.20 g/cm^3）の質量パーセント濃度〔%〕として最も近いものを〔解答群〕から 1 つ選べ。 6

6 の〔解答群〕

① 25.0 %　　② 27.5 %　　③ 30.0 %　　④ 33.3 %　　⑤ 36.0 %

(2) 質量パーセント濃度が 15.0 % であるグルコース水溶液に水を加えてモル濃度が 0.200 mol/L のグルコース水溶液 400 mL を調製した。このときに用いた 15.0 % のグルコース水溶液の質量〔g〕として，最も近いものを〔解答群〕から 1 つ選べ。 7

7 の〔解答群〕

① 54.0 g　　② 96.0 g　　③ 138 g　　④ 180 g　　⑤ 216 g

(3) モル濃度が 0.250 mol/L のグルコース水溶液 100 mL と質量パーセント濃度が 9.00 % のグルコース水溶液 50.0 g とを 500 mL のメスフラスコに入れ，標線まで水を加えた。得られたグルコース水溶液のモル濃度〔mol/L〕として，最も近いものを〔解答群〕から 1 つ選べ。 8

8 の〔解答群〕

① 0.0667 mol/L　　② 0.100 mol/L　　③ 0.120 mol/L

④ 0.133 mol/L　　⑤ 0.150 mol/L

問 2　図 1 は，水 100 g に対する不揮発性物質 A の水に対する溶解度と温度との関係を表した
グラフである。この物質の溶媒への溶解に関する，下の文中の空欄 9 ～ 11 に
当てはまる数値として最も近いものをそれぞれの〔解答群〕から 1 つずつ選べ。ただし，
溶解度〔g/100 g 水〕は水 100 g に溶ける溶質の最大質量（g 単位）の数値で表し，この
物質は無水塩の固体として水溶液中から析出するものとする。

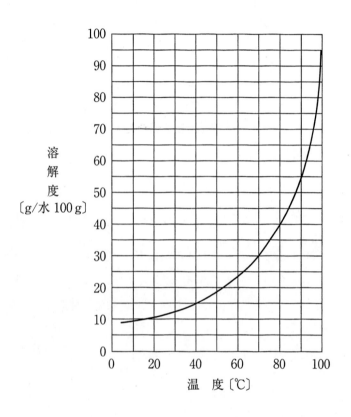

図 1

70℃の水 60 g に物質 A ☐9 g を溶解させて 70℃ の飽和溶液を，40℃ の水に物質 A ☐10 g を溶解させて 40℃ の飽和溶液 92.0 g をそれぞれ調製した。調製した 2 種類の飽和溶液の全量を混合した後，90℃ に加熱して水を蒸発させると，☐11 g の水が減少したときに 90℃ の飽和溶液になる。

☐9 の〔解答群〕

① 18　　② 24　　③ 30　　④ 36　　⑤ 42

☐10 の〔解答群〕

① 10　　② 12　　③ 14　　④ 15　　⑤ 16

☐11 の〔解答群〕

① 54　　② 64　　③ 75　　④ 85　　⑤ 96

問 3　次の記述 a〜d のうち，下線部のイオン，分子，または原子の物質量〔mol〕が等しいものの組合せとして最も適当なものを〔解答群〕から 1 つ選べ。ただし，31.7℃，1.013 $\times 10^5$ Pa における気体のモル体積は 25.0 L/mol，炭酸カルシウムのモル質量は 100 g/mol，メタンのモル質量は 16.0 g/mol，アボガドロ定数は $N_A = 6.00 \times 10^{23}$/mol とする。

☐12

　　a　5.00 g の炭酸カルシウムに含まれる炭酸イオン

　　b　31.7℃，1.013 $\times 10^5$ Pa で 15.0 L を占める塩素分子

　　c　3.60 $\times 10^{23}$ 個の炭素原子を含むプロパン分子

　　d　0.800 g のメタンに含まれる水素原子

☐12 の〔解答群〕

① a と b　　② a と c　　③ a と d

④ b と c　　⑤ b と d　　⑥ c と d

問 4　化学変化と量的関係に関する，次の (1)～(3) に答えよ。ただし，標準状態 (0℃, 1.013 ×10^5 Pa) における気体のモル体積は 22.4 L/mol，銀のモル質量は 108 g/mol とする。

　　0.400 mol/L の希硝酸 500 mL をビーカーに入れ，これに不純物を含まない銀の固体結晶 6.48 g を加えると，無色の一酸化窒素を発生しながら反応し，均一な水溶液が得られた。このとき進行する化学変化は，次の化学反応式で表すことができる。式中の **a**～**e** は化学反応式の係数である。

$$\textbf{a}\ \text{Ag}\ +\ \textbf{b}\ \text{HNO}_3\ \longrightarrow\ \textbf{c}\ \text{AgNO}_3\ +\ \textbf{d}\ \text{H}_2\text{O}\ +\ \textbf{e}\ \text{NO}$$

(1)　希硝酸（硝酸 HNO$_3$ 水溶液）に関する下の記述 (ア)～(ウ) について，それらの正誤の組合せとして最も適当なものを〔解答群〕から1つ選べ。　|13|

(ア) 同じ pH のシュウ酸 (COOH)$_2$ 水溶液より水素イオン濃度が高い。

(イ) 同じ物質量が溶解している酢酸 CH$_3$COOH 水溶液と比べると，完全に中和するときに必要な水酸化ナトリウム NaOH の物質量は等しい。

(ウ) 同じモル濃度のリン酸 H$_3$PO$_4$ 水溶液より強い酸性を示す。

|13| の〔解答群〕

	(ア)	(イ)	(ウ)
①	正	正	正
②	正	正	誤
③	正	誤	正
④	正	誤	誤
⑤	誤	正	正
⑥	誤	正	誤
⑦	誤	誤	正
⑧	誤	誤	誤

(2) 化学反応式中の係数 *b* と *c* の組合せとして，最も適当なものを〔解答群〕から1つ選べ。
ただし，通常の化学反応式では係数が省略される物質が含まれる場合には，その物質の
係数を1として表す。　14

14　の〔解答群〕

	係数 *b*	係数 *c*
①	2	1
②	2	2
③	2	3
④	4	1
⑤	4	2
⑥	4	3
⑦	8	1
⑧	8	2
⑨	8	3

(3) 発生した一酸化窒素を水上置換で捕集した後，適当な乾燥剤を使用して水蒸気を除去し
た。この操作後に得られた気体 X が標準状態（0℃，1.013×10^5 Pa）において占める
体積〔L〕として，最も近いものを〔解答群〕から1つ選べ。ただし，水溶液に溶解す
る気体 X は無視できるものとする。　15

15　の〔解答群〕

① 0.448 L　　② 0.672 L　　③ 0.896 L　　④ 1.34 L　　⑤ 2.02 L

3　　物質の状態と変化に関する，次の問1～問5に答えよ。

問1　次の中和滴定の実験操作に関する，下の (1)～(3) に答えよ。

三角フラスコに正確な濃度がわからない (ア)酢酸水溶液 A 2.00 mL をはかりとり，これに (イ)純水約 10.0 mL を加え，さらに指示薬として X を加え，この水溶液を溶液 B とした。溶液 B に (ウ)0.0500 mol/L の水酸化ナトリウム水溶液を少量ずつ加えると，25.0 mL を加えたときに溶液 B の色が Y 色から Z 色に変化したので，このときを中和滴定の終点とした。

(1) 下線部 (ア)～(ウ) で使用したガラス器具の形状は次に示す a～e のいずれかである。正確な酢酸水溶液 A のモル濃度を決定するために，それぞれの操作で用いたガラス器具の組合せとして最も適当なものを〔解答群〕から1つ選べ。　16

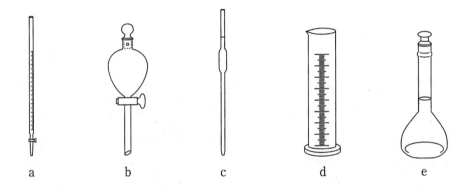

a　　　　b　　　　c　　　　d　　　　e

16 の〔解答群〕

	(ア)	(イ)	(ウ)
①	a	c	d
②	a	e	b
③	b	a	c
④	b	d	a
⑤	c	d	a
⑥	c	e	d
⑦	d	b	e
⑧	d	c	b
⑨	e	a	d

(2) 空欄　X　～　Z　に当てはまる物質名または色の組合せとして最も適当なものを〔解答群〕から1つ選べ。　17

17　の〔解答群〕

	X	Y	Z
①	フェノールフタレイン	赤	無
②	フェノールフタレイン	赤	黄
③	フェノールフタレイン	黄	赤
④	フェノールフタレイン	無	赤
⑤	メチルオレンジ	赤	無
⑥	メチルオレンジ	赤	黄
⑦	メチルオレンジ	黄	赤
⑧	メチルオレンジ	無	赤

(3) 酢酸水溶液 A のモル濃度〔mol/L〕として最も近いものを〔解答群〕から1つ選べ。　18

18　の〔解答群〕

① 0.104 mol/L　　② 0.125 mol/L　　③ 0.250 mol/L

④ 0.313 mol/L　　⑤ 0.625 mol/L

問2　ある物質量の酢酸 CH_3COOH に同じ物質量のエタノール C_2H_5OH と触媒の硫酸を少量だけ加えて t〔℃〕に保った。反応の進行とともに酢酸とエタノールの物質量が減少し，酢酸エチル $CH_3COOC_2H_5$ と水 H_2O の物質量が増加したが，平衡状態になると，それぞれの物質の物質量が見かけ上は変化しなくなった。

$$CH_3COOH + C_2H_5OH \rightleftharpoons CH_3COOC_2H_5 + H_2O$$

t〔℃〕における平衡定数の値が 4.00 であるとき，平衡状態で存在する酢酸の物質量〔mol〕は，反応開始時の物質量〔mol〕のおよそ何％に変化しているか。最も近いものを〔解答群〕から1つ選べ。　19

19 の〔解答群〕

①　25％　　　②　33％　　　③　50％　　　④　67％　　　⑤　75％

問3　酸化還元反応に関する記述のうち，**誤りを含むもの**を〔解答群〕から1つ選べ。　20

20 の〔解答群〕

①　還元剤としてはたらいた物質には，反応前後で酸化数が増加した原子が必ず含まれている。

②　酸化還元反応では，酸化剤が電子を失い，還元剤が受け取り，これらの電子の物質量は常に等しい。

③　酸素原子を含まない物質が酸化剤としてはたらく酸化還元反応もある。

④　電池を放電させるときに，正極で酸化剤としてはたらく物質を正極活物質といい，負極で還元剤としてはたらく物質を負極活物質という。

⑤　水は反応する相手により，酸化剤としても還元剤としてもはたらく。

問4　27℃で 8.00 L の体積を占める理想気体がある。温度を 27℃に保ったまま，この理想気体を 6.00 L に体積変化させると，圧力が体積変化前から 3.00×10^4 Pa だけ変化した。体積変化させる前の理想気体が示していた圧力〔Pa〕として最も近いものを〔解答群〕から1つ選べ。　21

21 の〔解答群〕

①　1.00×10^4 Pa　　　②　2.25×10^4 Pa　　　③　4.00×10^4 Pa

④　9.00×10^4 Pa　　　⑤　1.20×10^5 Pa

問 5　ある金属元素の単体が固体結晶になると，次の図 1 のような立方体の単位格子からなる結晶構造になる。この結晶構造に関する下の記述 a～c について，それらの正誤の組合せとして最も適当なものを〔解答群〕から 1 つ選べ。ただし，原子は歪みのない球体であり，最も近くに存在する原子どうしは隙間なく隣接しているものとする。　22

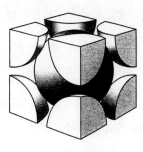

図 1

a　単位格子一辺の長さは原子半径の $2\sqrt{2}$ である。

b　単位格子に含まれる原子は 2 個である。

c　配位数は 8 である。

22　の〔解答群〕

	a	b	c
①	正	正	正
②	正	正	誤
③	正	誤	正
④	正	誤	誤
⑤	誤	正	正
⑥	誤	正	誤
⑦	誤	誤	正
⑧	誤	誤	誤

4　　無機物質および有機化合物の性質と反応に関する，次の問1と問2に答えよ。

問1　次の (1)～(5) の記述に最も適する水溶液に含まれる金属イオンを〔解答群〕から
　　それぞれ1つずつ選べ。

(1) 希塩酸を加えて酸性にして硫化水素を通じても沈殿は生じないが，過剰のアンモニア水
　　を加えて塩基性にして硫化水素を通じると水に溶けにくい白色の固体が沈殿する。 23

(2) 希塩酸を加えても沈殿は生じないが，アンモニア水を加えると水に溶けにくい白色の固
　　体が沈殿する。この沈殿は過剰のアンモニア水を加えても溶解しない。 24

(3) 少量のアンモニア水を加えると水に溶けにくい褐色の固体が沈殿するが，これにさらに
　　過剰のアンモニア水を加えると固体が溶解して無色の水溶液になる。 25

(4) 水酸化ナトリウム水溶液を加えると水に溶けにくい赤褐色の固体が沈殿する。この沈殿
　　は過剰の水酸化ナトリウム水溶液を加えても溶解しない。 26

(5) 硫化水素を通じても沈殿は生じないが，希硫酸を加えると水に溶けにくい白色の固体が
　　沈殿する。 27

23 ～ 27 の〔解答群〕（重複選択不可）

① Ag^+　　② Al^{3+}　　③ Ba^{2+}　　④ Cu^{2+}

⑤ Fe^{3+}　　⑥ K^+　　⑦ Pb^{2+}　　⑧ Zn^{2+}

問 2　次の (1)〜(5) の記述に最も適する炭化水素の構造式を〔解答群〕からそれぞれ 1 つ
　　ずつ選べ。

(1) エタノール C_2H_5OH と濃硫酸との混合物を 160〜170 ℃に加熱すると得られる。 28

(2) 常温の暗所で臭素 Br_2 と反応して不斉炭素原子をもつ臭化物が生じる。 29

(3) 天然ガスの主成分として多量に産出され，都市ガスに利用されている。 30

(4) 分子内の水素原子 2 個をそれぞれ塩素原子 2 個に置換した化合物として，構造異性体は
　　存在するが，立体異性体は存在しない塩化物のみが考えられる。 31

(5) 硫酸水銀(Ⅱ)$HgSO_4$ を触媒として水と反応させると，反応液中にフェーリング液を還元
　　する化合物が生じる。 32

28 〜 32 の〔解答群〕（重複選択不可）

① CH_4

② CH_3-CH_3

③ $CH_2{=}CH_2$

④ $CH{\equiv}CH$

⑤ $CH_3-CH_2-CH_3$

⑥ $CH_3-CH_2-CH_2-CH_3$

⑦ $CH_2{=}\underset{\underset{CH_3}{|}}{C}-CH_3$

⑧ $CH_2{=}CH-CH{=}CH_2$

生　物

問題
（2科目　120分）

一般A

5年度

1　細胞に関する文章を読み，下記の問いに答えよ。

　細胞内にはさまざまな構造物が含まれており，植物細胞と動物細胞で共通する構造物もあれば，異なるものもある。たとえば，(a)光学顕微鏡でホウレンソウの葉の細胞とヒトの口腔上皮細胞を観察すると，アの発達の違いなどが見られるほか，(b)細胞壁の有無の違いも見られる。

　細胞内の構造物を，遠心力を利用して分画する方法を細胞分画法という。細胞分画法では，まずホモジェナイザーで組織を破砕して細胞破砕液をつくる。これを遠心分離機にかけて，上澄みと沈殿に分ける。さらに上澄みだけをとり遠心分離機にかける操作を繰り返す。ある植物の葉を用いて細胞分画法を行い，分画A〜Dを得た（図1）。なお，分画Aの沈殿には多量のDNAが含まれ，分画Dの沈殿には小胞体などが含まれていた。

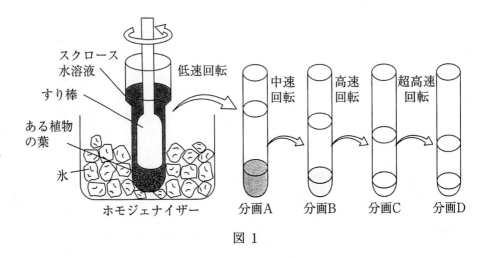

図 1

問1　下線部 (a) について，以下の問いに答えよ。

(1) 光学顕微鏡の分解能として適切なものを，①〜⑥より1つ選んで番号を答えよ。　1

　　①　2 mm　　　②　200 μm　　　③　20 μm　　　④　2 μm

　　⑤　200 nm　　　⑥　20 nm

(2) 光学顕微鏡で観察物の大きさを測定するために，ミクロメーターを用いたところ，総合倍率100倍では図2のように見えた。対物レンズのみを替えて総合倍率を400倍にした場合の見え方として適切なものを，①～④より1つ選んで番号を答えよ。 2

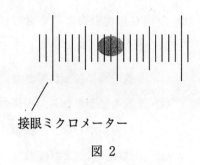

接眼ミクロメーター

図2

①   ②   ③   ④

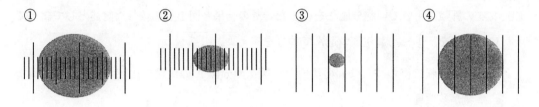

問2　文章中の ア に当てはまる語句として正しいものを，①～④より1つ選んで番号を答えよ。 3

　　① 核膜　　② 核小体　　③ 液胞　　④ リボソーム

問3　下線部 (b) について，植物細胞の細胞壁の主成分として正しいものを，①～⑤より1つ選んで番号を答えよ。 4

　　① セルロース　　② アミロース　　③ ラクトース

　　④ チューブリン　　⑤ リン脂質

問4　図1について，以下の問いに答えよ。

(1) 分画Bの上澄みに含まれている構造物の組合せとして正しいものを，①～④より1つ選んで番号を答えよ。 5

　　① 葉緑体，ミトコンドリア，リボソーム

　　② 葉緑体，核，ゴルジ体

　　③ 核，細胞骨格，ゴルジ体

　　④ ミトコンドリア，リボソーム，細胞骨格

(2) 分画Cの沈殿物に多く含まれている構造物の特徴として正しいものを，①〜④より1つ選んで番号を答えよ。　6

　　① 2枚の膜に包まれており，ところどころ小さな孔が開いている。

　　② 2枚の膜からなり，内側の膜はひだ状となっている。

　　③ 1枚の膜からなり，表面には粒状の構造物が付着している。

　　④ 1枚の膜に包まれており，内部には糖や色素が含まれている。

(3) ブタの肝臓を用いて細胞分画法を行った。その結果と図1を比較した記述として**誤って**いるものを，①〜④より1つ選んで番号を答えよ。　7

　　① 低速回転で得られた分画の沈殿と，図1の分画Aの沈殿を比較すると，同じ構造物が多数見られた。

　　② 中速回転で得られた分画の沈殿を懸濁した液と，図1の分画Bの沈殿を懸濁した液に光を照射すると，前者ではとくに変化はなかったが，後者では酸素の発生が見られた。

　　③ 高速回転で得られた分画の沈殿と，図1の分画Cの沈殿を比較すると，同じ構造物が多数見られた。

　　④ 高速回転で得られた分画の上澄みと，図1の分画Cの上澄みを比較すると，前者には多くの酵素が含まれていたが，後者にはほとんど含まれていなかった。

2　　代謝に関する文章を読み，下記の問いに答えよ。

　生体内で行われる化学反応を代謝という。代謝ではエネルギーの出入りや変換が行われ，この仲立ちをしているのがATPである。ATPはアデニンと ア ，リン酸が結合した化合物で，リン酸と イ の間の結合は ウ 結合と呼ばれ，切断されるとエネルギーが放出される。

　代謝は同化と異化に分けられ，異化の代表的な反応は呼吸と発酵である。グルコースを用いた場合，呼吸では有機物が エ に完全に分解されるが，発酵では分解しきれずに有機物が残る。残った有機物がエタノールとなるのが (a)アルコール発酵，乳酸となるのが (b)乳酸発酵である。

問1　文章中の ア ・ イ に入る語句の組合せとして正しいものを，①〜⑥より1つ選んで番号を答えよ。 8

	ア	イ
①	リボース	アデニン
②	リボース	リボース
③	リボース	リン酸
④	デオキシリボース	アデニン
⑤	デオキシリボース	デオキシリボース
⑥	デオキシリボース	リン酸

問2　文章中の ウ に入る語句として正しいものを，①〜⑤より1つ選んで番号を答えよ。 9

①　水素　　　　　②　S-S（ジスルフィド）　　　③　高エネルギーリン酸
④　酸化的リン酸　　⑤　ペプチド

問3　文章中の エ に入る語句として正しいものを，①〜⑤より1つ選んで番号を答えよ。 10

①　CO_2 と O_2　　②　CO_2 と H_2O　　③　CO_2 と H_2　　④　O_2 と H_2O
⑤　O_2 と H_2

問 4　下線部（a）について，酵母のなかには周囲の環境条件に合わせて呼吸とアルコール発酵の割合を変えるものがある。ある種の酵母を図1のようなフラスコ内に入れ，条件 i ～iv でそれぞれ培養した場合の気相の変化を表1に示す。なお，培養中の温度と呼吸基質となるグルコースの濃度は一定になるように調整し，いずれの条件の場合にも酵母の増殖の程度に差はなかったものとする。以下の問いに答えよ。

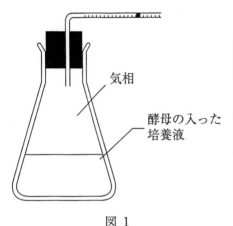

図 1

表 1

条件	気相	培養液の グルコース濃度	気相の変化
i	空気	1 %	＋＋
ii	空気	0.01 %	＋
iii	窒素	1 %	＋＋
iv	窒素	0.01 %	＋＋

注）＋は増加を示し，数が多いほど増加量も多い

(1) 酵母が発酵のみを行い，CO_2 が 20 mg 増加したとする。エタノール（C_2H_5OH）は何 mg 合成されたか。最も近いものを，①～⑤より1つ選んで番号を答えよ。ただし，原子量は H＝1，C＝12，O＝16 とする。　11

　①　10 mg　　②　20 mg　　③　30 mg　　④　40 mg　　⑤　50 mg

(2) 表1より酵母の呼吸や発酵について推測される記述として，**誤っているもの**を①～④より1つ選んで番号を答えよ。　12

　①　酸素があってもグルコース濃度が高い場合には，主にアルコール発酵を行っている。

　②　酸素がある場合には，グルコース濃度が低くなると呼吸を行うようになる。

　③　条件 i と ii で合成された ATP 量が等しければ，i の方が消費したグルコース量は多い。

　④　条件 ii と iv で合成された ATP 量が等しければ，ii の方が消費したグルコース量は多い。

問 5　下線部（b）について，以下の問いに答えよ。

(1) 乳酸発酵において，ピルビン酸から乳酸が合成される反応では何が起こっているか。正しいものを，①〜⑥より 1 つ選んで番号を答えよ。　□13

①　NADH の酸化　　　　　②　NADH の還元

③　ピルビン酸の脱炭酸反応　④　ピルビン酸の脱水素反応

⑤　ATP の合成　　　　　　⑥　ATP の消費

(2) ヒトの体細胞において，ある細胞には核とミトコンドリアがなく，常に乳酸発酵と同様の反応のみにより ATP を合成している。その細胞として正しいものを，①〜⑤より 1 つ選んで番号を答えよ。　□14

①　小腸上皮細胞　　②　成熟した赤血球　　③　T 細胞

④　骨格筋　　　　　⑤　ニューロン

3　DNA に関する文章を読み，下記の問いに答えよ。

　DNA はタンパク質と異なり単純な構造をしているため，かつて遺伝子の本体はタンパク質と考えられていた。20 世紀に入り，エイブリーらの　ア　を用いた実験で形質転換の原因物質が DNA であることがわかり，ハーシーとチェイスの　イ　と　ウ　を用いた実験で遺伝子の本体が DNA であることが証明された。

　遺伝子にはタンパク質の一次構造の情報が，3 つの塩基の並びとして保存されている。分(a)
裂期の前の　エ　には，その情報をコピーした新しい DNA が合成され，分裂によって娘細胞へと分配される。　複製の仕組みはメセルソンとスタールにより　イ　と　オ　の同位体を(b)
用いた実験で証明された。

　その後，ニーレンバーグやコラーナなどにより，タンパク質の合成過程である　翻訳におい(c)
て，mRNA の 3 つの塩基の並びであるコドンがどのアミノ酸に対応しているのか解明された。

問 1　文章中の　ア　～　ウ　に入る語句の組合せとして正しいものを，①～⑥より 1 つ選んで番号を答えよ。　15

	ア	イ	ウ
①	肺炎双球菌	大腸菌	バクテリオファージ
②	肺炎双球菌	大腸菌	アグロバクテリウム
③	大腸菌	肺炎双球菌	バクテリオファージ
④	大腸菌	肺炎双球菌	アグロバクテリウム
⑤	バクテリオファージ	大腸菌	肺炎双球菌
⑥	バクテリオファージ	肺炎双球菌	アグロバクテリウム

問 2　文章中の　エ　に入る語句として正しいものを，①～④より 1 つ選んで番号を答えよ。
　16

①　G_1 期　　②　G_2 期　　③　S 期　　④　M 期

問 3　文章中の　オ　に入る語句として正しいものを，①～⑥より 1 つ選んで番号を答えよ。
　17

①　酸素　　②　水素　　③　炭素　　④　リン　　⑤　硫黄　　⑥　窒素

問 4　下線部 (a) について，遺伝子にはタンパク質の情報が存在するが，細胞内では炭水化物や脂肪などタンパク質以外の物質も合成されている。遺伝子があることでタンパク質以外の物質を合成できるしくみと最も関係が深いものを，①〜④より 1 つ選んで番号を答えよ。 18

①　真核生物では，核以外に DNA を含む細胞小器官がある。

②　mRNA だけでなく rRNA も転写によって合成される。

③　タンパク質は温度や pH によって立体構造が変化する。

④　様々な化学反応の触媒としてはたらく酵素はタンパク質が主成分である。

問 5　下線部 (b) に関して，複製についての記述として**誤っているもの**を，①〜④より 1 つ選んで番号を答えよ。 19

①　真核生物の染色体には，複数の複製起点（複製開始点）がある。

②　DNA ポリメラーゼは新しいヌクレオチドを，新生鎖の 5' 末端に連結する。

③　リーディング鎖の伸長方向は，2 本鎖がほどかれていく方向と同じである。

④　原核生物では細胞質基質中で複製が起こる。

問 6　下線部 (c) について，ニーレンバーグが行った実験の概要は以下のようである。

・人工的に合成した mRNA（ウラシル（U）のみが連結したもの）

・リボソーム，ATP，各種アミノ酸など

これらを試験管内で混合し反応させると，フェニルアラニンのみが多数連結したポリペプチドが合成された。

(1) 上記以外に試験管内に添加する必要がある物質として正しいものを，①〜⑤より 1 つ選んで番号を答えよ。 20

①　tRNA　　　　②　FAD　　　③　DNA リガーゼ

④　RNA ポリメラーゼ　　　⑤　制限酵素

(2) 人工的に合成した mRNA として，CAACAA…の繰り返し配列を用いた場合には，1 種類のアミノ酸が多数連結したポリペプチドが，3 種類できた（図 1 左）。一方，AAUAAU…の配列を用いた場合には，1 種類のアミノ酸が多数連結したポリペプチドが，2 種類しかできなかった（図 1 右）。その理由として最も適切なものを，①～③より 1 つ選んで番号を答えよ。ただし，実験は正常に行われたものとする。 21

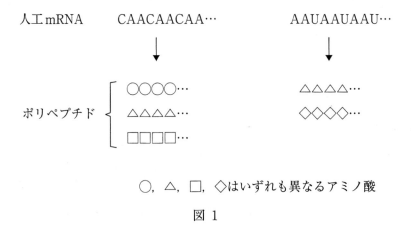

○, △, □, ◇はいずれも異なるアミノ酸

図 1

① 人工 mRNA ではコドンの 1 番目と 2 番目が AA となるときのみ，ポリペプチドが合成されるから。

② AAU，AUA，UAA のいずれか 1 つに対応する tRNA が存在しないから。

③ AAU の繰り返し配列中には開始コドンが存在しないから。

4　肝臓に関する文章を読み，下記の問いに答えよ。

　肝臓は大きな器官で，ヒト（成人）ではおよそ ア kg ほどある。肝臓は肝細胞が イ 個ほど集まった肝小葉を単位としており，その肝小葉が 50 万集まってできている。そのはたらきは多様で，体内の化学工場とも例えられる。

　細胞内で代謝が起こることで，老廃物ができてくる。こうした老廃物は血液を介して (a)肝臓に送られて解毒される。肝小葉の毛細血管である類洞には，常に ウ の一種の細胞があり，血液を通じて入ってきた病原体や古い赤血球を食作用で取り込んでいる。また，肝臓は，(b)血液中に存在するタンパク質などを合成している。さらに，(c)血糖調節や体温の発生，血液流量の調節にもはたらいている。

問 1　文章中の ア ・ イ に入る数値の組合せとして正しいものを，①～⑥より 1 つ選んで番号を答えよ。　22

	ア	イ		ア	イ
①	0.5～1	50 万	②	0.5～1	100 万
③	1～2	50 万	④	1～2	100 万
⑤	5～6	50 万	⑥	5～6	100 万

問 2　下線部（a）について，ヒトの肝臓では有害なアンモニアをどのような物質に変換し，どのように排出しているか。正しいものを，①～④より 1 つ選んで番号を答えよ。　23

① アンモニアを尿酸に変換し，主に便とともに排出する。

② アンモニアを尿酸に変換し，呼気（肺から吐き出した気体）とともに排出する。

③ アンモニアを尿素に変換し，主に呼気とともに排出する。

④ アンモニアを尿素に変換し，主に尿とともに排出する。

問 3　文章中の ウ に入る語句として正しいものを，①～④より 1 つ選んで番号を答えよ。　24

① マクロファージ　　② ヘルパー T 細胞　　③ キラー T 細胞

④ B 細胞

問 4　下線部（b）について，肝臓の細胞で合成されるタンパク質ではないものを，①～⑤より **2 つ選んで**番号を答えよ。　25

① フィブリノーゲン　　② アルブミン　　③ 免疫グロブリン

④ トリプシン　　⑤ プロトロンビン

問5　下線部 (c) について，マウスを用いて実験1，2を行った。以下の問いに答えよ。

<実験1>　健康なマウス数匹を，生理食塩水を注射したグループ（Ⅰ），薬剤Sを溶かした生理食塩水を注射したグループ（Ⅱ）の2つに分け，水と食物を自由に摂取できる条件下で飼育した。注射後，50時間後までの血中グルコース濃度を測定した。

<実験2>　グループⅡのマウスの内臓を調べたところ，すい臓のランゲルハンス島B細胞が破壊されていた。

(1) 実験1におけるグループⅡの血中グルコース濃度（平均値）のグラフとして正しいものを，①〜④より1つ選んで番号を答えよ。なお，点線がグループⅠの結果である。　26

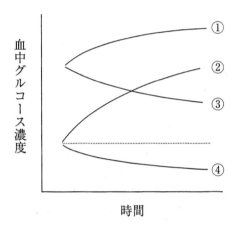

(2) 50時間後，グループⅡのマウスにある操作を行ったところ，血中グルコース濃度がグループⅠとほぼ等しくなった。この操作として正しいものを①〜⑥より1つ選んで番号を答えよ。　27

①　グルカゴンの入った水を飲ませる。　　　②　グルカゴンを注射する。

③　インスリンの入った水を飲ませる。　　　④　インスリンを注射する。

⑤　アドレナリンの入った水を飲ませる。　　⑥　アドレナリンを注射する。

(3) ヒトにおいて，自身の免疫細胞によりランゲルハンス島のB細胞が攻撃を受けてしまう疾患に，1型糖尿病がある。このように，自身の免疫細胞が原因となり病態が現れる疾患として正しいものを，①〜④より1つ選んで番号を答えよ。　28

①　関節リウマチ　　　②　後天性免疫不全症候群　　　③　花粉症

④　アナフィラキシー

5　　生態系に関する文章を読み，下記の問いに答えよ。

　生物のからだを構成する元素の1つである炭素（C）は，大気中には CO_2 として存在しており，その濃度はおよそ　ア　％である。非生物的環境である大気と生物群集の間では炭素の移動があり，生物群集内の生産者・消費者・分解者の間でも炭素は移動している。樹木は寿命が長いため，炭素の貯蔵庫としてのはたらきもある。図1は大気と森林生態系における炭素循環を簡潔に示したものである。

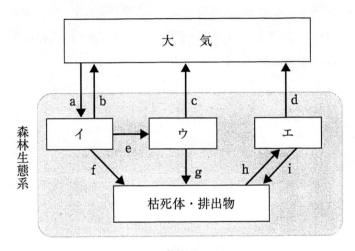

図1

問1　文章中の　ア　に入る数値として正しいものを，①〜④より1つ選んで番号を答えよ。
　　29

　　①　0.004　　　②　0.04　　　③　0.4　　　④　4.0

問2　図1について，以下の問いに答えよ。

(1) 図1中の　イ　〜　エ　に入る語句の組合せとして正しいものを，①〜⑥より1つ選んで番号を答えよ。　30

	イ	ウ	エ
①	生産者	消費者	分解者
②	生産者	分解者	消費者
③	消費者	生産者	分解者
④	消費者	分解者	生産者
⑤	分解者	生産者	消費者
⑥	分解者	消費者	生産者

(2) 図1中の矢印a～iは，炭素の移動量（単位時間あたり）を示している。それらの説明として正しいものを，①～④より1つ選んで番号を答えよ。　31

① aは炭酸同化の反応で，植物や一部の細菌などによって行われる。

② b, c, dは異化の反応で，必ず酸素の吸収を伴う。

③ eの炭素の移動に伴い，熱エネルギーも　イ　から　ウ　へと移動する。

④ f, g, iは無機物としての炭素の移動，hは有機物としての炭素の移動である。

(3) 森林が炭素の貯蔵庫になるときに成立すると考えられる式を，①～⑤より1つ選んで番号を答えよ。なお，矢印a～iの値はいずれも0より大きく，森林以外の海洋による吸収や人為的な化石燃料の消費は考慮しなくてよい。　32

①　a＝b　　　　　　　②　a＞b＋c＋d　　　③　a＋b＜c＋d

④　a＋f＋g＜b＋c＋d　　⑤　a＝b＋e＋f

問3　図2は温帯においてスギの幹，およびスギ林の土壌中に含まれる炭素の割合を示したものである。なお，地中深くなるほど有機物は減少し，鉱物の割合が高くなる。以下の問いに答えよ。

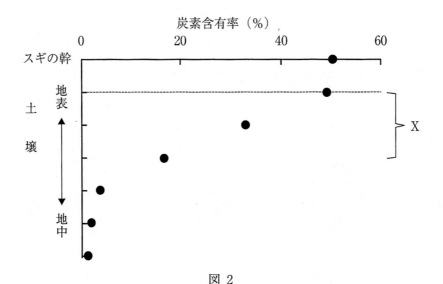

図2

(1) 図2の説明として正しいものを，①〜⑤より1つ選んで番号を答えよ。　33

　　① 地表面は生息する昆虫類などの動物により，窒素固定が盛んに行われるので炭素量が多い。

　　② 地表面は土壌中の細菌による呼吸量が大きいので炭素量が多い。

　　③ 地表面は落葉・落枝が分解されずに堆積しているので炭素量が多い。

　　④ 土壌では地表から深くなるほど生息する動物は多いが，酸素量が少なく呼吸が進まないので炭素量が少ない。

　　⑤ 土壌では地表から深くなるほど無機物が少なくなるので炭素量が少ない。

(2) 亜寒帯の森林で土壌中に含まれる炭素の割合を調べると，図2の温帯のスギ林よりも X の範囲における炭素の割合は高かった。その理由として最も適切なものを，①〜③より1つ選んで番号を答えよ。　34

　　① 低温のため　エ　のはたらきが温帯よりも弱いから。

　　② 亜寒帯の森林を構成する樹種に占める落葉広葉樹の割合は，温帯よりも高いから。

　　③ 　ウ　による葉や枝の摂食量が温帯よりも多いから。

英　語

問題
(2科目　120分)

5年度

一般 B

1　次の英文を読み，下記の設問に答えなさい。

　　Some dolphins live in rivers and some live in the sea. The *Yangtze (Chang Jiang) River runs across China from west to east. In the 1950s, there were 6,000 *baiji dolphins in the river. (1)Baiji dolphins can usually hear very well and they 'talk' to other dolphins. In past times, they heard small ships on the river and went under them.

　　But now there (2)[big / are / ships / many] using the river, and there is a lot of other noise too, (　3　) the baijis hit their heads on the big ships. (　4　) from towns and factories goes into the river too, and the baijis cannot see well in the dirty water. When the Chinese built the big *Three Gorges Dam across the river, the dolphins' habitat changed again.

　　The Chinese stopped the hunting of river dolphins in 1983. They built a home for the animals in the river. It was very expensive, and they needed money for it. (5)People could pay money to use the baiji name, so in China there were Baiji drinks, Baiji shoes, and a Baiji Hotel. Some of the money from these helped the dolphins. (　6　) by 1990 there were only two hundred dolphins in 2,000 kilometers of river. In 2004, scientists could find only two of them.

　　River dolphins in the Ganges River (in India and Bangladesh) are also (7)in danger. About 10 percent of the people in the world live near the river, so a lot of waste enters the water. The dolphins cannot move up and down the river (　8　) there are more and more dams across it. There are about 4,000 dolphins now, but these river dolphins are at risk, too.

　　There are also dolphins in (9)nearly all our seas. They move fast in the water and they play. People in some countries eat the meat of sea dolphins. Hundreds of thousands of these animals die every year when people fish at sea with nets. And when we take all the fish from the sea, we also take the dolphins' food.

(注) *Yangtze River「揚子江」　*baiji dolphin「ヨウスコウカワイルカ」
*Three Gorges Dam「三峡ダム」

（1）下線部（1）の意味に最も近いものを，下記の①～④の中から一つ選びなさい。

①　It is usually impossible for baiji dolphins to communicate with each other.

②　It is hardly possible for baiji dolphins to communicate with one another.

③　Baiji dolphins are usually able to communicate very well with each other.

④　Baiji dolphins are scarcely able to communicate with one another.

（2）（2）の［　　］内の語を並べ替えて意味の通る英文にするとき，並べ替えた語のうち3番目にくるものを，下記の①～④の中から一つ選びなさい。

①　big　　　　　②　are　　　　　③　ships　　　　　④　many

（3）空欄（　3　）に当てはまる語として最も適当なものを，下記の①～④の中から一つ選びなさい。

①　till　　　　　②　if　　　　　③　as　　　　　④　so

（4）空欄（　4　）に当てはまる語として最も適当なものを，下記の①～④の中から一つ選びなさい。

①　Illusion　　　　　②　Pollution　　　　　③　Relation　　　　　④　Occasion

（5）下線部（5）から推測できるものとして最も適当なものを，下記の①～④の中から一つ選びなさい。

①　Businesses utilized the name "baiji" for advertisement.

②　People in China bought baijis because of their name.

③　Baijis were sold at high prices in China, in spite of their name.

④　The name "baiji" could not be bought with money in China.

（6）空欄（　6　）に当てはまる語として最も適当なものを，下記の①～④の中から一つ選びなさい。

①　Therefore　　②　But　　③　Since　　④　Until

（7）下線部（7）の意味に最も近いものを，下記の①～④の中から一つ選びなさい。

①　in comparison　　②　without care　　③　with diligence　　④　at risk

（8）空欄（　8　）に当てはまる語として最も適当なものを，下記の①～④の中から一つ選びなさい。

　　①　although　　　　②　unless　　　　③　because　　　　④　but

（9）下線部（9）の語句とほぼ同じ意味となるものを，下記の①～④の中から一つ選びなさい。

　　①　almost　　　　　　　　②　most of

　　③　mostly　　　　　　　　④　much more

（10）本文の内容に**一致する**ものを，下記の①～④の中から一つ選びなさい。

　　①　Dolphins live either in rivers or in the sea.

　　②　Baijis are able to see well, even in dirty water.

　　③　Chinese people have been catching river dolphins until now.

　　④　Dams across the Ganges help dolphins go up and down the river.

2　　次の各空欄に当てはまるものとして最も適当なものを，それぞれ下記の①〜④の中から一つ選びなさい。

(11)　A: Didn't you know today is a holiday?

B: I forgot. If you hadn't told me, I (　　) to school this morning.

①　have been　　　　　　　②　haven't gone

③　will not have come　　　④　would have gone

(12)　A: (　　) cutting down on labor costs, what do you think are the advantages of using robots?

B: Actually, there are quite a few.

①　Besides　　②　On　　　③　In　　　④　Without

(13)　A: By the way, do you have anything (　　) for this weekend, Mr. Kirby?

B: Nothing special, except for doing some shopping with my son.

①　plan　　②　planned　　③　planning　　④　planner

(14)　A: What does the admission include?

B: This pass allows you (　　) all the attractions.

①　visit　　②　visited　　③　visiting　　④　to visit

(15)　A: This is the first time (　　) to a Japanese restaurant. I'm excited to try new food.

B: I'm sure you'll enjoy it.

①　I've been　　②　I visited　　③　I will come　　④　I'm going

(16)　A: (　　) you are in this neighborhood, please come and see us.

B: I will. I want to see your children again.

①　In time　　②　Except that　　③　Next time　　④　Instead of

3　次の空欄（　17　），（　18　），（　20　）に当てはまるものとして最も適当なものを，また，下線部 (19)，(21) の意味に最も近いものを，それぞれ下記の①〜④の中から一つ選びなさい。なお，同一番号の空欄には同一の単語が入ります。

About 1.1 billion years ago, most of the land on Earth formed a giant continent called Rodinia. Today, the land is divided （　17　） smaller continents, （　18　） seas and oceans between them. How did this happen?

Earth's *crust is divided （　17　） enormous pieces, called tectonic plates. These plates fit together like a puzzle and they float on the magma in Earth's mantle. Tectonic plates also move around — about 10 centimeters every year. (19)That does not sound like much, but in a million years a tectonic plate can move about 100 kilometers. That is how Rodinia changed to form the continents that we know today.

Some tectonic plates meet and then push together. One plate can push the other plate down into Earth's mantle, （　20　） it melts and changes into magma.

Sometimes two tectonic plates meet and push each other up to create new mountains. (21)This is how the Andes Mountains formed in South America. The Andes Mountains are quite new — they are only about 76 million years old.

　　　（注）*crust「地殻」

(17)　①　at　　　　　②　on　　　　　③　into　　　　④　with

(18)　①　along　　　②　across　　　③　through　　④　with

(19)　①　そこから大きな音は出ない

　　　②　それは深いところで生じる動きではない

　　　③　そこから多くのことは推測できない

　　　④　それ自体は大きな動きだとは思えない

(20)　①　how　　　　②　where　　　③　what　　　④　which

(21)　①　南米にアンデス山脈が形成されたのはこの時期である。

　　　②　アンデス山脈は南米のこのあたりに形成された。

　　　③　このようにして南米のアンデス山脈は形成された。

　　　④　このとき，アンデス山脈が南米に形成された理由が明らかになった。

数　学

問題
（2科目　120分）

5年度

$$\boxed{\text{一般 B}}$$

$$\boxed{1}$$

（1）　2次方程式 $3x^2-8x+9=0$ の解を $\alpha,\ \beta$ とおくと，$\alpha+\beta=\dfrac{\boxed{\text{ア}}}{\boxed{\text{イ}}}$，$\alpha^2+\beta^2=\dfrac{\boxed{\text{ウエ}}}{\boxed{\text{オ}}}$ である。

（2）　$\log_{10}\dfrac{36}{5}=\boxed{\text{カ}}\log_{10}2+\boxed{\text{キ}}\log_{10}3-\boxed{\text{ク}}$ である。

（3）　赤色，青色，黄色のカードが 5 枚ずつあり，各色の 5 枚のカードにはそれぞれ 1 から 5 までの番号が 1 つずつ書かれている。この 15 枚のカードから 3 枚のカードを同時に取り出すとき，3 枚のカードの色がすべて異なるような取り出し方は $\boxed{\text{ケコサ}}$ 通りある。また，3 枚の色がすべて異なり，書かれている 3 つの番号のうち，1 つの番号が残り 2 つの番号の合計と等しくなっているような取り出し方は $\boxed{\text{シス}}$ 通りある。

（4）　$(3x+4y)^4$ の展開式において，x^4 の係数は $\boxed{\text{セソ}}$，x^2y^2 の係数は $\boxed{\text{タチツ}}$ である。

$\boxed{2}$

3 辺 AB，BC，CA の長さがそれぞれ 5，8，7 である三角形 ABC について，以下の問いに答えよ。

（1）　$\cos\angle\mathrm{ABC} = \dfrac{\boxed{テ}}{\boxed{ト}}$ であり，三角形 ABC について，面積は $\boxed{ナニ}\sqrt{\boxed{ヌ}}$，外接円の

半径は $\dfrac{\boxed{ネ}\sqrt{\boxed{ノ}}}{\boxed{ハ}}$，内接円の半径は $\sqrt{\boxed{ヒ}}$ である。

（2）　$\angle\mathrm{ABC}$ の二等分線と辺 AC の交点を D とすると，$\mathrm{AD}:\mathrm{DC} = 5:\boxed{フ}$ であり，

三角形 ABD の外接円の半径は $\dfrac{\boxed{ヘホ}}{\boxed{マミ}}$ である。

3

（1）　整数 x, y が等式 $xy = 2x + 3y$ を満たすとき，この等式を $\left(x - \boxed{\text{ム}}\right)\left(y - \boxed{\text{メ}}\right) = \boxed{\text{モ}}$
と変形することにより，これを満たす整数の組 (x, y) は $\boxed{\text{ヤ}}$ 個あり，このうち x が
最も大きい整数となるものは $(x, y) = \left(\boxed{\text{ユ}}, \boxed{\text{ヨ}}\right)$ となることがわかる。

（2）　$2x^2 + xy + 4x + 2y$ を因数分解すると $\left(\boxed{\text{ラ}}\, x + y\right)\left(x + \boxed{\text{リ}}\right)$ となる。これより，等式
$2x^2 + xy + 4x + 2y = 12$ を満たす整数の組 (x, y) は $\boxed{\text{ルレ}}$ 個あることがわかる。

$\boxed{4}$

x の関数 $f(x) = x^3 - 3x^2 - 9x + 11$ を考える。$f(x)$ が極大値をとる x の値を p，極小値をとる x の値を q とする。このとき，以下の問いに答えよ。

（1） $p = \boxed{\text{ロワ}}$ で，極大値は $\boxed{\text{ンあ}}$，$q = \boxed{\text{い}}$ で，極小値は $\boxed{\text{うえお}}$ である。

また，座標平面において，曲線 $y = f(x)$ の接線で，点 $(2, -12)$ を通るものの方程式は

$y = \boxed{\text{かきく}}\, x + \boxed{\text{けこ}}$，　$y = \dfrac{\boxed{\text{さしす}}}{\boxed{\text{せ}}}\, x - \dfrac{\boxed{\text{そ}}}{\boxed{\text{た}}}$ である。

（2） 座標平面において，2 点 $(p,\ f(p))$，$(q,\ f(q))$ を通る直線を l とすると，l は

$y = \boxed{\text{ちつ}}\, x + \boxed{\text{て}}$ と表される。

化　学

問題
（2科目　120分）

一般B

5年度

1　　物質の構成と構造に関する，次の問1〜問5に答えよ。

問1　物質を純物質または混合物に分類するとき，純物質に分類される物質として最も適当なものを〔解答群〕から1つ選べ。　1

1　の〔解答群〕

① 塩酸　　　　　② 海水　　　　　③ 牛乳

④ 空気　　　　　⑤ 石油　　　　　⑥ ドライアイス

問2　イオン半径の大小関係が正しく示されているイオンの組合せとして最も適当なものを〔解答群〕から1つ選べ。　2

2　の〔解答群〕

① $Br^- < F^-$　　　② $Ca^{2+} < Be^{2+}$　　　③ $K^+ < Li^+$

④ $Mg^{2+} < Al^{3+}$　　　⑤ $Na^+ < F^-$　　　⑥ $S^{2-} < O^{2-}$

問3　中性子数と電子数とが等しい原子またはイオンとして最も適当なものを〔解答群〕から1つ選べ。　3

3　の〔解答群〕

① $^{27}Al^{3+}$　　② ^{14}C　　③ $^{37}Cl^-$　　④ $^{19}F^-$　　⑤ ^1H　　⑥ $^{24}Mg^{2+}$

問4　常温・常圧の状態で，電気伝導性が最小である物質として最も適当なものを〔解答群〕から1つ選べ。　4

4　の〔解答群〕

① 希硫酸　　② 黒鉛　　　③ 水酸化ナトリウム水溶液

④ 水銀　　　⑤ スクロース水溶液　　⑥ リチウム

問 5　物質名とその物質がつくる固体結晶の種類との組合せが**適当ではないもの**を〔解答群〕
　　から1つ選べ。　5

5　の〔解答群〕

	物質名	固体結晶の種類
①	塩化カリウム	イオン結晶
②	銀	金属結晶
③	ケイ素	共有結合の結晶
④	硝酸アンモニウム	イオン結晶
⑤	二酸化炭素	共有結合の結晶
⑥	ヨウ素	分子結晶

2　　化学の基本計算に関する，次の問1〜問4に答えよ。

問1　溶液の濃度に関する，次の (1)〜(3) に答えよ。ただし，アンモニア NH_3 のモル質量は 17.0 g/mol，標準状態（0 ℃，$1.013×10^5$ Pa）における気体のモル体積を 22.4 L/mol とする。

(1) 質量パーセント濃度が 17.0 ％のアンモニア水溶液（密度 0.932 g/cm³）のモル濃度〔mol/L〕として最も近いものを〔解答群〕から1つ選べ。　6

6　の〔解答群〕

① 9.3 mol/L　② 10 mol/L　③ 11 mol/L　④ 12 mol/L　⑤ 13 mol/L

(2) モル濃度が 0.750 mol/L のアンモニア水溶液 400 mL を調製するときに必要なアンモニア（気体）が標準状態（0 ℃，$1.013×10^5$ Pa）において占める体積〔L〕として，最も近いものを〔解答群〕から1つ選べ。　7

7　の〔解答群〕

① 5.10 L　② 6.72 L　③ 8.96 L　④ 16.8 L　⑤ 12.8 L

(3) 質量パーセント濃度が 6.00 ％のアンモニア水溶液と 10.0 ％のアンモニア水溶液とを 2.00：3.00 の質量比で混合したアンモニア水溶液の質量パーセント濃度〔％〕として，最も近いものを〔解答群〕から1つ選べ。　8

8　の〔解答群〕

① 7.20 ％　② 7.60 ％　③ 8.00 ％　④ 8.40 ％　⑤ 8.80 ％

問 2　図1は，水 100 g に対する物質 X および物質 Y の水に対する溶解度と温度との関係を表したグラフである。これら物質の溶媒への溶解に関する，下の文中の空欄 9 ～ 11 に当てはまる数値として最も近いものをそれぞれの〔解答群〕から1つずつ選べ。ただし，物質 X および物質 Y の固体の溶解度〔g/100 g 水〕は水 100 g に溶ける溶質の最大質量（g 単位）の数値である。また，物質 X および物質 Y はいずれも無水塩として水溶液中から析出し，物質 X と物質 Y とは混合水溶液の溶質になっても，互いの溶解度に影響しないものとする。

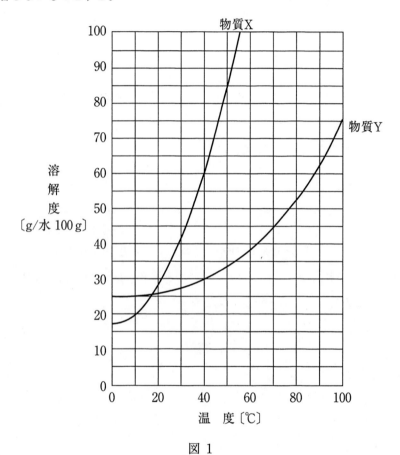

図 1

　90℃において，水 200 g に物質 X 120 g と物質 Y 50 g とを完全に溶解させた水溶液を調製した。この水溶液を 9 ℃まで冷却したところ，一方の固体のみが析出しはじめた。さらに冷却を続けると 10 ℃まで冷却したときに他方の固体も析出しはじめた。このとき，先に析出しはじめた固体の質量は 11 g にまで増加している。

$\boxed{9}$ の〔解答群〕

   ① 10   ② 23   ③ 40   ④ 56   ⑤ 78

$\boxed{10}$ の〔解答群〕

   ① 10   ② 23   ③ 40   ④ 56   ⑤ 78

$\boxed{11}$ の〔解答群〕

   ① 10   ② 20   ③ 40   ④ 60   ⑤ 80

問 3　次の記述 a～c について，下線部のイオン，原子，または分子の物質量〔mol〕が大きい順に並んでいる不等式として最も適当なものを〔解答群〕から 1 つ選べ。ただし，硫酸アンモニウムのモル質量は 132 g/mol，標準状態（0 ℃，1.013×10^5 Pa）における気体のモル体積は 22.4 L/mol，アボガドロ定数は $N_A = 6.00 \times 10^{23}$/mol とする。 $\boxed{12}$

  a　2.40×10^{23} 個の陽子を含む<u>ヘリウム原子</u>

  b　標準状態（0 ℃，1.013×10^5 Pa）で 6.72 L を占める<u>アンモニア分子</u>

  c　16.5 g の硫酸アンモニウムに含まれる<u>アンモニウムイオン</u>

$\boxed{12}$ の〔解答群〕

   ①　a＞b＞c   ②　a＞c＞b   ③　b＞a＞c

   ④　b＞c＞a   ⑤　c＞a＞b   ⑥　c＞b＞a

問 4　化学変化と量的関係に関する，次の (1)～(3) に答えよ。ただし，標準状態 (0℃, 1.013 ×10⁵ Pa) における気体のモル体積は 22.4 L/mol，グルコースのモル質量は 180 g/mol とする。

　　光合成生物は，光エネルギーを使って水と空気中の二酸化炭素から糖類（グルコース，スクロース，デンプンなど）を合成する。生成する糖類がグルコース（$C_6H_{12}O_6$）のみであるとしたときの化学反応式は次のように表すことができる。式中の空欄 X は光合成によってグルコースとともに生成する物質の化学式，a～d は化学反応式の係数である。ただし，a～d の中には，通常は省略される 1 も含まれている。

$$a\ H_2O\ +\ b\ CO_2\ \rightarrow\ c\ C_6H_{12}O_6\ +\ d\ \boxed{X}$$

(1) 化学反応式中の空欄 $\boxed{X}$ の化学式として最も適当なものを〔解答群〕から 1 つ選べ。 $\boxed{13}$

$\boxed{13}$ の〔解答群〕

①　CH_4　　②　C_2H_5OH　　③　CO　　④　H_2　　⑤　O_2

(2) 化学反応式中の係数 a と係数 b との組合せとして最も適当なものを〔解答群〕から 1 つ選べ。 14

14 の〔解答群〕

	係数 a	係数 b
①	6	6
②	6	8
③	6	9
④	8	6
⑤	8	8
⑥	8	9
⑦	9	6
⑧	9	8
⑨	9	9

(3) 光合成によってグルコース 3.6 g が生成するときには，少なくとも何 L の二酸化炭素が消費されるか。標準状態 （0 ℃，1.013×10^5 Pa） において占める体積 〔L〕 として，最も近いものを〔解答群〕から 1 つ選べ。 15

15 の〔解答群〕

① 1.8 L   ② 2.7 L   ③ 3.6 L   ④ 4.0 L   ⑤ 5.4 L

3 物質の状態と変化に関する,次の問1～問5に答えよ。

問1 次の中和反応の実験操作に関する,下の (1)～(3) に答えよ。ただし,水のイオン積は $K_w = 1.0 \times 10^{-14}$ $(mol/L)^2$ とし,水溶液の温度は常に $25\,℃$ に保たれていたものとする。

　ある一価の弱酸 HA 水溶液 10 mL を,ホールピペットを用いてコニカルビーカーにはかりとり,これにビュレットに入れた 0.20 mol/L の水酸化ナトリウム NaOH 水溶液を少量ずつ滴下した。次の図1は,滴下した 0.20 mol/L の NaOH 水溶液の滴下量〔mL〕を横軸とし,pH メーターを用いて測定したコニカルビーカー内の溶液の pH を縦軸として表した滴定曲線である。

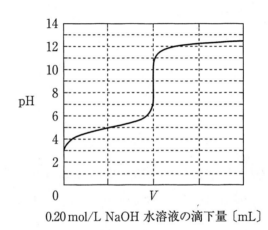

0.20 mol/L NaOH 水溶液の滴下量〔mL〕

図 1

(1) コニカルビーカーにはかりとった HA 水溶液の $25\,℃$ における pH の値が 3.0,HA の水溶液中での電離度の値が 2.5×10^{-3} であった。この HA 水溶液のモル濃度〔mol/L〕として最も近いものを〔解答群〕から1つ選べ。 16

16 の〔解答群〕

① 1.0×10^{-3} mol/L ② 2.5×10^{-3} mol/L ③ 0.10 mol/L

④ 0.25 mol/L ⑤ 0.40 mol/L

(2) 図1に示されたグラフ横軸の V〔mL〕の値として最も近いものを〔解答群〕から1つ選べ。 17

17 の〔解答群〕

① 5.0 mL ② 7.5 mL ③ 10 mL

④ 15 mL ⑤ 20 mL

(3) 図1のグラフ横軸に示された NaOH 水溶液の滴下量が V 〔mL〕のとき，縦軸に示された溶液の pH の値が7より大きくなっている。これは次の反応式で示される可逆変化が進行して，水溶液中に水酸化物イオン OH⁻ が生成し，水酸化物イオンの濃度が高くなるためであると考えることができる。

$$A^- + H_2O \rightleftharpoons HA + OH^-$$

このように弱酸の陰イオン（または弱塩基の陽イオン）の一部が，溶媒である水と反応してもとの弱酸（または弱塩基）を生じる変化を塩の加水分解反応という。

水溶液中で，塩の加水分解反応が進行する化合物として最も適当なものを〔解答群〕から1つ選べ。 18

18 の〔解答群〕

① $BaCl_2$　　② $Ca(NO_3)_2$　　③ KNO_3　　④ Na_2CO_3　　⑤ Na_2SO_4

問 2　鉄を主成分とする触媒の存在下で，気体状態の窒素と水素から，気体状態のアンモニア
が生成する反応は可逆反応であり，次の (1) 式にその化学反応式を示す。

$$N_2 + 3H_2 \rightleftarrows 2NH_3 \quad \cdots\cdots\cdots (1)$$

図2は，窒素と水素とを 300 ℃ または 600 ℃ に保って反応させるときの圧力と平衡状
態におけるアンモニア生成率とを表すグラフである。

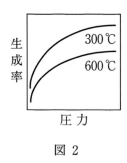

図 2

(1) 式の平衡定数 K は，平衡状態における各成分のモル濃度〔mol/L〕を〔　　〕で
表すと，次の (2) 式で表される。

$$K = \frac{[NH_3]^2}{[N_2][H_2]^3} \quad \cdots\cdots\cdots (2)$$

(1) 式で示した可逆反応に関する記述として，**誤りを含むもの**を〔解答群〕から1つ選べ。
　19

19 の〔解答群〕

①　触媒を加えてもアンモニアが生成する反応の反応熱の大きさは変化しない。

②　窒素と水素からアンモニアが生成する反応は発熱反応である。

③　同圧条件下では，平衡状態におけるアンモニア生成率の値は温度が低いときほど
大きい。

④　同温条件下では，平衡状態におけるアンモニア生成率の値は圧力が高いときほど
大きい。

⑤　同圧条件下では，平衡定数 K の値は温度が高いときほど大きい。

問 3　断面積が一定の U 字管に半透膜を固定し，c〔mol/L〕のデンプン水溶液と水とを半透膜で隔てて同じ高さになるようにこの U 字管に入れた。27 ℃で長時間放置したところ次の図 3 に示すように，半透膜を隔てた（A）側と（B）側との間に 8.0 cm の液面差が生じて一定となった。この現象に関する次の記述 a～c について，それらの正誤の組合せとして最も適当なものを〔解答群〕から 1 つ選べ。　20

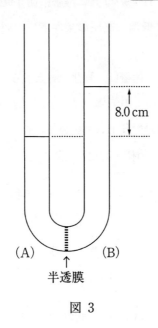

8.0 cm

（A）　半透膜↑　（B）

図 3

a　U 字管の（A）側に水，（B）側にデンプン水溶液を入れている。

b　U 字管の（A）側と（B）側のそれぞれに同じ量の水を加えても，温度が 27 ℃に保たれていれば，U 字管の液面差は 8.0 cm のまま変化しない。

c　U 字管の（A）側と（B）側のそれぞれに同じ量の c〔mol/L〕のデンプン水溶液を加えると，温度が 27 ℃に保たれていても，液面差は 8.0 cm より小さくなる。

20　の〔解答群〕

	a	b	c
①	正	正	正
②	正	正	誤
③	正	誤	正
④	正	誤	誤
⑤	誤	正	正
⑥	誤	正	誤
⑦	誤	誤	正
⑧	誤	誤	誤

問 4　気体に関する記述のうち，**誤りを含むもの**を〔解答群〕から 1 つ選べ。ただし，p は圧力〔Pa〕，V は体積〔L〕，n は物質量〔mol〕，T は絶対温度〔K〕，R は気体定数〔Pa·L/（mol·K）〕を表す。　21

21　の〔解答群〕

①　気体の状態方程式（$pV=nRT$）に厳密に従う仮想の気体を理想気体という。

②　実在気体では，特に低温・高圧の条件下において気体の状態方程式（$pV=nRT$）から大きく外れる。

③　標準状態におけるモル体積は，理想気体と実在気体との間に差はなく，気体分子の種類に関わらず，すべての気体が 22.414… L/mol で同じ値になる。

④　理想気体は，分子間力や分子自身の体積が存在しないと仮定した気体である。

⑤　理想気体では，$\dfrac{pV}{nRT}$ の値が常に 1 となる。

問 5　反応熱は，反応の種類によって，さまざまな名称でよばれ，着目する物質 1 mol あたりの熱量〔kJ/mol〕で表される。

物質 1 mol が完全燃焼するときに発生する熱量を燃焼熱といい，エタノール C_2H_5OH（液体）の燃焼熱は 1368 kJ/mol である。

$$C_2H_5OH（液体） ＋ 3O_2（気） ＝ 2CO_2（気） ＋ 3H_2O（液） ＋ 1368 kJ$$

化合物 1 mol が，その成分元素の単体から生成するときに発生または吸収する熱量を生成熱といい，二酸化炭素 CO_2（気体）の生成熱は 394 kJ/mol，水 H_2O（液体）の生成熱は 286 kJ/mol である。

$$C（黒鉛） ＋ O_2（気） ＝ CO_2（気） ＋ 394 kJ$$

$$H_2（気） ＋ \frac{1}{2} O_2（気） ＝ H_2O（液） ＋ 286 kJ$$

エタノール C_2H_5OH（液体）の生成熱〔kJ/mol〕として最も近いものを〔解答群〕から 1 つ選べ。　22

22　の〔解答群〕

①　278 kJ/mol　　②　556 kJ/mol　　③　688 kJ/mol

④　1438 kJ/mol　　⑤　3014 kJ/mol

4 　　無機物質および有機化合物の性質と反応に関する，次の問1と問2に答えよ。

問 1　　次の (1)～(5) の記述に最も適する金属元素の単体を〔解答群〕からそれぞれ1つ
　　　ずつ選べ。

(1) 常温の水に無色・無臭の気体を発生しながら溶解して無色の水溶液となる。　23

(2) 希硫酸には溶解しないが，希硝酸には無色の気体を発生しながら溶解して青色の水溶液
　　となる。　24

(3) 希硫酸にも水酸化ナトリウム水溶液にも無色・無臭の同じ気体を発生しながら完全に溶
　　解して無色の水溶液となる。　25

(4) 濃硝酸にも希塩酸にも溶解しないが，体積比 1：3 で混合した濃硝酸と濃塩酸との混合
　　物には溶解する。　26

(5) 濃硝酸にはほとんど溶解しないが，希硫酸には無色・無臭の気体を発生しながら溶解し
　　て淡緑色の水溶液となる。　27

23 ～ 27 の〔解答群〕（重複選択不可）

① Ag　　　　② Al　　　　③ Ca　　　　④ Cu
⑤ Fe　　　　⑥ Mg　　　　⑦ Pb　　　　⑧ Pt

問 2　次の (1)〜(5) の記述に最も適する有機化合物の化学式を〔解答群〕からそれぞれ
　　　1つずつ選べ。

(1)　一酸化炭素 CO と水素 H_2 とを触媒とともに加熱・加圧（250℃，10 MPa）して工業的
　　に製造され，ナトリウムと反応して無色の気体を発生する。　28

(2)　エタノール C_2H_5OH と濃硫酸との混合物を 130℃程度に加熱すると得られる。　29

(3)　銀鏡反応を示し，炭酸水素ナトリウム水溶液に加えると無色の気体が発生する。　30

(4)　二価アルコールに分類され，日常生活で広く利用されているポリエステルの原料になる。
　　　31

(5)　ヨードホルム反応を示すが，フェーリング液は還元しない。　32

28　〜　32　の〔解答群〕（重複選択不可）

① CH_3-OH

② $H-\underset{\underset{O}{\|}}{C}-H$

③ $H-\underset{\underset{O}{\|}}{C}-OH$

④ $CH_3-\underset{\underset{O}{\|}}{C}-H$

⑤ $HO-CH_2-CH_2-OH$

⑥ $CH_3-\underset{\underset{O}{\|}}{C}-OH$

⑦ $CH_3-\underset{\underset{OH}{|}}{CH}-CH_3$

⑧ $CH_3-CH_2-O-CH_2-CH_3$

生　物

問題
(2科目　120分)

5年度

一般B

1　生物の特徴に関する文章を読み，下記の問いに答えよ。

　地球上には多種多様な環境があり，それぞれの環境に適応した生物が多数生息している。生物は形態や生理など，様々な特徴をもつが，すべて共通の祖先から長い時間をかけて　進化(a)してきたため，　共通点(b)もいろいろとある。進化の道筋に基づいた類縁関係を　ア　といい，一般的に樹形に描かれる。図1はその一例である。

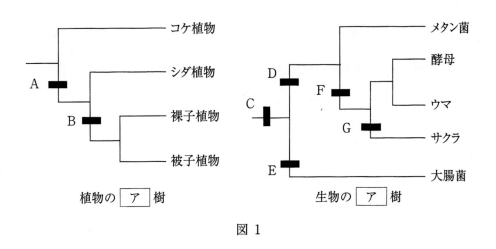

植物の　ア　樹　　　　　　　　生物の　ア　樹

図 1

問1　下線部 (a) について，次の現象のうち生物の進化に該当するものを，①〜④より1つ選んで番号を答えよ。　1

①　水槽内でゾウリムシを育てると，数日後には個体数が増えている。

②　体毛が黄色のマウスどうしを交配すると，黄色の子と黒色の子が生まれることがある。

③　すべての遺伝子が等しいクローン植物でも，栽培時の光量など条件が異なると，成長度に違いが生じる。

④　陸上生活していた哺乳類を祖先にもつクジラは，前肢の形状がひれのように変化してきた。

問2　下線部 (b) について，すべての生物における共通点として**誤っているもの**を，①～⑥より1つ選んで番号を答えよ。　2

    ① 細胞膜をもつ

    ② リボソームをもつ

    ③ DNA をもつ

    ④ ATP の合成を行う

    ⑤ 窒素（N_2）からアンモニアを合成する

    ⑥ 有機物の合成・分解を行う

問3　文章中の ア に当てはまる語句として正しいものを，①～⑤より1つ選んで番号を答えよ。　3

    ① 系統　　　② 分類　　　③ 淘汰　　　④ 階級　　　⑤ ドメイン

問4　図1について，以下の問いに答えよ。

(1) 植物において，AとBの段階で新たに獲得した事項の組合せとして正しいものを，①～⑥より1つ選んで番号を答えよ。　4

	A	B
①	種子をつくる	クロロフィルをもつ
②	種子をつくる	維管束をもつ
③	クロロフィルをもつ	種子をつくる
④	クロロフィルをもつ	維管束をもつ
⑤	維管束をもつ	クロロフィルをもつ
⑥	維管束をもつ	種子をつくる

(2) 葉緑体はシアノバクテリアが共生した結果生じたと考えられている。C～Gのどの段階で共生が起こったと考えられるか。正しいものを①～⑤より1つ選んで番号を答えよ。　5

    ① C　　　② D　　　③ E　　　④ F　　　⑤ G

問 5　タンパク質について，以下の問いに答えよ。

(1) ヒトの細胞どうしの接着結合を構成するタンパク質として正しいものを，①〜⑤より **2つ選んで**番号を答えよ。　6

①　カドヘリン　　　　　②　インテグリン　　　　　③　微小管

④　中間径フィラメント　⑤　アクチンフィラメント

(2) タンパク質は細胞内外の様々な場所ではたらいている。タンパク質とその機能している おもな場所の組合せとして正しいものを，①〜⑤より 1 つ選んで番号を答えよ。　7

①　ヒストン ― 核

②　フィブリン ― 細胞質基質

③　アルブミン ― 細胞質基質

④　コラーゲン ― 細胞壁

⑤　ミオシン ― 細胞膜

2　　代謝に関する文章を読み，下記の問いに答えよ。

　　生体内で起こる化学反応は，<u>酵素</u>によって進められる。呼吸においても多種類の酵素が
　　　　　　　　　　　　　　(a)
はたらいて，有機物を分解して取り出したエネルギーを ATP に蓄えている。　<u>呼吸で発生し</u>
　　　　　　　　　　　　　　　　　　　　　　　　　　　　　　　　　　　(b)
<u>た二酸化炭素は，酵素 X により水素イオン（H⁺）と炭酸水素イオン（HCO₃⁻）になり</u>，血液
によって肺まで運搬されて，再び酵素 X により二酸化炭素となり放出される。

　　真核生物の呼吸の過程は 3 つに分けられ，解糖系は ｜ ア ｜，クエン酸回路はミトコンドリア
の ｜ イ ｜，<u>電子伝達系はミトコンドリアの</u> ｜ ウ ｜ で行われる。呼吸基質としてはグルコー
　　　　　　(c)
ス以外に，タンパク質や脂肪も利用される。脂肪は酵素によって脂肪酸に分解され，脂肪酸は
β 酸化によって ｜ エ ｜ になってから呼吸経路に入るため， ｜ オ ｜。

問 1　下線部 (a) について，以下の問いに答えよ。

(1) すい液中に含まれるタンパク質分解酵素として正しいものを，①～⑤より 1 つ選んで番
　　号を答えよ。　｜ 8 ｜

　　①　ペプシン　　　②　アミラーゼ　　　③　スクラーゼ

　　④　トロンビン　　⑤　トリプシン

(2) 呼吸においてコハク酸を酸化してフマル酸にする酵素 Q は，どの過程ではたらくか。
　　正しいものを，①～③より 1 つ選んで番号を答えよ。　｜ 9 ｜

　　①　解糖系　　　②　クエン酸回路　　　③　電子伝達系

(3) コハク酸と構造が似ているマロン酸は，酵素 Q の阻害物質である。酵素 Q の濃度が等
　　しいとき，コハク酸のみ（——）を添加した場合と，コハク酸＋マロン酸（- - -）を添
　　加した場合の，コハク酸濃度と反応速度の関係を示すグラフとして正しいものを，①～
　　④より 1 つ選んで番号を答えよ。ただし，添加したマロン酸濃度は一定である。　｜ 10 ｜

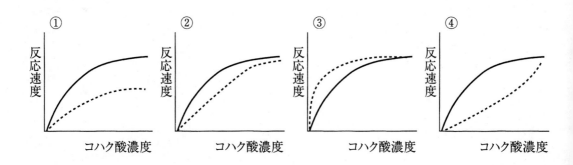

問 2　下線部 (b) について，酵素 X は 1 分子で 1 秒間に 10 万（10^5）分子の二酸化炭素と反応する。ヒトは 1 分間に 250 mL の二酸化炭素を呼吸で発生させるとし，1 L の二酸化炭素は 2.5×10^{22} 分子とする。1 分間ですべての二酸化炭素を H^+ と HCO_3^- にするには，何分子の酵素 X が必要になるか。最も近い数値を，①〜④より 1 つ選んで番号を答えよ。 11

①　1.0×10^{13}　　②　1.6×10^{13}　　③　1.0×10^{15}　　④　1.6×10^{15}

問 3　文章中の ア 〜 ウ に入る語句の組合せとして正しいものを，①〜⑥より 1 つ選んで番号を答えよ。 12

	ア	イ	ウ
①	細胞質基質	内膜	外膜
②	細胞質基質	外膜	マトリックス
③	細胞質基質	マトリックス	内膜
④	細胞液	内膜	外膜
⑤	細胞液	外膜	マトリックス
⑥	細胞液	マトリックス	内膜

問 4　文章中の エ ・ オ に入る語句と記述の組合せとして正しいものを，①〜⑥より 1 つ選んで番号を答えよ。 13

	エ	オ
①	ピルビン酸	解糖系で分解されない
②	ピルビン酸	クエン酸回路で脱炭酸されない
③	ピルビン酸	電子伝達系に電子を供給しない
④	アセチル CoA	解糖系で分解されない
⑤	アセチル CoA	クエン酸回路で脱炭酸されない
⑥	アセチル CoA	電子伝達系に電子を供給しない

問 5　下線部 (c) について，電子伝達系における ATP 合成酵素による ATP 合成を，酸化的リン酸化という。「酸化的」とは何を指すのか，正しいものを①〜⑤より 1 つ選んで番号を答えよ。 14

①　NADH が NAD^+ になる　　②　FAD が $FADH_2$ になる

③　H^+ が受動輸送される　　④　H^+ が能動輸送される

⑤　ADP にリン酸が結合する

3　　発生に関する文章を読み，下記の問いに答えよ。

　動物の発生過程は，ウニやカエル，ショウジョウバエなどのモデルとなる動物をもとに調べられてきた。ウニの卵は　ア　の少ない等黄卵で，細胞内部の変化が観察しやすい。カエルの卵は比較的　ア　の多い端黄卵で，受精すると　イ　が起こり，灰色三日月環がみられるようになる。(a)胚葉の分化や，(b)器官形成に働く遺伝子など，様々なことがカエルの発生からわかっている。

　ヒトデはウニと同じ棘皮動物で，発生の研究に用いられる動物の1つである。ヒトデでは，成熟したメスの体内から卵を取り出し精子と混合しても受精が成立しないが，繁殖期に海中に放出された卵では受精が起こることが知られている。これは，(c)卵の成熟段階の違いに起因する。

問1　文章中の　ア　・　イ　に入る語句の組合せとして正しいものを，①～⑥より1つ選んで番号を答えよ。　15

　　　　　　　ア　　　　　イ
　①　細胞質　　　表層回転
　②　細胞質　　　表層反応
　③　細胞質　　　先体反応
　④　卵　黄　　　表層回転
　⑤　卵　黄　　　表層反応
　⑥　卵　黄　　　先体反応

問2　下線部 (a) について，ウニ，カエルにおける胚葉の分化として正しいものを，①～④より1つ選んで番号を答えよ。　16

　①　ウニでは原腸胚期に中胚葉ができるが，カエルでは桑実胚期にできる。

　②　ウニでは陥入が起こることで3つの胚葉ができるが，カエルでは陥入が起こる前にできる。

　③　ウニ，カエルともに，胞胚期に動物極側にあった細胞の多くは外胚葉に分化する。

　④　ウニ，カエルともに，胞胚期に植物極側にあった細胞の多くは外胚葉に分化する。

問3　下線部（b）について，右図はカエルの尾芽胚
　　の腹部断面図である。次の問いに答えよ。

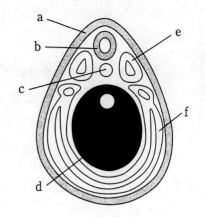

(1) a～fのうち，外胚葉に由来するものの組合せと
　　して正しいものを，①～④より1つ選んで番号
　　を答えよ。　17

　　① a, b　　　　② a, b, e

　　③ a, c, d　　　④ a, e, f

(2) 小腸上皮はどこから分化するか，正しいものを①～⑥より1つ選んで番号を答えよ。
　　18

　　① a　　　② b　　　③ c　　　④ d　　　⑤ e　　　⑥ f

問4　下線部(c)について，ヒトデの卵を用いて次の実験1～3を行った。以下の問いに答えよ。

＜実験1＞　卵巣から取り出したばかりの卵（卵X）と，繁殖期に放出されたばかりの卵（卵Y）
　　　　　を顕微鏡で観察した。卵Xには大きな核と核小体が観察されたが，卵Yでは
　　　　　はっきりとした核は見えなかった。その後，卵Yは分裂して大きさの異なる
　　　　　2つの細胞に分かれたが，卵Xに変化はなかった。

＜実験2＞　卵Yの入った溶液に精子を入れると，数分後には受精膜が形成され，卵割が起
　　　　　こった。卵Xは同様に精子を入れても核などの変化は見られないが，内部には
　　　　　複数の精子が進入していた。

＜実験3＞　卵巣内で卵を囲んでいる細胞は物質Mを分泌する。卵Xの入った培養液に物
　　　　　質Mを添加すると，しばらくして核と核小体が見えなくなり，分裂して大き
　　　　　さの異なる2つの細胞に分かれた。

(1) 実験1において，卵Yが分裂してできた小さい細胞を何というか。正しいものを，
　　①～⑥より1つ選んで番号を答えよ。　19

　　① 卵原細胞　　　② 一次卵母細胞　　　③ 哺育細胞

　　④ 助細胞　　　　⑤ 極核　　　　　　　⑥ 極体

(2) 冒頭の文章と実験 1〜3 より推測されることとして正しいものを，①〜④より 1 つ選んで番号を答えよ。　20

 ① ヒトデではふつう減数分裂する前の段階で受精が起こる。

 ② 物質 M は卵 X の分裂を促進し，成熟を促す作用がある。

 ③ 卵 Y は減数分裂をすでに終えた細胞である。

 ④ 卵 Y には物質 M の受容体があるが，卵 X にはない。

問 5　受精後に起こる初期の卵割の特徴として正しいものを，①〜④より 1 つ選んで番号を答えよ。　21

 ① 分裂でできた割球はもとの大きさに戻ってから，次の分裂を行う。

 ② 分裂するごとに胚全体の大きさが大きくなる。

 ③ 体細胞分裂と比べると，細胞周期にかかる時間が短い。

 ④ 体細胞分裂と比べると，G_1 期と G_2 期にかかる時間が長い。

4　　免疫に関する文章を読み，下記の問いに答えよ。

　脊椎動物は病原体やウイルスなど外部から侵入する異物や，体内で生じた異常な細胞を除去するために，免疫のしくみをもっている。免疫は　自然免疫と適応（獲得）免疫に大別され，(a)　自然免疫は脊椎動物以外の動物ももっている。適応免疫はさらに　細胞性免疫と体液性免疫(b)に分けられる。

　ウイルスは，生物の細胞内に侵入して遺伝子を放出し，　細胞に備わっているしくみや物(c)質を利用して，ウイルスのコピーを大量に合成する。その後，ウイルスは細胞外に出て，次の細胞に感染していく。ウイルスに感染された細胞からは抗ウイルスに働く物質が放出され，それに伴い様々な細胞の反応が引き起こされる。発熱もその1つであり，　体温を上昇させる(d)ことでウイルスを死滅させたり白血球が活性化したりする。

問 1　下線部（a）について，自然免疫で働く食作用をもつ細胞ではないものを，①～④より2つ選んで番号を答えよ。 22

　①　好中球　　　　　　　　　　　②　マクロファージ
　③　NK（ナチュラルキラー）細胞　④　ヘルパー T 細胞

問 2　下線部（b）について，以下の問いに答えよ。

(1) 体液性免疫では，1つの個体で多種類の抗体を産生できる。その理由として正しいものを，①～③より1つ選んで番号を答えよ。 23

　①　抗体の遺伝子はゲノム中に複数あり，そのうちどの遺伝子が働くかが細胞によって違うから。

　②　抗体の遺伝子は1つだが，選択的スプライシングによってその都度，可変部の構造の異なる抗体が合成されるから。

　③　抗体の遺伝子は細胞ごとに異なる塩基配列となるよう，遺伝子の再編成が起こるから。

(2) 細胞性免疫と関わりが深いものを，①～⑤より1つ選んで番号を答えよ。 24

　①　食物アレルギー　　②　毒素の中和反応　　③　血清療法
　④　がん細胞の排除　　⑤　赤血球の凝集反応

問 3　下線部 (c) について，DNA を遺伝子としてもつウイルスが感染した動物細胞内で増殖するために，様々な反応が必要である。必要ではない反応を①〜④より 1 つ選んで番号を答えよ。　25

① ウイルスの DNA が複製される

② ウイルスの DNA から mRNA が合成される

③ ウイルス由来の mRNA をもとに翻訳が起こる

④ ウイルスの DNA が制限酵素で切断される

問 4　複数の健康なマウスにウイルス X を感染させ，ウイルス X に対する抗体濃度を調べた（下図の 1 回目と 2 回目の間のグラフ）。40 日後（2 回目）に，マウスを 2 つのグループに分けて，グループ I には再びウイルス X を，グループ II には X とは別の種類のウイルス Y を感染させた。その後のウイルス X に対する抗体濃度の変化を示すグラフとして，正しい組合せを①〜⑥より 1 つ選んで番号を答えよ。　26

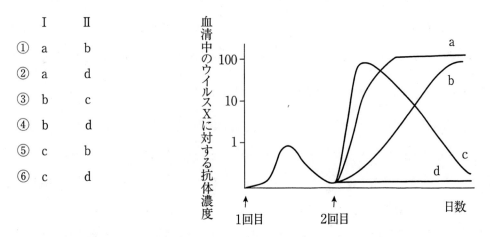

問 5　下線部 (d) について，以下の問いに答えよ。

(1) 体温や血糖値などの恒常性の維持に中枢として働く場所として正しいものを，①〜⑤より 1 つ選んで番号を答えよ。　27

① 間脳　　② 大脳　　③ 小脳　　④ 中脳　　⑤ 延髄

(2) 寒冷時に体温低下を防ぐために起こる反応として正しいものを，①〜④より 1 つ選んで番号を答えよ。　28

① すい臓からインスリンが分泌されて，グリコーゲンの分解を促す。

② 副腎髄質からアドレナリンが分泌されて，肝臓での代謝を促す。

③ 交感神経の刺激によって，汗腺の働きが活発になる。

④ 副交感神経の刺激によって，立毛筋が収縮する。

5　生態系に関する文章を読み，下記の問いに答えよ。

　　植生は標高や緯度に応じて変化していく。日本では降水量が十分に多いので森林が成立し，バイオームは北海道から沖縄にかけて　A　の順に変化する。また，緯度が同じ地域でも標高が高くなるにつれてバイオームは変化する。日本の本州中部では，標高が　ア　mより高くなると高木の森林が成立しなくなり，草本や低木が生育するのみとなる。この標高を　イ　という。一方，日本よりも気温の高い地域では，　イ　の標高は　ア　mよりも　ウ　。

　　植物は周囲の環境変化を受容し，それに対応して生活している。夏緑樹林の林床に生育する植物Ｍは，茎が上に伸びずに葉が放射状に広がっている（図1）。植物Ｍの複数個体を用いて，すべての葉の葉柄の長さと受光効率（葉全体に光が当たっているときを1とした，実際に光が当たっている面積の割合）を調べた。その結果をもとに葉柄長を変化させた場合の受光効率をコンピューターで計算し，グラフにしたものが図2である。なお，横軸のBの位置にある●は葉柄長の実測値より求めた結果であり，Bより左側（Aの方）は，葉柄長を実測値よりも短くした場合で，Bより右側（Cの方）は，葉柄長を実測値よりも長くした場合である。なお，葉柄部分では光合成は行われないものとする。

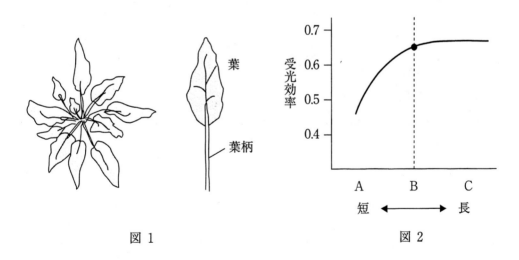

図1　　　　　　　　　　　　　　　　図2

問1　下線部について，バイオームを決定する降水量として正しいものを，①〜④より1つ選んで番号を答えよ。　29

①　数年間に降った雨や雪などの総量をもとにした1年間の平均値

②　1年間に降った雨や雪などの総量をもとにした1日の平均値

③　1年間で最も降水量が多かった月の降水量

④　1年間で最も降水量が多かった月と少なかった月の降水量の差

問2　文章中の　A　に入るバイオームの順番として正しいものを，①～⑥より1つ選んで番号を答えよ。　30

   ① 針葉樹林 → 照葉樹林 → 夏緑樹林 → 亜熱帯多雨林

   ② 針葉樹林 → 夏緑樹林 → 照葉樹林 → 亜熱帯多雨林

   ③ 硬葉樹林 → 夏緑樹林 → 雨緑樹林 → 照葉樹林

   ④ 硬葉樹林 → 雨緑樹林 → 夏緑樹林 → 照葉樹林

   ⑤ ツンドラ → 照葉樹林 → 夏緑樹林 → 雨緑樹林

   ⑥ ツンドラ → 夏緑樹林 → 照葉樹林 → 雨緑樹林

問3　文章中の　ア　に入る数値として正しいものを，①～④より1つ選んで番号を答えよ。　31

   ① 1400　　　② 2000　　　③ 2500　　　④ 3000

問4　文章中の　イ , ウ　に当てはまる語句の組合せとして正しいものを，①～⑥より1つ選んで番号を答えよ。　32

	イ	ウ
①	森林限界	高い
②	森林限界	低い
③	限界標高	高い
④	限界標高	低い
⑤	極相	高い
⑥	極相	低い

問5　図1，2について以下の問いに答えよ。

(1) 図1のような葉のつき方をしている植物として正しいものを，①～⑥より1つ選んで番号を答えよ。　33

   ① ススキ　　　② イタドリ　　　③ ヤシャブシ　　　④ アラカシ

   ⑤ ヒマワリ　　　⑥ タンポポ

(2) 葉とそれに続く葉柄を1つの単位として考えた場合，図1，2より推測されることとして，最も適切なものを①～③より1つ選んで番号を答えよ。　34

① 葉柄長が長くなると呼吸量が増えるため，1日当たりの見かけの光合成量が最も大きいのはBのときと推測される。

② 葉柄長が長くなると葉に当たる光の総量が増えるため，1日当たりの見かけの光合成量はBよりもCの方が大きいと推測される。

③ 葉柄長が短いと葉が重なり合って受光効率は低くなるが，呼吸量が少ないため1日当たりの光合成量はBよりもAの方が大きいと推測される。

英　語

問題

（2科目　120分）

一般C

5年度

1　次の英文を読み，下記の設問に答えなさい。

The smallest organisms on Earth are made of just one cell. They are called microorganisms because (1)we can normally only see them through a microscope. There are different types of microorganisms. One type are *fungi, which are related to the mushrooms we eat. Fungi include the yeast we (2)[bread / to / use / help] *rise, and *molds such as the ones in the air that (3) old bread green. Other types of microorganisms include *protists, bacteria, and viruses.

(4)Protists are a group of microorganisms that cannot be grouped with animals, plants, or other microorganisms. Some protists are like green plants because they make their own food using sunlight. These include *diatoms, which live in oceans, lakes, and ponds. The outsides of diatom cells have interesting shapes and patterns of tiny holes in them.

Other protists are more like tiny animals because they hunt and move around. For example, amoebas (5) their body around even smaller microorganisms, trap them, and then eat them. Other protists can swim by moving tiny parts like hairs back and forth, (6)almost like tiny oars.

Bacteria first lived on Earth around 3 billion years ago. Today, bacteria live everywhere on Earth, from frozen Antarctica to hot springs. Some bacteria are very useful, (7) when they live on our skin and help keep away more harmful bacteria. Other types of bacteria help change milk (8) the yogurt and cheese we eat. But some bacteria can make people ill because they make chemicals that harm human cells. They cause anything from sore throats to more serious illnesses.

Viruses are much smaller than bacteria. They are unusual microorganisms because they are not fully alive. They cannot feed, reproduce, move, or produce waste unless they are inside a living cell. Then they (9) the functioning of the cell. When that cell reproduces, it makes copies of the virus too. Viruses cause many illnesses, such as influenza.

(注) *fungi「菌類（fungus の複数形）」　*rise「（パンが）ふくれる」
　　　*mold「かび」　*protist「原生生物」　*diatom「珪藻」

（1）下線部（1）の意味に最も近いものを，下記の①〜④の中から一つ選びなさい。

　　① we are normally able to see them without a microscope

　　② it is normal that we cannot see through a microscope

　　③ it is normally impossible for us to see them without a microscope

　　④ we can seldom see them through a microscope

（2）(2) の [　] 内の語を並べ替えて意味の通る英文にするとき，並べ替えた語のうち 3 番目にくるものを，下記の①〜④の中から一つ選びなさい。

　　① bread　　② to　　③ use　　④ help

（3）空欄（ 3 ）に当てはまる語として最も適当なものを，下記の①〜④の中から一つ選びなさい。

　　① have　　② take　　③ give　　④ turn

（4）下線部（4）の意味に最も近いものを，下記の①〜④の中から一つ選びなさい。

　　① Protists belong to the same group as animals, plants, and other microorganisms.

　　② Protists belong to a different group from animals, plants, and other microorganisms.

　　③ Protists are classified into many small groups, such as animals, plants, and other microorganisms.

　　④ Protists are grouped together with animals, plants, and other microorganisms.

（5）空欄（ 5 ）に当てはまる語として最も適当なものを，下記の①〜④の中から一つ選びなさい。

　　① wrap　　② gap　　③ map　　④ tap

（6） 下線部（6）の意味に最も近いものを，下記の①〜④の中から一つ選びなさい。

① as though they were tiny oars   ② as they are tiny oars

③ if they are not like tiny oars   ④ although they are tiny oars

（7） 空欄（ 7 ）に当てはまる語句として最も適当なものを，下記の①〜④の中から一つ選びなさい。

① in comparison   ② due to   ③ all but   ④ for example

（8） 空欄（ 8 ）に当てはまる語として最も適当なものを，下記の①〜④の中から一つ選びなさい。

① of   ② from   ③ into   ④ with

（9） 空欄（ 9 ）に当てはまる語句として最も適当なものを，下記の①〜④の中から一つ選びなさい。

① pull down   ② take over   ③ make up   ④ catch on

（10） 本文の内容に**一致する**ものを，下記の①〜④の中から一つ選びなさい。

① No protists can make their own food using sunlight.

② All protists can swim by moving tiny parts like hairs.

③ Bacteria first lived on Earth about 3,000,000 years ago.

④ Viruses can fully function only if they are inside a living cell.

2　次の各空欄に当てはまるものとして最も適当なものを，それぞれ下記の①〜④の中から一つ選びなさい。

(11)　A: I read a novel Tim's sister wrote.

B: I read it too. (　　) of his sister, I hear she has recently been ill in hospital.

①　Talk　　　②　Being talked　　　③　Talking　　　④　To have talked

(12)　A: I'm very impressed with the way you have dealt with the matter.

B: Thanks a lot. But I feel it (　　) better.

①　must have handled　　　　　②　shouldn't be handled

③　could have been handled　　　④　will be handling

(13)　A: How long does it (　　) to get to the airport?

B: If the traffic is moving, about forty minutes.

①　take　　　　②　give　　　　③　cost　　　　④　make

(14)　A: Was there anybody else in the house?

B: Not (　　) they were hiding somewhere.

①　until　　　　②　if　　　　③　in case　　　　④　unless

(15)　A: I can make him understand my view.

B: I think that trying to convince him (　　) your opinion is a waste of time.

①　of　　　　　　　　②　on

③　in　　　　　　　　④　for

(16)　A: I'm sorry I was late. Did I keep you (　　) long?

B: No, I was a little late myself.

①　to wait　　　②　waiting　　　③　waited　　　④　wait

3　次の空欄 (17), (19), (21) に当てはまるものとして最も適当なものを，また，下線部 (18), (20) の意味に最も近いものを，それぞれ下記の①～④の中から一つ選びなさい。

Many people think that an ocean is just land covered by water. In fact, the land of our continents is made of (17) rock from the land under our oceans. Oceanic rock is made of *basalt; continental rock is made of *granite. Here are two interesting things: firstly, basalt is much heavier than granite; and secondly, the basalt under our oceans (18)is much younger (around two billion years younger) than the granite under our continents.

Our planet is like a ball that is made in three pieces. At the center of the ball, deep inside the Earth, is the core. Around the Earth's core is the mantle. And around the Earth's mantle is the *crust, the surface of the planet. Now, the crust is hard — it is made of rock (either basalt or granite). But the mantle, (19) the crust, is soft and very hot — like a sea of fire. (20)The Earth's crust floats on the mantle like a boat floats on water. But basalt is heavier than granite, so the basalt crust sinks more deeply into the mantle than the granite crust. (21) our continents are higher than our oceans.

（注）*basalt「玄武岩」　*granite「花崗岩」 *crust「地殻」

(17) ① the same　　② a different　　③ a combined　　④ the main

(18) ① かなり未熟である

② はるかに生き生きとしている

③ できたばかりで固まっていない

④ ずっと後になって形成されたものである

(19) ① over　　　　② beside　　　③ underneath　　④ above

(20) ① 地殻はマントルを動かしている

② 地殻はマントルの上に浮かんでいる

③ 地殻はマントルによって移動している

④ 地殻はマントルの熱を保つ働きをしている

(21) ① That is why　　　　② This is because

③ On the other hand　　④ What is worse

数　学

問題
(2科目　120分)

5年度

一般C

1

(1) 3次方程式 $x^3 + x^2 - (a+2)x + a = 0$ の解の1つが $x=2$ であるとき，$a=\boxed{\text{ア}}$ であり，この方程式の解は小さい順に $x=\boxed{\text{イウ}}$，$\boxed{\text{エ}}$，2 となる。

(2) 赤球1個，白球3個が入った袋から球を1個だけ取り出して色を調べ，取り出した球を袋の中に戻す試行を T とする。T を4回繰り返して赤球をちょうど1回取り出す確率は $\dfrac{\boxed{\text{オカ}}}{\boxed{\text{キク}}}$ である。また，T を繰り返し，赤球を2回取り出した時点で繰り返しを終了するとき，T をちょうど4回繰り返して終了する確率は $\dfrac{\boxed{\text{ケコ}}}{\boxed{\text{サシス}}}$ である。

(3) a, b は正の整数であり，$a < b$ とする。a と b の最大公約数が7で，最小公倍数が42であるとき，$(a, b) = \left(\boxed{\text{セ}}, \boxed{\text{ソタ}}\right)$，$\left(\boxed{\text{チツ}}, \boxed{\text{テト}}\right)$ である。

(4) x の関数 $y = -4\cos^2 x + 4\cos x + 2$ を考える。$x = \dfrac{\pi}{2}$ のとき $y = \boxed{\text{ナ}}$ である。また，$0 \leq x \leq \pi$ のとき，y の最大値は $\boxed{\text{ニ}}$ である。

2

正の実数 x, y に対して，$a = \log_2 x$，$b = \log_2 y$ とおく。このとき，以下の問いに答えよ。

（1） $x = 4$，$y = \dfrac{1}{8}$ のとき，$a = \boxed{ヌ}$，$b = \boxed{ネノ}$ である。

（2） $\log_2 (x^2 y^3) = \boxed{ハ}\, a + \boxed{ヒ}\, b$ と表されるので，$\log_2 (x^2 y^3) = 3$，$\log_2 \dfrac{x}{y} = 4$ のとき，

$a = \boxed{フ}$，$b = \boxed{ヘホ}$ であり，$x = \boxed{マ}$，$y = \dfrac{\boxed{ミ}}{\boxed{ム}}$ が得られる。

3

　三角形 ABC は辺 AB，BC，CA の長さがそれぞれ 7，9，8 である。また，辺 AC の中点を D とする。このとき，以下の問いに答えよ。

(1)　∠BAC$=\theta$ とおくと，$\cos\theta = \dfrac{\boxed{メ}}{\boxed{モ}}$，$\sin\theta = \dfrac{\boxed{ヤ}\sqrt{\boxed{ユ}}}{\boxed{ヨ}}$ である。また，三角形 ABD の面積は $\boxed{ラ}\sqrt{\boxed{リ}}$ である。

(2)　線分 BD の長さは $\boxed{ル}$ である。また，三角形 ABD の内接円の半径を r とおくと，

$r = \dfrac{\boxed{レ}\sqrt{\boxed{ロ}}}{\boxed{ワ}}$ である。

4

a は 0 でない定数とする。$f(x)=ax^2-5ax+4$ とし，原点を O とする座標平面において，曲線 $y=f(x)$ を考える。このとき，以下の問いに答えよ。

(1)　点 $(1, f(1))$ における曲線 $y=f(x)$ の接線を l とすると，l は
$y=\boxed{ンあ}\,ax-a+\boxed{い}$ と表され，l が O を通るような a の値は $\boxed{う}$ である。

(2)　$a=1$ のとき，$f(x)=0$ の解は小さい順に $x=\boxed{え}$，$\boxed{お}$ であり，曲線 $y=f(x)$ と x 軸によって囲まれる図形の面積は $\dfrac{\boxed{か}}{\boxed{き}}$ である。

化　学

問題
(2科目　120分)

5年度

一般C

1　物質の構成と構造に関する，次の問1～問5に答えよ。

問1　図1の模式図で示される原子またはイオンの化学式として最も適当なものを〔解答群〕から1つ選べ。 1

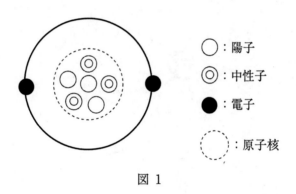

○：陽子
◎：中性子
●：電子
⸜　⸝：原子核

図 1

1 の〔解答群〕

① ^3He　　② ^6He　　③ ^3Li　　④ $^3Li^+$　　⑤ $^6Li^+$　　⑥ $^6Li^-$

問2　金属結合からなる物質に関する記述として，**誤りを含むもの**を〔解答群〕から1つ選べ。 2

2 の〔解答群〕

①　自由電子が存在する。

②　高い展性・延性をもつ。

③　特有の光沢をもつ。

④　一般に固体結晶の温度を高くすると，電気伝導性が低下する。

⑤　結晶構造をもたないアモルファス（非晶質）の存在も知られている。

⑥　共有結合からなる物質に比べて，熱を伝えにくいものが多い。

問 3　少量のヨウ化カリウムが混入したヨウ素から純粋なヨウ素を分離する実験操作に関する文中の空欄　A　～　E　にあてはまる語句の組合せとして最も適当なものを〔解答群〕から1つ選べ。　3

　固体混合物を互いに混ざり合いにくい溶媒である　A　と　B　とともに　C　とよばれるガラス器具に入れ，内容物をよく振り混ぜる。　C　をしばらく静置すると，図2のように内部の液体が二層に分離する。このとき，ヨウ化カリウムは　D　の　A　に，ヨウ素は　E　の　B　に溶解するので，ヨウ素が溶解している溶液だけを分離する。分離した溶液から適当な方法で溶媒を蒸発させると，純粋なヨウ素を得ることができる。

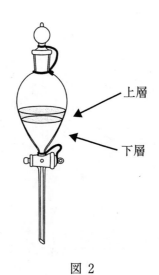

図 2

3　の〔解答群〕

	A	B	C	D	E
①	水	ヘキサン	分液ろうと	下層	上層
②	水	ヘキサン	分液ろうと	上層	下層
③	水	ヘキサン	メスフラスコ	下層	上層
④	水	ヘキサン	メスフラスコ	上層	下層
⑤	ヘキサン	水	分液ろうと	下層	上層
⑥	ヘキサン	水	分液ろうと	上層	下層
⑦	ヘキサン	水	メスフラスコ	下層	上層
⑧	ヘキサン	水	メスフラスコ	上層	下層

問 4　1分子中に含まれる非共有電子対の数が最大である分子として最も適当なものを〔解答群〕から1つ選べ。　4

4　の〔解答群〕

   ① CO_2　　　② F_2　　　③ H_2　　　④ HF　　　⑤ N_2　　　⑥ NH_3

問 5　常温・常圧の状態で，イオン結晶をつくる物質として最も適当なものを〔解答群〕から1つ選べ。　5

5　の〔解答群〕

   ① 塩化水素 HCl　　　② ナトリウム Na　　　③ 二酸化ケイ素 SiO_2

   ④ フェノール C_6H_5OH　　　⑤ ヨウ素 I_2　　　⑥ 硫酸アンモニウム $(NH_4)_2SO_4$

2　化学の基本計算に関する，次の問 1〜問 4 に答えよ。

問 1　溶液の濃度に関する，次の (1)〜(3) に答えよ。ただし，無水硫酸銅(II)$CuSO_4$ のモル質量を 160 g/mol，硫酸銅(II)五水和物 $CuSO_4 \cdot 5H_2O$ のモル質量を 250 g/mol とする。

(1) 質量パーセント濃度が 4.00 ％ の硫酸銅(II)水溶液 150 g に，硫酸銅(II)五水和物の固体結晶 50.0 g をさらに完全に溶解させた。この硫酸銅(II)水溶液の質量パーセント濃度〔％〕として，最も近いものを〔解答群〕から 1 つ選べ。　6

6　の〔解答群〕

① 16.0 ％　　② 19.0 ％　　③ 22.0 ％　　④ 25.0 ％　　⑤ 28.0 ％

(2) モル濃度が 0.500 mol/L の硫酸銅(II)水溶液 500 mL を調製するときに必要な硫酸銅(II)五水和物の固体結晶の質量〔g〕として，最も近いものを〔解答群〕から 1 つ選べ。　7

7　の〔解答群〕

① 12.5 g　　② 40.0 g　　③ 62.5 g　　④ 80.0 g　　⑤ 125 g

(3) モル濃度が 2.00 mol/L の硫酸銅(II)水溶液（密度 1.28 g/cm³）の質量パーセント濃度〔％〕として，最も近いものを〔解答群〕から 1 つ選べ。　8

8　の〔解答群〕

① 10.0 ％　　② 18.0 ％　　③ 25.0 ％　　④ 32.0 ％　　⑤ 41.0 ％

問2　気体の溶解に関する，次の文中の空欄　9　〜　11　に当てはまる文字式として最も適当なものをそれぞれの〔解答群〕から1つずつ選べ。ただし，0℃において，1.013×10^5 Pa で 1.00 L の水に接する窒素 N_2 は，その水に 0℃，1.013×10^5 Pa の下で測って V〔mL〕まで溶けるものとする。また，窒素のモル質量を 28.0 g/mol，0℃，1.013×10^5 Pa における気体のモル体積を 22.4 L/mol とする。

　0℃において，2.026×10^5 Pa で 4.00 L の水に接する窒素は，その水に　9　〔g〕まで溶ける。このとき，溶けた窒素は 0℃，1.013×10^5 Pa では　10　〔mL〕の体積を占めるが，窒素が水に接している条件である 0℃，2.013×10^5 Pa では　11　〔mL〕の体積を占める。

9　の〔解答群〕

①　$\dfrac{V}{400}$　　②　$\dfrac{V}{200}$　　③　$\dfrac{V}{100}$　　④　$\dfrac{V}{50.0}$　　⑤　$\dfrac{V}{25.0}$

10　の〔解答群〕

①　0.500V　　②　V　　③　2.00V　　④　4.00V　　⑤　8.00V

11　の〔解答群〕

①　0.500V　　②　V　　③　2.00V　　④　4.00V　　⑤　8.00V

問3　下線部の分子，イオン，または原子の物質量〔mol〕が最も小さい記述を〔解答群〕から1つ選べ。ただし，原子量は，C：12.0，O：16.0，アボガドロ定数は $N_A = 6.00 \times 10^{23}$/mol とする。　12

12　の〔解答群〕

①　7.20×10^{22} 個の水分子

②　0.500 mol/L の硫酸亜鉛水溶液（電離度 1.00）500 mL に含まれる硫酸イオン

③　1.80×10^{23} 個の水素原子を含むアンモニア分子

④　3.30 g の二酸化炭素に含まれる酸素原子

問 4　化学変化と量的関係に関する，次の (1)〜(3) に答えよ。ただし，標準状態（0℃，1.013×10⁵ Pa）における気体のモル体積を 22.4 L/mol，原子量は O：16.0 とする。

　　アンモニアは，白金を触媒に用いると，約 900℃の酸素の気流中で反応して，水蒸気と<u>一酸化窒素</u>に変化する。このときに進行する化学変化は，次の化学反応式で表すことができる。式中の **a**〜**d** は化学反応式の係数である。

$$a\ NH_3 + b\ O_2 \longrightarrow c\ H_2O + d\ NO$$

(1) 下線部の一酸化窒素に関する下の記述 (ア)〜(ウ) について，それらの正誤の組合せとして最も適当なものを〔解答群〕から1つ選べ。　13

(ア) 常温・常圧の状態では，空気中ですみやかに酸化されて，赤褐色の二酸化窒素に変化する。

(イ) 銅と濃硝酸とを反応させると発生する。

(ウ) 水に溶けにくいので，実験室では水上置換で捕集することができる。

13　の〔解答群〕

	(ア)	(イ)	(ウ)
①	正	正	正
②	正	正	誤
③	正	誤	正
④	正	誤	誤
⑤	誤	正	正
⑥	誤	正	誤
⑦	誤	誤	正
⑧	誤	誤	誤

(2) 化学反応式中の係数 a と c の組合せとして，最も適当なものを〔解答群〕から1つ選べ。ただし，通常の化学反応式では係数が省略される物質が含まれる場合には，その物質の係数を1として表す。　14

14　の〔解答群〕

	係数 a	係数 c
①	1	3
②	1	6
③	1	12
④	2	3
⑤	2	6
⑥	2	12
⑦	4	3
⑧	4	6
⑨	4	12

(3) 標準状態で 56.0 L を占めるアンモニアが酸素と反応して，その全量が水蒸気と一酸化窒素に変化するとき，何 g の酸素が消費されるか。最も近いものを〔解答群〕から1つ選べ。　15

15　の〔解答群〕

① 80.0 g 　② 100 g 　③ 120 g

④ 160 g 　⑤ 200 g

3   物質の状態と変化に関する，次の問 1〜問 5 に答えよ。

問 1   次の酸化還元滴定の実験操作に関する，下の (1)〜(3) に答えよ。

ガラス器具 X を用いて，0.050 mol/L のシュウ酸水溶液 20.0 mL を正確に三角フラスコにはかりとり，これに十分量の希硫酸を加えて酸性にした後，約 70 ℃に加温した。ガラス器具 Y に入れた濃度不明の過マンガン酸カリウム水溶液を少量ずつ滴下すると，25.0 mL を滴下したときに溶液中に溶解するシュウ酸が過不足なく反応したとみなし，これを滴定の終点とした。ただし，シュウ酸と硫酸酸性溶液中の過マンガン酸イオンは，以下の反応式に従って還元剤または酸化剤として反応する。

$$(COOH)_2 \longrightarrow 2CO_2 + 2H^+ + 2e^-$$

$$MnO_4^- + 8H^+ + 5e^- \longrightarrow Mn^{2+} + 4H_2O$$

(1) ガラス器具 X とガラス器具 Y の名称の組合せとして最も適当ものを〔解答群〕から 1 つ選べ。   16

16 の〔解答群〕

	ガラス器具 X	ガラス器具 Y
①	ホールピペット	コニカルビーカー
②	ホールピペット	滴下ろうと
③	ホールピペット	ビュレット
④	メスシリンダー	コニカルビーカー
⑤	メスシリンダー	滴下ろうと
⑥	メスシリンダー	ビュレット
⑦	メスフラスコ	コニカルビーカー
⑧	メスフラスコ	滴下ろうと
⑨	メスフラスコ	ビュレット

(2) 下線部の滴定の終点における溶液の変化として最も適当ものを〔解答群〕から1つ選べ。 17

17 の〔解答群〕

① 溶液が赤紫色から無色に変化する。

② 溶液中に水に溶けにくい黒色の固体が析出する。

③ 溶液を振り混ぜても薄い赤色が消えなくなる。

④ フェノールフタレインを指示薬として用い，溶液の赤色が無色に変化する。

⑤ メチルオレンジを指示薬として用い，溶液の赤色が黄色に変化する。

(3) 滴定に用いた過マンガン酸カリウム水溶液のモル濃度〔mol/L〕として最も近いものを〔解答群〕から1つ選べ。 18

18 の〔解答群〕

① 0.016 mol/L　　② 0.040 mol/L　　③ 0.064 mol/L

④ 0.080 mol/L　　⑤ 0.10 mol/L

問 2　気体状態のヨウ化水素 HI から，気体状態の水素 H_2 とヨウ素 I_2 とが生成する反応は可逆反応であり，次の (1) 式にその化学反応式を示す。

$$2\,HI \rightleftharpoons H_2 + I_2 \quad\cdots\cdots\cdots (1)$$

(1) 式の平衡定数 K は，平衡状態における各成分のモル濃度〔mol/L〕を［　　］で表すと，次の (2) 式で表される。

$$K = \frac{[H_2][I_2]}{[HI]^2} \quad\cdots\cdots\cdots (2)$$

　2.50 mol のヨウ化水素を内容積が変化しない 10.0 L の密閉容器に入れて t〔℃〕に保つと，0.250 mol のヨウ素が生じて平衡状態になった。t〔℃〕における (1) 式の平衡定数 K の値として最も近いものを〔解答群〕から1つ選べ。ただし，平衡状態の容器内には気体状態の物質のみが存在しているものとする。 19

19 の〔解答群〕

① 1.00×10^{-2}　　② 1.23×10^{-2}　　③ 1.56×10^{-2}　　④ 2.50×10^{-2}

⑤ 2.78×10^{-2}

問3　コロイドに関する記述として，**誤りを含むもの**を〔解答群〕から1つ選べ。　20

20 の〔解答群〕

① 凝析には，コロイド粒子のもつ電荷と同符号で，価数の大きいイオンほど有効である場合が多い。

② コロイド粒子を分散させている物質を分散媒，コロイド粒子として分散している物質を分散質という。

③ 直径約 10^{-9}～10^{-6} m 程度の大きさの粒子をコロイド粒子という。

④ チンダル現象は，コロイド粒子が光を散乱するためにおこる。

⑤ ブラウン運動は，熱運動している分散媒分子が，コロイド粒子に不規則に衝突するために生じる動きである。

問4　ある物質量の水蒸気を内容積可変の真空容器に封入し，32℃に保つと容器内の水蒸気が $2×10^4$ Pa の圧力を示した。このときの内容積は 10 L であったが，この状態から温度を一定に保ちながら内容積を減少させ，そのときに水蒸気が示す圧力を測定した。内容積と水蒸気が示す圧力との関係を表すグラフとして最も適当なものを〔解答群〕から1つ選べ。ただし，32℃における水の飽和蒸気圧は $5×10^4$ Pa であるものとする。　21

21 の〔解答群〕

①
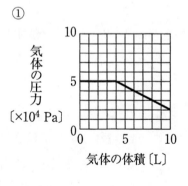

②
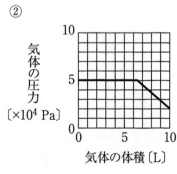

③
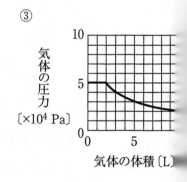

④
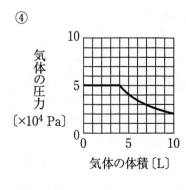

⑤
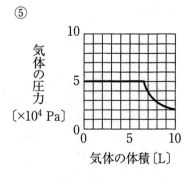

問 5　次の水溶液 a〜c に溶解している酢酸の電離度 α の値が大きい順に並んでいる不等式として最も適当なものを〔解答群〕から 1 つ選べ。ただし，水溶液の温度はいずれも 25℃で一定に保たれ，酢酸の電離度 $\alpha(0<\alpha\leqq1)$ は次の式で表されるものとする。　22

$$\alpha=\frac{電離平衡の状態において電離している酢酸の物質量}{溶媒に溶解させた酢酸の物質量}$$

　a　0.100 mol/L の酢酸水溶液

　b　0.100 mol/L の酢酸水溶液に同体積の水を加えた水溶液

　c　0.200 mol/L の酢酸水溶液に同体積の 0.200 mol/L の酢酸ナトリウム水溶液を加えた水溶液

22 の〔解答群〕

　① a＞b＞c　　② a＞c＞b　　③ b＞a＞c

　④ b＞c＞a　　⑤ c＞a＞b　　⑥ c＞b＞a

4　無機物質および有機化合物の性質と反応に関する，次の問 1 と問 2 に答えよ。

問 1　次の (1)〜(5) の記述に最も適する気体を〔解答群〕からそれぞれ 1 つずつ選べ。

(1) アルミニウム Al に水酸化ナトリウム NaOH 水溶液を加えると得られる無色・無臭の気体である。　23

(2) 地表付近の乾燥空気中に約 1 ％（体積パーセント）含まれる無色・無臭の気体である。　24

(3) 塩化ナトリウム NaCl に濃硫酸 H_2SO_4 を加えて加熱すると得られる無色・刺激臭の気体である。　25

(4) 塩素酸カリウム $KClO_3$ と酸化マンガン(Ⅳ)MnO_2 との混合物を加熱すると得られる無色・無臭の気体である。　26

(5) ギ酸 HCOOH に濃硫酸 H_2SO_4 を加えて加熱すると得られる無色・無臭の気体である。　27

23 〜 27 の〔解答群〕（重複選択不可）

　① Ar　　　② Cl_2　　　③ CO　　　④ CO_2

　⑤ H_2　　　⑥ HCl　　　⑦ O_2　　　⑧ SO_2

問2　次の (1)〜(5) の記述に最も適する芳香族化合物の化学式を〔解答群〕からそれぞれ
1つずつ選べ。

(1) クメンヒドロペルオキシドを希硫酸で分解したときにアセトンとともに生じる。　28

(2) 炭酸水素ナトリウム水溶液に気体を発生しながら溶解するが，塩化鉄(Ⅲ)水溶液に加え
ても呈色しない。　29

(3) 濃硫酸と濃硝酸の混合物（混酸）をベンゼンに加えて反応させたときに生じる。　30

(4) 水や水酸化ナトリウム水溶液には溶けにくいが，希塩酸には塩をつくって溶ける。　31

(5) ベンゼン環を構成する炭素原子に結合する H 原子の1つを Br 原子に置換した化合物が
1種類のみ考えられる。　32

28 〜 32 の〔解答群〕（重複選択不可）

①　〈benzene〉-NH$_2$

②　〈benzene〉-COOH

③　CH$_3$-〈benzene〉-CH$_3$

④　〈benzene〉 OH, COOH

⑤　〈benzene〉-CH$_3$

⑥　〈benzene〉-NO$_2$

⑦　〈benzene〉-CH$_2$-OH

⑧　〈benzene〉-OH

生　物

問題

（2科目　120分）

5年度

一般Ｃ

1　生物の特徴に関する文章を読み，下記の問いに答えよ。

　　細胞は分裂によって増え，体細胞が行う分裂を体細胞分裂という。体細胞分裂は (a)細胞周期のうち分裂期に起こり，核分裂に続いて (c)細胞質分裂が起こる。次の図1はある動物Aの体細胞における分裂期のある時期を模式的に示したものである。

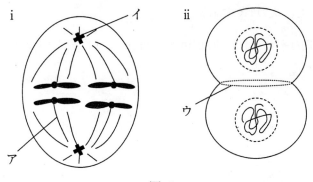

図 1

問 1　下線部（a）について，細胞は原核細胞と真核細胞に大別される。原核細胞からなる生物として正しいものを，①〜⑥より**2つ選んで**番号を答えよ。　1

① ゾウリムシ　　　② イシクラゲ　　　③ アメーバ

④ バクテリオファージ　　⑤ アカパンカビ　　⑥ 乳酸菌

問 2　下線部（b）について，次の問いに答えよ。

(1) G_1 期の細胞に**起こらない反応**を，①〜⑤より1つ選んで番号を答えよ。　2

① 核 DNA の複製　　② RNA の合成　　③ タンパク質の合成

④ 有機物の分解　　⑤ ATP の分解

(2) ある植物の根端分裂組織を光学顕微鏡で観察したところ，180個の細胞のうち9個が分裂期の細胞であった。また，別の実験よりG_1期にかかる時間は12時間で，細胞周期全体の60％を占めるとわかっている。分裂期にかかる時間として正しいものを，①〜⑤より1つ選んで番号を答えよ。 3

① 0.6時間　　② 1時間　　③ 1.6時間　　④ 3時間　　⑤ 7.2時間

問3　下線部（c）について，植物細胞で細胞質分裂のとき赤道面に形成される構造として正しいものを，①〜⑤より1つ選んで番号を答えよ。 4

① 星状体　　② 動原体　　③ 中心体　　④ 細胞板　　⑤ 分裂板

問4　図1について，次の問いに答えよ。

(1) ⅰ，ⅱの細胞はそれぞれ何期の細胞か。組合せとして正しいものを，①〜⑥より1つ選んで番号を答えよ。 5

	ⅰ	ⅱ
①	中期	前期
②	中期	終期
③	後期	前期
④	後期	終期
⑤	終期	前期
⑥	終期	終期

(2) ア〜ウの構造をつくる細胞骨格の組合せとして正しいものを，①〜⑥より1つ選んで番号を答えよ。ただし，ウは細胞膜の内側に存在し細胞質分裂にはたらくものを指している。 6

	ア	イ	ウ
①	微小管	微小管	中間径フィラメント
②	微小管	微小管	アクチンフィラメント
③	微小管	中間径フィラメント	アクチンフィラメント
④	中間径フィラメント	微小管	中間径フィラメント
⑤	中間径フィラメント	中間径フィラメント	微小管
⑥	中間径フィラメント	中間径フィラメント	アクチンフィラメント

(3) 動物 A の DNA 量と染色体数についての文として正しいものを，①～④より 1 つ選んで番号を答えよ。　7

① 卵に含まれる DNA 量を 1 とすると，i の細胞の DNA 量は 2 である。

② i の細胞には，DNA 分子が 8 つ存在する。

③ G_1 期の細胞には染色体が 2 本存在し，相同染色体は 1 組である。

④ 一次精母細胞には二価染色体が 2 組みられる。

2　　代謝に関する文章を読み，下記の問いに答えよ。

代謝は同化と異化に分けられる。　(a)同化は，エネルギーを吸収して簡単な物質から複雑な物質を合成する反応で，炭酸同化と窒素同化に分けられる。炭酸同化はさらに光合成と　ア　に分けられ，これは　イ　が異なる。

異化は酸素を用いる呼吸と，微生物が酸素を用いずに行う発酵に分けられる。これらの反応を物質のつながりで模式的に表したものが図1である。

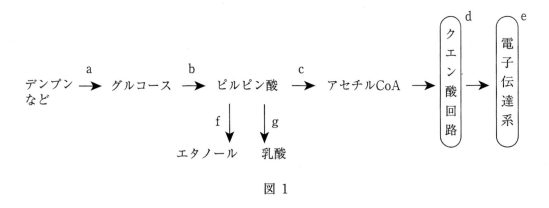

図 1

問 1　下線部 (a) について，同化に関する文として正しいものを，①～④より1つ選んで番号を答えよ。　8

① 光合成細菌の光合成は水を用いないが酸素を放出する。

② 鉄細菌や硝酸菌はバクテリオクロロフィルで光を吸収し同化を行う。

③ 動物は低分子の有機物から高分子の有機物を合成できる。

④ C_4 植物は，葉緑体とは別の細胞小器官で光合成を行う。

問 2　文章中の　ア　・　イ　に入る語句の組合せとして正しいものを，①～⑥より1つ選んで番号を答えよ。　9

	ア	イ
①	化学合成	二酸化炭素を利用するかしないか
②	化学合成	ATP 合成に用いるエネルギー
③	化学合成	カルビン・ベンソン回路をもつかどうか
④	窒素固定	二酸化炭素を利用するかしないか
⑤	窒素固定	ATP 合成に用いるエネルギー
⑥	窒素固定	カルビン・ベンソン回路をもつかどうか

問 3　図1について，次の問いに答えよ。

(1) a〜gのうち，ミトコンドリアで起こるものはどれか。組合せとして正しいものを，①〜⑤より1つ選んで番号を答えよ。　10

① a, b, c　　　　　② b, c, d　　　　③ c, d, e

④ c, d, e, f, g　　⑤ d, e, g

(2) b〜gのうち，脱水素酵素により $NAD^+ \rightarrow NADH+H^+$ となる反応（NAD^+ の還元）が起こるところと，$NADH+H^+ \rightarrow NAD^+$ となる反応（NADH の酸化）が起こるところの組合せとして正しいものを，①〜⑤より1つ選んで番号を答えよ。　11

	NAD^+ の還元	NADH の酸化
①	b, c, d	d, e, f, g
②	b, c, d	e, f, g
③	b, c, d, e	f, g
④	c, d, f, g	b, e
⑤	e, f, g	b, c, d

(3) アルコール発酵と乳酸発酵についての文として正しいものを，①〜④より1つ選んで番号を答えよ。　12

① いずれの反応においても，bでのみ ATP が合成される。

② アルコール発酵ではbとfで ATP が合成されるが，乳酸発酵ではbのみで合成される。

③ アルコール発酵ではfで，乳酸発酵ではgで二酸化炭素が放出される。

④ アルコール発酵ではbとfで二酸化炭素が放出され，乳酸発酵では放出されない。

問 4　ある被子植物を密閉容器に入れ，25 ℃（光合成，呼吸ともに最適な温度とする）で光を当て，時間経過に伴う容器内の二酸化炭素濃度の変化を測定した。図 2 に示したように，最初は二酸化炭素濃度が大きく減少したが，濃度（相対値）が A となった時点からそれ以上は減少しなくなった。そこで，図 2 の矢印（↑）のところで，(b)ある操作を行ったところ，二酸化炭素濃度が増加した。次の問いに答えよ。

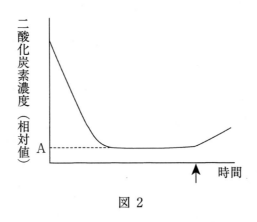

図 2

(1) 二酸化炭素濃度が A よりも減少しない理由として正しいものを，①〜⑤より 1 つ選んで番号を答えよ。　13

①　二酸化炭素濃度が A より低いと，光合成が起こらないから。

②　二酸化炭素濃度が A より低いと，呼吸が起こらないから。

③　二酸化炭素濃度が A のときは，光合成で吸収した二酸化炭素量より，呼吸で放出した二酸化炭素量が多いから。

④　二酸化炭素濃度が A のときは，光合成で吸収した二酸化炭素量より，呼吸で放出した二酸化炭素量が少ないから。

⑤　二酸化炭素濃度が A のときは，光合成で吸収した二酸化炭素量と，呼吸で放出した二酸化炭素量が等しいから。

(2) 下線部（b）について，どのような操作を行ったと考えられるか。正しいものを①〜③より 1 つ選んで番号を答えよ。　14

①　光の強さを強くした

②　光を当てず暗黒にした

③　容器中に KOH 水溶液の入ったビーカーを置いた

3　発生に関する文章を読み，下記の問いに答えよ。

　　ショウジョウバエ（以下ハエ）の卵は，成熟過程で卵巣にある細胞からビコイド mRNA や
ナノス mRNA といった ア を送られている。これらの mRNA は受精卵内で 翻訳され,
(a)
タンパク質は イ によって広がり濃度勾配を生じる。その結果, ウ タンパク質が多い側
が頭部に分化する。さらに，さまざまな遺伝子が発現していくことで発生が進む。

　　ハエのビコイド遺伝子（遺伝子 B）と眼色に関わる遺伝子（遺伝子 P）は，同じ常染色体に
存在し, 分節遺伝子の1つである遺伝子（遺伝子 D）は別の常染色体に存在する。これら
(b)
の遺伝子において突然変異が起こり正常なはたらきを失った遺伝子をそれぞれ b, p, d とする。
劣性ホモ接合体では，以下のようなことがわかっている。
(c)

　　・遺伝子型 bb の雌が産む卵は，ふ化できず胚の時期に死ぬ（胚性致死）。

　　・遺伝子型 pp の個体は眼色が紫色になる。

　　・遺伝子型 dd の受精卵は，ふ化できず胚の時期に死ぬ（胚性致死）。

　　なお，それぞれの遺伝子においてヘテロ接合の個体は，優性ホモ接合体と同じ表現型を示す。

問 1　文章中の ア ～ ウ に入る語句の組合せとして正しいものを，①～⑧より1つ選
　　　んで番号を答えよ。 15

	ア	イ	ウ
①	母性因子	拡散	ナノス
②	母性因子	拡散	ビコイド
③	母性因子	能動輸送	ナノス
④	母性因子	能動輸送	ビコイド
⑤	ホメオティック遺伝子	拡散	ナノス
⑥	ホメオティック遺伝子	拡散	ビコイド
⑦	ホメオティック遺伝子	能動輸送	ナノス
⑧	ホメオティック遺伝子	能動輸送	ビコイド

問 2　下線部 (a) について，翻訳に関する文として正しいものを，①～④より1つ選んで
　　　番号を答えよ。 16

　　① 1種類のアミノ酸が結合できる tRNA は必ず1種類である。

　　② tRNA は 64 種類ある。

　　③ リボソームは複数のポリペプチドと rRNA からなる。

　　④ 翻訳開始のアミノ酸は常にシステインである。

問3 遺伝子Bは調節タンパク質としてはたらく。ハエの調節タンパク質に関する文として，正しいものを①〜④より1つ選んで番号を答えよ。 [17]

① プロモーターに結合して，mRNAを合成する。

② オペレーターに結合して，転写を抑制する。

③ リプレッサーに結合して，転写の抑制を解除する。

④ 転写調節領域に結合して，転写の促進や抑制にはたらく。

問4 下線部（b）について，ハエの分節遺伝子に関する文として，正しいものを①〜④より1つ選んで番号を答えよ。 [18]

① ハエの受精卵から成体になるまで，すべての細胞で常に発現している。

② 分節遺伝子は複数あり，発現する順番はランダムである。

③ 雄と雌で発現する遺伝子に差があり，性の決定にはたらく。

④ 前後軸に沿って最終的に14の体節を形成させる。

問5 下線部（c）について，突然変異体を用いた交配実験を行った。以下の問いに答えよ。なお，すべての交配で産まれる卵の雌雄比は1：1とする。

(1) 遺伝子型Bbの雌雄を交配して産まれた卵のうち，胚性致死となるものは何％か。正しいものを①〜⑤より1つ選んで番号を答えよ。 [19]

① 0％   ② 25％   ③ 50％   ④ 75％   ⑤ 100％

(2) 遺伝子型BbPpの雌とbbppの雄を交配した。正常に産まれた子世代の雌のうち，紫眼をもち正常な卵を産む個体は何％か。正しいものを①〜⑤より1つ選んで番号を答えよ。ただし，雌親はBとP，bとpが連鎖しており，組換え価は2％である。 [20]

① 0.5％   ② 1％   ③ 2％   ④ 49％   ⑤ 50％

(3) 遺伝子型BBppDdの雌とbbPPddの雄を交配した。産まれたすべての卵のうち，胚性致死となるのは何％か。正しいものを①〜⑥より1つ選んで番号を答えよ。 [21]

① 0％   ② 25％   ③ 50％   ④ 67％   ⑤ 75％   ⑥ 100％

4　動物の反応に関する文章を読み，下記の問いに答えよ。

　動物は光や温度，化学物質を受容し，その情報を中枢に伝えることで適切な反応や行動をとっている。(a)受容器には特定の刺激を受容できる細胞が存在し，刺激を受けると受容器電位が発生する。この変化を ア 神経が興奮として中枢に伝え，中枢から イ 神経の興奮として筋肉等の効果器へ伝える。

　神経系はニューロンとグリア細胞からなり，(b)興奮の伝導・伝達を行っているのはニューロンである。ニューロンは ウ のある細胞体と，そこから長く伸びた軸索，細かく数の多い樹状突起があり，神経伝達物質の放出は エ の末端で起こり，受容はおもに オ で起こる。

　受容器で繰り返し同じ刺激を受けると，それに対する反応を減少させていく(c)慣れが生じる。慣れは，ニューロンの反応の変化によって起こる。

問1　下線部(a)について，受容器が受容できる適刺激と受容器の組合せとして誤っているものを，①〜⑤より1つ選んで番号を答えよ。 22

① 光 − 網膜　　　　② 気体中の化学物質 − 嗅上皮

③ 音波 − うずまき管　　④ からだの傾き − 半規管

⑤ 温度 − 温点

問2　文章中の ア ・ イ に入る語句の組合せとして正しいものを，①〜④より1つ選んで番号を答えよ。 23

　　　　　ア　　　　　イ
① 遠心性　　　求心性
② 求心性　　　遠心性
③ 交感　　　　副交感
④ 副交感　　　交感

問3　下線部(b)について，興奮の伝導・伝達についての文として正しいものを，①〜④より1つ選んで番号を答えよ。 24

① 伝導速度は軸索が太いほど遅い。

② 強い刺激を受けるほど，伝導速度は大きくなる。

③ 神経伝達物質として，副交感神経からはノルアドレナリンが放出される。

④ アミノ酸の中には神経伝達物質としてはたらくものがある。

問 4　文章中の　ウ　～　オ　に入る語句の組合せとして正しいものを，①〜⑥より1つ選んで番号を答えよ。　25

	ウ	エ	オ
①	ミトコンドリア	軸索	樹状突起
②	ミトコンドリア	樹状突起	軸索
③	シナプス小胞	軸索	樹状突起
④	シナプス小胞	樹状突起	軸索
⑤	核	軸索	樹状突起
⑥	核	樹状突起	軸索

問 5　下線部 (c) について，アメフラシは水管に刺激を受けるとえらを引っ込める（えら引っ込め反射）。しかし，繰り返し刺激を受けると慣れが生じて，反射を起こす回数が減少する。図1は，アメフラシの水管からえらへの，感覚ニューロンと運動ニューロンの神経のつながりを簡略化したものである。次の問いに答えよ。

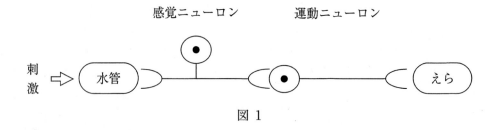

図 1

(1)　水管を1回電気刺激すると，感覚ニューロンと運動ニューロンともに活動電位の発生を記録した。活動電位の発生時に起こることとして正しいものを①〜⑤より1つ選んで番号を答えよ。　26

① Na^+ が細胞内へ流入する　　② Na^+ が細胞外へ流出する
③ Cl^- が細胞内へ流入する　　④ Cl^- が細胞外へ流出する
⑤ Ca^{2+} が細胞外へ流出する

(2) 図2は慣れが成立する前と後で，感覚ニューロンの活動電位と運動ニューロンのシナプス後電位の変化を示したものである。慣れが起こる原因として正しいものを，①〜④より1つ選んで番号を答えよ。 27

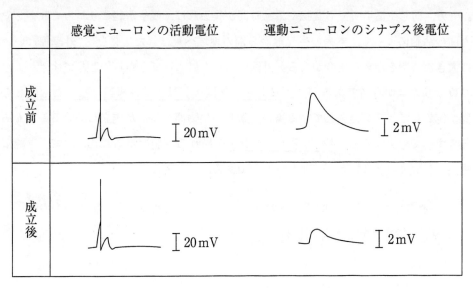

図 2

① 感覚ニューロンから放出される神経伝達物質の量が減少する。

② 感覚ニューロンの活動電位の大きさが変化する。

③ 運動ニューロンに流入するイオンの量が増加する。

④ 運動ニューロンの静止電位が0に近づく。

(3) 慣れが成立した個体へしばらく刺激を与えないでいると，えら引っ込め反射は回復する。この現象を何というか。正しいものを，①〜④より1つ選んで番号を答えよ。 28

① 鋭敏化　　② 自動性　　③ 脱慣れ　　④ 試行錯誤

5　　生態系に関する文章を読み，下記の問いに答えよ。

　　生物群集内では，同種の個体間だけでなく　異種の個体間でもさまざまな関係性が見られ
る。(a)　たとえば，食物や生活場所が似ている異種間では競争が起こりやすく，互いに不利益を被
る。一方，同じ生活場所でも食物や活動時間が異なれば，競争が起こりづらく共存しやすい。

　　人間の活動によって，本来の生息地から別の地域へ運ばれた生物を　外来種といい，在来
種に大きな影響を与える場合がある。外国から日本に入ってきたものとしてオオクチバスやア
メリカザリガニが有名であるが，　日本から外国へ移動して外来種となったものもある。外
(c)
来種が定着して長期間経過している場合，新しい生物間の関係が成立していることもあり，外
来種をすべて除去すると　生態系のバランスが崩れる可能性がある。よって，単純に外来種
(d)
を駆除すればよいとは言えず，難しい問題である。

問1　生物群集から非生物的環境へのはたらきかけを何というか。正しいものを①〜⑥より
　　　1つ選んで番号を答えよ。　29

　　①　作用　　　　②　干渉　　　　③　中立　　　④　環境形成作用
　　⑤　生物濃縮　　⑥　相互作用

問2　下線部（a）について，被食−捕食関係にある生物のつながりを図に示した。　ア　〜
　　　ウ　に当てはまる種の組合せとして正しいものを，①〜⑥より1つ選んで番号を答え
　　　よ。なお，矢印は被食者→捕食者の向きである。　30

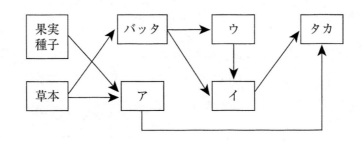

　　　　　　ア　　　　　　イ　　　　　　ウ
　①　　クモ　　　　カエル　　　　リス
　②　　クモ　　　　リス　　　　　カエル
　③　　カエル　　　クモ　　　　　リス
　④　　カエル　　　リス　　　　　クモ
　⑤　　リス　　　　カエル　　　　クモ
　⑥　　リス　　　　クモ　　　　　カエル

問3　下線部（b）について，小笠原諸島に入ってきた外来種に，トカゲの仲間のグリーン
アノール（以下トカゲ）がいる。トカゲは昆虫を捕食し，島の固有種に大きな影響を与
えているとして調査が行われた。以下の資料1，2をもとに問いに答えよ。

資料1：野生のトカゲを捕獲し実験室中でエサとして与えた種と体長，トカゲによる捕
食の有無

昆虫の種	体長（mm）	捕食の有無
ウバタマムシ*	24～40	×
アブラゼミ	56～60	×
ヤマトシジミ**	13	○
シオカラトンボ	32～40	○
セマダラコガネ*	8～12.5	○
ナミアゲハ**	60	×
モンシロチョウ**	28	○
ヤサイゾウムシ*	7.5～8	○

○：捕食あり　×：捕食なし

資料2：小笠原諸島に生息する昆虫（昼行性の固有種）の体長と，トカゲ蔓延前後の個
体数の変化

昆虫の種	体長（mm）	個体数変化
オガサワラタマムシ*	22～35	エ
オガサワラセセリ**	14	減少
オガサワラシジミ**	14	激減
シマアカネ（トンボの一種）	26～28	オ
オガサワラゾウ類*	5～7.4	やや減少

*：甲虫　**：チョウ

(1) 資料1よりわかることとして正しいものを，①～④より1つ選んで番号を答えよ。　31

①　トカゲは，チョウやトンボを好んで食べ，それ以外は食べない。

②　トカゲは，昆虫の種類に関係なく体長が30 mm以上のものは食べない。

③　トカゲは，小さい甲虫は食べるが，大きい甲虫は食べない。

④　トカゲは，胴体部分に対して翅の小さい種は食べるが，大きい種は食べない。

(2) 資料2中の　エ　，　オ　に当てはまる語句の組合せとして正しいものを，①〜⑥より
1つ選んで番号を答えよ。なお，トカゲによる捕食以外の要因は考えないものとする。
　32

	エ	オ
①	変化なし	変化なし
②	変化なし	減少
③	変化なし	増加
④	減少	変化なし
⑤	減少	減少
⑥	減少	増加

問4　下線部（c）について，日本から外国へ進出して問題となっている種として正しいもの
を，①〜⑥より1つ選んで番号を答えよ。　33

① クズ　　　　　② セイタカアワダチソウ　　　③ マングース

④ ウシガエル　　⑤ カダヤシ　　　　　　　　⑥ オオハンゴンソウ

問5　下線部（d）について，直接的な被食-捕食関係の変化以外でも，生態系のバランス
が崩れることがある。数年〜数十年単位で考えた場合，生態系のバランスを崩しにくい
と考えられるものを，①〜④より1つ選んで番号を答えよ。　34

① ホタルの個体数が減少している地域に，別の地域から近縁種のホタルを導入して繁
殖させる。

② 森林内で寿命や台風などで倒れた木を運び出し，その木の幼木を新しく植え付ける。

③ 森林の中央に道幅の広いコンクリートの道路を通す。

④ 田畑の周囲にある水路に護岸工事を行い，水の流れを変える。

総合問題

問題
（120分）

一般 E

5年度

1 肉食動物と草食動物の走る速度に関する文章と図を読み，以下の問いに答えなさい。

Animals have been evolved their ability to increase fitness. Running speed and stamina are one of the differences between carnivores[1] and herbivores[2]. The graph shows the distance of each animal measured from the starting point every 5 seconds. The black line graph with circle depicts data of the cheetah, the gray line graph with open circle depicts data of the impala, and the dark gray line graph with triangle depicts data of the wild rabbit in African Savanna, respectively.

[1] carnivore: 肉食動物

[2] herbivore: 草食動物

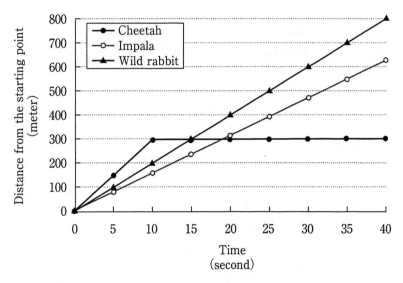

図 1 The distance of each animal measured from the starting point every 5 seconds.

問 1　According to the explanation and figure above, please choose the appropriate option. ア

① The impala has more stamina than the wild rabbit.

② The impala can run 500 m in 25 seconds.

③ The wild rabbit will be the first to reach 1 km away.

④ The cheetah slows down immediately after running for 200 m.

問 2　Please fill in the blank of the following sentence.

The top speed of the cheetah is ┌ イウエ ┐ km/h.

問 3　Please fill in the blank of the following sentence.

The wild rabbit must be at least ┌ オカキ ┐ m away from the cheetah in order not to be caught and hunted by the cheetah.

問 4　Carnivores and herbivores have similarities but also differences. Please choose the appropriate option. ┌ ク ┐

① Carnivores tend to have more stamina than herbivores.

② The energy for running is provided by adenosine triphosphate (ATP) in carnivores, but not in herbivores.

③ Herbivores have their eyes on the sides of their heads, but carnivores don't.

④ Carnivores have longer intestines[3] than herbivores.

⑤ Carnivores belong to vertebrates[4], while herbivores belong to invertebrates[5].

3) intestine: 腸

4) vertebrate: 脊椎動物

5) invertebrate: 無脊椎動物

2　植物の吸水に関する文章を読み，以下の問いに答えなさい。

笹山さんは植物の水栽培を行っていた。ある日，天候によって水の減り具合が異なることが気になり，実験をしてみた。

1) 茎や葉の色，葉の枚数や大きさ，茎の太さも揃った 3 本のツユクサを，茎の長さが同じになるように，水中で茎を切った。

2) 図 2 のように，4 本の試験管に同じ量の水を入れ，そのうちの 3 本の試験管には，1) のツユクサにワセリンで処置をしてさした。ワセリンを塗ることで塗った表面からの蒸散を完全に止めることができる。さらに 4 本の試験管それぞれの水面に同じ量の油を入れて，条件 A–D とし，それぞれの質量を測定，記録した。

3) 条件 A–D の装置を明るく風通しのよい室外のひなたに 8 時間静置したあと，それぞれの装置全体の質量を測定して，以下の表 1 の結果を得た。

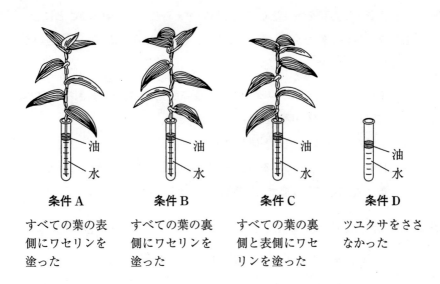

	条件 A	条件 B	条件 C	条件 D
	すべての葉の表側にワセリンを塗った	すべての葉の裏側にワセリンを塗った	すべての葉の裏側と表側にワセリンを塗った	ツユクサをささなかった

図 2　ツユクサ実験の装置全体の質量変化をしらべた 4 条件

表 1　実験開始前と終了後の各条件の質量

質量	条件 A	条件 B	条件 C	条件 D
実験開始前 （g）	29.2	29.4	28.8	28.5
実験終了後 （g）	28.0	28.9	28.6	28.5

問 5　葉の裏側から蒸発すると想定される水分量と，ワセリンを何も塗らなかった場合に想定される水分量の組み合わせで正しいものを選びなさい。　ケ

質量（g）	葉の裏から蒸散すると想定される水分量	ワセリンを何も塗らなかった場合に想定される水分量
①	1.2	1.5
②	0.8	1.5
③	1.0	1.2
④	1.0	1.5
⑤	1.4	1.8

問 6　表 1 の実験結果からいえるものとして正しいものを選びなさい。　コ

① 葉の裏側よりも表側で蒸散が盛んであり，葉以外から蒸散はない。

② 葉の裏側よりも表側で蒸散が盛んであり，葉以外からも蒸散している。

③ 葉の表側よりも裏側で蒸散が盛んであり，葉以外から蒸散はない。

④ 葉の表側よりも裏側で蒸散が盛んであり，葉以外からも蒸散している。

問 7　笹山さんは実験を繰り返して同じ傾向がえられるかを調べることにした。夕方に帰宅し，夕食後に準備をした。追加実験をする時に注意する点として適切なものをすべて選びなさい。　サ

① 条件 A，B，C 間でツユクサの茎や葉の色，葉の枚数や大きさ，茎の太さを合わせる。

② 前回の実験の時の風通しの具合と合わせる。

③ 前回の実験の時の室温と同じにする。

④ 日中と同じくらいの明るい部屋で実験する。

⑤ 条件 A，B，C，D 間で試験管の太さを一致させる。

問 8　笹山さんは光合成と蒸散，吸水の関係をしらべた。すると光合成の化学反応式を見つけた。

$$6CO_2 + 12H_2O \longrightarrow C_6H_{12}O_6 + 6O_2 + 6H_2O$$

蒸散と吸水の値に関する考察として**不適切なものをすべて**選びなさい。　シ

① 光合成をする際，ツユクサが取り入れた物質の総量と，ツユクサが放出した物質の総量は必ず同じになるはず。

② 光合成をする際，蒸散量は吸水量よりも小さいはず。

③ 光合成をする際，吸水量と葉の裏側からの蒸散量は等しくなるはず。

④ 光合成を行っている植物であっても，植物全体を大きなビニール袋で覆って，周囲との空気の循環を完全に遮断すれば，総質量は実験の前後では変わらないはず。

⑤ 葉の表側にワセリンを塗れば，植物の呼吸が止められるので，蒸散量と吸水量が等しくなるはず。

3　　環境に関する文章を読み，以下の問いに答えなさい。

　神奈川県は，<u>川や海</u>に恵まれ，古くから海洋資源を多く利用しています。そしてこの豊か
（a）
な海を守るため，以下のような「かながわプラごみゼロ宣言」をしています。

　海洋汚染が今，世界規模で大きな社会問題となっています。また，プラスチックごみが小さ
く砕けてできたマイクロプラスチックが，世界中の海で確認されています。こうしたことか
ら，世界中に展開している飲食店でプラスチック製ストローを廃止する動きが広まっていま
す。そんな状況の中，鎌倉市由比ガ浜で　<u>シロナガスクジラ</u>の赤ちゃんが打ち上げられ，胃
（b）
の中からプラスチックごみが発見されました。

　SDGs未来都市である神奈川県は，これを「クジラからのメッセージ」として受け止め，深
刻化する海洋汚染，特に　<u>マイクロプラスチック</u>問題から，SDGs推進に取り組んでいます。
（c）
<u>プラスチック製ストロー</u>やレジ袋の利用廃止・回収などの取組を神奈川から広げていくこ
（d）
とで，SDGs達成に向け，2030年までのできるだけ早期に捨てられるプラごみゼロを目指して
います。

（出典：かながわプラごみゼロ宣言：クジラからのメッセージ）

https://www.pref.kanagawa.jp/docs/p3k/sdgs/index.html

問9　下線部（a）について，以下の**図3**は，外界の塩類濃度と，その濃度における3種類の
　　　カニの体液濃度を示している。いずれの濃度も，海水の塩類濃度を1とした場合の相対
　　　値で示している。この図からいえるものとして，適切なものを選びなさい。　ス

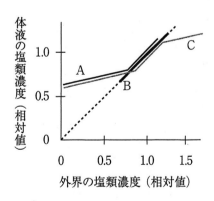

図3　外界の塩類濃度とカニの体液の塩類濃度の関係（相対値）

① カニ A は，外海に生息している。

② カニ B は，川に生息している。

③ カニ C は，海と川を行き来して生息している。

④ カニ A は体内の塩類濃度が外界の塩類濃度よりも低くなるように調整できる。

⑤ カニ B は体液濃度調整力が最も高い。

⑥ カニ C は外界と触れている表皮で塩類濃度の調整を行う。

問 10　下線部（b）シロナガスクジラは，海に棲む哺乳類であるが，近年，「鯨偶蹄目」に含められるようになった。鯨偶蹄目には，ウシなどの産業動物も含まれており，クジラやウシは共通の祖先をもつと考えられる。次の記述のうち，**不適切なもの**を選びなさい。

　　セ

① 共通の祖先をもつかどうかについて，相同器官を調べることは有効である。

② シロナガスクジラの前ひれとウシの前あしは相同器官である。

③ シロナガスクジラの尾びれとウシの尾は相似器官である。

④ シロナガスクジラの後足は痕跡器官である。

⑤ シロナガスクジラの体温は，ウシと同様，外界の温度に関係なく一定に保たれるしくみがある。

⑥ シロナガスクジラとウシでは，生命活動に用いる ATP は同じ化学物質である。

問 11 下線部 (c) について，次のマイクロプラスチックに関する文章を読み，内容について適切なものを選びなさい。 ソ

　　　Microplastics, as the name implies, are tiny plastic particles. Officially, they are defined as plastics less than five millimeters in diameter—smaller in diameter than the standard pearl used in jewelry. There are two categories of microplastics: primary and secondary.

　　　Primary microplastics are tiny particles designed for commercial use, such as cosmetics, as well as microfibers shed from clothing and other textiles, such as fishing nets. Secondary microplastics are particles that result from the breakdown of larger plastic items, such as water bottles. This breakdown is caused by exposure to environmental factors, mainly the sun's radiation and ocean waves.

（出典：Resource Library | National Geographic Society）

https://education.nationalgeographic.org/resource/microplastics

① マイクロプラスチックの主成分は，通常のプラスチックとは異なる。
② 装飾品に使われる真珠の大きさと同じくらいのものをマイクロプラスチックという。
③ 衣類の繊維や化粧品などは，一次マイクロプラスチックに分類される。
④ 分解される前のプラスチック瓶は二次マイクロプラスチックに分類される。
⑤ 主に漁網を使ってマイクロプラスチックは回収される。
⑥ プラスチックは，太陽光や波の動き以外の作用によって分解される。

問 12 下線部 (d) について，あるプラスチック製ストローを調べたところ，炭素原子と水素原子のみからできており，1種類の単量体の付加重合により構成された化合物であった。また，このプラスチックを完全燃焼させると，水と二酸化炭素を物質量比 $1:1$ で生じた。このプラスチックの単量体1分子中に炭素原子を3個含む場合，この分子中の水素原子の個数として適切なものを選びなさい。 タ

① 2個　　② 3個　　③ 4個　　④ 6個　　⑤ 8個　　⑥ 10個

問 13　下の図は，海水を蒸留する装置である。この図についての記述のうち，適切なものを
すべて選びなさい。　チ

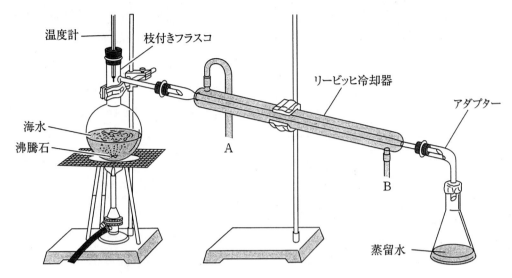

図 4　海水から蒸留水を得るための装置の概要

① 温度計は蒸気の温度を測定するために枝管と同じ高さに設置する必要がある。

② 沸騰石を入れるのは，早く沸騰させるためである。

③ リービッヒ冷却器の冷却水は通過口の B から A に向けて流す必要がある。

④ リービッヒ冷却器の冷却水は蒸気と混合するため，蒸留水を使わなければならない。

⑤ 蒸留中はすべての装置内部の圧力が低くなるので，アダプターの先は密栓せずアルミ
ホイルで軽くふたをする。

⑥ 海水を枝付きフラスコの球体部分半分以上の十分量入れると，効率よく蒸留できる。

問 14　塩素には ^{35}Cl 及び ^{37}Cl があり，地球上での塩素の原子量は 35.5 という値を使ってい
る。質量数が相対質量に等しいとして，海水から得られた $MgCl_2$ のうち，式量が 94 で
あるものの存在比（%）として最も適切なものを選びなさい。ただし，Mg の原子量を
24.0 とする。　ツ

① 6.25　　② 12.5　　③ 25.0　　④ 50.0　　⑤ 56.3　　⑥ 75.0

4　化学構造に関する以下の問いに答えなさい。

問 15　図5に示されるように，ダイヤモンドも黒鉛も共に炭素原子のみで作られる共有結合の結晶であるが，性質は異なる。以下の表の テ から ネ に当てはまる適当な語を下の選択肢より選びなさい。

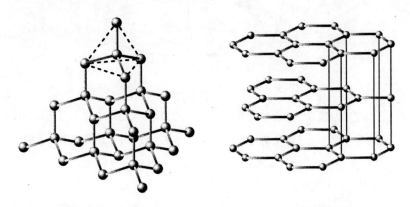

ダイヤモンドの構造　　　　　　　　黒鉛の構造

図 5　ダイヤモンドと黒鉛の構造

	ダイヤモンド	黒鉛
機械的性質	テ	ト
電気的性質	ナ	ニ
色	ヌ	ネ

【選択肢】
① 軟らかい　　② 硬い　　③ 不導体（絶縁体）　　④ 導体
⑤ 半導体　　⑥ 無色　　⑦ 黒色

問 16　次にダイヤモンドの結晶構造についてより詳しく考えてみよう。

ダイヤモンドの結晶は正四面体の頂点と重心に炭素原子を配置した構造が周期的に配置された構造である。ここで各炭素間の距離を考えてみる。図5中で実線につながれた炭素原子同士の距離が最短距離であり，この距離は 0.15 nm（ナノメートル）であることが知られている。それでは正四面体の頂点に配置された炭素原子間の距離（点線で示された正四面体の辺の長さ）はどれほどか求めてみよう。ただし炭素原子の大きさは考えなくてよいものとする。

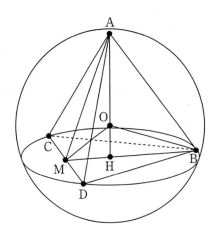

図6 この図は，**図5**で示されたダイヤモンドの結晶構造の1番上の正四面体を切り出し，外接球を書き加えたものである。A，B，C，D，Oは炭素原子の位置である。

　　まず炭素原子間の最短距離は正四面体の重心（中心）の炭素原子を見たときに正四面体の外接球の半径（Rとする）と等しい。正四面体の1辺の長さをaと置き，aとRの関係が分かればaの距離を導き出すことができる。

　　正四面体ABCDの外接球の中心をO，AOの延長と△BCDの交点をH，CDの中点をMとする。

　　　　OB＝OA＝R である。

　　　　$AB＝BC＝CD＝a$，　$CM＝\dfrac{\boxed{ノ}}{\boxed{ハ}}a$，　$BM＝\dfrac{\sqrt{\boxed{ヒ}}}{\boxed{フ}}a$ である。

点Hは正三角形BCDの重心であり，BH：HM＝2：1 となることが分かっている。

よって，$BH＝\dfrac{\sqrt{\boxed{ヘ}}}{\boxed{ホ}}a$ となる。

$AH^2＝AB^2－BH^2$ であることから，$AH＝\dfrac{\sqrt{\boxed{マ}}}{\boxed{ミ}}a$ となる。

ここで $OH＝AH－OA$ であることと，$OB^2＝OH^2＋BH^2$ の関係式から，aとRの関係は

$a＝\dfrac{\boxed{ム}\sqrt{\boxed{メ}}}{\boxed{モ}}R$ であることが分かった。

すなわち正四面体の頂点に配置された炭素原子間の距離は0.$\boxed{ヤユ}$ nmと考えられる。ただし，$\sqrt{2}＝1.41$，$\sqrt{3}＝1.73$，$\sqrt{5}＝2.24$，$\sqrt{6}＝2.45$ とし（全てを使うとは限らない），小数点第3位を四捨五入した値を求めること。

5　猫の飼育に関する文章と図を読み，以下の問いに答えなさい。

I had adopted[1] two newborn kittens (one male and one female) and started taking care of them at home. As I felt sorry for them to undergo surgery, they were not neutered[2] and lived freely inside the house. In 8 months from the adoption, the female cat gave birth to four kittens, and the total number of cats at home became six. Because the kittens were so cute, I could not decide to neuter them. When they became 8 months of age, two female cats gave birth.

The graph shows the total number of cats at home every month. Except for the first adoption, no cats had been adopted nor transferred[3] to others.

[1] adopt: 里親を引き受ける

[2] neuter: 去勢手術／避妊手術をする

[3] transfer: 譲渡する

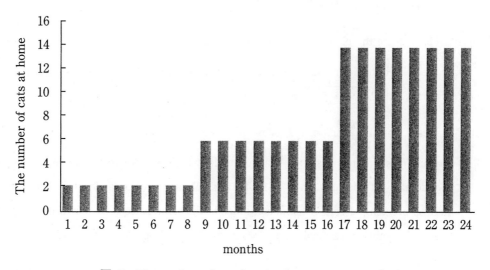

図 7　The total number of cats at home every month.

問 17　According to the explanation and figure, please choose the appropriate option.

ヨ

① The number of kittens born at 17th month was six.

② The longevity[4] of kittens born at home was longer than that of adopted kittens.

③ Two kittens had died at 2 months of age due to the genetic disorder because of inbreeding.

④ The total number of cats had increased 7 times in one and a half year.

[4] longevity: 寿命

問 18　Please fill in the blank of the following sentence.

If the cats can mate[5] at 6 months of age, the gestation period[6] of cats is ラ months.

[5] mate: 交配する

[6] gestation period: 妊娠期間

問 19　Please fill in the blank of the following sentence.

If the costs of food for one cat per month was 1000 yen, the total food cost for the first 1 year was リルレロワ yen.

問 20　Please fill in the blank of the following sentence.

In this question, it is assumed that a female cat gives birth to two male kittens and two female kittens only once in a life, and all cats live for at least 3 years. If the natural breeding of cats at home continues in the same pattern as shown in the graph, the total number of cats will be ンあ in 3 years from the first adoption.

6　　銅と硝酸の反応についての文章を読み，以下の問いに答えなさい。

（原子量 Cu＝64　H＝1　N＝14　O＝16）

銅と希硝酸の反応は，以下の化学反応式で表される。

$$3Cu + 8HNO_3 \longrightarrow 3Cu(NO_3)_2 + 4H_2O + 2NO \cdots\cdots\cdots （式1）$$

一方，銅と濃硝酸の反応は以下の式で表される。

$$Cu + 4HNO_3 \longrightarrow Cu(NO_3)_2 + 2H_2O + 2NO_2 \cdots\cdots\cdots （式2）$$

　　銅と硝酸の反応で発生した一酸化窒素や二酸化窒素は，酸性雨の原因物質として知られて(a)おり，地域によっては深刻な問題となっている。これらの窒素酸化物は硝酸イオンとなって生活排水などにも含まれることもある。また，銅と硝酸の反応で生じた硝酸銅(Ⅱ)水溶液か(b)らは，硝酸銅(Ⅱ)が水和水を伴って析出する。(c)

問21　（式1）において，反応によって還元されている原子を選びなさい。　| い |

　　① Cu　　　② H　　　③ N　　　④ O　　　⑤すべて還元されない

問22　（式2）において，銅2.0 g と 14 mol/L の濃硝酸 4.0 mL を完全に反応させたとき，発生する二酸化窒素は標準状態で何 mL か。最も適切なものを選びなさい。ただし，生じた気体は二酸化窒素のみとし，水溶液には溶解せず，理想気体として扱うものとする。また，気体の1 mol あたりの体積は標準状態で 22.4 L とする。　| う |

　　① $3.1×10^2$　　　② $3.5×10^2$　　　③ $6.3×10^2$　　　④ $7.0×10^2$

　　⑤ $1.3×10^3$　　　⑥ $1.4×10^3$

問23　下線部 (a) について，酸性や塩基性は pH によって表される。pH が4.0となる水溶液として適切なものを選びなさい。ただし，強酸・強塩基はすべて電離しているものとする。　| え |

　　① 1.0 mol/L の硫酸 1.0 mL に水を加えて 1.0 L にしたもの。

　　② pH＝1.0 の硫酸 1.0 mL に水を加えて 1.0 L にしたもの。

　　③ pH＝1.0 の塩酸 1.0 mL に水を加えて 4.0 L にしたもの。

　　④ 1.0 mol/L の塩酸 2.0 mL と 1.0 mol/L の水酸化ナトリウム水溶液 1.0 mL を混合し，水を加えて 1.0 L にしたもの。

　　⑤ 塩化水素 4.0 mol を水に溶かして 1.0 L にしたもの。

　　⑥ 0.10 mol/L，電離度 0.01 の酢酸水溶液を 10 mL はかりとったもの。

問 24　下線部（b）に関して，有機物を含む汚水が河川に流入したときに見られる変化として，図8のAは，水中の有機化合物，硝酸イオン，アンモニウムイオン，溶存酸素の濃度の変化，図8のBは原生生物，藻類，細菌の生物相の変化を示したものである。このうち，以下の表の「硝酸イオン濃度」と「原生生物の個体数」の組み合わせとして適切なものを選びなさい。　お

	①	②	③	④	⑤	⑥
硝酸イオン濃度	ア	イ	ウ	ア	イ	ウ
原生生物の個体数	オ	エ	オ	エ	オ	エ

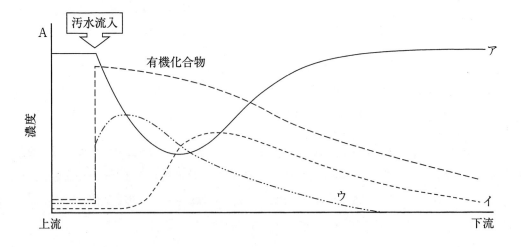

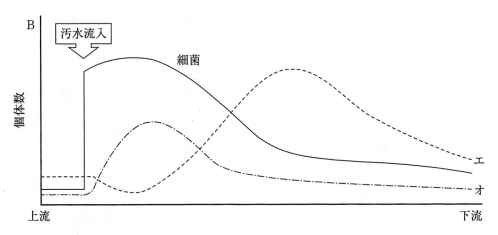

図 8　有機物を含む汚水が河川に流入したときに見られる変化。Aは水中の有機化合物，硝酸イオン，アンモニウムイオン，溶存酸素の濃度の変化を，Bは原生生物，藻類，細菌の個体数の変化を示した。

問 25　下線部（c）について，ある条件下で得られた硝酸銅(II)の水和物の結晶に含まれる銅の質量を調べたところ，26.4％であった。この結晶の組成式として最も適切なものを選びなさい。　か

①　$Cu(NO_3)_2 \cdot \dfrac{1}{2} H_2O$　　　②　$Cu(NO_3)_2 \cdot H_2O$　　　③　$Cu(NO_3)_2 \cdot 2H_2O$

④　$Cu(NO_3)_2 \cdot 3H_2O$　　　⑤　$Cu(NO_3)_2 \cdot 4H_2O$　　　⑥　$Cu(NO_3)_2 \cdot 5H_2O$

7　　DNA に関する文章を読み，以下の問いに答えなさい。

　正岡君はあまりできのいい学生ではなかったが，疑問に思ったものはいろいろと調べる習慣は身についていた。生物の授業で核酸の話があった。目に見えない核酸の話をされても，どうしても信じられない。どうやって ATGC を調べているのか。翌日，図書館で塩基の参考書を見てみた。

　まず，DNA は白血球を生化学的に調製しているときに偶然見つかった。その後，DNA は
(a)
デオキシリボ核酸の略で，アデニン（A），チミン（T），グアニン（G），シトシン（C）という4種類の有機化合物（塩基）が並んだ繊維状の高分子だとわかった。つまり，DNA は塩基が並んだものらしい。同時期に，エルヴィン・シャルガフという生化学者がペーパークロマトグラフィーを用いて核酸中の塩基の定量的測定を行い，「全ての生物は，A と T，また G と C の比は，それぞれ1：1に近しい」という経験則を見つけた。このことをシャルガフの規則という。この偉大な功績があっても，残念ながらシャルガフは DNA のらせん構造を見出したワトソン・クリック博士らとともにノーベル賞を受賞することにはならなかった。

問 26　下線（a）の DNA について**不適切なものをすべて**選びなさい。なお，ショウジョウバエの染色体数は 2n＝8 であり，またショウジョウバエのゲノムの大きさは 14×10^7 塩基対である。また，ヒトの体細胞1個の核内の染色体にある全 DNA の長さは約2m で，ヒトの染色体は 46 本ある。　き

① ショウジョウバエの1本の染色体中のDNAの塩基数は平均で$2.5×10^5$塩基対である。

② ショウジョウバエの精子1個に含まれるヌクレオチドの数は$5.6×10^8$である。

③ ヒトの染色体1本あたりのDNAの平均の長さは約4.3cmである。

④ ヒトの染色体のDNAが10塩基対でらせん一回転すること，らせん回転1回分のDNAの長さが$3.4×10^{-9}$mだとすると，ヒトの体細胞の1個あたりのヌクレオチドの数は$1.2×10^{10}$個である。

　以下の表2は様々な生物からDNAを抽出し，構成要素であるA，T，G，Cの数の割合（％）と核1個あたりの平均のDNA量を比較したものである。

表2　様々な生物の核1個あたりのDNA量と塩基の割合

生物材料	構成要素であるA，T，G，Cの数の割合（％）				核1個あたりの平均のDNA量（$×10^{-12}$ g）
	A	T	G	C	
ア	26.6	27.4	23.1	22.9	95.1
イ	27.3	27.2	22.7	22.8	34.7
ウ	28.9	29.0	21.0	21.1	6.4
エ	28.7	27.2	22.1	22.0	3.3
オ	32.8	32.2	17.7	17.3	1.8
カ	29.7	22.4	15.5	32.4	1.5

問27　解析した6種の生物材料ア〜カの中に，1本鎖DNAをもつものが1つ含まれている。最も適切なものを選びなさい。　く

① ア　　② イ　　③ ウ　　④ エ　　⑤ オ　　⑥ カ

問28　生物材料ア〜カの6つの中に，同じ生物の，肝臓由来の細胞から得たものと，精子由来の細胞から得たものが，それぞれ1つずつ含まれている。この生物の肝臓に由来したものとして適切なものを1つ選びなさい。　け

① ア　　② イ　　③ ウ　　④ エ　　⑤ オ　　⑥ カ

問29　新しいDNAサンプルを解析したところ，TがGの2倍含まれていた。このDNAの推定されるAの割合として，最も適切なものを1つ選びなさい。ただし，このDNAは2重らせん構造をとっている。　こ

① 16.7　　② 20.1　　③ 25.0　　④ 33.4　　⑤ 38.6　　⑥ 40.2

8　以下の**表3**の一番右の列は日本の十二支を実際の動物に表したものである（架空の生き物は名称が似ている実在の生物に置き換えた）。以下の問いに答えなさい。

表3　日本の十二支

1	子	ネズミ
2	丑	ウシ
3	寅	トラ
4	卯	ウサギ
5	辰	タツノオトシゴ
6	巳	ヘビ
7	午	ウマ
8	未	ヒツジ
9	申	サル
10	酉	ニワトリ
11	戌	イヌ
12	亥	イノシシ

問 30　この**表3**の一番右の列に記した生物は，魚類，両生類，は虫類，鳥類，ほ乳類の 5 つのどれかのグループに属する。この表では，それぞれのグループに何種類の動物が入るか，適当な数値を選びなさい。一種類もいないグループには「0」をマークすること。

魚類　　　$\boxed{さ}$　種類

両生類　　$\boxed{し}$　種類

は虫類　　$\boxed{す}$　種類

鳥類　　　$\boxed{せ}$　種類

ほ乳類　　$\boxed{そ}$　種類

問31　十干とは甲・乙・丙・丁・戊・己・庚・辛・壬・癸の総称であり，十干の順序は記載の通りで，甲が1番，乙が2番，以降同様にして癸が最後の10番になる。十干を十二支と組み合わせたものを「干支（えと）」と呼び，年・月・日や方位などを表すのに用いられてきた。単純に十干と十二支を個別に組み合わせれば，その組み合わせは[たちつ]通りある。

　　しかし，甲と子（ネズミ）の組み合わせ甲子を最初として，次は乙丑，その次は丙寅というように順番に組み合わせを作り（以下同様），十干の癸の次は甲に，十二支の亥（イノシシ）の次は子（ネズミ）に戻るサイクルで組み合わせを作っていくと，永久に出現しない組み合わせが[てと]通り出てくる。以下から，出現しない組み合わせに含まれるものを全て選びなさい。[な]（[な]に複数マークすること）

①　癸子　　　②　丁寅　　　③　丙午　　　④　己巳
⑤　壬申　　　⑥　戊戌　　　⑦　庚丑　　　⑧　乙辰

問32　猫（ネコ）が子（ネズミ）の前に加わった十二支ではなく十三支を考えてみた（猫（ネコ）を1番最初とし，子（ネズミ）以降の並び順は変わらないとする）。

　　十三支の動物一つ一つをくじにして袋に入れて，同時に2枚のくじを取り出す遊びを行った。このとき，2枚のくじがほ乳類同士の組み合わせになる確率は $\dfrac{[にぬ]}{[ねの]}$ である。

また，2枚のくじが恒温動物と変温動物の組み合わせになる確率は $\dfrac{[はひ]}{[ふへ]}$ である。

問33　十三支と十干の組み合わせで年を表すとどうなるか考えてみよう。甲と猫を最初の組み合わせ甲猫として，十干の癸の次は甲に，十三支の亥（イノシシ）の次は猫（ネコ）に戻るサイクルで，もし西暦1年を甲猫という組み合わせで開始し，1年ごとに組み合わせが順番通りに変わっていくとしたら（西暦2年は乙子，西暦3年は丙丑，以下同様），初めて辛猫に当たる年は西暦[ほまみ]年になる。

英 語

問題

(2科目　120分)

一般Ⅱ期

5年度

1　次の英文を読み下記の設問に答えなさい。

　　The cultivation of plants as part of worldwide agriculture is the single most important and widespread human activity. Plants provide food for animals and people. People also depend on the cultivation of plants for clothing and shelter. In addition, many plant by-products provide the basic materials 1)[need] for chemicals and medicines used to improve our lives.

　　The earliest farmers probably lived in the Near East 11,000 years ago. They cultivated plants, rather than just gathering them from the wild, and used simple tools for farming. Over the generations, the methods and tools have gradually improved, (2) the diverse agriculture that we see today.

　　The first farmers developed basic food crops, such as rice and wheat, by selective breeding from wild plants. Today's cultivated plants probably look very different from their wild (3). Genetic modification has produced crops that grow more plentifully, resist pests and diseases, and even grow in unfavorable 4)[conditions]. However, our new ability to genetically engineer plants may be problematic.

　　Plants also provide many raw materials. The natural fibers from many plants are 5)[fabrics, into, used, made] for clothing, mats, and ropes. Trees are harvested for timber. People use timber to build homes and furniture. Softwoods from trees like pine and cedar are easy to cut and shape. Hardwoods are stronger and longer-lasting. Wood was the first fuel to be used, and it is still used today. Coal and peat are called 6)[primitive] fuels because they are formed from the remains of prehistoric plants.

　　Moreover, plants have medicinal properties. They have been discovered by observing (7) animals eat some plants to cure illness. In South America, the bark of the *cinchona tree was used to produce quinine, a medicine used to fight malaria. Similarly, the leaves of *foxgloves contain *digitalis, a medicine used to treat heart problems.

*cinchona「キナの木」　*foxglove「キツネノテブクロ（ゴマノハグサ科ジギタリス属の植物）」
*digitalis「ジギタリス」

（1）1) の［need］について，本文に適する形のものを次の中から1つ選びなさい。

① to need　　② needing　　③ need　　④ needed

（2）（ 2 ）に入る語句として最も適当なものを次の中から1つ選びなさい。

① resulting from　　② leading to
③ deriving from　　④ introducing to

（3）（ 3 ）に入る語として最も適当なものを次の中から1つ選びなさい。

① ancestors　　② descendants
③ prototypes　　④ companies

（4）4) の［conditions］と同義のものを次の中から1つ選びなさい。

① countries　　② technologies　　③ farms　　④ environments

（5）5) の［　　］内の語を正しく並べ替えたときに3番目にくるものを次の中から1つ選びなさい。

① fabrics　　② into　　③ used　　④ made

（6）6) の［primitive］はこの場合本文には適切ではない。適切な語を次の中から1つ選びなさい。

① organic　　② rare　　③ fossil　　④ reusable

（7）（ 7 ）に入る語として最も適当なものを次の中から1つ選びなさい。

① while　　② how　　③ whole　　④ though

（8）本文の内容に**一致する**ものを次の中から1つ選びなさい。

① 1万年以上前から農具に鉄器が用いられた。
② 硬い松の木は家具製造に用いられた。
③ 遺伝子組み換え食品は推奨されている。
④ 今日の農産物は原種とは形態が異なる。

（9）　本文の内容に**関連のないもの**を次の中から1つ選びなさい。

 ① breeding plants   ② plants for medicine

 ③ trees as raw materials   ④ organ transplants

（10）　本文の内容と**一致する**ものを次の中から1つ選びなさい。

 ① The hard climate forced early farmers to move to the East.

 ② Early plants were quite resistant to pests and diseases.

 ③ Rice and wheat are thought to have been the first basic crops.

 ④ Using wood for fuel is known to release carbon dioxide.

2　次の各文について，各空欄に入れるのに最も適するものを，それぞれ下記の①～④の中から 1 つ選びなさい。

(11)　A: This is the only solution to the environmental problem.

B: I don't think so. I can (　　) up with a better one.

①　come　　　②　go　　　③　keep　　　④　take

(12)　A: Please (　　) to it that all the doors and windows are locked.

B: Sure. I will make sure to do it.

①　watch　　　②　follow　　　③　see　　　④　get

(13)　A: Her help (　　) us to complete our experiment much sooner than we had expected.

B: I know she is a very cooperative and skillful researcher.

①　treated　　　②　enabled　　　③　assured　　　④　managed

(14)　A: Do you know that developing countries (　　) on agriculture and fishing are the most affected by climate change?

B: Yes, I do. But it is very difficult for us to improve the global climate situation.

①　beneficial　　　②　connected　　　③　dependent　　　④　advantageous

(15)　A: Excuse me, may I try (　　) these suits?

B: Yes, of course. The women's fitting room is over there.

①　on　　　②　in　　　③　with　　　④　at

(16)　A: Recently, the cure rate of stomach cancer has risen to more than 70 percent.

B: Medical science is making great (　　) toward helping such patients.

①　restoration　　　②　expertise　　　③　initiative　　　④　progress

3　　次の英文を読んで問に答えなさい。

We can find things made of plastics all around us. Plastics are chemically made materials which can easily be molded into any shape. They can be very hard and strong or they can be （　17　） and stretchy. With such a wide range of properties, plastics have become some of the most useful modern materials.

In some ways, plastics are better than natural materials, such as wood, metal, glass, and cotton. They do not rot like wood, or rust like iron and steel. Plastic bottles and cups do not break （　18　） you drop them. Electrical appliances are made of plastics because they do not conduct electricity. Plastics can be made with a wide range of different characteristics and shapes. They may be transparent, like glass, or made in any color; they can be formed into ultra-light solid foams for packaging or into flexible synthetic fibers that are woven into cloth.

（　19　）, plastics can be easily thrown away after we have finished using them. A huge amount of plastic material is disposed of as 'waste.' Some of this waste is dumped illegally into oceans, mountains, or other natural environments. Not only does it （　20　） environments, but it also damages the health of animals. Tiny particles of plastic are spread via water, air, and soil.

（　17　）～（　20　）に入るものとして最も適するものをそれぞれ 1 つ選びなさい。

(17)　① rigid　　　　② soft　　　　③ bold　　　　④ calm

(18)　① if　　　　　② since　　　　③ until　　　　④ as

(19)　① Otherwise　② However　　③ Effectively　④ In this way

(20)　① compress　② dissolve　　③ prevent　　④ pollute

(21)　本文の内容と一致するものを次の中から 1 つ選びなさい。
　　① 分別廃棄すればプラスチックは問題ない。
　　② プラスチックは熱に弱いという欠点がある。
　　③ プラスチックの違法廃棄が摘発されている。
　　④ プラスチックは合成繊維にも活用できる。

数　学

問題

（2科目　120分）

一般Ⅱ期

5年度

1

（1） 2次方程式 $2x^2 - 8x + 5 = 0$ の2つの解をそれぞれ $\alpha,\ \beta\ (\alpha > \beta)$ とするとき，

$$\alpha^2\beta + \alpha\beta^2 = \boxed{\text{アイ}}, \quad \alpha - \beta = \sqrt{\boxed{\text{ウ}}}, \quad \alpha^3 - \beta^3 = \frac{\boxed{\text{エオ}}\sqrt{\boxed{\text{カ}}}}{\boxed{\text{キ}}}$$

である。

（2） 方程式 $a + b + c^2 = 13$ を満たす正の整数の組 $(a,\ b,\ c)$ の総数は $\boxed{\text{クケ}}$ 組である。

（3） 10本のくじの中に当たりくじが3本入っている。この中から同時にくじを2本引く

とき，1本だけが当たりくじである確率は $\dfrac{\boxed{\text{コ}}}{\boxed{\text{サシ}}}$ である。

（4） xy 平面上に2点 A $(5,\ 0)$，B $(0,\ -5)$ をとり，A，Bを通る直線を l とする。

円 $2x^2 + 4x + 2y^2 - 12y - 5 = 0$ の中心をPとすると，

直線 l と点Pとの距離は $\dfrac{\boxed{\text{ス}}\sqrt{\boxed{\text{セ}}}}{\boxed{\text{ソ}}}$ である。

また，この円周上に点Qをとるとき，三角形QABの面積の最大値は $\boxed{\text{タチ}}$，最小値
は $\boxed{\text{ツテ}}$ である。

2

（1）　方程式 $x^{1+\log_{10} x} = 100$　を満たす x の値は

$$x = \frac{\boxed{\text{ト}}}{\boxed{\text{ナニヌ}}}, \quad \boxed{\text{ネノ}}$$

である。

（2）　3次方程式

$$x^3 + (\log_2 a + 1)x^2 - 5x - 2(\log_2 a)(\log_2 a + 2) = 0$$

の解の1つが $x = 2$ であるという。ただし，$a > 1$ である。

このとき，$a = \boxed{\text{ハ}}$ であり，この方程式は

$$x^3 + \boxed{\text{ヒ}} x^2 - 5x - \boxed{\text{フ}} = 0$$

である。したがって，この方程式の $x = 2$ 以外の実数解は，小さい順に

$$x = -\boxed{\text{ヘ}}, \quad -\boxed{\text{ホ}}$$

である。

3

（1）　x は方程式

$$2\cos 2x = 5\sin x - 4 \quad \left(0 < x \leqq \frac{x}{2}\right)$$

を満たしている。このとき

$$\sin x = \frac{\boxed{マ}}{\boxed{ミ}}, \quad \cos x = \frac{\sqrt{\boxed{ム}}}{\boxed{メ}}, \quad \sin^2 \frac{x}{2} = \frac{\boxed{モ} - \sqrt{\boxed{ヤ}}}{\boxed{ユ}}$$

である。

（2）

$$\sin x + \sin\left(x + \frac{\pi}{2}\right) + \sqrt{2}\,\sin(x + \alpha) = 0$$

が x の値にかかわらず常に成立する条件は，

$$\sin \alpha = -\frac{\boxed{ヨ}}{\sqrt{\boxed{ラ}}}, \quad \cos \alpha = -\frac{\boxed{リ}}{\sqrt{\boxed{ル}}}$$

である。ここで，$0 \leqq \alpha < 2\pi$ とすれば，

$$\alpha = \frac{\boxed{レ}}{\boxed{ロ}}\pi \quad \text{である。}$$

4

（1） a を実数の定数とする。関数 $f(x)$ について

$$\int_1^x f(t)\,dt = x^2 - 2x + a$$

が成り立つとき，

$$f(x) = \boxed{ワ}\,x - \boxed{ン}, \quad a = \boxed{あ}$$

である。

（2） 2つの関数 $f(x)$, $g(x)$ の間に

$$f(x) = 3x^2 + 3\int_0^2 g(x)\,dx, \quad g(x) = -x^3 + x\int_0^2 f(x)\,dx$$

が成り立つとき，

$$f(x) = 3x^2 - \frac{\boxed{いう}}{\boxed{えお}}$$

$$g(x) = -x^3 + \frac{\boxed{かき}}{\boxed{くけ}}\,x$$

$$\int_0^2 \{f(x) + g(x)\}\,dx = \frac{\boxed{こ}}{\boxed{さし}}$$

である。

化　学

問題

（2科目　120分）

一般Ⅱ期

5年度

1　物質の構成と構造に関する，次の問1〜問5に答えよ。

問1　**純物質ではない物質**を〔解答群〕から1つ選べ。　| 1 |

| 1 | の〔解答群〕

① 氷　　② オゾン　　③ 水酸化ナトリウム

④ 塩酸　　⑤ 黄リン　　⑥ 黒鉛

問2　イオン結晶の性質に関する次の記述 a〜c について，それらの正誤の組合せとして最も適当なものを〔解答群〕から1つ選べ。　| 2 |

a　固体状態では電気を通さないが，加熱して液体状態にすると電気を通すようになる。

b　水には極めて溶けにくいが，ヘキサンなどの有機溶媒にはよく溶ける。

c　HCl, NH_3 など原子間の結合がイオン結合からなる物質が作る結晶である。

| 2 | の〔解答群〕

	a	b	c
①	正	正	正
②	正	正	誤
③	正	誤	正
④	正	誤	誤
⑤	誤	正	正
⑥	誤	正	誤
⑦	誤	誤	正
⑧	誤	誤	誤

問 3 　下線部が元素ではなく単体のことを示しているものを〔解答群〕から1つ選べ。　$\boxed{3}$

　$\boxed{3}$ の〔解答群〕

① 炭素には ^{12}C や ^{13}C などの同位体が存在する。

② 酸素の原子量は 16.0 である。

③ 乾燥空気の体積の約 78 ％ は窒素である。

④ 赤リンと黄リンはリンの同素体である。

⑤ 地殻中には，酸素に次いでケイ素が多量に存在する。

⑥ カルシウムは，骨や歯に多く含まれる。

問 4 　金属結合，イオン結合，共有結合のうち，共有結合のみからなる物質を〔解答群〕から1つ選べ。　$\boxed{4}$

　$\boxed{4}$ の〔解答群〕

① 鉄 Fe

② 酢酸ナトリウム CH_3COONa

③ フッ化水素 HF

④ 水酸化ナトリウム NaOH

⑤ 塩化鉄(II)$FeCl_2$

⑥ 硝酸アンモニウム NH_4NO_3

問 5 　電気陰性度の値が最も大きい原子を〔解答群〕から1つ選べ。　$\boxed{5}$

　$\boxed{5}$ の〔解答群〕

① O　　② K　　③ F　　④ H　　⑤ I　　⑥ He

2 　化学の基本計算に関する，次の問1〜問4に答えよ。

問1　溶液に関する次の (1)〜(3) に答えよ。

(1) 質量パーセント濃度が30.0％のグルコース $C_6H_{12}O_6$ 水溶液150 gに，全体積が400 mL になるように水を加えた。このグルコース水溶液のモル濃度〔mol/L〕として最も近いものを〔解答群〕から1つ選べ。ただし，グルコースのモル質量を180 g/molとする。 6

6 の〔解答群〕

①　0.125　　②　0.300　　③　0.450　　④　0.625　　⑤　0.750

(2) 40.0 gの硫酸銅(II)五水和物 $CuSO_4 \cdot 5H_2O$ を水に完全に溶解して，0.200 mol/Lの硫酸銅(II)水溶液を調製した。この水溶液の体積〔L〕として，最も近いものを〔解答群〕から1つ選べ。ただし，硫酸銅(II)無水和物のモル質量を160 g/mol，水のモル質量を18.0 g/molとする。 7

7 の〔解答群〕

①　0.400　　②　0.625　　③　0.800　　④　1.25　　⑤　1.50

(3) 質量パーセント濃度が20.0％の食塩水150 gに10.0％の食塩水を加えて12.0％の食塩水を作った。加えた10.0％の食塩水の質量〔g〕として，最も近いものを〔解答群〕から1つ選べ。 8

8 の〔解答群〕

①　60　　②　120　　③　240　　④　600　　⑤　750

問 2 　固体の溶解に関する，次の文中の空欄 9 ～ 11 にあてはまる数値として，最も
　　 近いものを下の〔解答群〕から 1 つずつ選べ。ただし，溶解度〔g/100 g 水〕は，水
　　 100 g に溶ける溶質の最大質量（g 単位）の数値である。

　　 60 ℃における物質 X（無水塩）の水に対する溶解度は 25.0〔g/100 g 水〕であるので，
　　 60 ℃における物質 X の飽和水溶液の質量パーセント濃度は 9 ％である。60 ℃にお
　　 いて，質量パーセント濃度が 10.0 ％の物質 X の水溶液 200 g には，さらに物質 X（無
　　 水塩）が最大で 10 g まで溶解する。また，60 ℃における物質 X の飽和水溶液 300 g
　　 を 60 ℃に保ったまま，水を 20 g 蒸発させると， 11 g の物質 X（無水塩）が析出す
　　 る。

9 の〔解答群〕

　　 ① 10.0　　② 12.5　　③ 15.0　　④ 20.0　　⑤ 25.0

10 の〔解答群〕

　　 ① 15.0　　② 17.5　　③ 25.0　　④ 30.0　　⑤ 45.0

11 の〔解答群〕

　　 ① 2.5　　② 5.0　　③ 7.5　　④ 10　　⑤ 20

問3　化学変化に関する，次の文中の空欄 $\boxed{12}$ ～ $\boxed{14}$ に当てはまる数値として，最も近いものを下の〔解答群〕から1つずつ選べ。ただし，原子量は H：1.00，C：12.0，O：16.0，標準状態における気体のモル体積：22.4 L/mol とする。

　　4.4 g のプロパン C_3H_8 と標準状態で 5.6 L を占める酸素との混合物に，適当な方法で点火すると，プロパンが一部未反応のまま残り，二酸化炭素と水が生じた。この時進行する化学変化は，以下の化学反応式で表すことができる。式中の a～d は化学反応式の係数であり，これらの中には，通常は省略される1も含まれている。

$$a\ C_3H_8 + b\ O_2 \longrightarrow c\ CO_2 + d\ H_2O$$

　　化学反応式の係数 d の値は $\boxed{12}$ ，生じる水の質量は $\boxed{13}$ g である。未反応のプロパンを完全燃焼するためには，少なくともあと $\boxed{14}$ mol の酸素が必要である。

$\boxed{12}$ の〔解答群〕

　　① 1　　　② 2　　　③ 4　　　④ 5　　　⑤ 6

$\boxed{13}$ の〔解答群〕

　　① 3.6　　　② 5.4　　　③ 6.0　　　④ 7.2　　　⑤ 9.0

$\boxed{14}$ の〔解答群〕

　　① 0.125　　② 0.250　　③ 0.500　　④ 0.750　　⑤ 1.00

問 4　次の記述 a〜c について，下線部の物質の物質量の大小関係が正しく表されているもの
を〔解答群〕から1つ選べ。ただし，溶液中の電解質は完全に電離しているものとし，
原子量は H：1.00，C：12.0，O：16.0，Ca：40.0 とする。　15

　　　a　1.48 g の水酸化カルシウム $Ca(OH)_2$ を 1 L の水に完全に溶解させた水溶液中に存
　　　　在する**イオン**

　　　b　2.00×10^{-2} mol の水素原子を含む**酢酸 CH_3COOH**

　　　c　0.400 g のダイヤモンドに含まれる**炭素原子**

　15　の〔解答群〕

　　　①　a > b > c　　　②　a > c > b　　　③　b > a > c

　　　④　b > c > a　　　⑤　c > a > b　　　⑥　c > b > a

3　　物質の変化に関する，次の問1〜問5に答えよ。

問 1　金属単体の反応性に関する記述として**誤りを含むもの**を〔解答群〕から1つ選べ。
　　　16

　16　の〔解答群〕

　　　①　マグネシウムやアルミニウムは常温の水と反応して水素を発生する。

　　　②　鉄やニッケルを濃硝酸に入れると，表面に酸化被膜（不動態）が形成される。

　　　③　銅や銀は希硫酸には溶けないが，熱濃硫酸には溶ける。

　　　④　亜鉛やスズは塩酸と反応して水素を発生する。

　　　⑤　金や白金は濃硝酸には溶けないが，王水には溶ける。

問 2　水溶液が塩基性を示す物質として最も適当なものを〔解答群〕から1つ選べ。　17

17　の〔解答群〕

① KCl　　　　② K_2SO_4　　　　③ NH_4Cl

④ NH_4NO_3　　⑤ $NaHCO_3$　　⑥ $NaHSO_4$

問 3　次の分子やイオンで，下線部の原子の酸化数が最も大きいものを〔解答群〕から1つ選べ。　18

18　の〔解答群〕

① $H_2\underline{O}_2$　　　② $H\underline{N}O_3$　　　③ $\underline{Cr}_2O_7{}^{2-}$

④ $\underline{Mn}O_2$　　　⑤ $\underline{N}H_4{}^+$　　　⑥ $\underline{C}O_2$

問 4　酸化剤と還元剤に関する記述として正しいものを〔解答群〕から1つ選べ。　19

19　の〔解答群〕

① 還元剤は，相手物質から電子を受け取り，自身は酸化される。

② ある原子の酸化数が増加したとき，その原子またはその原子を含む物質は酸化剤としてはたらいている。

③ 酸化剤には必ず酸素原子が，還元剤には必ず水素原子が含まれている。

④ 水 H_2O が酸化剤としてはたらく反応はない。

⑤ 過酸化水素 H_2O_2 は，強い酸化剤に対しては還元剤としてはたらく。

問 5　酢酸水溶液の中和滴定実験に関する，次の (1)～(3) に答えよ。ただし，すべての水溶液の液温は 25℃ に保たれているものとする。

　　　濃度のわからない酢酸水溶液 20.0 mL をホールピペットで正確にはかりとり，コニカルビーカーに入れた後，pH 指示薬を 1～2 滴加えた。これをビュレットに入れた 0.20 mol/L の水酸化ナトリウム水溶液で滴定すると 15.0 mL で終点に達した。

(1) この中和滴定の滴定曲線として最も適当なものを〔解答群〕から 1 つ選べ。　20

20　の〔解答群〕

①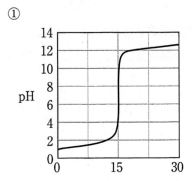

0.20 mol/L NaOH水溶液の滴下量〔mL〕

②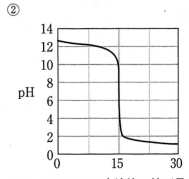

0.20 mol/L NaOH水溶液の滴下量〔mL〕

③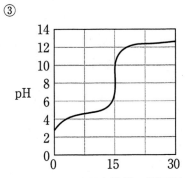

0.20 mol/L NaOH水溶液の滴下量〔mL〕

④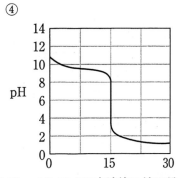

0.20 mol/L NaOH水溶液の滴下量〔mL〕

⑤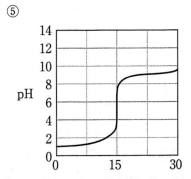

0.20 mol/L NaOH水溶液の滴下量〔mL〕

⑥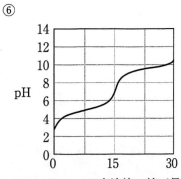

0.20 mol/L NaOH水溶液の滴下量〔mL〕

(2) 下線部の酢酸水溶液のモル濃度〔mol/L〕として，最も近いものを〔解答群〕から1つ選べ。　21

21　の〔解答群〕

① 0.010 mol/L　　② 0.015 mol/L　　③ 0.10 mol/L

④ 0.15 mol/L　　⑤ 0.20 mol/L　　⑥ 0.50 mol/L

(3) この滴定実験に関する記述として**誤りを含むもの**を〔解答群〕から1つ選べ。　22

22　の〔解答群〕

① この中和滴定実験における適切な pH 指示薬は，メチルオレンジである。

② ビュレットは，使用する溶液で共洗いしてから使用する必要がある。

③ ホールピペットで溶液を正確にはかりとるには，標線を液面の底に合わせる必要がある。

④ コニカルビーカーは，内部が純水でぬれたまま使用してもよい。

⑤ コニカルビーカーの代わりに三角フラスコを用いて実験を行っても問題ない。

4　　無機物質および有機化合物の性質と反応に関する，次の問1と問2に答えよ。

問1　1種類の金属イオンを含む5つの水溶液A～Eについて，次の1～5の実験を行った。
　　水溶液A～Eに含まれる金属イオンを〔解答群〕から1つずつ選べ。

　　1．クロム酸カリウム水溶液を加えるとAに黄色沈殿が生じた。

　　2．塩基性条件で硫化水素を通じるとA，C，Dに黒色沈殿が生じ，Bに白色沈殿が生じた。

　　3．アンモニア水を加えるとA～Dに沈殿が生じ，さらにアンモニア水を加えるとDは深青色溶液に変化し，A～Cの沈殿には変化がなかった。

　　4．水酸化ナトリウム水溶液を加えるとA～Dに沈殿が生じ，さらに水酸化ナトリウム水溶液を加えるとAとBの沈殿が溶解した。

　　5．燃焼させるとEが黄色の炎色反応を示した。

　　水溶液A：　23

　　水溶液B：　24

　　水溶液C：　25

　　水溶液D：　26

　　水溶液E：　27

　　23 ～ 27 の〔解答群〕

　　① Ag^+　　　② Pb^{2+}　　　③ Cu^{2+}　　　④ Fe^{2+}

　　⑤ Al^{3+}　　　⑥ Zn^{2+}　　　⑦ Ca^{2+}　　　⑧ Na^+

問2　次の (1)〜(5) の記述について，最も適する化合物を〔解答群〕から1つずつ選べ。

(1) ベンゼンに濃硫酸を加えて加熱すると生じる化合物。　28

(2) 塩化鉄(Ⅲ)水溶液と反応し，青色に呈色する化合物。　29

(3) クロロベンゼンを高温高圧のもとで水酸化ナトリウム水溶液と反応させると生じる化合物。　30

(4) 硫酸酸性の二クロム酸カリウム水溶液で酸化すると，黒色を呈する化合物。　31

(5) トルエンに過マンガン酸カリウム水溶液を加えて長時間加熱した後に反応液を酸性にすると生じる化合物。　32

28 〜 32 の〔解答群〕

① アニリン
② 安息香酸
③ フェノール
④ サリチル酸
⑤ o-クレゾール
⑥ ベンゼンスルホン酸
⑦ ナトリウムフェノキシド
⑧ ベンゼンスルホン酸ナトリウム

生　物

問題
（2科目　120分）

5年度

一般Ⅱ期

1　細胞に関する文章を読み，下記の問いに答えよ。

　細胞は周囲を細胞膜に囲まれており，内部にも ア など膜からなる細胞小器官がある。これらの膜は生体膜とよばれ，構成成分は主にタンパク質と イ である。細胞膜は半透性に近い性質をもつが，特定の物質については膜上に存在するタンパク質を利用して， イ 二重層部分を透過できない物質を運搬している。このように特定の物質は透過させる性質を ウ 透過性という。

　動物細胞には，Na^+を細胞 エ へ，K^+を細胞 オ へと輸送するナトリウムポンプが存在する。赤血球の表面にもナトリウムポンプが存在しており，細胞内外の Na^+ と K^+ の分布が維持されている。

問1　真核細胞において，文章中の ア にあてはまらないものを，①～⑤より1つ選んで番号を答えよ。 1

① 小胞体　　② リボソーム　　　③ 葉緑体

④ ゴルジ体　　⑤ ミトコンドリア

問2　文章中の イ ～ オ に入る語句の組合せとして正しいものを，①～⑧より1つ選んで番号を答えよ。 2

	イ	ウ	エ	オ
①	リン脂質	選択的	外	内
②	リン脂質	特異的	外	内
③	リン脂質	選択的	内	外
④	核酸	選択的	外	内
⑤	核酸	特異的	内	外
⑥	糖	特異的	外	内
⑦	糖	選択的	内	外
⑧	糖	特異的	内	外

問 3　細胞膜に存在するタンパク質について述べた文として**誤っているもの**を，①〜④より1つ選んで番号を答えよ。　3

　①　糖やアミノ酸は担体（輸送体）とよばれるタンパク質によって輸送される。

　②　濃度勾配に逆らった物質輸送を行うポンプはエネルギーを必要とする。

　③　腎臓で水の再吸収が促進されることに，アクアポリンが関与している。

　④　ペプチド系のホルモンの受容体は，ホルモンが結合すると細胞内へ移動し，その後核内に移動する。

問 4　次の数直線は1mから10^{-1}（1/10）ずつ目盛りをふったものである。下の問いに答えよ。

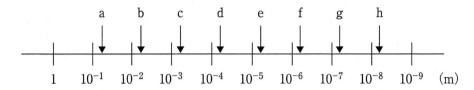

(1) ヒトの赤血球の大きさ（直径）を示した矢印として適したものを，①〜⑧より1つ選んで番号を答えよ。　4

　①　a　　②　b　　③　c　　④　d　　⑤　e　　⑥　f　　⑦　g　　⑧　h

(2) ヒトの精子の大きさ（全長）を示した矢印として適したものを，①〜⑧より1つ選んで番号を答えよ。　5

　①　a　　②　b　　③　c　　④　d　　⑤　e　　⑥　f　　⑦　g　　⑧　h

問 5　ヒトの血液から赤血球を取り出し，Na^+とK^+の濃度が血しょう中の濃度と等しい溶液に入れた。次の問いに答えよ。

(1) 溶液にグルコースを加えて37℃に保った場合，5分後の赤血球内のK^+濃度はどうなるか。適切なものを，①〜③より1つ選んで番号を答えよ。ただし，赤血球が血液から取り出されてから実験を開始するまでのK^+の流出は考慮しなくてよい。　6

　①　変わらない　　②　低くなる　　③　高くなる

(2) 溶液にグルコースを加えて4℃に保った場合，5分後の赤血球内のK^+濃度はどうなるか。結果とその理由について適切なものを，①〜④より1つ選んで番号を答えよ。　7

　①　低温によりナトリウムポンプが変性するため，K^+濃度は高くなる。

　②　カリウムイオンチャネルのはたらきが低下し，K^+濃度は高くなる。

　③　解糖系の反応が低下し，ATPの合成量が減少するためK^+濃度は低くなる。

　④　クエン酸回路の反応が低下し，ATPの合成量が減少するためK^+濃度は低くなる。

2　代謝に関する文章を読み，下記の問いに答えよ。

　代謝は異化と同化に分けられる。たとえば，植物は同化の1つとして光合成を行う。光合成は二酸化炭素などの簡単な　ア　から炭水化物など生体を構築する　イ　を合成する反応で，エネルギーを　ウ　する。他にもいろいろな生物が植物とは異なる同化を行う。

　酵母菌・硝酸菌・アゾトバクター・クロレラをそれぞれ単独で次のような条件下で培養した。なお，無機塩類には NaCl などを用いた。

条件1：グルコースは添加せず，窒素源と無機塩類を含む培養液に上記の微生物を別々に入れ，外部と空気の出入りはできる状態に保った。

条件2：グルコースと窒素源，無機塩類を含む培養液に上記の微生物を別々に入れ，空気を抜いて窒素を充填した。

条件3：窒素源は添加せず，グルコースと無機塩類を含む培養液に上記の微生物を別々に入れ，外部との空気の出入りはできる状態に保った。

問1　文章中の　ア　～　ウ　に入る語句の組合せとして正しいものを，①～⑧より1つ選んで番号を答えよ。　8

	ア	イ	ウ
①	有機物	無機物	合成
②	有機物	無機物	分解
③	有機物	無機物	吸収
④	有機物	無機物	放出
⑤	無機物	有機物	合成
⑥	無機物	有機物	分解
⑦	無機物	有機物	吸収
⑧	無機物	有機物	放出

問2　呼吸について正しいものを，①～④より1つ選んで番号を答えよ。　9

①　ピルビン酸とアセチル CoA が結合してクエン酸になる。

②　クエン酸回路では脱炭酸反応が起こる。

③　グルコースからオキサロ酢酸を合成する過程を解糖系という。

④　電子伝達系では酸化型補酵素が還元型に戻る。

問3　微生物 A は条件1で明所においたときは増殖したが，暗所におくと増殖しなかった。微生物 A として考えられるものを，①〜④より1つ選んで番号を答えよ。　10

　　①　硝酸菌　　　②　酵母菌　　　③　クロレラ　　　④　アゾトバクター

問4　微生物 B は条件2で明所・暗所にかかわらず増殖し，気泡が発生していた。しかし，条件1，条件3では明所・暗所にかかわらず増殖しなかった。微生物 B として考えられるものを，①〜④より1つ選んで番号を答えよ。　11

　　また，このときに発生した気体を，⑤〜⑧より1つ選んで番号を答えよ。　12

　　①　硝酸菌　　　②　酵母菌　　　③　クロレラ　　　④　アゾトバクター
　　⑤　CO_2　　　⑥　O_2　　　⑦　N_2　　　⑧　H_2O

問5　微生物 C のみ，条件3で増殖できた。その理由は微生物 C がある反応を行えるからである。その反応として正しいものを，①〜④より1つ選んで番号を答えよ。　13

　　①　アミノ酸からアミノ基を取る反応。
　　②　空気中の N_2 から NH_4^+ を合成する反応。
　　③　NH_4^+ とグルタミン酸からグルタミンを合成する反応。
　　④　NH_4^+ を酸化して NO_2^- とする反応。

問6　微生物 D は単独では条件1で増殖しなかったが，微生物 A〜D とは異なる微生物 E と混合して培養すると増殖できた。微生物 D と E の組合せとして正しいものを，①〜⑥より1つ選んで番号を答えよ。　14

	D	E
①	酵母菌	大腸菌
②	酵母菌	乳酸菌
③	硝酸菌	硫黄細菌
④	硝酸菌	亜硝酸菌
⑤	アゾトバクター	根粒菌
⑥	アゾトバクター	クロストリジウム

3　　カエルの発生に関する文章を読み，下記の問いに答えよ。

　脊椎動物は基本的に有性生殖を行う。カエルでは，発生の初期に始原生殖細胞が生殖巣原基に移動し卵原細胞や精原細胞になる。卵原細胞は　分裂をくり返し，栄養分を蓄えた一次卵
(a)
母細胞になる。

　一次卵母細胞は　分裂して二次卵母細胞と第一極体となり，二次卵母細胞は　分裂して
(b)　　　　　　　　　　　　　　　　　　　　　　　　　　　　　　　　　　　　(c)
卵と第二極体となる。カエルやヒトの場合には　ア　の段階で受精して，受精卵となる。1個の受精卵は卵割をくり返して細胞数を増やす。卵に含まれる　イ　の量と分布は卵割に影響を与え，ヒトやウニは　イ　の量が均等に分布する　ウ　卵であり，カエルは　イ　の量が多く植物半球に偏った　エ　卵である。

　からだには前後・背腹・左右の3つの軸がある。カエルでは，受精によって背腹軸が決定する。それは，植物極側にあるディシェベルドというタンパク質が，精子進入点の反対側の灰色三日月ができる領域へ移動することから始まる。背腹軸の決定について，次のような実験を行った。

<実験1>　灰色三日月の領域の細胞質は，他の領域よりも物質Xの活性が高かった。物質X
　　　　　のmRNAを，4細胞期胚の腹側の割球に注入すると，幼生の時期には二次胚が
　　　　　形成された。

<実験2>　卵に含まれる物質YのmRNAを，4細胞期胚の腹側の割球に注入すると，とく
　　　　　に変化はなく正常な幼生に発生した。

<実験3>　物質YのmRNAを，4細胞期胚の背側の割球に注入すると，背側の構造が通常
　　　　　よりも小さい幼生に発生した。

<実験4>　物質Xは細胞質から核内へと移動し，遺伝子Sの転写を促進することがわかっ
　　　　　た。

問1　文章中の　ア　に入る語句として正しいものを①～④より1つ選んで番号を答えよ。
　　　15

　　①　卵原細胞　　　②　一次卵母細胞　　　③　二次卵母細胞　　　④　卵

問 2　文章中の イ ～ エ に入る語句の組合せとして正しいものを，①～④より 1 つ選んで番号を答えよ。 16

	イ	ウ	エ
①	卵黄	端黄	等黄
②	卵黄	等黄	端黄
③	核	等黄	端黄
④	核	端黄	等黄

問 3　下線部 (a)～(c) の分裂のうち，通常の体細胞分裂に当てはまるものはどれか。正しいものを，①～⑤より 1 つ選んで番号を答えよ。 17

① (a) のみ　　② (b) のみ　　③ (c) のみ　　④ (a) と (b)　　⑤ (b) と (c)

問 4　卵割と通常の体細胞分裂の比較について，**誤っているもの**を，①～⑤より **2 つ選んで**番号を答えよ。 18

① 卵割は S 期がほとんどなく，通常の体細胞分裂よりも細胞周期が短い。

② 卵割は G_1 期や G_2 期がほとんどなく，通常の体細胞分裂よりも細胞周期が短い。

③ 初期の卵割によってできた割球は成長せずに小さいままだが，通常の体細胞分裂では娘細胞が成長して母細胞とほぼ同じ大きさになる。

④ 卵割でも通常の体細胞分裂でも，分裂後の染色体数は S 期の初期の 1/2 になる。

⑤ 卵割でも通常の体細胞分裂でも，分裂後の DNA 量は M 期前期の 1/2 になる。

問 5　物質 X はリン酸化されると，細胞内で分解される。また，物質 Y は物質 X をリン酸化する。このことより，物質 X と物質 Y はどのような関係にあると考えられるか。正しいものを，①～④より 1 つ選んで番号を答えよ。 19

① 物質 X は物質 Y の分解を促す。

② 物質 X は物質 Y を活性化する。

③ 物質 X は物質 Y によって分解を促される。

④ 物質 X は物質 Y によって活性化される。

問 6　実験と問5の内容より，ディシェベルドタンパク質は，物質Xと物質Yに，どのように関与すると考えられるか。正しいものを，①〜⑤より1つ選んで番号を答えよ。　20

　　① 物質Xの活性を抑制することで，物質Yが灰色三日月の領域ではたらくようにする。

　　② 物質Xにはとくに影響しないが，物質Yを活性化する。

　　③ 物質Yの活性を抑制することで，物質Xが灰色三日月の領域ではたらくようにする。

　　④ 物質Yにはとくに影響しないが，物質Xを抑制する。

　　⑤ 物質Xと物質Yの両方を活性化する。

問 7　物質Xの遺伝子を欠損した個体では，頭部も中胚葉も形成されない。遺伝子Sは調節タンパク質をコードしている。遺伝子Sがコードする調節タンパク質は，どのような遺伝子にはたらきかけると考えられるか。可能性が最も高いものを，①〜④より1つ選んで番号を答えよ。　21

　　① 灰色三日月の領域が原口背唇部になるよう誘導する物質の遺伝子。

　　② 外胚葉が表皮に分化するよう誘導する物質の遺伝子。

　　③ 外胚葉が表皮に分化するのを阻害する物質の遺伝子。

　　④ 神経管から運動神経を誘導する物質の遺伝子。

4　　恒常性の維持に関する文章を読み，下記の問いに答えよ。

　ヒトの体内環境は体外環境が変化してもある一定の範囲内に保たれる。これを恒常性（ホメオスタシス）という。恒常性の維持には自律神経系とホルモンがはたらいている。自律神経系は心臓や胃などの内臓器官や血管などに分布しており，意思とは関係なくはたらいている。交感神経と副交感神経は，多くの場合，1つの器官に対して両者が拮抗的に作用している。たとえば，心臓では交感神経からの刺激によって拍動は促進され，副交感神経からの刺激によって拍動は抑制される。

　一方，副腎髄質には交感神経のみが分布している。副腎髄質は交感神経の一部が変化して形成されるため，交感神経の一部と考えられる。このことから，副腎髄質は胚の ア から発生したものといえる。交感神経は末端から神経伝達物質として イ を分泌する。 イ はチロシンから数段階の酵素反応によって合成され，副腎髄質から分泌されるホルモンである ウ は， イ を基質とする酵素によって合成される。このことからも，副腎髄質が他の神経細胞と同じように ア に由来することがわかる。

問1　文章中の ア に入る語句として正しいものを，①〜③より1つ選んで番号を答えよ。
　　　22

　　　①　内胚葉　　　②　中胚葉　　　③　外胚葉

問2　文章中の イ ， ウ に入る語句として正しいものを，①〜④より1つずつ選んで番号を答えよ。　イ： 23 　ウ： 24

　　　①　ドーパミン

　　　②　γ-アミノ酪酸（GABA）

　　　③　アドレナリン

　　　④　ノルアドレナリン

問3　下線部に関して，瞳孔・気管・ぼうこうにおいて，交感神経は〔　　　〕内のどちら

のはたらきをするか。正しい組合せを，①〜⑧より1つ選んで番号を答えよ。 25

瞳孔　　〔拡大，縮小〕

気管　　〔拡張，収縮〕

ぼうこう〔排尿促進，排尿抑制〕

	瞳孔	気管	ぼうこう		瞳孔	気管	ぼうこう
①	拡大	拡張	排尿促進	②	拡大	収縮	排尿促進
③	拡大	拡張	排尿抑制	④	拡大	収縮	排尿抑制
⑤	縮小	拡張	排尿促進	⑥	縮小	収縮	排尿促進
⑦	縮小	拡張	排尿抑制	⑧	縮小	収縮	排尿抑制

問4　副腎皮質は3層に分けられ，そのうちA層とB層では，それぞれ次のようなホルモン

が分泌される。

・A層…Na^+の再吸収を促進する エ を分泌

・B層…血糖値を上昇させる オ を分泌

オ の分泌は，視床下部から分泌される放出ホルモン，脳下垂体前葉から分泌され

る副腎皮質刺激ホルモンによって促される。また， オ の血中濃度が高くなると，

フィードバック調節により放出ホルモンなどの分泌が抑えられる。以下の (1)〜(3) に

答えよ。

(1) 文章中の エ ， オ に入る語句として正しいものを，①〜⑧より1つずつ選んで

番号を答えよ。エ： 26 　オ： 27

① インスリン　　　　② チロキシン　　　　③ 鉱質コルチコイド

④ バソプレシン　　　⑤ パラトルモン　　　⑥ 成長ホルモン

⑦ 糖質コルチコイド　⑧ グルカゴン

(2) 副腎を除去したマウスにおいて，除去前と比較してどのような変化がみられるか。正し

いものを，①〜④より1つ選んで番号を答えよ。 28

① エ の分泌がなくなるので，血液中の Na^+ 濃度が低くなる。

② エ の分泌がなくなるので，血液中の Na^+ 濃度が高くなる。

③ オ の分泌がなくなるので，筋肉中にあるタンパク質を糖化してグルコースを生

成する。

④ オ の分泌がなくなるので，筋肉中にある脂質を糖化してグルコースを生成する。

(3) 脳下垂体を除去したマウスにおいて，除去前と比較してどのような変化がみられるか。正しいものを，①〜④より1つ選んで番号を答えよ。　29

① 副腎皮質刺激ホルモンの血中濃度が増加して，A層の機能が低下する。

② 副腎皮質刺激ホルモンの血中濃度が増加して，A層の機能が亢進する。

③ 副腎皮質刺激ホルモンの血中濃度が減少して，B層の機能が低下する。

④ 副腎皮質刺激ホルモンの血中濃度が減少して，B層の機能が亢進する。

5　水界生態系に関する文章（ⅰ），（ⅱ）を読み，下記の問いに答えよ。

（ⅰ）生物は種によって生育に適した環境が異なる。たとえば，淡水域にすむサワガニは水のきれいな所では生育できるが，水の濁った所では生育できない。このように，生息する生物の種類を調べることで，水質汚濁の程度を調べられる。このとき基準とする生物を指標生物という。その一部を表1に示す。

表 1　指標生物と水質階級

指標生物	水質階級			
	きれいな水（Ⅰ）	少し汚い水（Ⅱ）	汚い水（Ⅲ）	大変汚い水（Ⅳ）
1 ウズムシ類	■			
2 サワガニ	■			
3 ブユ類	■			
4 カワゲラ類	■			
5 ヤマトビケラ類	■			
6 ヘビトンボ類	■■			
7 トビケラ類	■■■			
8 ヒラタドロムシ類	■■			
9 ヒル類		■■		
10 ミズムシ		■■■		
11 サカマキガイ			■■■	
12 セスジユスリカ			■■	
13 イトミミズ類			■■	

（ⅱ）ある河川において，3カ所（地点 A，B，C）で表1の1～13の生物が生息しているか調査した。その結果を表2に示す。表中の○は生物が生息していたことを示し，個体数が最も多かったものは●で示した。

　地点Cでは，水質階級Ⅰの生物が3種，Ⅱの生物が3種，Ⅲの生物が1種という結果であった。種数が多く，なおかつ個体数が最も多い生物は水質階級Ⅱに該当することより，地点Cの水質階級は少し汚い水（Ⅱ）と判定する。

表 2　地点 A，B，C の調査結果

指標生物	1	2	3	4	5	6	7	8	9	10	11	12	13
地点 A	○		○	○		●		○					
地点 B											○	○	●
地点 C					○		○	●	○				

問 1　地点 A と地点 B の水質階級として正しいものを，①～④より1つずつ選んで番号を答えよ。地点 A：　30　　　地点 B：　31

①　きれいな水（Ⅰ）　　②　少し汚い水（Ⅱ）

③　汚い水（Ⅲ）　　④　大変汚い水（Ⅳ）

問 2　次の文章中の　ア　～　ウ　に入る語句として正しいものを，①～④より1つずつ選んで番号を答えよ。なお，同じ番号を2回以上選んでもよい。

ア：　32　　　イ：　33　　　ウ：　34

　水に含まれる有機物は細菌類などの微生物の　ア　によって分解される。このとき酸素が消費されるので，有機物の分解に消費する酸素量（BOD：生物化学的酸素要求量）を調べると，水の汚染度がわかる。汚染度が低いほど有機物量が　イ　いので BOD は　ウ　くなる。

①　多　　　②　少な　　　③　光合成　　　④　呼吸

問 3　BOD と表 1 に示した指標生物以外にも，水質汚濁の程度を調べる指標となるものがある。指標について述べた文として正しいものを，①～④より 1 つ選んで番号を答えよ。35

①　細菌類が多いほど，水質は清浄である。

②　アンモニア濃度が高いほど，水質は清浄である。

③　pH（水素イオン濃度）が 5.5 より低いと，水質は清浄である。

④　直径 1～2 mm ほどの浮遊物質が少ないほど，水質は清浄である。

問 4　汚染によって日本で実際に起こった被害について述べた文として正しいものを，①～④より 1 つ選んで番号を答えよ。36

①　船の事故により海へと流出した重油が原因となり，プランクトンの異常増殖による赤潮が発生した。

②　生活排水が海洋に流出したことで，サンゴの白化現象が進行した。

③　工場から水俣湾へと有機水銀が流出し，中枢神経系に異常をきたす人が現れた。

④　工場から神通川へとカルシウムが流出し，全身に痛みを感じ，骨折をくり返す人が現れた。

英　語

解答

5年度

一般A

❶

〔解答〕

(1) ③　　(2) ④　　(3) ③　　(4) ①　　(5) ②

(6) ④　　(7) ②　　(8) ③　　(9) ①　　(10) ②

〔出題者が求めたポイント〕

(1) look like「〜のように見える」。

(2) as for「〜に関しては」。even as「〜と同時に、〜とともに」。… as well as 〜「…も〜も」。such as「例えば〜など」。

(3) 正解の英文は、provides the instructions needed for となる。

(4) chemicals を後ろから修飾する過去分詞の called が正解。chemicals called DNA で、「DNA と呼ばれる化学物質」。

(5) be made up of = consist of「〜からなる」。

(6) 選択肢訳
① ゼロ個の細胞
② 一部の細胞
③ ほんの数個の細胞
④ ほとんどの細胞

(7) 23 は 46 の半分なので、half が正解。

(8) 選択肢訳
① それは両親から多額の財産を受け継ぐ方法である。
② それはあなたの両親に事実を知らせる方法である。
③ そのようにして、あなたは両親の両方から特徴を受け継ぐ。
④ 何らかの方法で、あなたは両親の財産を受け継ぐことができる。

(9) identical「同一の」。critical「批評の、重大な、危機的な」。typical「典型的な」。logical「論理的な」。

(10) 選択肢訳
① 遺伝子は各細胞の核内の染色体の外側にある。
② DNA の 4 つの化学物質の配列は、細胞に発現の仕方を伝える。
③ ヒトの精子と卵子の細胞は、それぞれ 46 本の染色体をフルセットで持っている。
④ 一家の子供たちがみな微妙に違うのはなぜか、まだ解明されていない。

〔全訳〕

あなたは、お父さんやお母さんに似ていると言われたことがありますか？　あなたが親に似ているのは、例えば目の色などの特徴が親から子へ受け継がれるからだ。この現象は遺伝と呼ばれ、遺伝子を介して発現する。

遺伝子は細胞の内部に存在する。遺伝子は細胞核——各細胞の中心近くにある、細胞の働きを制御する小さな点——の中にある。遺伝子とは小さなコード（暗号）のようなものだ。個々の遺伝子は、あなたの髪がストレートかカールしているかといった、特定の特徴についての指示を伝える。フルセットの遺伝子が、唯一無二の生物を作るのに必要な指示を与えるのだ。

各細胞の核の中で、遺伝子は染色体という長いひもの中にある。このひもは、とぐろを巻いて小さな X 字形を作っていることが多い。各細胞には 46 本の染色体があり、それぞれに何千もの遺伝子が含まれている。

遺伝子は DNA と呼ばれる化学物質でできている。DNA は、まるで捻じれたはしごのような、驚くべき形をしている。はしごの横木は 4 つの化学物質でできており、それらは異なる組み合わせで対になっている。この配列が、細胞に発現の仕方を伝えるコードを形成している。

では、いったい遺伝子はどのようにして親から子へと特徴を受け渡していくのだろうか？　そう、人間には 46 本の染色体があることを思い出すとよい。あなたの体のほぼすべての細胞は 46 本の染色体をもっているが、精子と卵子の細胞は違う。精子と卵子の細胞には、通常の半分である 23 本の染色体しかない。精子と卵子の細胞が結合するとき、それぞれが 23 の染色体を追加し、受精卵は 46 の染色体フルセットになる。そのようにして父と母の特徴を受け継ぐのだ。

もし子供が両親から 23 本の染色体を受け継ぐのであれば、なぜ一家の子供たちはみな、全く同じではないのだろうか？　その答えは、DNA コードがそれぞれの生殖細胞で少し異なることにある。精子と卵子の細胞が結合するとき、その都度ユニークな組み合わせが作られるのだ。

❷

〔解答〕

(11) ③　　(12) ④　　(13) ①　　(14) ①　　(15) ③

(16) ②

〔出題者が求めたポイント〕

(11) help oneself to「〜を自分で（自由に）取って食べる」。

(12) It's very nice of you to V「〜してくれてありがとう」。

(13) Do you have any idea 〜？「〜に心当たりありますか」。idea の後には疑問詞が来るのが一般的。

(14) shouldn't have Vp.p.「〜すべきじゃなかった（のにした）」。

(15) be expected「予想される」。受動態の文。

(16) As far as は、「〜する限り」と訳され、考え、知識などの範囲を表す。一方 As long as は、「〜する間は（時間の制限）」または「〜さえすれば（条件）」という意味を持つ。ただし、As long as も条件を表す場合は、「〜する限り」と訳されることがある。

〔問題文訳〕

(11) A：さあ、くつろいで、自由にクッキーを召し上がってください。

　　 B：ありがとうございます。ここに来れてよかったです。

(12) A：ごきげんよう、ハリスさん。わざわざ来てくれてありがとう。

　　 B：はじめまして、ブラウンさん。お会いできてうれしいです。

(13) A：ここから駅までの距離はどのくらいか、心当たりがありますか？

　　 B：5キロくらいと聞いたことがあります。

(14) A：あなたの言うとおりでしたね。ケーキを全部食べるべきじゃなかった。

　　 B：それで今お腹が痛いんだね。

(15) A：彼は今いません。3時ごろ戻ってくると思われます。

　　 B：ああ、そうですか。じゃあ、3時過ぎにもう一度電話してみます。

(16) A：入場料はいくらだか知っていますか？

　　 B：私の知っている限りでは、無料です。

3

〔解答〕

(17) ①　(18) ④　(19) ③　(20) ②　(21) ①

〔出題者が求めたポイント〕

(17) by accident「偶然」。in danger「危険にさらされて」。without exception「例外なく」。on duty「勤務中」。

(18) 要求を表す for が正解。compete A for B「B を求めて A と競う」。

(19) have trouble Ving「〜するのが困難だ、〜するのに苦労する」。

(20) go without「〜なしで生きていく」。

(21) no longer「もはや〜しない」。

〔全訳〕

　人は、新しい土地に定住するとき、動物や植物を連れてくることがある。また、人が偶然、種子を新しい土地に運ぶこともある。外来種は、水や場所、食料をめぐって在来の動植物と競合する。砂漠の在来動植物は、外来種によって生息地を変えられると、生存が困難になることもある。

　ラクダはオーストラリア原産ではない。1840 年から 1907 年の間に、1 万頭以上のラクダがインドから連れてこられた。ラクダはオーストラリアのアウトバックで探検家たちを助けた。ラクダは砂漠での生活に適応しているため、その数は増加した。ラクダは長い間水なしで生活でき、ほとんどの砂漠の植物を食べ、重い荷物も運んだ。しかし、やがて砂漠にも道路や鉄道、飛行機が敷かれるようになった。人々はもはや、労働するのにラクダを必要としなくなった。そして、ラクダは野生化した。

　現在、オーストラリアには 100 万頭近い野生のラクダが生息している。特に干ばつ時には、ラクダは在来の動物たちと食料と水を求めて競い合う。

英　語

解答　　5年度

❶

〔解答〕

(1) ③　　(2) ①　　(3) ④　　(4) ②　　(5) ①
(6) ②　　(7) ④　　(8) ③　　(9) ②　　(10) ①

〔出題者が求めたポイント〕

(1) 選択肢訳
　① ヨウスコウカワイルカが互いに意思疎通することは通常不可能である。
　② ヨウスコウカワイルカが互いに意思疎通することはほとんど不可能である。
　③ ヨウスコウカワイルカは通常、互いにとてもよく意思疎通することができる。
　④ ヨウスコウカワイルカはほとんどお互いに意思疎通することができない。

(2) 正解の英文　are many big ships

(3) 前文を受け、次の文へ「それで」とつなげる so が正解。

(4) Illusion「幻想」。Pollution「汚染物質」。Relation「関係」。Occasion「機会」。

(5) 選択肢訳
　① 企業は「バイジー」という名前を宣伝に利用した。
　② 中国の人々はその名前に惹かれてバイジーを購入した。
　③ 中国でバイジーは、その名前にもかかわらず、高い値段で売られていた。
　④ 中国では「バイジー」という名前はお金では買えなかった。

(6) 「手段を講じたにもかかわらずイルカの数が減った」のだから、But が正解。

(7) in comparison「比較して」。without care「注意を怠って」。with diligence「勤勉に」。at risk「危険にさらされて」。

(8) 「イルカが川を上下に移動できないのは、ダムが増えているから」なので、理由を表す because が正解。

(9) almost, mostly は副詞なので、名詞 our seas を修飾できない。much more は「より多くの」という意味なので不可。most of「〜の大部分」は、nearly all「ほぼ全ての〜」と互換できる。

(10) 選択肢訳
　① イルカは川か海に住んでいる。
　② バイジーは汚れた水の中でもよくものが見える
　③ 中国人は現在に至るまでカワイルカを捕獲している。
　④ ガンジス川にかかるダムはイルカが川を上ったり下ったりするのに役立っている。

〔全訳〕
イルカには、川に住むものと海に住むものがいる。中国を西から東へ横断する揚子江（長江）。この川には1950年代、6,000頭のヨウスコウカワイルカが生息していた。(1)ヨウスコウカワイルカは普段から耳がよく、他のイルカと「会話」する。昔は、川を行き交う小さな船の音を聞いて、その下をくぐることができた。

　しかし、今では多くの大きな船が川を利用し、他の騒音も多い。それで、ヨウスコウカワイルカは大きな船に自分の頭をぶつけてしまう。町や工場からの汚染物質も川に入ってくるので、汚れた水の中でヨウスコウカワイルカはものがよく見えない。中国がこの川に大きな三峡ダムを建設すると、イルカの生息地は再び変わってしまった。

　1983年、中国はカワイルカの捕獲を中止した。そして、川の中にイルカの住処を作ってやった。住処にはとても費用がかかったので、そのためのお金を必要とした。(5)人々はお金を払って「バイジー」の名前を使うことができた。それで、中国では、「バイジー・ドリンク」「バイジー・シューズ」「バイジー・ホテル」などが生まれた。これらから得られるお金の一部がイルカたちのために役立った。しかし、1990年には、2,000キロの河川にたった200頭のイルカしかいなくなった。2004年、科学者が発見できたのはわずか2頭だった。

　ガンジス川（インド、バングラデシュ）のカワイルカも危機に瀕している。世界の人口の約10%がこの川の近くに住んでいるため、大量の廃棄物が川の水に入ってくるのだ。川をまたぐダムがどんどん増えているので、イルカは川を上下に移動できなくなる。今は約4,000頭のイルカがいるが、このカワイルカも危険にさらされている。

　また、ほぼすべての海にもイルカがいる。彼らは水の中で速く動き、遊ぶ。ある国の人々は、海のイルカの肉を食べている。人間が海で網漁をすると、毎年何十万頭ものイルカが死んでしまう。そして、私たちが海からすべての魚を捕獲すると、イルカの餌も奪ってしまうことになるのだ。

❷

〔解答〕

(11) ④　　(12) ①　　(13) ②　　(14) ④
(15) ①　　(16) ③

〔出題者が求めたポイント〕

(11) 仮定法過去完了の帰結節なので、would have gone が正解。

(12) besides「〜以外に、〜に加えて」という意味の前置詞。

(13) have + O + Vp.p. には、「〜させる（使役）、してもらう（受益）、される（受難）」の意味があるが、ここでは単に「〜した」という意味の（完了）を表す用法。Do you have anything planned for this weekend?「今週末に向けて何か計画を立てましたか」が直訳。

⒁　allow＋O＋to V「Oが〜することを許す」。

⒂　This is the first time I've been to 〜「これは私が〜に来た初めての機会だ」。

⒃　Next time 〜「この次〜するときには」。接続詞の働きをしている。

〔問題文訳〕

⑾　A：今日が休日だって知らなかったの？
　　B：忘れてたよ。君が言ってくれなかったら、今朝学校に行ってたところだ。

⑿　A：人件費削減のほかに、ロボットを使う利点は何だと思いますか？
　　B：実は、結構あるんですよ。

⒀　A：ところで、カービーさん、今週末は何か予定がありますか？
　　B：息子と買い物をする以外には特にありません。

⒁　A：入場料には何が含まれているのですか？
　　B：このパスですべてのアトラクションを回れます。

⒂　A：日本食レストランに来たのはこれが初めてです。新しい食べ物に挑戦するのは楽しみですね。
　　B：きっと楽しめると思いますよ。

⒃　A：今度この近くに来られたら、ぜひお立ち寄りください。
　　B：そうします。また、あなたのお子さんに会いたいです。

3

〔解答〕

⒄　③　　⒅　④　　⒆　④　　⒇　②　　㉑　③

〔出題者が求めたポイント〕

⒄　divide A into B「AをBに分ける」の受動態。

⒅　付帯状況の with が正解。with A B「AがBの状態で」。Bには現在分詞・過去分詞がくることが多いが、それ以外に、副詞や前置詞＋名詞の副詞句がくることもある。本文の with seas and oceans between them は前置詞＋名詞の副詞句がきた例で、「海や大洋がその間にある状態で」が直訳。

⒆　sound like 〜「〜のように聞こえる」。look like 〜「〜のように見える」も同じ仲間。

⒇　先行詞である Earth's mantle を修飾する関係副詞の where が正解。

㉑　This is how 〜「これが〜したやり方だ」が直訳。This is the way 〜も同意。

〔全訳〕

　約11億年前、地球上のほとんどの土地は、ロディニアという巨大な大陸を形成していた。現在では、この陸地は小さな大陸に分かれ、その間に海や大洋が広がっている。なぜこのようなことが起こったのか？

　地球の地殻は、「構造プレート」と呼ばれる巨大なパーツに分かれている。このプレートはパズルのように組み合わされ、地球のマントル中のマグマの上に浮かんでいる。構造プレートはまた、1年に10cmほど移動している。⒆それ自体は大きな動きだとは思えないが、100

万年経てば100キロメートルも動くことになる。こうしてロディニア大陸は変化し、現在のような大陸が形成されたのだ。

　いくつかの構造プレートは、出会い、そして互いに押し合っている。一方のプレートがもう一方のプレートを地球のマントルまで押し下げ、そこで溶けてマグマに変化することもある。

　また、2つのプレートが出会って押し合い、新しい山ができることもある。㉑このようにして南米のアンデス山脈は形成された。アンデス山脈は、7,600万年前にできたばかりの、きわめて新しい山である。

英　語

解答　　　　5年度

〔一般C〕

1

〔解答〕

(1) ③　　(2) ④　　(3) ④　　(4) ②　　(5) ①

(6) ①　　(7) ④　　(8) ③　　(9) ②　　(10) ④

〔出題者が求めたポイント〕

(1) 選択肢訳
　① 私たちは通常、顕微鏡なしでそれを見ることができる
　② 私たちが顕微鏡を通して見れないのは普通のことである
　③ 私たちが顕微鏡なしでそれを見ることは通常不可能である
　④ 私たちが顕微鏡を通してそれを見ることはめったにできない

(2) 正解の英文　use to help bread

(3) turn O C「O を C に変える」。

(4) 選択肢訳
　① 原生生物は、動物、植物、その他の微生物と同じグループに属している。
　② 原生生物は、動物、植物、その他の微生物とは別のグループに属している。
　③ 原生生物は、動物、植物、その他の微生物などの、多くの小グループに分類される。
　④ 原生生物は、動物、植物、その他の微生物と一緒のグループに分類される。

(5) wrap「〜を巻き付ける」。gap「〜に裂け目を作る」。map「〜の地図を描く」。tap「〜を軽く叩く」。

(6) 選択肢訳
　① まるでそれが小さなオールであるかのように
　② それが小さなオールなので
　③ もしそれが小さなオールのようでないなら
　④ それが小さなオールであるにもかかわらず

(7) in comparison「比較して」。due to「〜が原因で」。all but「ほとんど〜、〜を除いて全部」。for example「例えば」。

(8) change A into B「A を B に変える」。

(9) pull down「〜を引き下ろす、〜を取り壊す」。take over「〜を乗っ取る、引く継ぐ」。make up「〜を作り上げる、〜をでっち上げる」。catch on「〜（の意味を）理解する、流行する」。

(10) 選択肢訳
　① 原生生物には、太陽光を使って自分の食べ物を作ることができるものはない。
　② すべての原生生物は、毛のような小さな器官を動かして泳ぐことができる。
　③ 細菌は、約300万年前に初めて地球上に生息した。
　④ ウイルスは、生きている細胞の中にいてはじめて十分に機能することができる。

〔全訳〕

　地球上で最も小さな生物は、たったひとつの細胞からできている。(1)私たちは通常それを顕微鏡を通してしか見ることができないため、微生物と呼ばれている。微生物にはさまざまな種類がある。そのひとつが菌類で、私たちが食べているキノコの親戚である。菌類には、パンが膨らむのを手助けするために使うイーストや、古いパンを緑色にする空気中のカビなどがある。その他の微生物には、原生生物、細菌、ウイルスなどがある。

　(4)原生生物とは、動物、植物、その他の微生物と一緒にすることができない微生物群のことだ。原生生物の中には、太陽の光を使って自分の食べ物を作る、緑色植物というものもある。その中には、海や湖、池などに生息する珪藻がある。珪藻の細胞の外側には、小さな穴が開いていて、面白い形や模様をしている。

　他の原生生物には、狩りをしたり、動き回ったりと、小さな動物に近い存在のものもいる。例えば、アメーバは、より小さい微生物に自分の体を巻きつけて捕獲し、食べてしまう。別の原生生物は、毛のような小さな器官を、(6)ほとんど小さなオールのように、前後に動かして泳ぐことができる。

　細菌が初めて地球上に生息したのは約30億年前だった。今日、細菌は凍てつく南極から温泉まで、地球上のあらゆる場所に生息している。例えば、私たちの皮膚に住み着いて、より有害な細菌を寄せ付けないようにしてくれる細菌もいる。また、牛乳を私たちが食べるヨーグルトやチーズに変化させるのに役立つ細菌もいる。しかし、細菌の中には、人間の細胞に有害な化学物質を作ることにより、人を病気にするものもいる。喉の痛みからより深刻な病気まで、細菌あらゆる病気の原因となる。

　ウイルスは、細菌よりずっと小さい。ウイルスは普通ではない微生物だ。なぜなら、完全に生きているわけではないからだ。彼らは生きた細胞の中に入らない限り、餌を食べたり、繁殖したり、動いたり、老廃物を出したりすることができない。細胞の中に入った後、彼らはその細胞の機能を乗っ取る。細胞が複製されるとき、ウイルスのコピーも作られるのだ。ウイルスは、インフルエンザなど多くの病気の原因となる。

2

〔解答〕

(11) ③　　(12) ③　　(13) ①　　(14) ④

(15) ①　　(16) ②

〔出題者が求めたポイント〕

(11) Talking of 〜「〜のことと言えば」。

(12) 過去のことを回想しているので、仮定法過去完了を使う。

(13) 「（時間が）かかる」は take を使う。

(14) until 〜「〜まで」。if 〜「もし〜ならば」。in case

～「～の場合に備えて、～するといけないから」。
unless ～「もし～でなければ」。文頭の Not は、
There was not anybody else in the house の not 以
外を省略したもの。
⒂　convince A of B「A に B を納得させる」。
⒃　keep ～ waiting「～を待たせ続ける」。
〔問題文訳〕
⑾　A：僕はティムの妹が書いた小説を読んだよ。
　　B：私も読んだわ。彼の妹さんといえば、最近病気
　　　　で入院しているそうね。
⑿　A：事態に対するあなたの対処の仕方にはとても感
　　　　心しています。
　　B：ありがとうございます。でも、もっとうまく処
　　　　理できたのではないかと思っているのです。
⒀　A：空港までどのくらいかかりますか？
　　B：渋滞していなければ、40 分くらいです。
⒁　A：家の中に誰か他にいましたか？
　　B：誰もいなかったよ。どこかに隠れていなければ
　　　　ね。
⒂　A：私は彼に私の考えを理解させることはできる。
　　B：あなたの意見を彼に納得させようとするのは時
　　　　間の無駄だと思うけどね。
⒃　A：遅くなってごめん。長く待たせちゃったかな？
　　B：いいえ、私も少し遅れました。

3
〔解答〕
⒄　②　　⒅　④　　⒆　③　　⒇　②　　㉑　①
〔出題者が求めたポイント〕
⒄　玄武岩と花崗岩の違いだから、a different の選択
　　肢が正解。
⒅　younger「より若い」とは、「後になって形成され
　　た」ということ。
⒆　over「～の上に」。beside「～の横に」。underneath
　　「～の下に」。above「～よりも上に」。
⒇　全訳参照。
㉑　That is why ～「そういうわけで～」。This is
　　because ～「これはなぜなら～」。On the other
　　hand「一方」。What is worse「さらに悪いことに」。
〔全訳〕
　多くの人は、海は水に覆われただけの陸地だと思って
いる。しかし実は、大陸の陸地と海の下の陸地は、別の
岩石でできているのだ。海の岩は玄武岩でできていて、
一方、大陸の岩は花崗岩でできている。ここに興味深い
二つのことがある。第一は、玄武岩が花崗岩よりずっと
重いということ。そして第二は、海の下の玄武岩は大陸
の下の花崗岩より⒅ずっと後になって形成されたもので
ある（約 20 億年若い）ことだ。
　私たちの地球は、3 つの部分からなるボールのような
ものだ。そのボールの中心、地球の奥深くにあるのがコ
ア（核）だ。そのコアの周りにあるのがマントル。そして、
そのマントルの周りにあるのが地殻で、これが地球の表
面である。さて、この地殻は岩石（玄武岩や花崗岩）でで
きていて硬い。しかし、地殻の下にあるマントルは柔ら
かく、非常に高温で、まるで火の海のような状態なのだ。
水に浮かぶ船のように⒇地殻はマントルの上に浮かんで
いる。しかし、玄武岩は花崗岩より重いので、玄武岩の
地殻は花崗岩の地殻より深くマントルの中に沈み込む。
そういうわけで、大陸は海よりも高い位置にあるのだ。

数　学

解答　5年度

1

〔解答〕

(1)

アイ	ウ	エ	オ	カキ
13	9	2	8	−4

(2)

クケ	コ	サ	シ	ス	セ	ソ
−2	2	3	1	2	6	6

(3)

タチ	ツ	テト	ナ
23	5	21	2

(4)

ニ	ヌ	ネノ	ハヒ
9	4	57	44

〔出題者が求めたポイント〕

(1) 実数，平方根の計算
代入して計算する。
$\dfrac{8+4\sqrt{2}}{a+b\sqrt{2}}=\dfrac{(8+4\sqrt{2})(a-b\sqrt{2})}{(a+b\sqrt{2})(a-b\sqrt{2})}$ で，分母を有理化
する。

(2) 三角関数
α の範囲より　$\cos\alpha<0$
$\cos^2\alpha=1-\sin^2\alpha$ より $\cos\alpha$ を求める。
$\sin(\alpha+\theta)=\sin\alpha\cos\theta+\sin\theta\cos\alpha$

(3) 指数関数
$(3^x+3^{-x})^2=3^{2x}+2\cdot3^x\cdot3^{-x}+3^{-2x}$
$=9^x+9^{-x}+2$
$3^x=X$ として，X の2次方程式にして値を求める。
$3^x=X$ より　$x=\log_3 X$

(4) 整数
$5(x-y)=y+21$ として，$x-y=t$ として，y, x を t で表す。

〔解答のプロセス〕

(1) $x^2=9+12\sqrt{2}+8=17+12\sqrt{2}$
$x^2-\sqrt{2}x=17+12\sqrt{2}-3\sqrt{2}-4=13+9\sqrt{2}$
$a+b\sqrt{2}=\dfrac{8+4\sqrt{2}}{x}=\dfrac{(8+4\sqrt{2})(3-2\sqrt{2})}{(3+2\sqrt{2})(3-2\sqrt{2})}$
$=\dfrac{8-4\sqrt{2}}{1}=8-4\sqrt{2}$
$a=8$, $b=-4$

(2) α の範囲より　$\cos\alpha<0$
$\cos^2\alpha=1-\sin^2\alpha=1-\dfrac{1}{9}=\dfrac{8}{9}$
$\cos\alpha=-\dfrac{2\sqrt{2}}{3}$
$\sin\left(\alpha+\dfrac{\pi}{3}\right)=\sin\alpha\cos\dfrac{\pi}{3}+\sin\dfrac{\pi}{3}\cos\alpha$
$=\dfrac{1}{3}\cdot\dfrac{1}{2}+\dfrac{\sqrt{3}}{2}\cdot\left(-\dfrac{2\sqrt{2}}{3}\right)=\dfrac{1-2\sqrt{6}}{6}$

(3) $9^x+9^{-x}=3^{2x}+3^{-2x}=(3^x+3^{-x})^2-2=25-2=23$
$3^x=X$ とすると，

$X+\dfrac{1}{X}=5$ より　$X^2-5X+1=0$
$X=\dfrac{5\pm\sqrt{21}}{2}$，よって，$3^x=\dfrac{5\pm\sqrt{21}}{2}$
従って，$x=\log_3\left(\dfrac{5\pm\sqrt{21}}{2}\right)$

(4) $5(x-y)=y+21$, $x-y=t$ とする。
$y=5t-21$, $5x=30t-126+21$
$x=6t-21$
$0<5t-21<10$, $0<6t-21<10$ より
$4.2<t<5.1\cdots$，従って，$t=5$
$t=5$ で，$y=25-21=4$, $x=30-21=9$
$x+y=5t-21+6t-21=11t-42$
$11t-42=100$ より　$t=12.9\cdots$
よって，$t=13$
$x=78-21=57$, $y=65-21=44$

2

〔解答〕

(1)

フ	ヘ	ホマ
2	2	60

(2)

ミ	ム	メ	モ	ヤ	ユ
2	3	2	3	3	3

〔出題者が求めたポイント〕

平面図形

(1) $(x-p)^2+(y-q)^2=r^2$ となるとき，
円の中心$(p,\ q)$，円の半径r
円がx軸に接するとき，$q=r$
$y=mx+k$ とx軸のなす鋭角θは，
$\tan\theta=m$

(2) 点$(x_1,\ y_1)$と直線$ax+by+c=0$の距離は，
$\dfrac{|ax_1+by_1+c|}{\sqrt{a^2+b^2}}$
接線の長さで，OP＝OQ
$PQ^2=OP^2+OQ^2-2OP\cdot OQ\cos\angle POQ$
Pの座標を$(x,\ y)$とすると，
$x^2+y^2=OP^2$

〔解答のプロセス〕

(1) $(x-a)^2+(y-b)^2=4$でCの半径は2。
Cがx軸に接するので，$b=2$
ℓとx軸のなす角度をθとすると，$\tan\theta=\sqrt{3}$
よって，$\theta=60°$

(2)
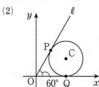

円の中心$(a,\ 2)$と$\sqrt{3}x-y=0$との距離は2

$$\frac{|\sqrt{3}\,a-2|}{\sqrt{3}+1}=2 \text{ より } |\sqrt{3}\,a-2|=4$$

$\sqrt{3}\,a-2>0$ のとき，$\sqrt{3}\,a-2=4$

$$a=\frac{6}{\sqrt{3}}=2\sqrt{3}$$

$\sqrt{3}\,a-2<0$ のとき，$\sqrt{3}\,a-2=-4$

$\sqrt{3}\,a=-2$ より $a<0$ となり不適。

Q が $(2\sqrt{3},\ 0)$ となり $OQ=OP=2\sqrt{3}$

$PQ^2=12+12-24\cos60°=12$ より

$PQ=2\sqrt{3}$

$P(x,\ y)$ で $x=t$ とすると $y=\sqrt{3}\,t$

$x^2+y^2=OP^2$ より

$t^2+3t^2=(2\sqrt{3})^2$　よって，$4t^2=12$

$t=\sqrt{3},\ y=\sqrt{3}\cdot\sqrt{3}=3$　∴　$P(\sqrt{3},\ 3)$

❸
〔解答〕

(1)

ヨ	ラ	リ	ルレ
1	3	7	18

(2)

ロ	ワ	ン	あ
1	9	5	9

(3)

い	うえ	おかき	くけこ
8	21	100	189

〔出題者が求めたポイント〕

確率

最初，さいころを振って，箱に赤球1個入れる確率。
以降，さいころを振って，箱 A の中が赤球 m 個，白球 n 個となる確率を P，そこから球を取り出す確率を Q とすると，確率は PQ である。

〔解答のプロセス〕

(1)　さいころを振って，箱に赤を1個入れたので，確率は $\frac{1}{3}$

箱 A が赤球2個，白球4個のとき，

$$\frac{2}{3}\cdot\frac{2}{6}=\frac{4}{18}$$

箱 A が赤球3個，白球3個のとき，

$$\frac{1}{3}\cdot\frac{3}{6}=\frac{3}{18}$$

$$\frac{4}{18}+\frac{3}{18}=\frac{7}{18}$$

(2)　箱 A が赤球2個，白球4個のとき

2個とも赤球，$\dfrac{2}{3}\cdot\dfrac{_2C_2}{_6C_2}=\dfrac{2}{45}$

赤球1個・白球1個を取り出す。$\dfrac{2}{3}\cdot\dfrac{_2C_1\cdot_4C_1}{_6C_2}=\dfrac{16}{45}$

箱 A が赤球3個，白球3個のとき

2個とも赤球，$\dfrac{1}{3}\cdot\dfrac{_3C_2}{_6C_2}=\dfrac{3}{45}$

赤球1個・白球1個を取り出す。$\dfrac{1}{3}\cdot\dfrac{_3C_1\cdot_3C_1}{_6C_2}=\dfrac{9}{45}$

2個とも赤球である確率，$\dfrac{2}{45}+\dfrac{3}{45}=\dfrac{5}{45}=\dfrac{1}{9}$

赤球1個，白球1個を取り出す確率

$$\frac{16}{45}+\frac{9}{45}=\frac{25}{45}=\frac{5}{9}$$

(3)　箱 A が赤4個白3個となる。　$\left(\dfrac{1}{3}\right)^2=\dfrac{1}{9}$

箱 A が赤3個白4個となる。　$_2C_1\left(\dfrac{1}{3}\right)\left(\dfrac{2}{3}\right)=\dfrac{4}{9}$

箱 A が赤2個白5個となる。　$\left(\dfrac{2}{3}\right)^2=\dfrac{4}{9}$

箱 A から1個の球を取り出すとき，赤1個

$$\frac{1}{9}\cdot\frac{4}{7}+\frac{4}{9}\cdot\frac{3}{7}+\frac{4}{9}\cdot\frac{2}{7}=\frac{24}{63}=\frac{8}{21}$$

箱 A から2個の球を取り出すとき，赤1個白1個

$$\frac{1}{9}\cdot\frac{4\cdot3}{_7C_2}+\frac{4}{9}\cdot\frac{3\cdot4}{_7C_2}+\frac{4}{9}\cdot\frac{2\cdot5}{_7C_2}=\frac{100}{189}$$

❹
〔解答〕

(1)

さし	す	せそ
-2	4	80

(2)

たちつ	てと	なに	ぬね	のはひ	ふ
-15	27	27	-3	297	4

〔出題者が求めたポイント〕

微分積分

(1)　$f'(x)=0$ な x を求め，増減表を作る。

(2)　$y=f(x)$ 上の $x=a$ における接線の方程式は，

$y=f'(a)(x-a)+f(a)$

$y=f(x)$ と ℓ を連立させて交点の x 座標 $\alpha,\ \beta$ を求める。$\alpha<0<\beta$ のとき，

$$\int_\alpha^0\{f(x)-\ell \text{ の } y\}dx \text{ より面積を求める。}$$

〔解答のプロセス〕

(1)　$f'(x)=3x^2-6x-24$

$3(x^2-2x-8)=3(x-4)(x+2)=0$

$x=-2,\ 4$

x		-2		4	
$f'(x)$	$+$	0	$-$	0	$+$
$f(x)$	↗		↘		↗

極小値は $f(4)=64-48-96+c=c-80$

$c-80=0$ より　$c=80$

(2)　$f'(3)=27-18-24=-15$

$f(3)=27-27-72+c=c-72$

$y=-15(x-3)+c-72=-15x+c-27$

$(0,\ 0)$ を通るとき，$0=0+c-27$

$c=27,\ \ell:y=-15x$

$x^3-3x^2-24x+27-(-15x)=0$

$x^3-3x^2-9x+27=0$

$x^2(x-3)-9(x-3)=0$ より　$(x^2-9)(x-3)=0$

よって，$(x+3)(x-3)^2=0$

共有点の x 座標は　$3,\ -3$

$-3\leqq x\leqq0$ で，$x^3-3x^2-24x+27\geqq-15x$

$$\int_{-3}^{0} \{x^3 - 3x^2 - 24x + 27 - (-15x)\} dx$$

$$= \int_{-3}^{0} (x^3 - 3x^2 - 9x + 27) dx$$

$$= \left[\frac{x^4}{4} - x^3 - \frac{9x^2}{2} + 27x \right]_{-3}^{0}$$

$$= 0 - \left(\frac{81}{4} + 27 - \frac{81}{2} - 81 \right)$$

$$= 0 - \left(-\frac{297}{4} \right) = \frac{297}{4}$$

数　学

解答　　5年度

❶

〔解答〕

(1)
ア	イ	ウエ	オ
8	3	10	9

(2)
カ	キ	ク
3	2	1

(3)
ケコサ	シス
125	30

(4)
セソ	タチツ
81	864

〔出題者が求めたポイント〕

(1) 2次方程式

$x^2 - px + q = 0$ の解を α, β とおくと，

$\alpha + \beta = p$, $\alpha\beta = q$

$ax^2 + bx + c = 0$ のとき，両辺を a で割る。

(2) 指数関数

$\log_c MN = \log_c M + \log_c N$, $\log_c r^n = n\log_c r$

$\log_c \dfrac{M}{N} = \log_c M - \log_c N$

(3) 場合の数

赤青黄が1枚ずつでそれぞれ5通りある。

3つの数字 a, b, c で $a = b + c$ となる場合を数えあげて，a, b, c に赤，青，黄に分ける場合を考える。

そのすべての場合の和を求める。

(4) 二項展開

$(X+Y)^n = \displaystyle\sum_{r=0}^{n} {}_nC_r X^r Y^{n-r}$

$n = 4$, $r = 4$, 2 を代入していく。

〔解答のプロセス〕

(1) $3x^2 - 8x + 9 = 0$ より　$x^2 - \dfrac{8}{3}x + 3 = 0$

$\alpha + \beta = \dfrac{8}{3}$, $\alpha\beta = 3$

$\alpha^2 + \beta^2 = (\alpha+\beta)^2 - 2\alpha\beta = \dfrac{64}{9} - 6 = \dfrac{10}{9}$

(2) $\log_{10}\dfrac{36}{5} = \log_{10}\dfrac{72}{10} = \log_{10}72(= 8 \times 9) - \log_{10}10$

$= \log_{10}2^3 + \log_{10}3^2 - 1$

$= 3\log_{10}2 + 2\log_{10}3 - 1$

(3) 赤青黄の1枚ずつで1通り，数字がそれぞれ5通りあるので，$5^3 = 125$

a, b, c を取り出したとき，$a = b + c$ のとなる a, b, c に赤青黄の色を与える。

a	b	c	
2	1	1	${}_3C_1 = 3$
3	1	2	$3! = 6$
4	1	3	$3! = 6$
4	2	2	${}_3C_1 = 3$
5	1	4	$3! = 6$
5	2	3	$3! = 6$

$3 \times 2 + 6 \times 4 = 30$

(4) $(3x + 4y)^4$

x^4 の係数　${}_4C_4(3x)^4(4y)^0 = 81x^4$

x^2y^2 の係数　${}_4C_2(3x)^2(4y)^2 = 864x^2y^2$

❷

〔解答〕

(1)
テ	ト	ナニ	ヌ	ネ	ノ	ハ	ヒ
1	2	10	3	7	3	3	3

(2)
フ	ヘホ	マミ
8	35	13

〔出題者が求めたポイント〕

三角比

(1) $\cos\angle ABC = \dfrac{AB^2 + BC^2 - CA^2}{2 \cdot AB \cdot BC}$

$\sin\angle ABC = \sqrt{1 - \cos^2\angle ABC}$

△ABC の面積 S, $S = \dfrac{1}{2}AB \cdot BC\sin\angle ABC$

外接円の半径 R, $\dfrac{AC}{\sin\angle ABC} = 2R$

内接円の半径 r, $\dfrac{1}{2}(AB + BC + CA)r = S$

(2) $AD : DC = AB : BC$

$\cos\angle BAC = \dfrac{AB^2 + AC^2 - BC^2}{2 \cdot AB \cdot AC}$

$\sin\angle BAC = \sqrt{1 - \cos^2\angle BAC}$

$DB^2 = DA^2 + AB^2 - 2DA \cdot AB\cos\angle BAC$

△ABC の外接円の半径 R_0, $\dfrac{DB}{\sin\angle BAC} = 2R_0$

〔解答のプロセス〕

(1) $\cos\angle ABC = \dfrac{5^2 + 8^2 - 7^2}{2 \cdot 5 \cdot 8} = \dfrac{40}{80} = \dfrac{1}{2}$

$\sin\angle ABC = \sqrt{1 - \left(\dfrac{1}{2}\right)^2} = \sqrt{\dfrac{3}{4}} = \dfrac{\sqrt{3}}{2}$

△ABC の面積を S, 外接円の半径を R, 内接円の半径を r とする。

$S = \dfrac{1}{2} \cdot 5 \cdot 8 \cdot \dfrac{\sqrt{3}}{2} = 10\sqrt{3}$

$2R = \dfrac{AC}{\sin\angle ABC} = 7 \cdot \dfrac{2}{\sqrt{3}} = \dfrac{14\sqrt{3}}{3}$

$R = \dfrac{7\sqrt{3}}{3}$

$\dfrac{1}{2}(5 + 7 + 8)r = 10\sqrt{3}$ より　$r = \sqrt{3}$

(2) $AD : DC = 5 : 8$

$\cos\angle BAC = \dfrac{5^2 + 7^2 - 8^2}{2 \cdot 5 \cdot 7} = \dfrac{1}{7}$

$\sin\angle BAC = \sqrt{1 - \left(\dfrac{1}{7}\right)^2} = \sqrt{\dfrac{48}{49}} = \dfrac{4\sqrt{3}}{7}$

$AD = 7 \times \dfrac{5}{5 + 8} = \dfrac{35}{13}$

$BD^2 = 5^2 + \left(\dfrac{35}{13}\right)^2 - 2 \cdot 5 \cdot \left(\dfrac{35}{13}\right) \cdot \dfrac{1}{7} = \dfrac{4800}{169}$

$BD = \dfrac{40\sqrt{3}}{13}$

△ABD の外接円の半径を R_0 とする。

$2R_0 = \dfrac{BD}{\sin\angle BAC} = \dfrac{40\sqrt{3}}{13} \cdot \dfrac{7}{4\sqrt{3}} = \dfrac{70}{13}$

$R_0 = \dfrac{35}{13}$

❸

〔解答〕

(1)

ム	メ	モ	ヤ	ユ	ヨ
3	2	6	8	9	3

(2)

ラ	リ	ル	レ
2	2	1	2

〔出題者が求めたポイント〕

整数，因数分解

(1) $xy - mx - ny = 0$ → $(x-n)(y-m) = nm$
nm となる整数のかけ算の組を考える。（整数は負も考える。）

(2) 因数分解して，12 となる整数のかけ算の組を考える。（整数は負も考える。）

〔解答のプロセス〕

(1) $xy - 2x - 3y = 0$ より　$xy - 2x - 3y + 6 = 6$
$(x-3)(y-2) = 6$

$x-3$	$y-2$	x	y
-6	-1	-3	1
-3	-2	0	0
-2	-3	1	-1
-1	-6	2	-4
1	6	4	8
2	3	5	5
3	2	6	4
6	1	9	3

の 8 通り。
x が最も大きい整数なのは，$(x, y) = (9, 3)$

(2) $2x^2 + xy + 4x + 2y = x(2x+y) + 2(2x+y)$
$= (2x+y)(x+2)$

$(x+2)(2x+y) = 12$

$x+2$	$2x+y$	x	y
-12	-1	-14	27
-6	-2	-8	14
-4	-3	-6	9
-3	-4	-5	6
-2	-6	-4	2
-1	-12	-3	-6
1	12	-1	14
2	6	0	6
3	4	1	2
4	3	2	-1
6	2	4	-6
12	1	10	-19

の 12 通り。

❹

〔解答〕

(1)

ロワ	ンあ	い	うえお
-1	16	3	-16

かきく	けこ	さしす	せ	そ	た
-12	12	-21	4	3	2

(2)

ちつ	て
-8	8

〔出題者が求めたポイント〕

微分法，平面図形

(1) $f'(x) = 0$ を求めて，増減表をつくる。
極大値，極小値を求める。
$y = f(x)$ の $x = t$ における接線の方程式は，
$y = f'(t)(x-t) + f(t)$
これが $(2, -12)$ を通ることより x, y に代入して t を求める。

(2) 2 点 (x_1, y_1)，(x_2, y_2) を通る直線の方程式は
$y - y_1 = \dfrac{y_2 - y_1}{x_2 - x_1}(x - x_1)$

〔解答のプロセス〕

(1) $f'(x) = 3x^2 - 6x - 9$
$3x^2 - 6x - 9 = 3(x^2 - 2x - 3) = 3(x+1)(x-3)$
$3(x+1)(x-3) = 0$ のとき，$x = -1, 3$

x		-1		3	
$f'(x)$	+	0	-	0	+
$f(x)$	↗		↘		↗

$p = -1$ で極大。
極大値　$f(-1) = -1 - 3 + 9 + 11 = 16$
$q = 3$ で極小
極小値　$f(3) = 27 - 27 - 27 + 11 = -16$
$y = f(x)$ の $x = t$ における接線
$y = (3t^2 - 6t - 9)(x-t) + t^3 - 3t^2 - 9t + 11$
$y = (3t^2 - 6t - 9)x - 2t^3 + 3t^2 + 11$
$(2, -12)$ を通ることより
$2(3t^2 - 6t - 9) - 2t^3 + 3t^2 + 11 = -12$
$-2t^3 + 9t^2 - 12t + 5 = 0$
$2t^3 - 9t^2 + 12t - 5 = 0$

$(t-1)^2(2t-5) = 0$ より　$t = 1, \dfrac{5}{2}$

$t = 1$ とすると，
$y = (3 - 6 - 9)x - 2 + 3 + 11 = -12x + 12$

$t = \dfrac{5}{2}$ とすると

$y = \left(\dfrac{75}{4} - 15 - 9\right)x - \dfrac{125}{4} + \dfrac{75}{4} + 11$

$= -\dfrac{21}{4}x - \dfrac{6}{4} = -\dfrac{21}{4}x - \dfrac{3}{2}$

(2) $(-1, 16)$，$(3, -16)$ を通る直線

$y = \dfrac{-16 - 16}{3 - (-1)}(x+1) + 16 = -8(x+1) + 16$

$= -8x + 8$

数　学

解答　　　5年度

❶

〔解答〕

(1)	ア	イ	ウ	エ
	8	−4	1	

(2)	オカ	キク	ケコ	サシス
	27	64	27	256

(3)	セ	ソタ	チツ	テト
	7	42	14	21

(4)	ナ	ニ
	2	3

〔出題者が求めたポイント〕

(1) 高次方程式

$x=2$ を代入して a を求める。a を代入して，方程式を因数分解して解を求める。

(2) 確率

確率 p の試行を n 回して r 回現れる確率。

${}_nC_r p^r(1-p)^{n-r}$

T をちょうど4回で終了する確率は，T を3回で赤球を1回取り出して，4回目赤球となる確率を求める。

(3) 整数

$a=7n$，$b=7m$ として，

$7nm=42$，$n<m$ となる n，m の整数を考える。

(4) 三角関数

$x=\dfrac{\pi}{2}$ のとき，$\cos x=0$

$0\leqq x\leqq\pi$ のとき，$-1\leqq\cos x\leqq 1$

y を $\cos x$ に関して平方完成させる。

〔解答のプロセス〕

(1) $x=2$ とすると，$8+4-2(a+2)+a=0$

よって，$a=8$

$x^3+x^2-10x+8=0$

$(x-2)(x-1)(x+4)=0$

$x=-4,\ 1,\ 2$

(2) T を4回繰返して赤球1回の確率

${}_4C_1\left(\dfrac{1}{4}\right)^1\left(\dfrac{3}{4}\right)^3=4\cdot\dfrac{27}{256}=\dfrac{27}{64}$

T を繰返し，4回目に2回目の赤球が出る確率

${}_3C_1\left(\dfrac{1}{4}\right)^1\left(\dfrac{3}{4}\right)^2\cdot\left(\dfrac{1}{4}\right)=3\cdot\dfrac{9}{256}=\dfrac{27}{256}$

(3) $a=7n$，$b=7m$ とする。$nm=6$ （$n<m$）

$(n,\ m)=(1,\ 6),\ (2,\ 3)$

よって，$(a,\ b)=(7,\ 42),\ (14,\ 21)$

(4) $x=\dfrac{\pi}{2}$，$\cos x=0$ より　$y=2$

$0\leqq x\leqq\pi$ のとき，$-1\leqq\cos x\leqq 1$

$y=-4(\cos^2 x-\cos x)+2$

$\quad=-4\left\{\left(\cos x-\dfrac{1}{2}\right)^2-\dfrac{1}{4}\right\}+2$

$\quad=-4\left(\cos x-\dfrac{1}{2}\right)^2+3$

y の最大値は，3

❷

〔解答〕

(1)	ヌ	ネノ
	2	−3

(2)	ハ	ヒ	フ	ヘホ	マ	ミ	ム
	2	3	3	−1	8	1	2

〔出題者が求めたポイント〕

指数関数，対数関数

(1) $x=c^n\iff n=\log_c x$

$\log_2 2^n=n$

(2) $\log_2 MN=\log_2 M+\log_2 N$，$\log_2 c^r=r\log_2 c$

$\log_2\dfrac{M}{N}=\log_2 M-\log_2 N$

a，b の連立方程式を解く。

〔解答のプロセス〕

(1) $a=\log_2 4=\log_2 2^2=2$

$b=\log_2\dfrac{1}{8}=\log_2 2^{-3}=-3$

(2) $\log_2(x^2 y^3)=\log_2 x^2+\log_2 y^3$

$\qquad\qquad\quad=2\log_2 x+3\log_2 y=2a+3b$

$\log_2\dfrac{x}{y}=\log_2 x-\log_2 y=a-b$

$2a+3b=3$，$a-b=4$ より

$a=3$，$b=-1$

$3=\log_2 x$ より　$x=2^3=8$

$-1=\log_2 y$ より　$y=2^{-1}=\dfrac{1}{2}$

❸

〔解答〕

(1)	メ	モ	ヤ	ユ	ヨ	ラ	リ
	2	7	3	5	7	6	5

(2)	ル	レ	ロ	ワ
	7	2	5	3

〔出題者が求めたポイント〕

三角比

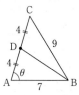

(1) $\angle BAC=\theta$ とする。

$\cos\theta=\dfrac{AC^2+AB^2-BC^2}{2\cdot AC\cdot AB}$

$\sin\theta=\sqrt{1-\cos^2\theta}$

$AD=\dfrac{1}{2}AC$

△ABD の面積，$\dfrac{1}{2}AB\cdot AD\cdot\sin\theta$

(2) $BD^2=AB^2+AD^2-2\cdot AB\cdot AD\cos\theta$

△ABD の内接円の半径を r とすると，

$\dfrac{1}{2}(\text{AD}+\text{DB}+\text{BA})r = \triangle\text{ABD}$ の面積

〔解答のプロセス〕

(1) $\angle\text{BAC}=\theta$ とおく。

$$\cos\theta = \frac{8^2+7^2-9^2}{2\cdot 8\cdot 7} = \frac{32}{112} = \frac{2}{7}$$

$$\sin\theta = \sqrt{1-\left(\frac{2}{7}\right)^2} = \sqrt{\frac{45}{49}} = \frac{3\sqrt{5}}{7}$$

$$\text{AD} = \frac{\text{AC}}{2} = \frac{8}{2} = 4$$

$\triangle\text{ABD}$ の面積 $\quad \dfrac{1}{2}\cdot 4\cdot 7\cdot \dfrac{3\sqrt{5}}{7} = 6\sqrt{5}$

(2) $\text{BD}^2 = 7^2+4^2-2\cdot 7\cdot 4\cdot \dfrac{2}{7} = 49$

$\text{BD} = 7$

$\triangle\text{ABD}$ の内接円の半径を r とする。

$$\frac{1}{2}(4+7+7)r = 6\sqrt{5}$$

$$r = \frac{6\sqrt{5}}{9} = \frac{2\sqrt{5}}{3}$$

$$= \frac{8}{3} - \left(-\frac{11}{6}\right) = \frac{27}{6} = \frac{9}{2}$$

4

〔解答〕

(1)

ン	あ	い	う
−3	4	4	

(2)

え	お	か	き
1	4	9	2

〔出題者が求めたポイント〕

微分積分

(1) $y=f(x)$ の点 $(t,\ f(t))$ における接線の方程式は
$y = f'(t)(x-t) + f(t)$
接線の方程式に $(x,\ y)=(0,\ 0)$ を代入して，a を求める。

(2) $f(x)=0$ より解 $x=\alpha,\ \beta\ (\alpha<\beta)$ を求める。

$\displaystyle\int_{\alpha}^{\beta}\{-f(x)\}dx$ より面積を求める。

〔解答のプロセス〕

(1) $f'(x) = 2ax-5a$
$f'(1) = -3a,\ f(1) = a-5a+4 = -4a+4$
$y = -3a(x-1)-4a+4 = -3ax-a+4$
$O(0,\ 0)$ を通ることより $\quad -a+4=0$
$a=4$

(2) $a=1$ のとき，$f(x) = x^2-5x+4$
$x^2-5x+4 = (x-1)(x-4) = 0$
$x = 1,\ 4$

$$\int_{1}^{4}\left\{-(x^2-5x+4)\right\}dx$$

$$= \int_{1}^{4}(-x^2+5x-4)dx$$

$$= \left[-\frac{x^3}{3}+\frac{5x^2}{2}-4x\right]_{1}^{4}$$

$$= \left(-\frac{64}{3}+\frac{80}{2}-16\right) - \left(-\frac{1}{3}+\frac{5}{2}-4\right)$$

化　学

解答

5年度

1

〔解答〕

問1 $\boxed{1}$④　　問2 $\boxed{2}$③　　問3 $\boxed{3}$⑤　　問4 $\boxed{4}$②

問5 $\boxed{5}$①

〔出題者が求めたポイント〕

物質の構成と構造

〔解答のプロセス〕

問1 $\boxed{1}$　分留は，液体の混合物について各成分の沸点の違いを利用して分離する操作であるから④が該当する。

①水と混ぜて沪過してガラス片を除去し，グルコース水溶液を蒸発乾固する。

②高温で濃い水溶液をつくり，冷却する……再結晶。

③沪過する。

⑤気体の溶解度は温度が高いと小さいので，溶液を熱すると二酸化炭素が遊離する。

⑥ヨウ素を溶かし水に溶けない溶媒(ヘキサンなど)により抽出する。

問2 $\boxed{2}$　①，②正

③誤り　陽子数は同じ(同じ元素)であり，中性子数が異なる。

④～⑥正　同位体の電子数は同じである。

問3 $\boxed{3}$　①～④正

⑤誤り　硫黄イオン→硫化物イオン。元素名＋イオンは陽イオンを表す。

⑥正

問4 $\boxed{4}$　アルカリ土類金属はBe, Mgを除く2族元素で，Ca, Sr, Ba, Raである。

問5 $\boxed{5}$　②Cl_2，⑤N_2は同じ元素の結合なので，原子間の結合に極性はない。

①CH_4は正四面体形で無極性分子，③HFは異種2原子分子，④H_2Sは折れ線形分子，⑥NH_3は三角錐形分子で，いずれも極性分子。

2

〔解答〕

問1(1)$\boxed{6}$③　(2)$\boxed{7}$②　(3)$\boxed{8}$②

問2 $\boxed{9}$①　$\boxed{10}$②　$\boxed{11}$④

問3 $\boxed{12}$⑥

問4(1)$\boxed{13}$⑤　(2)$\boxed{14}$⑥　(3)$\boxed{15}$①

〔出題者が求めたポイント〕

溶液の濃度，溶解度，物質量，化学反応式と量の計算

〔解答のプロセス〕

問1(1)$\boxed{6}$　グルコース水溶液1L中のグルコースは 2.00 mol で，$180 \text{g/mol} \times 2.00 \text{mol} = 360 \text{g}$

質量パーセント濃度 $= \dfrac{溶質の質量}{溶液の質量} \times 100$

$$= \frac{360 \text{g}}{1.20 \text{g/cm}^3 \times 1000 \text{cm}^3} \times 100 = 30.0\%$$

(2)$\boxed{7}$　0.200 mol/L のグルコース水溶液 400 mL 中のグルコースは

$$180 \text{g/mol} \times 0.200 \text{mol/L} \times \frac{400}{1000} \text{L} = 14.4 \text{g}$$

溶液の希釈により溶質の質量は変わらないから

$$x\text{(g)} \times \frac{15.0}{100} = 14.4 \text{g} \qquad x = 96.0 \text{(g)}$$

(3)$\boxed{8}$　ⓐ 0.250 mol/L グルコース水溶液 100 mL 中のグルコースは　$0.250 \text{mol/L} \times \dfrac{100}{1000} \text{L} = 0.0250 \text{mol}$

ⓑ 9.00％グルコース水溶液 50.0 g 中のグルコースは

$$50.0 \text{g} \times \frac{9.00}{100} = 4.50 \text{g} \quad で$$

$$\frac{4.50 \text{g}}{180 \text{g/mol}} = 0.0250 \text{mol}$$

ⓒ得られたグルコース水溶液 500 mL ＝ 0.500 L 中のグルコースは　$0.0250 + 0.0250 = 0.0500 \text{mol}$　であるから，モル濃度は

$$\frac{0.0500 \text{mol}}{0.500 \text{L}} = 0.100 \text{mol/L}$$

問2 $\boxed{9}$　図より 70℃の溶解度は 30 g/100 g 水であるから水 60 g に溶ける A は　$30 \text{g} \times \dfrac{60 \text{g}}{100 \text{g}} = 18.0 = 18 \text{g}$

$\boxed{10}$　40℃の溶解度は 15 g/100 g 水であるから，

$$\frac{溶質量}{飽和溶液量} = \frac{15 \text{g}}{100 \text{g} + 15 \text{g}} = \frac{x\text{(g)}}{92.0 \text{g}}$$

$$x = 12.0 \fallingdotseq 12 \text{(g)}$$

このとき用いた水は　$92 - 12 = 80 \text{g}$　である。

$\boxed{11}$　2つの飽和溶液を混合したとき

物質Aは　$18 + 12 = 30 \text{g}$

水は　$60 + 80 = 140 \text{g}$

90℃の溶解度は 55 g/100 g 水であるから，A 30 g を溶解するのに必要な水は

$$100 \times \frac{30}{55} = 54.5 \fallingdotseq 55 \text{g}$$

よって水が　$140 - 55 = 85 \text{g}$　減少したとき 90℃の飽和溶液になる。

問3 $\boxed{12}$　(a)$CaCO_3$(式量 100) 1 mol 中に CO_3^{2-} 1 mol が含まれるから　$\dfrac{5.00 \text{g}}{100 \text{g/mol}} = 0.0500 \text{mol}$

(b) 31.7 ℃，1.013×10^5 Pa，25.0 L の気体に Cl_2 分子 1 mol が含まれるから

$$\frac{15.0 \text{L}}{25.0 \text{L/mol}} = 0.600 \text{mol}$$

(c)プロパン C_3H_8 1分子中に C 3原子が含まれるから

$$\frac{3.60 \times 10^{23} 個}{6.00 \times 10^{23}/\text{mol}} \times \frac{1}{3} = 0.200 \text{mol}$$

(d)メタン CH_4 1分子中に H 4原子が含まれるから

$$\frac{0.800\,\text{g}}{16.0\,\text{g/mol}} \times 4 = 0.200\,\text{mol}$$

よって(c)と(d)が等しい。

問4(1)⑬　(ア)誤り　pH が同じならば水素イオン濃度 $[H^+]$ は同じである。　$pH = -\log_{10}[H^+]$

(イ)正　ちょうど中和するとき，硝酸も酢酸も同じ物質量の水酸化ナトリウムと反応する。

$$HNO_3 + NaOH \longrightarrow NaNO_3 + H_2O$$
$$CH_3COOH + NaOH \longrightarrow CH_3COONa + H_2O$$

(ウ)正　リン酸は弱酸であるが弱酸では強い方で，全体として中程度の酸性を示す。

(2)⑭　化学反応式の両辺で原子の数は同じであるから

Ag について　$a = c$　……①
H について　$b = 2d$　……②
N について　$b = c + e$　……③
O について　$3b = 3c + d + e$　……④

③×3＝④　より　$d = 2e$
②より　$b = 4e$
③より　$c = 3e$
①より　$a = 3e$

$e = 1$ とすると　$a = 3,\ b = 4,\ c = 3,\ d = 2$

[別解]

希硝酸の酸化作用

$$HNO_3 + 3H^+ + 3e^- \longrightarrow 2H_2O + NO \quad ……⑤$$

銀の還元作用

$$Ag \longrightarrow Ag^+ + e^- \quad ……⑥$$

⑤＋⑥×3　より

$$3Ag + HNO_3 + 3H^+ \longrightarrow 3Ag^+ + 2H_2O + NO$$

両辺に $3NO_3^-$ を加え整理すると

$$3Ag + 4HNO_3 \longrightarrow 3AgNO_3 + 2H_2O + NO$$

(3)⑮　0.400 mol/L 硝酸 500 mL 中の HNO_3 は

$$0.400\,\text{mol/L} \times \frac{500}{1000}\,\text{L} = 0.200\,\text{mol}$$

Ag 6.48 g は　$\dfrac{6.48\,\text{g}}{108\,\text{g/mol}} = 0.0600\,\text{mol}$

化学反応式の係数より Ag と HNO_3 は物質量の比 3：4 で反応するから，与えられた Ag はすべて反応し，HNO_3 は余る。

このとき発生する NO は，化学反応式の係数より

$$0.0600\,\text{mol} \times \frac{1}{3} = 0.0200\,\text{mol}　で$$

標準状態での体積は

$$22.4\,\text{L/mol} \times 0.0200\,\text{mol} = 0.448\,\text{L}$$

3
[解答]

問1(1)⑯⑤　(2)⑰④　(3)⑱⑤
問2⑲②　　問3⑳②　　問4㉑④　　問5㉒⑤

[出題者が求めたポイント]

中和滴定，平衡状態，酸化還元反応，気体の体積と圧力，体心立方格子

[解答のプロセス]

問1(1)⑯　器具(ア)：一定量の液体を正確に測り取る器具はホールピペット（図 c）。

器具(イ)：ある量（およその量）の液体を測り取る器具はメスシリンダー（図 d）。溶質は器具(ア)で正確に測りとっているので，単に希釈するだけの操作に用いる器具(イ)はホールピペットやビュレットを用いる必要はない。

器具(ウ)：溶液を滴下し，滴下量を正確に求める器具はビュレット（図 a）。

(2)⑰　弱酸（酢酸）と強塩基（水酸化ナトリウム）の中和では，中和点の液性は弱塩基性なので，指示薬 Ⅹ には変色域が弱塩基域にあるフェノールフタレインを用いる。

フェノールフタレインの酸性色 Ⅹ は無色，塩基性色 Ⅹ は赤色である。

(3)⑱　$CH_3COOH + NaOH \longrightarrow CH_3COONa + H_2O$

酢酸と水酸化ナトリウムは物質量の比 1：1 で反応するから

$$x\,(\text{mol/L}) \times \frac{2.00}{1000}\,\text{L} = 0.0500\,\text{mol/L} \times \frac{25.0}{1000}\,\text{L}$$
$$x = 0.625\,(\text{mol/L})$$

問2⑲　酢酸 n（mol）のうち nx（mol）が反応したとするとエタノールも n（mol）のうち nx（mol）が反応し，いずれも $n(1-x)$（mol）になる。また，このとき生じた酢酸エチルと水はともに nx（mol）である。容器の容積を V（L）とすると，各物質のモル濃度は

$$\frac{物質量}{V}\,(\text{mol/L})\,であるから$$

$$平衡定数 K = \frac{[CH_3COOC_2H_5][H_2O]}{[CH_3COOH][C_2H_5OH]}$$

$$= \frac{\dfrac{nx}{V}\,(\text{mol/L}) \times \dfrac{nx}{V}\,(\text{mol/L})}{\dfrac{n(1-x)}{V}\,(\text{mol/L}) \times \dfrac{n(1-x)}{V}\,(\text{mol/L})}$$

$$= \frac{x^2}{(1-x)^2} = 4.00$$

$$x = \pm 2(1-x)$$

(i)　$x = 2(1-x)$　　$x = \dfrac{2}{3}$

(ii)　$x = -2(1-x)$　　$x = 2$

$0 < x < 1$　であるから，$x = \dfrac{2}{3}$

$1 - x = \dfrac{1}{3} = 33.3 \fallingdotseq 33\%$

問3⑳　①正　還元剤＝酸化される＝酸化数が増す

②誤り　酸化剤は還元される＝電子を受け取る
　　　還元剤は酸化される＝電子を与える（失う）

③正　H 原子の授受，e^- の授受があれば酸化還元反応である。

④正　正極＝電子が流れ込む＝還元反応が起こる。
　　　負極＝電子が流れ出す＝酸化される。

⑤正　H_2O が酸化剤の例
$$2Na + 2H_2O \longrightarrow 2NaOH + H_2$$
H_2O が還元剤の例
$$2F_2 + 2H_2O \longrightarrow O_2 + 4HF$$

問4 21　圧力 p〔Pa〕の最初の気体の体積を小さくしたから圧力は増え，圧力は $p + 3.00 \times 10^4$〔Pa〕になる。
よって，ボイルの法則　$p_1V_1 = p_2V_2$　より
$$p〔Pa〕\times 8.00L = (p + 3.00 \times 10^4)〔Pa〕\times 6.00L$$
$$p = 9.00 \times 10^4〔Pa〕$$

問5 22　(a)誤り　$2\sqrt{2} \longrightarrow \dfrac{4}{\sqrt{3}}$
単位格子を斜めに切ると

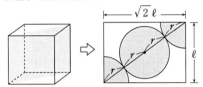

立方体の対角線の長さ $\sqrt{3}\,\ell$ ＝原子半径 r の4倍
$$\sqrt{3}\,\ell = 4r \qquad \ell = \frac{4}{\sqrt{3}}r$$

(b)正　立方体の頂点の原子は8個の単位格子に共有されるから　$\dfrac{1}{8}$ 個×8＋1個＝2個

(c)正　単位格子の中心の原子は，頂点の8個の原子に取り囲まれている。

4

〔解答〕
問1(1)23⑧　(2)24②　(3)25①　(4)26⑤　(5)27③
問2(1)28③　(2)29⑧　(3)30①　(4)31②　(5)32④

〔出題者が求めたポイント〕
金属イオンの推定，脂肪族炭化水素の推定

〔解答のプロセス〕
問1　(1)23　酸性で硫化水素で沈殿を生じないが塩基性では沈殿を生じるのは Zn^{2+}，Mn^{2+}。ZnS は白色，MnS は淡桃色なので Zn^{2+} が該当。

(2)24　希塩酸で沈殿を生じないから Ag^+，Pb^{2+} ではない。塩基性で白色沈殿を生じるのは Zn^{2+}，Al^{3+} であるが，過剰のアンモニア水に $Zn(OH)_2$ は溶け，$Al(OH)_3$ は溶けないので Al^{3+} が該当。

(3)25　少量のアンモニア水で褐色の沈殿が生じるのは Ag^+。　$2Ag^+ + 2OH^- \longrightarrow Ag_2O(褐) + H_2O$
Ag_2O は過剰のアンモニア水に溶ける。
$$Ag_2O + 4NH_3 + H_2O \longrightarrow 2[Ag(NH_3)_2]^+ + 2OH^-$$
（無色）

(4)26　塩基性で赤褐色沈殿を生じるのは Fe^{3+}。
$$Fe^{3+} + 3OH^- \longrightarrow Fe(OH)_3 （赤褐）$$
$Fe(OH)_3$ は過剰の水酸化ナトリウム水溶液に溶けない。

(5)27　硫化水素で沈殿を生じないのは1族，2族の元素。このうち希硫酸で沈殿を生じるのはアルカリ土類金属で Ba^{2+} が該当。

問2　(1)28　エタノールを濃硫酸と熱すると，130〜140℃ではジエチルエーテルが，160〜170℃ではエチレンが生じる。
$$C_2H_5OH \xrightarrow{\text{分子内脱水}} CH_2=CH_2 + H_2O$$
エチレン

(2)29　暗所で臭素と反応(付加)するのはアルケン，アルキン。アルカンは光を当てると臭素と置換反応を行う。
臭素付加生成物は，③ CH_2BrCH_2Br
④ $CHBr_2CHBr_2$　　⑦ $CH_2BrCBr(CH_3)_2$
⑧ CH_2BrC^*HBr　CH^*BrCH_2Br
このうち不斉炭素原子 C^* があるのは⑧の場合である。

(3)30　天然ガスの主成分はメタン CH_4。

(4)31　CH_4 と $CH\equiv CH$ 以外，2個の塩素原子が同じ炭素原子につくか，別の炭素原子につくか　により構造異性体が生じる。さらにアルカンの塩素二置換体には不斉炭素原子による鏡像異性体，アルケンの塩素二置換体では
$$\overset{X}{\underset{Y}{}}C=C\overset{Z}{\underset{W}{}} \left(\begin{array}{l}X \neq Y \text{ 且つ}\\ Z \neq W\end{array}\right) \text{ 場合のシス-ト}$$
ランス異性体の存在が考えられる。

②塩素二置換体は $CHCl_2-CH_3$ と CH_2Cl-CH_2Cl。どちらも立体異性体はない。

③塩素二置換体は $CCl_2=CH_2$ と $CHCl=CHCl$。$CHCl=CHCl$ にはシス-トランス異性体がある。

⑤ $CH_2Cl-C^*HCl-CH_3$ には鏡像異性体がある。

⑥ $CH_2Cl-C^*HCl-CH_2-CH_3$ には鏡像異性体がある。

⑦ $CHCl=C\overset{CH_2Cl}{\underset{CH_3}{}}$ にはシス-トランス異性体がある。

⑧ $CHCl=C\overset{Cl}{\underset{CH=CH_2}{}}$ にはシス-トランス異性体がある。

以上より解答は②となる。

(5)32　アルカンが水と反応すると水素と一酸化炭素，アルケンが水と反応するとアルコールになる。
アセチレンが水と反応するとアセトアルデヒドが生じる。
$$CH\equiv CH \xrightarrow{\text{付加}} CH_2=CHOH$$
ビニルアルコール
$$\xrightarrow{\text{分子内転位}} CH_3CHO$$
アセトアルデヒド

化　学

解答

5年度

〔一般B〕

❶

〔解答〕

問1 $\boxed{1}$⑥　問2 $\boxed{2}$⑤　問3 $\boxed{3}$④　問4 $\boxed{4}$⑤

問5 $\boxed{5}$⑤

〔出題者が求めたポイント〕

物質の構成と構造

〔解答のプロセス〕

問1 $\boxed{1}$　①水と塩化水素の混合物，②水と各種の塩の混合物，③水とタンパク質，油脂などの混合物，④窒素，酸素，アルゴンなどの混合物，⑤液体の炭化水素の混合物，⑥二酸化炭素 CO_2 の固体で化合物（純物質）。

問2 $\boxed{2}$　①，②，③，⑥誤り　同族元素では原子番号の大きいものほど電子殻が多く，イオン半径は大きい。

④，⑤　同じ電子配置のイオンでは，原子番号の大きいものほど原子核の正電荷が多く電子を強く引き付けるのでイオン半径は小さい。よって④は誤り，⑤は正。

問3 $\boxed{3}$　中性子数は　質量数－陽子数（原子番号），電子数は　陽子数（原子番号）－イオンの電荷　により求められる。

①中性子数：$27-13=14$，　電子数：$13-3=10$

②中性子数：$14-6=8$，　電子数：6

③中性子数：$37-17=20$，　電子数：$17-(-1)=18$

④中性子数：$19-9=10$，　電子数：$9-(-1)=10$

⑤中性子数：$1-1=0$，　電子数：1

⑥中性子数：$24-12=12$，　電子数：$12-2=10$

　　よって④が該当する。

問4 $\boxed{4}$　①，③　溶質の H_2SO_4，NaOH は電解質で，水溶液中にイオンが多くあるため電気を導く。

②C　炭素平面を結びつける価電子が動くので電気を導く。

④，⑥　Hg，Li は金属で，自由電子が動くので電気を導く。

⑤ $C_{12}H_{22}O_{11}$ は非電解質で，水溶液中のイオンは H_2O の電離による微量の H^+，OH^- のみなのでほとんど電気を導かない。

問5 $\boxed{5}$　①〜④正

⑤誤り　二酸化炭素は分子式 CO_2 の分子で，その結晶は分子結晶である。

⑥正

❷

〔解答〕

問1(1) $\boxed{6}$① 　(2) $\boxed{7}$② 　(3) $\boxed{8}$④

問2 $\boxed{9}$③ 　 $\boxed{10}$① 　 $\boxed{11}$⑤

問3 $\boxed{12}$④

問4(1) $\boxed{13}$⑤ 　(2) $\boxed{14}$① 　(3) $\boxed{15}$②

〔出題者が求めたポイント〕

溶液の濃度，溶解度，物質量，光合成

〔解答のプロセス〕

問1(1) $\boxed{6}$　アンモニア水溶液 1L は

$$0.932\,g/cm^3 \times 1000\,cm^3 = 932\,g$$

アンモニアは　$932\,g \times \dfrac{17.0}{100}\,g$，その物質量は

$$\dfrac{932\,g \times \dfrac{17.0}{100}}{17.0\,g/mol} = 9.32\,mol$$

1L 中に NH_3 9.32 mol を含むから濃度は

$9.32 \fallingdotseq 9.3\,mol/L$

(2) $\boxed{7}$　必要なアンモニアは

$$0.750\,mol/L \times \dfrac{400}{1000}\,L = 0.300\,mol$$

その体積は　$22.4\,L/mol \times 0.300\,mol = 6.72\,L$

(3) $\boxed{8}$　6.00％アンモニア水を $2.00\,m\,〔g〕$，10.0％アンモニア水を $3.00\,m\,〔g〕$混合したとすると，アンモニアは

$$2.00\,m\,〔g〕 \times \dfrac{6.00}{100} + 3.00\,m\,〔g〕 \times \dfrac{10.0}{100}$$

$$= \dfrac{42.0\,m}{100}\,〔g〕$$

混合液は　$2.00\,m + 3.00\,m\,〔g〕 = 5.00\,m\,〔g〕$　であるから，質量％濃度は

$$\dfrac{\dfrac{42.0\,m}{100}\,〔g〕}{5.00\,m\,〔g〕} \times 100 = 8.40\%$$

問2 $\boxed{9}$，$\boxed{10}$　水 100g あたりの物質 X は 60g，物質 Y は 25g であるから，図より物質 X の溶解度が 60g／水 100g になる温度は 40℃，物質 Y の溶解度が 25g／水 100g になる温度は 10℃である。よって $\boxed{9}=40$，$\boxed{10}=10$。

また 10℃の物質 X の溶解度は 20g／水 100g であるから，10℃で溶解している物質 X は

$$20\,g \times \dfrac{200\,g}{100\,g} = 40\,g$$

析出した量は　$120-40=80\,g$ 　 $\boxed{11}$

問3 $\boxed{12}$　(a) $_2$He 原子 1 個の陽子は 2 個であるから

$$\dfrac{2.40 \times 10^{23}\,個}{6.00 \times 10^{23}/mol} \times \dfrac{1}{2} = 0.200\,mol$$

(b) $\dfrac{6.72\,L}{22.4\,L/mol} = 0.300\,mol$

(c) $(NH_4)_2SO_4$ 1mol に含まれる NH_4^+ は 2mol であるから　$\dfrac{16.5\,g}{132\,g/mol} \times 2 = 0.250\,mol$

よって　$b > c > a$　の順である。

問4(1) $\boxed{13}$　光合成でグルコースとともに生成する物質 X は酸素 O_2 である。

(2) $\boxed{14}$　$aH_2O + bCO_2 \longrightarrow cC_6H_{12}O_6 + dO_2$

$c=1$ とすると，H の数より $a=6$，C の数より $b=6$。O の数より $d=6$　となる。

(3)⑮　CO_2 6mol が反応すると $C_6H_{12}O_6$ 1mol が生じるから，

$$\frac{x\,[L]}{22.4\,L/mol} \times \frac{1}{6} = \frac{3.6\,g}{180\,g/mol}$$
$$x = 2.688 \fallingdotseq 2.7\,[L]$$

❸

〔解答〕

問1(1)⑯⑤　(2)⑰⑤　(3)⑱④
問2⑲⑤
問3⑳③
問4㉑③
問5㉒①

〔出題者が求めたポイント〕

中和滴定，アンモニアの合成反応，浸透圧，理想気体，生成熱の算出

〔解答のプロセス〕

問1(1)⑯　pH＝3.0 ⇒ $[H^+]$＝1.0×10^{-3} mol/L
　　水素イオン濃度$[H^+]$＝酸のモル濃度×価数×電離度　であるから
　　　1.0×10^{-3} mol/L＝$x\,[mol/L] \times 1 \times 2.5 \times 10^{-3}$
　　　　　　　$x = 0.40\,[mol/L]$

(2)⑰　NaOH 水溶液 V[mL]で中和したから，中和の関係　酸の物質量×価数＝塩基の物質量×価数　より

　　$0.40\,mol/L \times \frac{10}{1000}\,L \times 1 = 0.20\,mol/L \times \frac{V}{1000}\,L \times 1$
　　　　　　　$V = 20\,[mL]$

(3)⑱　加水分解する塩は，強酸と弱塩基の塩，弱酸と強塩基の塩，弱酸と弱塩基の塩である。
　①強酸 HCl と強塩基 $Ba(OH)_2$ の塩
　②強酸 HNO_3 と強塩基 $Ca(OH)_2$ の塩
　③強酸 HNO_3 と強塩基 KOH の塩
　⑤強酸 H_2SO_4 と強塩基 NaOH の塩
　は加水分解しない。
　④弱酸 H_2CO_3 と強塩基 NaOH の塩　は加水分解して塩基性を示す。
　　$CO_3^{2-} + H_2O \rightleftharpoons HCO_3^- + OH^-$

問2⑲　①正　触媒は活性化エネルギーを小さくして反応を速くするが，反応物，生成物のエネルギーは変えないので反応熱，平衡定数は変えない。
　②正　図2で高温で NH_3 の生成率は小さくなっているから，NH_3 分解方向に平衡が移動している。一方高温では吸熱方向に平衡が移動するから，NH_3 分解方向は吸熱反応，NH_3 生成反応は発熱反応である。
　③正　図2で示されている。
　④正　NH_3 生成反応は分子数減少反応であり，圧力が高いと平衡は気体分子数減少に移動する。
　⑤誤り　温度が高いと平衡は NH_3 分解方向に移動するから，$[NH_3]$は小さくなり，$[H_2]$，$[N_2]$は大きくなる。従って平衡定数 $\dfrac{[NH_3]^2}{[N_2][H_2]^3}$ は小さくなる。

問3⑳　(a)正　浸透は溶液の薄い方（溶媒のみの方）から濃い方に，半透膜を通過して溶媒分子が移動する現象であるから，体積の増加した(B)側にデンプン水溶液が入っているとわかる。
　(b)誤り　(B)側は水が入ったため濃度が小さくなり，浸透圧が小さくなるため両液の液面差は小さくなる。
　(c)正　両液とも同量のデンプンが加わるが，(B)側の方が溶液が多いため(A)側より濃度の増加量が小さく，濃度の差がデンプンを加える前よりも小さくなり，(B)側から(A)側に水が浸透する。

問4㉑　①正
　②正　低温では分子の熱運動が弱いので分子間力の影響が大きくなり，高圧では分子間の距離が小さくなるので分子の大きさの影響が大きくなるので，理想気体とのずれが大きくなる。
　③誤り　実在気体では分子間に引力が働くので1mol あたりの気体の体積は小さくなる。
　④正
　⑤正　理想気体では常に $pV = nRT$ の関係が成り立っている。

問5㉒　エタノールの生成熱 Q[kJ/mol]は

　　$2C$(黒鉛) $+ 3H_2$(気) $+ \frac{1}{2}O_2$(気)
　　　　　　　$= C_2H_5OH$(液) $+ Q$kJ

と表される。
　与式を順に(i),(ii),(iii)とすると
　(ii)×2＋(iii)×3－(i)　より

　　$2C$(黒鉛) $+ 3H_2$(気) $\times \frac{1}{2}O_2$(気)
　　　　　　　$= C_2H_5OH$(液) $+ 278$kJ

よって C_2H_5OH の生成熱は 278kJ/mol である。
〔別解〕　反応熱＝生成物の生成熱の総和－反応物の生成熱の総和　の関係があるから，単体の生成熱＝0に留意して，式(i)について

　　394kJ/mol $\times 2$mol $+ 286$kJ/mol $\times 3$mol
　　　　　　　　$- (Q\,[kJ/mol] + 0)$
　　　$= 1368$
　　$Q = 278\,[kJ/mol]$

❹

〔解答〕

問1(1)㉓③　(2)㉔④　(3)㉕②　(4)㉖⑧　(5)㉗⑤
問2(1)㉘①　(2)㉙④　(3)㉚③　(4)㉛⑤　(5)㉜⑦

〔出題者が求めたポイント〕

金属元素の推定，脂肪族化合物の推定

〔解答のプロセス〕

問1(1)㉓　常温の水と反応するのは，イオン化傾向の極めて大きい Li, K, Ca, Na であるから，選択肢より Ca。
　　$Ca + 2H_2O \longrightarrow Ca(OH)_2 + H_2$
　　　　　　　　　無色　無色・無臭
　(2)㉔　希硫酸には溶解しないが希硝酸には溶けるのは

Pb, Cu, Hg, Ag。このうち青色の水溶液が生じるのは Cu。

$$3Cu + 8HNO_3 \longrightarrow 3Cu(NO_3)_2 + 4H_2O + 2NO$$

青色　　　　　　　無色

(3)25　両性を示すのは Al, Zn, Sn（Pb は希硫酸に溶けない）であるから，選択肢より Al。

$$2Al + 3H_2SO_4 \longrightarrow Al_2(SO_4)_3 + 3H_2$$
$$2Al + 2NaOH + 6H_2O \longrightarrow 2Na[Al(OH)_4] + 3H_2$$

(4)26　濃硝酸にも希塩酸にも溶けないのは Pt と Au。Pt も Au も体積比 1:3 の濃硝酸と濃塩酸の混合物（王水）には溶けるから，選択肢より Pt。

$$Pt + 2NOCl + 2HCl + Cl_2 \longrightarrow H_2[PtCl_6] + 2NO$$

ヘキサクロリド白金（Ⅳ）酸

(5)27　希硫酸には溶けるが濃硝酸には溶けないのは不動態を生じる Al と Fe。このうち淡緑色の水溶液が生じるのは Fe。

$$Fe + H_2SO_4 \longrightarrow FeSO_4 + H_2$$

淡緑色

問2(1)28　記述の CO と H_2 の反応はメタノールの製法。

$$CO + 2H_2 \longrightarrow CH_3OH$$

メタノール

メタノールはナトリウムと反応して水素を発生する。

$$2CH_3OH + 2Na \longrightarrow 2CH_3ONa + H_2$$

ナトリウムメトキシド

(2)29　エタノールと濃硫酸を 130～140℃ に熱するとジエチルエーテルが生じ，160～170℃ ではエチレンが生じる。

$$2C_2H_5OH \xrightarrow{\text{分子間脱水}} C_2H_5OC_2H_5 + H_2O$$

ジエチルエーテル

(3)30　銀鏡反応陽性 ⟶ アルデヒドの反応，炭酸水素ナトリウムと反応 ⟶ カルボン酸の反応。アルデヒド基をもつカルボン酸はギ酸。

(4)31　広く使われているポリエステルはポリエチレンテレフタラート（PET）で，原料はテレフタル酸とエチレングリコール（二価アルコール）である。

$$n\,HOOC-\hspace{-2pt}\bigcirc\hspace{-2pt}-COOH + n\,HOCH_2CH_2OH$$

テレフタル酸　　　　エチレングリコール

$$\xrightarrow{\text{縮合重合}} \left[OC-\hspace{-2pt}\bigcirc\hspace{-2pt}-CO-OCH_2CH_2O\right]_n + 2n\,H_2O$$

PET

(5)32　ヨードホルム反応陽性 → $CH_3CH(OH)-$ 構造または CH_3CO- 構造がある，フェーリング液は還元しない → $-CHO$ がないから，エタノール，2-プロパノール，アセトンなどが考えられるが，選択肢より⑦ $CH_3CH(OH)CH_3$ 2-プロパノールが該当。

化　学

解答　5年度

1

〔解答〕

問1 $\boxed{1}$ ⑤　　問2 $\boxed{2}$ ⑥　　問3 $\boxed{3}$ ①　　問4 $\boxed{4}$ ②

問5 $\boxed{5}$ ⑥

〔出題者が求めたポイント〕

物質の構成と構造

〔解答のプロセス〕

問1 $\boxed{1}$　陽子数＝原子番号＝3　なので元素は Li。中性子は 3 個なので，質量数＝3＋3＝6。　陽子が 3 個，電子が 2 個なので，1 価の陽イオン。よって⑤ $^6\text{Li}^+$ が該当する。

問2 $\boxed{2}$　①～⑤正　温度を高くすると原子の熱運動が活発になるで自由電子の動きが妨げられ，電気伝導性は小さくなる。

⑥誤り　自由電子は僅かな熱エネルギーによって容易に移動するので，共有結合から成る物質より熱を伝え易い。

問3 $\boxed{3}$　抽出には，互いに混ざらず，一方の液体にだけ溶質が溶ける 2 種の溶媒を用いる。ヨウ化カリウムは水 A に溶け，ヨウ素は水に溶けず炭化水素（例えばヘキサン B）に溶けるので，混合物，水，ヘキサンを分液ろうと C に入れ，よく振り混ぜて放置するとヨウ素を溶かしたヘキサンが上層(E)，ヨウ化カリウムを溶かした水が下層(D)に分かれる。分液ろうとのコックを開けて下層を捨て，上の口から上層を流し出すとヨウ素を溶かしたヘキサンが得られる。

問4 $\boxed{4}$　① Ö::C::Ö ，　非共有電子対：4 対

② :F̈:F̈: ，　非共有電子対：6 対

③ H:H ，　非共有電子対：0

④ H:F̈: ，　非共有電子対：3 対

⑤ :N:::N: ，　非共有電子対：2 対

⑥ H:N̈:H ，　非共有電子対：1 対

　　　H

問5 $\boxed{5}$　⑥硫酸アンモニウムは NH_4^+ と SO_4^{2-} から成りイオン結晶をつくる。　① HCl，④ C_6H_5OH，⑤ I_2 は分子結晶，② Na は金属結晶，③ SiO_2 は共有結合結晶である。

2

〔解答〕

問1 (1) $\boxed{6}$ ②　(2) $\boxed{7}$ ③　(3) $\boxed{8}$ ③

問2 $\boxed{9}$ ③　$\boxed{10}$ ⑤　$\boxed{11}$ ④

問3 $\boxed{12}$ ③

問4 (1) $\boxed{13}$ ③　(2) $\boxed{14}$ ⑧　(3) $\boxed{15}$ ②

〔出題者が求めたポイント〕

溶液の濃度，気体の溶解度，物質量，化学反応式と量の計算

〔解答のプロセス〕

問1 (1) $\boxed{6}$　4.00％水溶液 150 g 中の $CuSO_4$ は

$$150\,\text{g} \times \frac{4.00}{100} = 6.00\,\text{g}$$

五水和物 50.0 g 中の $CuSO_4$ は

$$50.0\,\text{g} \times \frac{CuSO_4}{CuSO_4 \cdot 5H_2O} = 50.0\,\text{g} \times \frac{160}{250}$$
$$= 32.0\,\text{g}$$

質量％濃度 $= \dfrac{\text{溶質の質量}}{\text{溶液の質量}} \times 100$

$$= \frac{6.00\,\text{g} + 32.0\,\text{g}}{150\,\text{g} + 50.0\,\text{g}} \times 100$$
$$= \frac{38.0\,\text{g}}{200\,\text{g}} \times 100 = 19.0\%$$

(2) $\boxed{7}$　五水和物 1 mol 中の $CuSO_4$ は 1 mol であるから必要な五水和物は

$$0.500\,\text{mol/L} \times \frac{500}{1000}\,\text{L} = 0.250\,\text{mol}　で$$

$$250\,\text{g/mol} \times 0.250\,\text{mol} = 62.5\,\text{g}$$

(3) $\boxed{8}$　2.00 mol/L 水溶液 1 L 中の $CuSO_4$ は 2.00 mol で

$$160\,\text{g/mol} \times 2.00\,\text{mol} = 320\,\text{g}$$

硫酸 1 L　$1.28\,\text{g/cm}^3 \times 1000\,\text{cm}^3 = 1280\,\text{g}$

質量％濃度 $= \dfrac{320\,\text{g}}{1280\,\text{g}} \times 100 = 25.0\%$

問2 $\boxed{9}$　0℃，1.013×10^5 Pa の窒素 V〔mL〕の質量は

$$28.0\,\text{g/mol} \times \frac{V \times 10^{-3}\,\text{L}}{22.4\,\text{L/mol}} = \frac{V}{800}\,\text{〔g〕}$$

温度一定のとき水に溶ける気体の質量は圧力と水の量に比例する（ヘンリーの法則）から，

$$\frac{V}{800}\,\text{〔g〕} \times \frac{2.026 \times 10^5\,\text{Pa}}{1.013 \times 10^5\,\text{Pa}} \times \frac{4.00\,\text{L}}{1.00\,\text{L}} = \frac{V}{100}\,\text{〔g〕}$$

$\boxed{10}$　$\boxed{9}$ と同様溶ける気体の体積（1.013×10^5 Pa での体積）は，圧力と水の量に比例するから

$$V\text{〔mL〕} \times \frac{2.026 \times 10^5\,\text{Pa}}{1.013 \times 10^5\,\text{Pa}} \times \frac{4.00\,\text{L}}{1.00\,\text{L}} = 8.00\,V\text{〔mL〕}$$

$\boxed{11}$　温度一定のとき，気体の体積は圧力に反比例する（ボイルの法則）から，

$$1.013 \times 10^5\,\text{Pa} \times 8.00\,V\text{〔mL〕}$$
$$= 2.026 \times 10^5\,\text{Pa} \times x\text{〔mL〕}$$
$$x = 4.00\,V\text{〔mL〕}$$

問3 $\boxed{12}$

① $\dfrac{7.20 \times 10^{22}\,\text{個}}{6.00 \times 10^{23}\,\text{/mol}} = 0.120\,\text{mol}$

② $ZnSO_4$ 1 mol の中に SO_4^{2-} 1 mol が含まれるから

$$0.500\,\text{mol/L} \times \frac{500}{1000}\,\text{L} = 0.250\,\text{mol}$$

③　NH_3 1分子に H 3 原子が含まれるから

$$\frac{1.80 \times 10^{23} \text{ 個}}{6.00 \times 10^{23}/\text{mol}} \times \frac{1}{3} = 0.100 \text{ mol}$$

④　CO_2 1分子中に O 2 原子が含まれるから，CO_2 の分子量 $= 44.0$　より

$$\frac{3.30 \text{ g}}{44.0 \text{ g/mol}} \times 2 = 0.150 \text{ mol}$$

よって最も小さいのは③である。

問4(1)⑬　(ア)正　$2NO(無色) + O_2 \longrightarrow 2NO_2(赤褐色)$

(イ)誤り　濃硝酸→希硝酸

$$3Cu + 8HNO_3(希)$$
$$\longrightarrow 3Cu(NO_3)_2 + 4H_2O + 2NO$$

濃硝酸では二酸化窒素が発生する。

(ウ)正

(2)⑭　$a = 1$ とすると　N の数より $d = 1$，H の数より

$c = \dfrac{3}{2}$，O の数より　$2b = \dfrac{3}{2} + 1$　$b = \dfrac{5}{4}$

全体を 4 倍して，$a = 4$，$b = 5$，$c = 6$，$d = 4$

(3)⑮　必要な酸素の物質量はアンモニアの 5/4 倍で，

$$\frac{56.0 \text{ L}}{22.4 \text{ L/mol}} \times \frac{5}{4} = \frac{5.00}{1.60} \text{ mol}。\quad 質量は$$

$$32.0 \text{ g/mol} \times \frac{5.00}{1.60} \text{ mol} = 100 \text{ g}$$

❸

〔解答〕

問1(1)⑯③　(2)⑰③　(3)⑱①

問2⑲③

問3⑳①

問4㉑④

問5㉒③

〔出題者が求めたポイント〕

酸化還元滴定，平衡定数，コロイド，水蒸気の圧力，酢酸の電離度

〔解答のプロセス〕

問1(1)⑯　一定量の液体を正確に量り取る器具 X はホールピペット，溶液を滴下する器具 Y はビュレットである。

(2)⑰　滴定の反応式は，シュウ酸の半反応式×5＋過マンガン酸カリウムの半反応式×2　により e^- を消去して

$$5(COOH)_2 + 6H^+ + 2MnO_4^-$$
$$\longrightarrow 10CO_2 + 8H_2O + 2Mn^{2+}$$

反応終了前は MnO_4^- の赤紫色は反応により Mn^{2+} の淡桃色（実際には無色）になるが，反応が終了すると MnO_4^- の色が残るので終点がわかる。

(3)⑱　$(COOH)_2$ と MnO_4^- は物質量の比 5：2 で反応するから

$$0.050 \text{ mol/L} \times \frac{20.0}{1000} \text{ L} : x \text{[mol/L]} \times \frac{25.0}{1000} \text{ L}$$
$$= 5 : 2$$
$$x = 0.0160 ≒ 0.016 \text{[mol/L]}$$

問2⑲　$2HI \longrightarrow H_2 + I_2$

0.250 mol の I_2 が生じたとき H_2 も 0.250 mol 生じており，HI は 0.500 mol 反応して 2.00 mol になっているから，各物質のモル濃度は

$$[H_2] = [I_2] = \frac{0.250 \text{ mol}}{10.0 \text{ L}} = 0.0250 \text{ mol/L}$$

$$[HI] = \frac{2.00 \text{ mol}}{10.0 \text{ L}} = 0.200 \text{ mol/L}$$

平衡定数 $K = \dfrac{[H_2][I_2]}{[HI]^2}$

$$= \frac{0.0250 \text{ mol/L} \times 0.0250 \text{ mol/L}}{(0.200 \text{ mol/L})^2}$$

$$= 0.015625 ≒ 1.56 \times 10^{-2}$$

問3⑳　①誤り　凝析は，コロイド粒子と反対符号のイオンによりコロイド粒子の電荷が失われることにより起こる。

②～⑤正

問4㉑　最初容器の容積を減少させると，水蒸気の圧力はボイルの法則に従い容積に反比例して増加する。

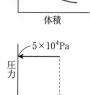

32℃における水の飽和蒸気圧は $5 \times 10^4 \text{ Pa}$ であるから，水蒸気の圧力が $5 \times 10^4 \text{ Pa}$ に達すると水蒸気の凝縮が始まり，容積を減少させても圧力は上昇せず，$5 \times 10^4 \text{ Pa}$ を保つ。

凝縮が始まるときの容積は

$$2 \times 10^4 \text{ Pa} \times 10 \text{ L} = 5 \times 10^4 \text{ Pa} \times V \text{[L]}$$
$$V = 4 \text{[L]}$$

よって図④が該当する。

問5㉒　(b)　酢酸の電離は

$$CH_3COOH + H_2O \rightleftharpoons CH_3COO^- + H_3O^+$$

と表されるから，酢酸の濃度が小さくなると電離度は大きくなる。

(c)　酢酸ナトリウムは塩であるから水に溶けると完全電離し，水溶液中の CH_3COO^- が増す。そのため酢酸の電離平衡は分子側に移動し電離度は小さくなる。

よって酢酸の電離度の大小の順は　b＞a＞c　となる。

❹

〔解答〕

問1(1)㉓⑤　(2)㉔①　(3)㉕⑥　(4)㉖⑦　(5)㉗③

問2(1)㉘⑧　(2)㉙②　(3)㉚⑥　(4)㉛①　(5)㉜③

〔出題者が求めたポイント〕

無機物質の推定，芳香族化合物の推定

〔解答のプロセス〕

問1(1)㉓　両性金属と水酸化ナトリウム水溶液の反応では水素が発生する。

$$2Al + 2NaOH + 6H_2O \longrightarrow 2Na[Al(OH)_4] + 3H_2$$

(2)㉔　乾燥空気の組成はおよそ N_2 78％，O_2 21％，

Ar 1%である。

(3)[25]　揮発性酸の塩 NaCl と不揮発性酸 H_2SO_4 の反応で，塩化水素が発生する。

$$NaCl + H_2SO_4 \longrightarrow NaHSO_4 + HCl$$

(4)[26]　酸化マンガン（Ⅳ）の触媒作用で塩素酸カリウムが分解して酸素が発生する。

$$2KClO_3 \longrightarrow 2KCl + 3O_2$$

(5)[27]濃硫酸の触媒作用でギ酸が分解して一酸化炭素が生じる。

$$HCOOH \longrightarrow H_2O + CO$$

問2(1)[28]　クメン法は⑧フェノールの製法である。

クメンヒドロペルオキシド　　フェノール

(2)[29]　炭酸水素ナトリウムと反応して気体（CO_2）を生じるから−COOH があるが，塩化鉄（Ⅲ）で呈色しないから−OH はない─→②安息香酸が該当。

(3)[30]　濃硫酸と濃硝酸によりニトロ基が導入される（ニトロ化）。

ニトロベンゼン

(4)[31]　水や水酸化ナトリウム水溶液に溶けないから親水性や酸性の基はもっていないが，塩酸と反応して塩をつくるから，塩基性の基−NH_2 をもっている─→①アニリンが該当。

アニリン　　　　　　アニリン塩酸塩

(5)　一置換体の①，②，⑤〜⑧では，オルト，メタ，パラの3種の異性体が生じる。

③で生じる臭素一置換体は　　　　　の1種類のみ。

④で生じる臭素一置換体は4種類（・は置換位置）

生　物

解答

5年度

1

〔解答〕

問1(1)⑤　(2)①　問2　③　問3　①

問4(1)④　(2)②　(3)④

〔出題者が求めたポイント〕

細胞分画法

問1　(1)光学顕微鏡の分解能は約0.2μm，電子顕微鏡の分解能は約0.2nmである。(2)総合倍率を100倍から400倍にしているので，観察物は4倍大きく見える。一方，接眼ミクロメーターの見え方は，対物レンズの倍率を変えても変化しない。

問2　植物細胞は液胞が発達する。

問4　植物細胞では，各分画の主な沈殿は次のようになる。分画A：核，分画B：葉緑体，分画C：ミトコンドリア，分画D：リボソーム，小胞体。(3)②動物細胞では分画Bの沈殿に葉緑体が存在しない。④どちらの上澄みにも多くの酵素が含まれている。

2

〔解答〕

問1③　問2③　問3②　問4(1)②　(2)④

問5(1)①　(2)②

〔出題者が求めたポイント〕

代謝

問1　ATPは，リボースにアデニンが結合したアデノシンに，リン酸が3分子結合している。

問2　リン酸とリン酸の間の結合を高エネルギーリン酸結合と呼ぶ。ATPには2か所の高エネルギーリン酸結合が存在する。

問3　グルコースを完全に分解すると次のようになる。
$$C_6H_{12}O_6 + 6O_2 + 6H_2O \longrightarrow 6CO_2 + 12H_2O$$

問4　(1)アルコール発酵では，1molのグルコースからそれぞれ2molのCO_2とエタノール(C_2H_5OH)が生じる。CO_2の分子量は44，C_2H_5OHの分子量は46なので，CO_2が20mg発生すると，合成されるエタノールは，$20/44×46≒20.9$となる。(2)条件iとiiは酸素が存在するので呼吸も行える。条件iiiとivでは酸素が存在しないのでアルコール発酵のみを行う。グルコースを基質とした呼吸では，消費するO_2量と発生するCO_2量が等しくなる。①②条件iに比べて条件iiで気相の変化が小さくなるのは，酸素を利用して呼吸を行った結果と考えられる。③グルコース1molから合成されるATPは，呼吸では38mol，アルコール発酵では2molである。条件iでは主にアルコール発酵を，条件iiでは呼吸を行っていることから，合成されるATPが等しければ，条件iではより多くのグルコースを消費している。④呼吸を行っている条件iiのほう

が消費したグルコース量は少ない。

問5　(1)ピルビン酸を還元して乳酸が生じる。NADHは酸化される。(2)哺乳類では，成熟した赤血球に核とミトコンドリアが存在しない。

3

〔解答〕

問1①　問2③　問3⑥　問4④　問5②

問6(1)①　(2)②

〔出題者が求めたポイント〕

DNA

問3　メセルソンとスタールは，窒素の同位体^{15}Nを含む培地で培養した大腸菌を，^{14}Nを含む培地に移して培養することにより，DNAの複製が半保存的に行われていることを証明した。

問5　DNAポリメラーゼは新しいヌクレオチドを，新生鎖の3'末端に連結する。

問6　(2)CAACAACAA…の繰り返し配列で，翻訳を開始する塩基を変えてコドンを考えると，CAAの繰り返し，AACの繰り返し，ACAの繰り返しの3種類が考えられる。実験では，1種類のアミノ酸が多数連結したポリペプチドが3種類できたことから，3種のコドンそれぞれが別のアミノ酸を指定していたと考えられる。一方，AAUAAU…の繰り返し配列で，翻訳を開始する塩基を変えてコドンを考えると，AAUの繰り返し，AUAの繰り返し，UAAの繰り返しの3種類が考えられる。正常に行われた実験の結果，1種類のアミノ酸が多数連結したポリペプチドが2種類しか生じなかったことから，3種のコドンのうち2種類が同じアミノ酸を指定するか，いずれかが終止コドンであると考えられる。

4

〔解答〕

問1③　問2④　問3①　問4③④

問5(1)②　(2)④　(3)①

〔出題者が求めたポイント〕

肝臓

問1　ヒトの肝臓には約50万個の肝小葉が存在し，一つの肝小葉には約50万個の肝細胞が存在する。

問2　アンモニアを尿素にするのは肝臓，尿を生成するのは腎臓である。

問3　食作用からマクロファージとわかる。

問4　③免疫グロブリン(抗体)はB細胞で，④トリプシンはすい臓で合成される。

問5　(1)実験2の結果，すい臓のランゲルハンス島B細胞が破壊されていたことから，グループ(Ⅱ)はグループ(Ⅰ)に比べて注射後，時間の経過に伴って血中グ

ルコース濃度が上昇したと考えられる。

5

〔解答〕

問1② 問2(1)① (2)① (3)②
問3(1)③ (2)①

〔出題者が求めたポイント〕

生態系

問1　ppm は parts per million の頭文字で，100万分の1である。

問2　(1)イは，大気との間にaとbの矢印があることから，生産者であることがわかる。エは，枯死体・排泄物との間に，hとiの矢印があることから分解者と考えられる。(2)①化学合成細菌やシアノバクテリアは炭酸同化を行うことができる。②発酵など酸素を利用しない異化も存在する。③移動するのは化学エネルギーである。④f, g, iも有機物として移動している。(3)森林に炭素が貯蔵されるということは，森林に取り込まれる二酸化炭素のほうが，森林から放出される二酸化炭素より多い場合である。

問3　(1)スギ林の地表付近で炭素量が多いのは，植物から供給される有機物のためである。(2)亜寒帯では，植物による有機物の供給は温帯より少なくなるが，低温で分解者の働きが弱くなるため，有機物が蓄積される。

生物

解答　5年度

一般B

1

〔解答〕
問1④　問2⑤　問3①　問4(1)⑥　(2)⑤
問5(1)①⑤　(2)①

〔出題者が求めたポイント〕
出題分野：生物の進化と系統

問1　生物の進化とは、祖先とは異なる形質を持つ集団が形成されたり、世代をこえて、集団内の遺伝子頻度が変化したりすることをいう。

問2　⑤は窒素固定に関する記述である。窒素固定は、アゾトバクターやクロストリジウムといった窒素固定細菌が行う生命活動である。全ての生物が行えるわけではないので誤りである。

問3　生物の進化の道筋を図にしたものを系統樹という。

問4(1)　シダ植物以降は維管束を持ち、体に根・茎・葉の区別がみられる。このような植物は維管束植物と呼ばれる。また、裸子植物や被子植物は種子植物と呼ばれ、胞子ではなく、種子によって子孫を増やす植物である。

(2)　葉緑体は植物細胞が持つ細胞小器官であるので、Gの段階で共生が起こったと考えるのが妥当である。

問5(1)　固定結合のうち、細胞同士を結合する接着結合では、細胞膜を貫通したカドヘリン同士が互いに結合し、細胞内部ではカテニンを介してアクチンフィラメントと結合している。

(2)① DNAは核内でヒストンなどのタンパク質と結合して染色体を形成している。よって正しい。
② フィブリンは血しょう中のフィブリノーゲンがトロンビンの作用を受けて繊維状となった血液凝固に関わるタンパク質である。したがって細胞質基質ではなく、血液中に含まれる。よって誤り。
③ アルブミンは血液中に含まれる物質輸送に関わるタンパク質である。よって誤り。
④ コラーゲンは脊椎動物における主な細胞外基質に含まれるタンパク質の一つである。よって誤り。
⑤ ミオシンは膜タンパク質ではなく、モータータンパク質の一つであり、細胞質基質での物質輸送や、筋収縮にかかわる。よって誤り。

2

〔解答〕
問1(1)⑤　(2)②　(3)②
問2③　問3③　問4④　問5①

〔出題者が求めたポイント〕
出題分野：代謝・呼吸

問1(1)　選択肢の中で、タンパク質分解酵素は、①ペプシンと、⑤トリプシンである。
ペプシンは胃液に、トリプシンはすい液に含まれる。よって⑤が正解となる。
② アミラーゼは、デンプンを分解する酵素であり、だ液の他にすい液にも含まれる。
③ スクラーゼはスクロースを分解する酵素である。
④ トロンビンは、血液凝固に関わる酵素であり、フィブリノーゲンを繊維状のフィブリンへと変化させる。

(2)　コハク酸が酸化されてフマル酸になる反応は、クエン酸回路で起こる。

(3)　問題文に『コハク酸と構造が似ているマロン酸は、酵素Qの阻害物質である』とあるので、競争的阻害による影響を考えればよい。競争的阻害による影響は、基質濃度が低い時は、阻害の影響が大きく、基質濃度が高くなると阻害の影響が小さくなる。

問2　以下の手順で計算する
① 1分子の酵素Xが、1分間に反応する二酸化炭素の分子数は
60×10^5 分子
② ヒトが1分間に発生させる二酸化炭素の分子数は
$0.25 \times 2.5 \times 10^{22}$ 分子
①②より、1分間で発生する二酸化炭素を分解するのに必要な、酵素Xの分子数は $\dfrac{0.25 \times 2.5 \times 10^{22}}{60 \times 10^5}$ となる。

問3　呼吸は、細胞質基質で行われる解糖系・ミトコンドリアのマトリックスで行われるクエン酸回路・ミトコンドリアの内膜で行われる電子伝達系の3つの反応段階に分けられる。

問4　脂肪酸はミトコンドリアのマトリックスにおいて、アセチルCoAに分解（β酸化）され、クエン酸回路へと取り込まれていく。したがって、解糖系の過程を経ることはない。

問5　電子伝達系におけるATP合成を酸化的リン酸化という。電子伝達系の反応全体を考えると、NADHやFADH$_2$を酸素によって酸化することで、ATP合成を行っていると考えることもできる。したがってここで言う酸化的とは、①の『NADHがNAD$^+$になる』と考えるのが妥当である。

3

〔解答〕
問1④　問2③　問3(1)①　(2)④　問4(1)⑥　(2)②
問5③

〔出題者が求めたポイント〕
出題分野：発生

問1　等黄卵とは卵黄が少なく均等に分布しているた

め，8細胞期までは，ほぼ同じ大きさの割球ができる卵割様式（等割）を示す卵のことをいう。

　端黄卵とは卵黄が多く，植物極側に偏っているため，動物極側と植物極側とで割球の大きさに違いが生じる卵割様式（不等割）や動物極側でのみ卵割が進む卵割様式（盤割）を示す卵のことをいう。

　カエルの発生過程において，受精が起こる灰色三日月環が生じる理由は，表層回転が起こるためである。

問2① 中胚葉の区別ができるのは，ウニ・カエル共に原腸胚期である。よって誤り。

② ウニ・カエル共に原腸の陥入が起こることで三胚葉の区別ができる。よって誤り。

④ ウニやカエルでは，胞胚期における植物極側の細胞の多くは内胚葉へと分化する。よって誤り。

問3(1) 表皮(a)と神経管(b)は外胚葉由来である。脊索(c)体節(e)側板(f)は中胚葉由来である。d は内胚葉である。

(2) 消化管の上皮・肝臓やすい臓の腺上皮・気管や肺の上皮は内胚葉由来である。

問4(1) リード文より，卵 Y は不等分裂を行ったと読み取れる。卵の形成過程において不等分裂によって生じる小細胞は極体だと考えるのが妥当である。

　①②の細胞は不等分裂によって生じない。③の細胞は棘皮動物の卵形成過程では生じることはなく，ショウジョウバエの卵形成時にみられる細胞である。④⑤は植物の胚のうにみられる細胞や核である。

(2)② 実験3より，卵 X に物質 M を添加したことで，より成熟している卵 Y にみられた現象が観察されたとわかる。このことから，物質 M は卵 X の成熟を促す作用があると考えることができる。

① 実験1より，卵 Y は未受精の状態で極体の放出が見られていることがわかる。実験2より卵 Y は正常な受精が行われていることがわかる。したがって，ヒトデの卵は極体の放出後に受精を行うと考えられるため，減数分裂の前の段階で受精が起こるとは推測できない。よって誤り。

③ 実験1より，卵 Y から極体の放出が見られた。したがって，卵 Y は減数分裂を終えた細胞ではない。よって誤り。

④ 実験3より，物質 M を添加したことで，卵 X に変化が見られたことから，卵 X は物質 M の受容体を持つ可能性がある。よって誤り。

問5 卵割では，「分裂のたびに割球が小さくなる」や「同調分裂をする」といった，通常の体細胞分裂には見られない特徴がある。

① 初期の卵割では，割球の大きさは卵割の度に小さくなる。よって誤り。

② 胚全体の大きさは変化しない。よって誤り。

④ 初期の卵割では，しばしば G_1 期・G_2 期を欠くことがある。よって誤り。

4

〔解答〕

問1③④　問2(1)③　(2)④　問3④　問4⑥
問5(1)①　(2)②

〔出題者が求めたポイント〕

出題分野：体内環境・免疫

問1　食細胞にはこの他，樹状細胞もよく出てくるので，あわせて覚えておきたい。

問2(1)　未熟な B 細胞では，免疫グロブリンの可変部の遺伝子が多数あり，成熟過程で遺伝子の再構成が行われる。選ばれなかった遺伝子断片はゲノムから失われる。

(2)　①・②・③・⑤は，抗体がかかわる免疫反応であるため，体液性免疫と関わりが深いと考えられる。

問3　ウイルスはタンパク質と遺伝物質などからできている。DNA を遺伝物質として持つウイルスの場合，宿主となる細胞内でウイルス由来の DNA からウイルスのタンパク質を合成することで増殖する。したがって①・②・③の反応は必要である。

問4　グループⅠではウイルス X に対する二次応答が起こると考えられる。二次応答は一次応答に比べ，短期間に多量の抗体が生成されるため，c のグラフが妥当である。一方グループⅡではウイルス Y に対する一次応答は起こるが，ウイルス X に対する抗体は生成されないため，d のグラフであると考えられる。

問5(1)　体温や血糖値調節の中枢は，間脳の視床下部である。

(2)①　インスリンはグルコースの細胞内への取り込みや，グリコーゲンの合成を促進させるホルモンである。よって誤り。

③　汗腺の働きが活発になるのは，体温上昇を防ぐために起こる。よって誤り。

④　立毛筋の収縮は交感神経の刺激によって起こる。よって誤り。

5

〔解答〕

問1①　問2②　問3③　問4①
問5(1)⑥　(2)①

〔出題者が求めたポイント〕

出題分野：バイオーム

問1　バイオームを決定する気候要因は様々あるが，主なものとして年平均気温と年降水量が考えられる。

問2　日本は降水量が十分にあるため，極相のバイオームは森林となる。また，北海道から沖縄まで南北に長い地形をしているため，気温の変化に対応したバイオームの変化が見られる。

問3　問4
　日本の本州中部では 2500m 付近が森林限界である。垂直分布の主な気候要因は気温である。気温は標高が高くなるにつれて低下する。そのため気温の低下に伴

ってバイオームも変化する。したがって，日本よりも気温の高い地域であれば，標高2500m以上であっても森林が成立する可能性がある。すなわち，森林限界の標高は高くなる。

問5(1)　リード文に，『植物Mは茎が上に伸びずに葉が放射状に広がっている』とあるので，木本植物である③・④，茎が上にのびる①・②・⑤は誤りである。

(2)　葉柄長の実測値がBであるということは，この植物にとって，この長さが最適値となる理由があるという視点から選択肢を検討する。

② 葉柄長が長くなると，図2のグラフより受光効率はごくわずか上昇する。それにより光合成速度の増加も期待できるが，葉柄部が増すことによる呼吸量の増加も生じるはずである。ここでは，それが考慮されていない。よって誤り。

③ 図2のグラフからは受光効率と葉柄長の相関関係のみ読み取ることができる。受光効率から光合成量，あるいは，葉柄長から呼吸量を読み取ることはできないため，③の推測はできない。よって誤り。

① 葉柄長が長くなることによる受光効率の上昇に伴う光合成量の増加と，葉柄部が伸長することに伴う呼吸量の増加のバランスで，見かけの光合成量を最大化できるのがBの長さであるという推測が，植物の生存戦略的に見て最も理にかなっている。

生　物

解　答

5年度

1

〔解答〕

問1　②⑥
問2　(1)①　　(2)②
問3　④
問4　(1)④　　(2)②　　(3)③

〔出題者が求めたポイント〕

出題分野：体細胞分裂

問1　①ゾウリムシと③アメーバは真核生物の原生生物，④のバクテリオファージは，ウイルス，⑤のアカパンカビは真核生物の菌類である。

問2(1)　G_1 期の細胞では，DNA 合成の準備が行われており，その際有機物や ATP の分解によりエネルギーを消費する。また細胞の成長も行われているため，RNA やタンパク質の合成も起きている。G_1 期のチェックポイントを経て，DNA が合成される S 期に入っていく。

(2)　G_1 期にかかる時間が 12 時間かつ細胞周期全体の 60％ ならば，$12 \div 0.6 = 20$ で細胞周期全体は 20 時間とわかる。観察された全細胞数 180 個に対する分裂期の細胞数 9 個が，細胞周期全体に対する分裂期の所要時間の割合と考えられるので，分裂期にかかる時間は，$20 \times \dfrac{9}{180} = 1$ である。

問3　動物細胞では，細胞が赤道面でくびれて細胞質分裂が起きるのに対し，植物細胞では，赤道面で細胞板が形成され細胞質を二分していく。

問4(1)　i の細胞は染色体が紡錘糸に牽引されて分離していることから，分裂期後期とわかる。ii の細胞は娘核が形成されていることから，分裂期終期とわかる。

(2)　アの紡錘糸はイの中心体の微小管が伸長して形成されていく。ウの収縮環は，アクチンフィラメントとミオシンフィラメントからなり，その相互作用によって収縮する。

(3)　①卵に含まれる DNA 量を 1 とすると，体細胞の G_1 期は 2 であり，DNA 量が倍加した分裂期である i の細胞の DNA 量は 4 である。②iの図から動物 A は 2n＝2 の生物と考えられ，i の細胞の分裂期には倍加し DNA 分子が 4 つ存在する。④一次精母細胞のときに，2n＝2 の相同染色体が対合すると二価染色体が 1 組みられることになる。

2

〔解答〕

問1　③
問2　②

問3　(1)③　　(2)②　　(3)①
問4　(1)⑤　　(2)②

〔出題者が求めたポイント〕

出題分野：代謝

問1　①紅色硫黄細菌のように，水ではなく H_2S や H_2 などが電子供与体となる場合は，酸素を放出しない。②鉄細菌や硝酸菌は，光合成ではなく化学合成を行う。バクテリオクロロフィルのような光合成色素はもたない。③例えば体外から吸収したアミノ酸からタンパク質を合成する。④C_4 植物も葉緑体で光合成を行う。CO_2 の固定を葉肉細胞で，炭酸同化を維管束鞘細胞の葉緑体で行う。

問2　ア．窒素固定では空気中の N_2 を NH_4^+ に固定し，炭酸同化は行わない。イ．光合成では，光エネルギーを利用して炭酸同化を行い，化学合成は H_2S などの無機物の酸化で生じるエネルギーを利用して炭酸同化を行う。光合成も化学合成もカルビン・ベンソン回路をもち，二酸化炭素を炭素源として利用する。

問3(1)　a と b は，解糖系の反応で細胞質基質で行われる。b により生じたピルビン酸はミトコンドリアに取り込まれ，c によりアセチル CoA となる。d はミトコンドリアのマトリックスで，e はミトコンドリアの内膜で行われる。f や g は，解糖系につづき細胞質基質で行われる。

(2)　b，c，d で生じた NADH は，e で ATP 合成のための H^+ の濃度勾配をつくりだすために用いられる。アルコール発酵ではエタノールの合成に，乳酸発酵では乳酸の合成に NADH が消費される。

(3)　アルコール発酵，乳酸発酵のいずれにおいても ATP が合成されるのは b である。また二酸化炭素を生じるのはアルコール発酵の f のみである。

問4(1)　容器の中の二酸化炭素濃度に変化を生じるのは，植物の呼吸による放出と，光合成による吸収である。両者が等しいときに，見かけ上二酸化炭素濃度に変化は見られなくなる。

(2)　①光の強さを強くすれば，光合成による二酸化炭素の吸収により二酸化炭素濃度は減少するはずである。③KOH 水溶液は，容器中の二酸化炭素を吸収するので，二酸化炭素濃度は減少するはずである。

3

〔解答〕

問1　②
問2　③
問3　④
問4　④
問5　(1)①　　(2)②　　(3)③

〔出題者が求めたポイント〕

出題分野：発生・遺伝

問1　ア．ナノスmRNAやビコイドmRNAは，卵原細胞が4回分裂して生じた16個のうち，15個の保育細胞によって合成され，残る1個の卵母細胞へ送られる．イ．ウ．拡散によって生じたビコイドタンパク質とナノスタンパク質の濃度勾配は，胚の頭部側にハンチバックタンパク質，尾部側にコーダルタンパク質の分布に影響を与える．

問2　①1種類のアミノ酸に対応するコドンは複数ある場合があり，それぞれ異なるアンチコドンをもつtRNAが結合する．②64種類のコドンのうち，3つは終止コドンであり，64種類のtRNAが存在するわけではない．④翻訳開始のアミノ酸はメチオニンである．

問3　①プロモーターは，RNAポリメラーゼが結合する領域である．②オペレーターは，原核生物における転写調節領域である．③大腸菌のラクトースオペロンなどでは，ラクトースから誘導される物質が，リプレッサーに結合し，ラクトースオペロンの転写が促進される．

問4　①ハエの分節遺伝子は，体節を形成する時期に段階的に発現する．②分節遺伝子は，ギャップ遺伝子，ペアルール遺伝子，セグメントポラリティ遺伝子の順に発現する．③ショウジョウバエでは，性染色体の組み合わせがXXのときに雌，XYのときに雄になる．④14の体節が形成されたあと，ホメオティック遺伝子群のはたらきによって，触角や翅など，各体節に特徴的な構造が形成される．

問5(1)　「遺伝子型bbの雌が産む卵は，ふ化できず胚の時期に死ぬ」という表現から，Bが母性因子の遺伝子であることに注意する．遺伝子型Bb同士の交配では，雌親の遺伝子型がBbなので卵にはすべて正常な母性因子が存在し，胚性致死となるものはないことになる．

(2)　雌親のBとP，bとpが連鎖しているとき，完全連鎖であれば，BPとbpの配偶子のみがつくられるが，不完全連鎖の場合は，組換えによりBp，bPの配偶子がつくられる．組換え価2%の場合は，BP：Bp：bP：bp＝49：1：1：49で，BpとbPが生じる．これに雄親の配偶子bpが受精すると，子世代は，BbPp：Bbpp：bbPp：bbppが49：1：1：49で生じる．紫眼で正常な卵の個体はBbppで1%である．

(3)　遺伝子型BBppDdの雌は，配偶子BpD：Bpdを1：1で生じる．bbppddの雄はbpdの配偶子を生じる．産まれた卵は，BbPpDd：BbPpdd＝1：1で，$\frac{1}{2}\times100=50$%にあたるBbPpddが胚性致死となる．

4

〔解答〕

問1　④

問2　②
問3　④
問4　⑤
問5　(1)①　　(2)①　　(3)③

〔出題者が求めたポイント〕

出題分野：動物の反応

問1　からだの傾きは前庭で感じる．半規管はからだの回転運動を感じる．

問2　受容器からの興奮を伝える感覚神経は求心性神経であり，中枢の興奮を効果器へ伝える運動神経などは遠心性神経である．交感神経と副交感神経は，自律神経系における遠心性神経である．自律神経系にも求心性神経が存在する．

問3　①イカの巨大神経軸索のように，無髄神経でも直径が大きいと伝導速度が速い．②刺激の強さに関わらず，伝導速度は変化しない．③副交感神経の神経伝達物質はアセチルコリンである．④アミノ酸の一種であるグルタミン酸は，中枢神経の神経伝達物質の1つとしてはたらく．

問4　ニューロンの核は細胞体にある．感覚ニューロンでは，受容器側から細胞体へ興奮が伝わり，そこから伸びた軸索の末端から神経伝達物質を放出する．運動ニューロンでは，樹状突起から興奮を受容し，軸索末端から神経伝達物質を放出する．

問5(1)　活動電位の発生時には，電位依存性Na^+チャネルが開いて細胞外からNa^+が細胞内へ流入する．細胞内の膜電位が正に傾き，Na^+チャネルは閉じ，続いて電位依存性K^+チャネルが開いて，K^+が細胞外へ流出し，再び静止電位が形成されていく．

(2)　①電位依存性Ca^{2+}チャネルの不活性化やシナプス小胞の減少により，感覚ニューロンから放出される神経伝達物質の量が減少する．②図2では感覚ニューロンの活動電位は変化していない．③運動ニューロンに流入するイオンの量が増加すると運動ニューロンのシナプス後電位は増加すると考えられるが図2ではそのようになっていない．④図2ではそのようになっていない．

(3)　慣れが成立していない個体の尾部に強い刺激を与えると，その後水管への弱い刺激に対して大きくえらを引っ込めるようになる．これは鋭敏化である．

5

〔解答〕

問1　④
問2　⑤
問3　(1)③　　(2)②
問4　①
問5　②

〔出題者が求めたポイント〕

出題分野：生態系

問1　非生物的環境から生物群集へのはたらきかけを作用といい，生物群集から非生物的環境へのはたらきか

けを環境形成作用という。反作用ともいう。遷移の進行により光が遮られ地表に届かなくなることや，土壌が発達することなどもその例である。

問2　リスの餌となるのは主に果実種子や草本，クモは主に昆虫類，カエルは昆虫もクモも摂食する。図では，タカの餌となりうるのはリスやカエルだろう。

問3(1)　①セマダラコガネ，ヤサイゾウムシも捕食している。いずれも甲虫である。②シオカラトンボは体長が 30mm を超えるが捕食されている。③セマダラコガネ，ヤサイゾウムシは捕食するが，ウバタマムシは捕食していないので，正しい。大きいアブラゼミ，ナミアゲハを捕食していないが，それについては言及していない。④ヤマトシジミ，モンシロチョウは胴体部分に対して翅が大きいが捕食している。

(2)　(1)の考察によるとオガサワラタマムシは捕食されず，個体数に変化は見られないと考えられる。シマアカネは捕食を受け，減少すると考えられる。

問4　クズは北アメリカで侵略的外来種として猛威を奮っている。その他のセイタカアワダチソウ，マングース，ウシガエル，カダヤシ，オオハンゴウソウは，いずれも国内で外来種として知られている。

問5　①近縁種のホタルを導入した場合，元のホタルとの雑種を生じたり，生態的地位が競合する可能性が考えられる。②倒木の幼木の植え付けは遷移の進行を補うことができる。③森林の分断により周縁部の増加や動物の移動の阻害などが起きると考えられる。④護岸工事により在来生物の生息環境がなくなるなどが考えられる。

総合問題

解答　5年度

1

〔解答〕

問1 ⑦ ③　　問2 ⑦ 1 ⑦ 0 ⑧ 8
問3 ⑦ 1 ⑦ 0 ⑧ 1
問4 ⑦ ③

〔出題者が求めたポイント〕
英文で説明の付された図表の読み取りに基づく速度や距離の計算。食性の違いに基づく動物の形態の違いなど。

〔解答のプロセス〕
問1　説明と図より適切な選択肢を選ぶ設問。
　① 「インパラは野ウサギよりも持久力がある。」→このグラフだけでは言い切れないので不適切。
　② 「インパラは 25 秒間で 500 m を走ることができる。」→グラフでは 400 m 付近までしか達しておらず，不適切。
　③ 「野ウサギは最初に 1km 離れた地点まで到達するだろう。」→正解
　④ 「チーターは 200 m 走った後，直ちに失速する。」→グラフでは 300 m までは一定の速度で走っているので不適切。
問2　空所に適切な数値を補充する設問。
　チーターの最高速度は次のようにして計算できる。
　　300 m を 10 秒で進む。
　　→30(m/ 秒) = 30×3600(m/ 時) = 108(km/ 時)
問3　空所に適切な数値を補充する設問。
　野ウサギがチーターに捕まらず狩られないために，少なくともどれくらいの距離離れていることが必要であるかは次のようにして計算できる。
　　チーターのグラフ（●：黒実線）と野ウサギのグラフ（▲：濃い灰色実線）を比較すると，10 秒後で 100 m の差がつき，それ以降チーターは停止していることがわかる。よって，チーターが動き出す前に 100 m を超える距離離れておけば，野ウサギはチーターに追いつかれないことになる。よって，101 m が正解となる。
問4　肉食動物と草食動物の共通点と相違点について，適切な選択肢を選ぶ設問。
　① 「肉食動物は草食動物よりもより多くの持久力をもつ傾向がある。」→誤り。
　② 「肉食動物では ATP により走るためのエネルギーを供給されるが，草食動物ではそうではない。」→誤り。
　③ 「草食動物は頭の両側に眼があるが，肉食動物ではそうではない。」→正しい。
　④ 「肉食動物は草食動物よりも長い腸をもつ。」→誤り。
　⑤ 「肉食動物は脊椎動物に属するが，草食動物は無脊椎動物に属する。」→誤り。

〔全訳〕
動物は適応度を増やすためにその能力を進化させてき

た。走る速度と持続力は肉食動物と草食動物の間に見られる違いの一つである。グラフはそれぞれの動物の 5 秒おきに測定した出発点からの距離を表している。●の黒の線のグラフはチーターのデータを，○の灰色の線のグラフはインパラのデータを，そして，▲を結んだ濃い灰色の線はアフリカのサバンナに見られる野ウサギのデータをそれぞれ描いたものである。

2

〔解答〕

問5 ⑦ ④　問6 ⑩ ④　　問7 ⑪ ①②③④
問8 ⑫ ①③⑤

〔出題者が求めたポイント〕
出題分野：植物の環境応答

〔解答のプロセス〕
問5　問6　図2より，条件 A ～ C で観察された実験前後における質量の変化は，それぞれ植物体の次の箇所からの蒸散によるものと考えることができる。
　条件 A：葉の裏側＋茎の表面
　条件 B：葉の表側＋茎の表面
　条件 C：茎の表面
　よって，これらをもとに葉の表側と裏側から蒸散すると想定される水分量を求めると，それぞれ次のようになる。
　葉の表側：(条件 B) − (条件 C) = 0.5 − 0.2 = 0.3(g)
　葉の裏側：(条件 A) − (条件 C) = 1.2 − 0.2 = 1.0(g)
　また，ワセリンを塗らなかった場合に想定される水分量は，
（葉の表側から蒸散すると想定される水分量）＋（葉の裏側から蒸散すると想定される水分量）＋（茎の表面から蒸散すると想定される水分量）= 0.3＋1.0＋0.2 = 1.5(g)
となる。
問7　気孔開度は，植物体がおかれた環境の光条件，乾燥条件，二酸化炭素濃度などに応じて変化する。よって，実験材料の条件をそろえるのはもちろん，できるだけ気象条件もそろえて実験を行うことが望ましく，②～④は適切である。また，試験管表面からの水分の蒸発はないので⑤は必要ない。
問8　植物体は，気孔からの蒸散により生じる細胞間の浸透圧差と，根で無機塩類の取り込みにより生じる根圧を利用して根から水を取り込み，取り込まれた水は水分子同士の凝集力によって，途切れることなく道管内を引き上げられている。その水のうちごく一部が光合成などに利用されている。このことを前提に各選択肢を検討する。
　① 光合成の化学反応式で「ツユクサが取り入れた物質」とは $6CO_2$ と H_2O を指し，「ツユクサが放出した物質とは $6O_2$ と $6H_2O$ を指す。これらの分子量

は等しくないので，この内容は不適切である。
② 吸水量の一部が光合成などに利用されることから，この内容は正しい。
③ ②の内容が正しいことから，この内容は不適切である。
④ この選択肢中の「総質量」とは 3) のリード文中で書かれた「装置全体の質量」を指すことに注意する。光補償点以上の光条件下で光合成が行われると，植物体に $C_6H_{12}O_6$ が蓄積し，その合成のために CO_2 と H_2O が消費され，O_2 が放出されることとなる。しかし，ここでは植物体全体を周囲との空気の循環が完全に遮断されるように大きなビニール袋で覆った上で試験管を含めた装置全体の質量の測定を行っているので，総質量は変化しないことになるので，この内容は正しい。
⑤ 植物の呼吸は停止しないので，この内容は不適切である。

3

〔解答〕

問9　ス　③
問10　セ　③
問11　ソ　③
問12　タ　④
問13　チ　①③
問14　ツ　⑤

〔出題者が求めたポイント〕

総合問題（科目横断型）

　問9，10 は生物，問11 は英語，問12 ～ 14 は化学の問題である。それぞれの科目知識を要する問題になっている。

〔解答のプロセス〕

問9　体液の浸透圧調節に関する問題。
　図3の点線を境にして，左上は体液が外液よりも塩類濃度が高い，すなわち淡水環境であることを表している。逆に，右下は体液が外液よりも薄い海水環境であることを表す。
　A のカニは淡水下では体液調節能力を持つが，外界の塩類濃度が増加すると体液調節ができなくなり，体内外の塩類濃度が等しくなってしまう（点線に沿うようになる）。すなわち，A のカニは淡水棲で，体内の塩濃度が外界よりも高くなるように浸透圧を調整していることが分かる。
　B のカニはずっと点線に沿っており，体液の塩類濃度調節能力を持っていないことが分かる。B のカニは外洋棲で，塩類濃度を調節する必要のない生活をしていることが分かる。
　C のカニは海水・淡水いずれにおいても塩分濃度を調節する能力を持っており，海水と淡水を行き来するような生活をしている生物であることが予想される。
問10　用語の定義をしっかり理解しておく。
　相同器官：起源は同じだが形状が異なるもの

　相似器官：起源は異なるが形状が似ているもの
クジラの前ひれを例にとるのであれば，相同器官は人間の手であり，相似器官は魚のひれである。
シロナガスクジラの尾びれとウシの尾はそもそも形状が似ていないので，（起源はどうあれ）相似器官の定義にはあてはまらない。

問11
（和訳）
　マイクロプラスチックは，その名の通り，小さなプラスチック粒子を指す。厳密には，直径 5mm 未満のもの――装飾品に使われる真珠よりも小さいくらいのもの，と定義されている。マイクロプラスチックには，一次と二次のカテゴリが存在する。
　一次マイクロプラスチックとは，化粧品などのように，商品として最初から小さい粒子として作られたものや，衣類や漁網などの繊維から脱落するマイクロファイバーが分類される。二次マイクロプラスチックとは，大きなプラスチック製品，例えば飲料用ボトルなどが破砕されて生じるものである。プラスチック製品の破砕は，主に日光や波などの自然環境要因に晒されることによって起きるものである。

文章の内容と合致しているのは，3 である。

問12　　$C_nH_m + \dfrac{4n+m}{4} O_2 \longrightarrow nCO_2 + \dfrac{m}{2} H_2O$

$CO_2 : H_2O = n : \dfrac{m}{2} = 1 : 1$ となるので，$n = 3$ ならば $m = 6$ である。

問13
② 沸騰石は突沸を防ぐために入れる。誤り。
④ リービッヒ冷却管では冷却水と蒸気は混合しない。誤り。
⑥ フラスコ内の海水は少ないほうが加熱で温度が上がりやすいので効率的である。誤り。
　⑤は，圧力が低くなるのは蒸気の凝縮が起こる冷却管内だけなので，「すべての」はあてはまらないとした。軽くふたをする操作自体は正しい操作である。
問14　原子量 35.5 から，$^{35}Cl : ^{37}Cl = 3 : 1$ である
$\left(35x + 37(1-x) = 35.5 \quad x = \dfrac{3}{4}\right)$。
$MgCl_2$ の式量が 94 となるのは ^{35}Cl が 2 つのときなので，
$$\left(\dfrac{3}{4}\right)^2 = \dfrac{9}{16} = 0.562\cdots$$

❹

〔解答〕

問15　テ ②　　ト ①　　ナ ③　　ニ ④

　　　ヌ ⑥　　ネ ⑦

問16　ノ 1　　ハ 2　　ヒ 3　　フ 2

　　　ヘ 3　　ホ 3　　マ 6　　ミ 3

　　　ム 2　　メ 6　　モ 3

　　　ヤ 2　　ユ 5

〔出題者が求めたポイント〕

同素体の性質，空間図形

〔解答のプロセス〕

問16　M は中点なので，$CM = \dfrac{1}{2}CD = \dfrac{1}{2}a$

△BMC は ∠M＝90°，∠C＝60° の直角三角形なので，

$$BM = \sqrt{3}\,CM = \frac{\sqrt{3}}{2}a$$

また，$BH = \dfrac{2}{3}BM = \dfrac{\sqrt{3}}{3}a$

$$AH^2 = a^2 - \frac{1}{3}a^2 = \frac{2}{3}a^2 \iff AH = \frac{\sqrt{6}}{3}a$$

O が四面体 ABCD の外接球の中心だから，

$$OA = OB = R$$

$$\therefore \quad R^2 = \left(\frac{\sqrt{6}}{3}a - R\right)^2 + \frac{1}{3}a^2 \iff a = \frac{2\sqrt{6}}{3}R$$

$R = 0.15\,(\mathrm{nm})$ と分かっているので，

$$a = \frac{2 \times 2.45}{3} \times 0.15 = 0.245$$

❺

〔解答〕

問17　ヨ ④　　　問18　ラ 2

問19　リ 4　　ル 0　　レ 0　　ロ 0　　ワ 0

問20　ヰ 6　　あ 2

〔出題者が求めたポイント〕

英文で説明の付された図の読み取りに基づく計算。

〔解答のプロセス〕

問17　説明と図より適切な選択肢を選ぶ設問。

① 「17 か月目に生まれた仔猫の数は 6 匹である。」
　→ 8 匹生まれているので誤り。

② 「家で生まれた仔猫の寿命は里親にもらわれた仔
　猫の寿命よりも長い。」→この文章と図の内容からは
　不明であるので誤り。

③ 「近親交配による遺伝的な障害のために 2 匹の仔
　猫が 2 か月で亡くなった。」→この文章と図には示さ
　れていないので誤り。

④ 「猫の総数は 1 年半で 7 倍に増加した。」→正解

問18　空所に適切な数値を補充する設問。

　猫が 6 か月の月齢で交配できるとした場合の妊娠期
間を求められている。ここで 6 か月の月齢は，図7 で
は 7months に該当することに注意する。ここで交配
が行われたとすると，9months で仔猫が生まれてい

るXことからX，妊娠期間は 2 か月となる。

問19　空所に適切な数値を補充する設問。

　最初の一年間で猫の餌代としてかかる費用の総額は次
のようになる。

$$1000 \times 2 \times 8 + 1000 \times 6 \times 4 = 40000\,(円)$$

問20　空所に適切な数値を補充する設問。

　一匹の雌猫が生涯に一度だけ 2 匹の雌の仔猫と 2 匹
の雄の仔猫を産み，すべての猫が少なくとも 3 年間は
生きると仮定し，グラフで示されたのと同様に家で自
然交配が継続するとした場合の，里親受入れ時から 3
年間経過したときの猫の総数は次のようになる。

　図より，仔猫は 1 匹の雌猫から雌 2 匹と雄 2 匹ずつ
8 か月経過するごとに生まれ，そのときに生まれた雌
猫が 8 か月経過すると，さらに仔猫を産んでその後も
生存するとして考えればよい。

　よって，雌に注目すると，9 か月目に生まれた雌の
仔猫 2 匹が 17 か月目に雌の仔猫を合計 4 匹産み，そ
れらが 25 か月目に雌の仔猫を合計 8 匹産む。さらに
それらが 33 か月目に雌の仔猫を合計 16 匹産むことに
なる。その間，雄の仔猫も同数生まれてくることにな
るので，最初に里親としてもらい受けた雌雄 1 匹ずつ
から加算すると，

$$2 + 4 + 8 + 16 + 32 = 62\,(匹)\ となる。$$

〔全訳〕

　私は 2 匹の生まれたての仔猫（「一匹は雄でもう一匹は
雌」の里親を引き受け，家で世話をし始めた。手術を受
けさせるのはかわいそうに感じたので，彼らには去勢手
術や避妊手術は行わず，家の中で自由に生活させた。彼
らを引き受けてから 8 か月後，雌猫は 4 匹の仔猫を産み，
家にいる猫の総数は 6 匹となった。仔猫があまりにもか
わいかったので，私はそれらに去勢手術や避妊手術を行
うことを決断できなかった。8 か月になると，2 匹の雌
猫は身籠った。

　グラフは月ごとの家にいる猫の総数を表している。最
初の里親を引き受けたことを除けば，里親として引き受
けてもおらず，譲渡もしていない。

❻

〔解答〕

問 21　⟨い⟩　③

問 22　⟨う⟩　③

問 23　⟨え⟩　②

問 24　⟨お⟩　⑤

問 25　⟨か⟩　④

〔出題者が求めたポイント〕

酸化還元，酸塩基，生物化学的酸素要求量，化学量論

〔解答のプロセス〕

問 21　酸化数を数えると，HNO_3 の N は $+5$，NO の N は $+2$ となり，N が還元されていることが分かる。もしくは還元されるのは酸化剤なので，（式1）において酸化剤は何かを考えても良い。

問 22　銅：$\dfrac{2.0}{64} = 0.03125$ (mol)

硝酸：$14 \times \dfrac{4.0}{1000} = 0.056$ (mol)

銅と硝酸は 1：4 で反応するので，銅が余る。発生する NO_2 の体積は

$$0.056 \times \frac{1}{2} \times 22.4 = 0.6272 \text{(L)}$$

問 23　水素イオン濃度が 1.0×10^{-4} mol/L となるものを見つける。

① $\dfrac{1.0 \times \dfrac{1.0}{1000}}{1.0} \times 2 = 2.0 \times 10^{-3}$ (mol/L)

② $\dfrac{0.05 \times \dfrac{1.0}{1000}}{1.0} \times 2 = 1.0 \times 10^{-4}$ (mol/L)

　　　← pH ＝ 1.0 の硫酸のモル濃度は 0.05 mol/L

③ $\dfrac{0.1 \times \dfrac{1.0}{1000}}{4.0} = 2.5 \times 10^{-5}$ (mol/L)

④ $\dfrac{1.0 \times \dfrac{2.0}{1000} - 1.0 \times \dfrac{1.0}{1000}}{1.0} = 1.0 \times 10^{-3}$ (mol/L)

⑤ 4.0 mol/L

⑥ $0.10 \times 0.01 = 1.0 \times 10^{-3}$ (mol/L)

となるので，pH が 4 となる水溶液は②である。

問 24　汚水が流入すると，それを細菌が分解するために溶存酸素量が減少する（よってアは溶存酸素）。また，汚水とともに流入するアンモニウムイオン（ウはアンモニウムイオン）は細菌の作用により硝酸イオンに酸化される（イは硝酸イオン）。

増加した細菌を捕食して原生生物は増加し，硝酸イオンは藻類に取り込まれる。

藻類の光合成により溶存酸素が回復し，環境は汚水流入前に戻っていく。

問 25　$Cu(NO_3)_2 \cdot n H_2O$ の式量は $188 + 18n$ なので，

$$\frac{64}{188 + 18n} = 0.264 \iff n = 3.0\cdots$$

❼

〔解答〕

問 26　⟨き⟩　①②　　　問 27　⟨く⟩　⑥　　　問 28　⟨け⟩　③

問 29　⟨こ⟩　④

〔出題者が求めたポイント〕

出題分野：DNA の構造

問 26

① 「ゲノム」とは染色体 1 セット分に含まれる遺伝情報であることに注意する。ショウジョウバエの 1 本の染色体中の DNA の塩基数は，
$14 \times 10^7 \div 4 = 3.5 \times 10^7$ 塩基対となるので，不適切である。

② ショウジョウバエの精子 1 個には「ゲノム」1 セットが含まれている。よって，そこに含まれるヌクレオチドの数は，$14 \times 10^7 \times 2 = 2.8 \times 10^8$ となるので，不適切である。

③ ヒトの染色体 1 本あたりの DNA の平均の長さは $2 \times 100 \div 46 \fallingdotseq 4.34$ (cm) となるので，この内容は正しい。

④ ヒトの体細胞 1 個あたりのヌクレオチドの数は次のようにして計算できる。
$2 \div (3.4 \times 10^{-9}) \times 10 \times 2 \fallingdotseq 1.17 \times 10^{10}$ となるので，この内容は正しい。

問 27　1 本鎖 DNA では，A と T，G と C の割合が等しくならない。

問 28　同じ生物由来であるから，A と T，G と C の割合がほぼ等しく，かつ肝臓由来の細胞に比べ，精子由来の細胞では核 1 個あたりの DNA が半減していることからウとエがそれぞれ該当する。

問 29　この DNA サンプル中の G の含有量を a とおくと，C，T，A の含有量はそれぞれ，a，2a，2a となるので，$2a + 2a + a + a = 100$ より，$a = 16.6\cdots$ となる。よって，A の割合は $2a \fallingdotseq 33.4$ となる。

8

〔解答〕

問30　⬚さ 1　⬚し 0　⬚す 1　⬚せ 1　⬚そ 9
問31　⬚た 1　⬚ち 2　⬚つ 0　⬚て 6　⬚と 0
　　　⬚な ①②⑦⑧
問32　⬚に 1　⬚ぬ 5　⬚ね 2　⬚の 6
　　　⬚は 1　⬚ひ 1　⬚ふ 3　⬚へ 9
問33　⬚ほ 1　⬚ま 1　⬚み 8

〔出題者が求めたポイント〕

場合の数，整数問題

　ある年の十二支が何であるかは，数え始めからの年数を 12 でわるとよい。

　例えば，ある子年から数えて 2000 年後の十二支は，$2000 = 12 \times 166 + 8$ より，未年とわかる。

〔解答のプロセス〕

問30　表 3 の動物では，タツノオトシゴが魚類，ヘビ
　　　がは虫類，ニワトリが鳥類であとは全て哺乳類である。

問31　たちつ．$10 \times 12 = 120$

　　　てと．12 と 10 の最小公倍数が 60 なので，60 年ごと
　　　に干支は一周する。この一周のうちに十干と十二支
　　　が同じ組み合わせはないので，$120 - 60 = 60$ 通り
　　　は出てこない組み合わせとなる。

　　　な．ある年 N について，N を 10 と 12 それぞれで割
　　　った余りを k と l とすると，癸子は $k = 0$, $l = 1$ で
　　　ある。これを満たす N は存在しないから，①の組
　　　み合わせは出現しない。

　　　同様に，②，⑦，⑧も存在しないことがわかる。

問32　猫を加えると哺乳類が 10 種になるので，

$$\frac{{}_{10}C_2}{{}_{13}C_2} = \frac{15}{26}$$

　　　恒温動物は哺乳類と鳥類の 11 種，変温動物は 2 種な
　　　ので

$$\frac{11 \times 2}{{}_{13}C_2} = \frac{11}{39}$$

問33　甲猫が西暦 1 年の時，猫を固定して十干との次
　　　の組み合わせを考えると 13 年後の西暦 14 年に丁猫に
　　　なり，その 13 年後の西暦 27 年に庚猫となる。すなわ
　　　ち十干の 3 つ先との組み合わせになることが分かる。
　　　この法則で十干を並べ直すと甲丁庚癸丙己壬乙戊辛と
　　　いう順番になる。この時の順番を x 番とすると（甲が
　　　1 番，丁が 2 番，以下同様），最初に現れる西暦 N は
　　　$N = 13 \times (x-1) + 1$ となるため，$x = 10$ の辛が猫と
　　　組み合わされるのは 118 年となる。

英　語

解答　5年度

1

〔解答〕

(1) ④　(2) ②　(3) ①　(4) ④　(5) ①
(6) ③　(7) ②　(8) ④　(9) ④　(10) ③

〔出題者が求めたポイント〕

(1) the basic materials を後ろから修飾する過去分詞の needed が正解。

(2) resulting from「〜に起因する」。leading to「〜に至る」。deriving from「〜に由来する」。introduce は他動詞なので、to はつかない。ここでの ing 形は分詞構文。

(3) ancestors「祖先」。descendants「子孫」。prototypes「原型」。companies「会社」。

(4) countries「国」。technologies「テクノロジー」。farms「農場」。environments「環境」。

(5) 正解の英文　made into fabrics used

(6) organic「有機の」。rare「まれな」。fossil「化石」。reusable「再利用できる」

(7) observing の目的語となる名詞節を導く how が正解。

(8) 第3段落第2文に一致。

(9) 選択肢訳
　① 植物の育種
　② 医薬用の植物
　③ 原材料としての木
　④ 臓器移植

(10) 選択肢訳
　① 厳しい気候のため、初期の農民は東洋に移住せざるを得なかった。
　② 初期の植物は、害虫や病気に対してかなり抵抗力があった。
　③ 米と小麦が最初の基本的な作物であったと考えられている。
　④ 燃料に木を使うことは、二酸化炭素を放出することが知られている。

〔全訳〕

世界全域における農業の一環として、植物を栽培することは、唯一の最重要かつ広範囲に及ぶ人間活動である。植物は、動物や人間の食料となる。人はまた、衣服や住居も植物の栽培に依存している。さらに、植物の副産物の多くは、私たちの生活を向上させるための化学物質や医薬品に必要な基礎的材料となる。

最古の農民は、おそらく1万1千年前の中近東に住んでいたと思われる。彼らは、ただ野生の植物を採取するだけでなく、植物を栽培し、簡単な道具を使って農作業をしていた。世代を重ねるごとに、方法や道具は徐々に改良され、やがて今日のような多様な農業に至った。

初期の農民は、野生の植物の中から選抜育種を行うこ

とにより、米や小麦などの基本的な食用作物を開発した。現在の栽培植物は、おそらく野生の祖先とはまったく異なる姿をしている。遺伝子組み換えによって、より豊かに育つ作物、病害虫に強い作物、悪条件でも育つ作物が生み出された。しかし、植物を遺伝子的に操作する私たちのこの新たな能力は、問題をはらむかもしれない。

植物はまた、多くの原材料を提供している。数多くの植物から採れる天然繊維は加工されて、衣服やマット、ロープなどに使われる布地になる。木は伐採され木材となる。木材は人が住宅や家具を作るために使われる。松や杉などの針葉樹は、切りやすく、形が整えやすい。広葉樹はより丈夫で長持ちする。木材は最初に使われた燃料であり、今日でも使われている。石炭や泥炭は、太古の植物の遺骸からできたものなので、化石燃料と呼ばれている。

さらに、植物には薬効成分がある。それは、動物がある植物を食べて病気を治す様子を観察して発見されたものだ。南米では、キナの木の樹皮がマラリア治療薬であるキニーネを作るために用いられた。同様に、キツネノテブクロの葉にはジギタリスという、心臓病を治療するのに使われる薬が含まれている。

2

〔解答〕

(11) ①　(12) ③　(13) ②　(14) ③
(15) ①　(16) ④

〔出題者が求めたポイント〕

(11) come up with「〜を思いつく」。

(12) see to it that「〜であることを確かめる、〜であるよう取り計らう」。

(13) enable ＋ O ＋ to V「O が〜することを可能にする」。

(14) dependent on「〜に依存している」。ここでは、dependent on agriculture and fishing が後ろから developing countries を修飾している。

(15) try on「〜を試着する」。

(16) make progress「進歩する」。

〔問題文訳〕

(11) A：これが環境問題に対する唯一の解決策だ。
　　B：ボクはそうは思わないね。もっといいものを思いつくよ。

(12) A：すべてのドアと窓がロックされていることを確認してください。
　　B：もちろん、必ずそうするようにします。

(13) A：彼女の協力のおかげで、予想以上に早く実験を終えることができた。
　　B：彼女はとても協力的で有能な研究者であることはボクも知っている。

(14) A：農業や漁業に依存している発展途上国が、気候

変動の影響を最も受けていることをご存知ですか？

B：はい、知っています。しかし、私たちが世界の気候状況を改善するのはとても困難なことです。

⒂　A：すみません、このスーツを試着させてもらってもいいですか？

B：はい、もちろんです。女性用の試着室はあちらです。

⒃　A：最近、胃がんの治癒率が70％以上になっています。

B：こうした患者を救うべく、医学は大きく進歩しつつある。

❸

〔解答〕

⒄　②　　⒅　①　　⒆　②　　⒇　④　　(21)　④

〔出題者が求めたポイント〕

⒄　rigid「硬い」。soft「柔らかい」。bold「大胆な」。calm「穏やかな」。

⒅　if you drop them で「たとえそれらを落としても」。if は even if の意味を持つことがある。

⒆　Otherwise「さもなければ」。However「しかし」。Effectively「事実上」。In this way「このようにして」。

⒇　compress「〜を圧縮する」。dissolve「〜を溶かす」。prevent「〜を妨げる」。pollute「〜を汚染する」。

(21)　第2段落最終文に一致。

〔全訳〕

　私たちの身の回りには、プラスチックでできたものがあふれている。プラスチックは化学的に作られた素材で、どんな形にも簡単に成形することができる。とても硬くて丈夫なものから、柔らかくて伸縮性のあるものまである。このようなさまざまな特性があるので、プラスチックは現代の最も有用な素材のひとつとなっている。

　いくつかの点で、プラスチックは木や金属、ガラス、綿などの自然素材よりも優れている。木のように腐らず、鉄や鋼のように錆びない。プラスチックのボトルやコップはたとえ落としても割れない。電気器具がプラスチックで作られるのは、それが電気を通さないからだ。プラスチックは、さまざまな性質や形のものを作ることができる。ガラスのように透明にもなるし、どんな色にもなる。包装用の超軽量な発泡スチロールに成形することもできるし、布に織り込む柔軟性のある合成繊維にもなる。

　しかし、プラスチックは使い終わると簡単に捨てられてしまう。膨大な量のプラスチック素材が「廃棄物」として処分されている。この廃棄物の中には、海や山に、あるいはその他の自然環境に不法投棄されるものもある。これは、環境を汚染するだけでなく、動物の健康をも損なうものだ。プラスチックの微粒子は、水や空気、土などを介して拡散していく。

数　学

解答　5年度

1

〔解答〕

(1)

アイ	ウ	エオ	カ	キ
10	6	27	6	2

(2)

クケ
22

(3)

コ	サシ
7	15

(4)

ス	セ	ソ	タチ	ツテ
9	2	2	35	10

〔出題者が求めたポイント〕

(1) 2次方程式

$ax^2 + bx + c = 0$ の解が α, β $(\alpha > \beta)$ のとき,

$\alpha + \beta = -\dfrac{b}{a}$, $\alpha\beta = \dfrac{c}{a}$

$(\alpha - \beta)^2 = (\alpha + \beta)^2 - 4\alpha\beta$

$\alpha^3 - \beta^3 = (\alpha - \beta)^3 + 3\alpha\beta(\alpha - \beta)$

(2) 整数

$c = 1$, 2, 3 とし, 各値のときの (a, b) の組を求めて, 数える。

(3) 確率

n 本の中から r 本とり出す場合の数は ${}_nC_r$

(4) 平面図形

$A(x_1, y_1)$, $B(x_2, y_2)$ のとき, 直線 AB の方程式

$y = \dfrac{y_1 - y_2}{x_1 - x_2}(x - x_1) + y_1$

直線 $ax + by + c = 0$ と点 (x_0, y_0) の距離は

$\dfrac{|ax_0 + by_0 + c|}{\sqrt{a^2 + b^2}}$

△QAB の底辺を AB とし, 高さは直線 ℓ と点 P の距離を d, 円の半径を r とすると, 面積が最大となるときは $d + r$, 面積が最小となるときは, $d - r$

〔解答のプロセス〕

(1)　$\alpha + \beta = -\left(\dfrac{-8}{2}\right) = 4$, $\alpha\beta = \dfrac{5}{2}$

$\alpha^2\beta + \alpha\beta^2 = \alpha\beta(\alpha + \beta) = \dfrac{5}{2} \cdot 4 = 10$

$(\alpha - \beta)^2 = (\alpha + \beta)^2 - 4\alpha\beta = 4^2 - 4 \cdot \dfrac{5}{2} = 6$

$\alpha - \beta = \sqrt{6}$

$\alpha^3 - \beta^3 = (\alpha - \beta)^3 + 3\alpha\beta(\alpha - \beta) = 6\sqrt{6} + 3 \cdot \dfrac{5}{2}\sqrt{6}$

$= \dfrac{12\sqrt{6} + 15\sqrt{6}}{2} = \dfrac{27\sqrt{6}}{2}$

(2)　$c = 1$ のとき, $(a, b) = (1, 11)$, $(2, 10)$, $(3, 9)$, $(4, 8)$, $(5, 7)$, $(6, 6)$, $(7, 5)$, $(8, 4)$, $(9, 3)$, $(10, 2)$, $(11, 1)$ で, 11 通り

$c = 2$ のとき, $(a, b) = (1, 8)$, $(2, 7)$, $(3, 6)$, $(4, 5)$, $(5, 4)$, $(6, 3)$, $(7, 2)$, $(8, 1)$ で, 8 通り

$c = 3$ のとき, $(a, b) = (1, 3)$, $(2, 2)$, $(3, 1)$ で, 3 通り

従って, $11 + 8 + 3 = 22$（通り）

(3)　全体から 2 本とる。${}_{10}C_2 = 45$

当たりくじ 1 本, 外れ 1 本とる, ${}_3C_1 \cdot {}_7C_1 = 21$

確率は, $\dfrac{21}{45} = \dfrac{7}{15}$

(4)　$\ell : y = \dfrac{0 - (-5)}{5 - 0}(x - 5) + 0 = x - 5$

$x - y - 5 = 0$

円は, $x^2 + 2x + y^2 - 6y - \dfrac{5}{2} = 0$ より

$(x + 1)^2 + (y - 3)^2 - 1 - 9 - \dfrac{5}{2} = 0$

$(x + 1)^2 + (y - 3)^2 = \dfrac{25}{2}$

中心 $P(-1, 3)$, 半径 $\sqrt{\dfrac{25}{2}} = \dfrac{5\sqrt{2}}{2}$

直線 ℓ と中心 P との距離

$\dfrac{|-1 - 3 - 5|}{\sqrt{1^2 + (-1)^2}} = \dfrac{9}{\sqrt{2}} = \dfrac{9\sqrt{2}}{2}$

$AB = \sqrt{(5 - 0)^2 + (0 + 5)^2} = 5\sqrt{2}$

△QAB の面積の最大値

高さは, $\dfrac{9\sqrt{2}}{2} + \dfrac{5\sqrt{2}}{2} = 7\sqrt{2}$

面積は, $\dfrac{1}{2} \cdot 5\sqrt{2} \cdot 7\sqrt{2} = 35$

△QAB の面積の最小値

高さは, $\dfrac{9\sqrt{2}}{2} - \dfrac{5\sqrt{2}}{2} = 2\sqrt{2}$

面積は, $\dfrac{1}{2} \cdot 5\sqrt{2} \cdot 2\sqrt{2} = 10$

2

〔解答〕

(1)

ト	ナニヌ	ネノ
1	100	10

(2)

ハ	ヒ	フ	ヘ	ホ
2	2	6	3	1

〔出題者が求めたポイント〕

対数関数, 高次方程式

(1)　両辺を常用対数にとる。

$\log_{10} x^n = n\log_{10} x$, $\log_{10} x = n \iff x = 10^n$

$\log_{10} x = X$ として, X の 2 次方程式にする。

(2)　$x = 2$ を代入して, $\log_2 a = \alpha$ として, α の 2 次方程式にして α を求めて a を答える。

α を代入し, 3 次方程式の 1 つの解が 2 より, 他の解を求める。

〔解答のプロセス〕

(1)　両辺を常用対数にとる。$\log_{10} x^{1 + \log_{10} x} = \log_{10} 100$

$(1 + \log_{10} x)\log_{10} x = 2$, $\log_{10} x = X$ とする。

$(1 + X)X = 2$ より　$X^2 + X - 2 = 0$

$(X + 2)(X - 1) = 0$　　よって, $X = -2$, 1

$(X=)\log_{10}x=-2, \quad x=10^{-2}=\dfrac{1}{10^2}=\dfrac{1}{100}$

$(X=)\log_{10}x=1, \quad x=10^1=10$

(2) $x=2$ を代入，$\log_2 a=\alpha$ とする。

$8+(\alpha+1)\cdot 4-10-2\alpha(\alpha+2)=0$

$2-2\alpha^2=0$ より　$\alpha^2=1$　よって，$\alpha=\pm 1$

$(\alpha=)\log_2 a=-1$ のとき，$a=\dfrac{1}{2}<1$（不適）

$(\alpha=)\log_2 a=1$ のとき，$a=2$

$\log_2 a=1$ を代入する。

$x^3+2x^2-5x-6=0$

$(x-2)(x^2+4x+3)=0$

$(x-2)(x+3)(x+1)=0$

$x=2$ 以外の実数解は，$x=-3, \ -1$

❸

〔解答〕

(1)
マ	ミ	ム	メ	モ	ヤ	ユ
3	4	7	4	4	7	8

(2)
ヨ	ラ	リ	ル	レ	ロ
1	2	1	2	5	4

〔出題者が求めたポイント〕

三角関数

(1) $\cos 2x=1-2\sin^2 x (=\cos^2 x-\sin^2 x)$

$\cos x=\sqrt{1-\sin^2 x}$

$\sin^2\dfrac{x}{2}=\dfrac{1-\cos x}{2}$

(2) $\sin(\alpha+\beta)=\sin\alpha\cos\beta+\sin\beta\cos\alpha$

$0\cdot\sin x+0\cdot\cos x=0$ ならば x の値にかかわらず成立する。

〔解答のプロセス〕

(1) $0<x\leqq\dfrac{\pi}{2}$ より　$0<\sin x\leqq 1, \ 0\leqq\cos x<1$

$2(1-2\sin^2 x)=5\sin x-4$

$4\sin^2 x+5\sin x-6=0$

$(4\sin x-3)(\sin x+2)=0$

$\sin x=-2$ は不適より　$\sin x=\dfrac{3}{4}$

$\cos x=\sqrt{1-\left(\dfrac{3}{4}\right)^2}=\sqrt{\dfrac{7}{16}}=\dfrac{\sqrt{7}}{4}$

$\sin^2\dfrac{x}{2}=\dfrac{1-\cos x}{2}=\dfrac{1}{2}\left(1-\dfrac{\sqrt{7}}{4}\right)=\dfrac{4-\sqrt{7}}{8}$

(2) $\sin x+\sin x\cos\dfrac{\pi}{2}+\sin\dfrac{\pi}{2}\cos x$

$\qquad +\sqrt{2}(\sin x\cos\alpha+\sin\alpha\cos x)=0$

$(1+\sqrt{2}\cos\alpha)\sin x+(1+\sqrt{2}\sin\alpha)\cos x=0$

$1+\sqrt{2}\sin\alpha=0, \ 1+\sqrt{2}\cos\alpha=0$ なら x の値にかかわらず常に成り立つ。

$\sin\alpha=-\dfrac{1}{\sqrt{2}}, \ \cos\alpha=-\dfrac{1}{\sqrt{2}}$

$\alpha=\dfrac{5}{4}\pi$

❹

〔解答〕

(1)
ワ	ン	あ
2	2	1

(2)
いう	えお	かき	くけ	こ	さし
36	11	16	11	4	11

〔出題者が求めたポイント〕

積分法

(1) $\dfrac{d}{dx}\displaystyle\int_1^x f(t)dt=f(x)$

両辺を微分し，積分を計算する。

(2) $a=\displaystyle\int_0^2 g(x)dx, \ b=\int_0^2 f(x)dx$ とおく。

$f(x)$ を a で表し，b，$g(x)$ を a で表して，

$a=\displaystyle\int_0^2 g(x)dx$ より a を求め，b も求める。

$f(x)+g(x)$ を求め，$\displaystyle\int_0^2\{f(x)+g(x)\}dx$ を計算する。

〔解答のプロセス〕

(1) $\dfrac{d}{dx}\displaystyle\int_1^x f(t)dt=f(x)=2x-2$

$\displaystyle\int_1^x(2t-2)dt=\Big[t^2-2t\Big]_1^x=x^2-2x-(1-2)$

$\qquad\qquad\qquad\qquad\quad =x^2-2x+1$

従って，$a=1$

(2) $a=\displaystyle\int_0^2 g(x)dx, \ b=\int_0^2 f(x)dx$ とする。

$f(x)=3x^2+3a$

$b=\displaystyle\int_0^2(3x^2+3a)dx=\Big[x^3+3ax\Big]_0^2=6a+8$

$a=\displaystyle\int_0^2\{-x^3+(6a+8)x\}dx=\Big[-\dfrac{x^4}{4}+(3a+4)x^2\Big]_0^2$

$\quad =-4+4(3a+4)=12a+12$

$a=12a+12$ より　$a=-\dfrac{12}{11}$

$b=-\dfrac{72}{11}+8=\dfrac{16}{11}$

$f(x)=3x^2+3\left(-\dfrac{12}{11}\right)=3x^2-\dfrac{36}{11}$

$g(x)=-x^3+\dfrac{16}{11}x$

$\displaystyle\int_0^2\{f(x)+g(x)\}dx$

$=\displaystyle\int_0^2\left(-x^3+3x^2+\dfrac{16}{11}x-\dfrac{36}{11}\right)dx$

$=\Big[-\dfrac{x^4}{4}+x^3+\dfrac{8}{11}x^2-\dfrac{36}{11}x\Big]_0^2$

$=-\dfrac{16}{4}+8+\dfrac{32}{11}-\dfrac{72}{11}=\dfrac{4}{11}$

化　学

解答　5年度

❶

〔解答〕

問1 $\boxed{1}$ ④　　問2 $\boxed{2}$ ④　　問3 $\boxed{3}$ ③　　問4 $\boxed{4}$ ③
問5 $\boxed{5}$ ③

〔出題者が求めたポイント〕

物質の構成と構造

〔解答のプロセス〕

問1 $\boxed{1}$　① H_2O（化合物），② O_3（単体），③ $NaOH$（化合物），⑤ P_4（単体），⑥ C（単体）は純物質。④は水と塩化水素の混合物。

問2 $\boxed{2}$　(a)正　固体ではイオンは移動しないので電気を通さないが，液体や水溶液ではイオンは移動するので電気を通す。

(b)誤り　水には溶けるが有機溶媒には溶けない。

(c)誤り　HCl，NH_3 の原子間の結合は共有結合で，結晶は分子結晶である。

問3 $\boxed{3}$　元素は物質の成分を表す語で，単体は実際の物質を表す語であるから，③が単体，他は元素である。

問4 $\boxed{4}$　③HF は H と F との共有結合から成る物質。①Fe は金属結合から成り，②は CH_3COO^- と Na^+，④は Na^+ と OH^-，⑤は Fe^{3+} と Cl^-，⑥は NH_4^+ と NO_3^- のイオン結合による物質である。

問5 $\boxed{5}$　電気陰性度は，18族元素を除く周期表の右上の元素ほど大きい。

❷

〔解答〕

問1 (1) $\boxed{6}$ ④　(2) $\boxed{7}$ ③　(3) $\boxed{8}$ ④
問2 $\boxed{9}$ ④　$\boxed{10}$ ③　$\boxed{11}$ ②
問3 $\boxed{12}$ ③　$\boxed{13}$ ①　$\boxed{14}$ ②
問4 $\boxed{15}$ ②

〔出題者が求めたポイント〕

溶液の濃度，溶解度，化学反応式による計算，物質量

〔解答のプロセス〕

問1　(1) $\boxed{6}$ グルコースは $150\,g \times \dfrac{30.0}{100} = 45.0\,g$ で

$$\dfrac{45.0\,g}{180\,g/mol} = 0.250\,mol$$

モル濃度 $= \dfrac{0.250\,mol}{0.400\,L} = 0.625\,mol/L$

(2) $\boxed{7}$ $CuSO_4 \cdot 5H_2O$（式量 250）1 mol 中に $CuSO_4$ が 1 mol に含まれるから，$CuSO_4$ の物質量は

$$\dfrac{40.0\,g}{250\,g/mol} = 0.160\,mol$$

モル濃度 $= \dfrac{0.160\,mol}{x\,[L]} = 0.200\,mol/L$

$$x = 0.800\,[L]$$

(3) $\boxed{8}$ 混合前後の食塩の量は同じであるから

$$150\,g \times \dfrac{20.0}{100} + x\,[g] \times \dfrac{10.0}{100} = (150 + x)\,[g] \times \dfrac{12.0}{100}$$

$$2x = 1200 \qquad x = 600\,[g]$$

問2　$\boxed{9}$ 質量%濃度 $= \dfrac{溶質の質量}{溶液の質量} \times 100$

$$= \dfrac{25.0\,g}{(100 + 25.0)\,g} \times 100 = 20.0\%$$

$\boxed{10}$ 最初の溶液中の物質 X は　$200\,g \times \dfrac{10.0}{100} = 20.0\,g$

であるから，物質 X をさらに $x\,[g]$ 加えたときの飽和水溶液について，$\boxed{9}$ より

$$\dfrac{溶質の質量}{溶液の質量} = \dfrac{20.0\,g + x\,[g]}{200\,g + x\,[g]} = \dfrac{20.0}{100}$$

$$4x = 100 \qquad x = 25.0\,[g]$$

〔別解〕　最初の溶液について

物質 X は　$200\,g \times \dfrac{10.0}{100} = 20.0\,g$

水は　$200\,g \times \dfrac{90.0}{100} = 180\,g$

60℃で水 180 g に溶ける物質 X は

$$25.0\,g \times \dfrac{180}{100}\,g = 45.0\,g \quad であるから$$

さらに溶け得る物質 X は　$45.0\,g - 20.0\,g = 25.0\,g$

$\boxed{11}$ 水 20 g に溶けていた物質 X が析出するから，溶解度より析出量は

$$25.0\,g \times \dfrac{20\,g}{100\,g} = 5.0\,g$$

問3　$\boxed{12}$ $a = 1$ とすると C の数より $c = 3$，H の数より $d = 4$，O の数より　$2b = 2 \times 3 + 4 \qquad b = 5$

$\boxed{13}, \boxed{14}$ 与えられたプロパンは $\dfrac{4.4\,g}{44.0\,g/mol} = 0.10\,mol$，

酸素は $\dfrac{5.6\,L}{22.4\,L/mol} = 0.25\,mol$ である。

プロパン 1 mol の燃焼には酸素 5 mol が必要で，水 4 mol が生じるから，与えられたプロパンの燃焼には酸素は　$0.50 - 0.25 = 0.25\,mol$　不足である。　……$\boxed{14}$

また酸素 0.25 mol の反応で生じる水は　$0.25 \times 4/5$ mol で，$18.0\,g \times 0.25 \times 4/5 = 3.6\,g$　である。　……$\boxed{13}$

問4 $\boxed{15}$　(a) $Ca(OH)_2$（式量 74.0）は Ca^{2+} と $2Cl^-$ に電離するから　$\dfrac{1.48\,g}{74.0\,g/mol} \times 3 = 0.0600\,mol$

(b) CH_3COOH（分子量 60.0）1 分子には H 4 原子が含まれるから

$$2.00 \times 10^{-2} \times \dfrac{1}{4} = 5.00 \times 10^{-3}\,mol$$

(c) ダイヤモンドの組成式は C であるから

$$\dfrac{0.400\,g}{12.0\,g/mol} \fallingdotseq 0.0333\,mol$$

よって　(a) ＞ (c) ＞ (b)　である。

❸

〔解答〕

問1 16① 　　問2 17⑤ 　　問3 18③ 　　問4 19⑤
問5(1) 20③ 　(2) 21④ 　(3) 22①

〔出題者が求めたポイント〕

金属の反応性，塩の液性，酸化数，酸化剤と還元剤，
中和滴定

〔解答のプロセス〕

問1 16 　①誤り　常温の水と反応するのは Li，K，Ca，
Na。Mg は熱水，Al は高温の水蒸気でないと反応し
ない。
②正　希硝酸には溶ける。
③，④正　銅や銀はイオン化傾向が水素より小さく，
亜鉛やスズは大きい。
⑤正　王水は濃硝酸と濃塩酸の体積比 1：3 の混合物。
　　$Au + NOCl + HCl + Cl_2 \longrightarrow HAuCl_4 + NO$
　　　　　　　　　　　テトラクロリド金(Ⅲ)酸

問2 17 　①強酸 HCl と強塩基 KOH の塩で中性。
②強酸 H_2SO_4 と強塩基 KOH の正塩で中性。
③強酸 HCl と弱塩基 NH_3 の塩で酸性。
④強酸 HNO_3 と弱塩基 NH_3 の塩で酸性。
⑤弱酸 H_2CO_3 と強塩基 NaOH の塩で塩基性。
　　$CO_3^{2-} + H_2O \rightleftharpoons HCO_3^- + OH^-$
⑥強酸 H_2SO_4 と強塩基 NaOH の酸性塩で酸性。

問3 18 　下線部の原子の酸化数を求めると
① O 原子と結合する H 原子は 1 個であるから −1。
② $(+1) + x + (-2) \times 3 = 0$　　$x = +5$
③ $2x + (-2) \times 7 = -2$　　$x = +6$
④ $x + (-2) \times 2 = 0$　　$x = +4$
⑤ $x + (+1) \times 4 = +1$　　$x = -3$
⑥ $x + (-2) \times 2 = 0$　　$x = +4$
　　よって③が最も大きい。

問4 19 　①誤り　還元剤は相手に電子を与える物質。
②誤り　酸化数が増す＝酸化される＝還元剤。
③誤り　e^- の授受があれば酸化剤，還元剤である。
④誤り　例えば $2Na + 2H_2O \longrightarrow 2NaOH + H_2$ は水
が酸化剤として働く反応の例である。
⑤正　例えば $KMnO_4$ に対しては還元剤として働く。
　　$H_2O_2 \longrightarrow O_2 + 2H^+ + 2e^-$

問5(1) 20 　弱酸を強塩基で中和するから，(i)NaOH 滴
下量が 0 のとき pH は 3 程度と大きく，(ii)NaOH の
滴下とともに pH はだらだらと大きくなり，(iii)中和点
の pH(曲線の鉛直部の中央付近)は弱塩基性である
から図③が該当。
(2) 21 　中和の関係　酸の物質量×価数＝塩基の物質
量×価数　より

$$x\,[mol/L] \times \frac{20.0}{1000}\,L \times 1 = 0.20\,mol/L \times \frac{15.0}{1000}\,L \times 1$$
$$x = 0.15\,[mol/L]$$

(3) 22 　①誤り　弱酸と強塩基の中和の指示薬は，弱塩
基性域に変色域のあるフェノールフタレインが適当。
②〜⑤正　ビュレットやホールピペットは水で濡れた

まま使用してはいけない。メスフラスコとコニカルビ
ーカーは純水で濡れたまま使用してよい。

❹

〔解答〕

問1 23② 　24⑤ 　25④ 　26③ 　27⑧
問2 28⑥ 　29⑤ 　30⑦ 　31① 　32②

〔出題者が求めたポイント〕

金属イオンの推定，芳香族化合物の推定

〔解答のプロセス〕

問1 　1. クロム酸イオンで黄色沈殿を生じるのは Pb^{2+}
と Ba^{2+} なので A は Pb^{2+}。　Ag_2CrO_4 は暗赤色。
　　$Pb^{2+} + CrO_4^{2-} \longrightarrow PbCrO_4$(黄)
2. 塩基性で硫化水素で黒色沈殿を生じる A，C，D は
$Ag^+(\to Ag_2S)$，$Pb^{2+}(A，\to PbS)$，$Cu^{2+}(\to CuS)$，
$Fe^{2+}(\to FeS)$，白色沈殿を生じる B は
$Al^{3+}(\to Al(OH)_3)$，$Zn^{2+}(\to ZnS)$。
3. アンモニア水で沈殿が生じる A 〜 D は，$Ag^+(\to Ag_2O)$，$Pb^{2+}(\to Pb(OH)_2)$，$Cu^{2+}(\to Cu(OH)_2)$，
$Fe^{2+}(\to Fe(OH)_2)$，$Al^{3+}(\to Al(OH)_3)$，$Zn^{2+}(\to Zn(OH)_2)$。このうち沈殿が過剰のアンモニア水に溶
けて深青色を示すのは Cu^{2+}　よって D は Cu^{2+}。
　　$Cu(OH)_2 + 4NH_3$
　　　　　　　$\longrightarrow [Cu(NH_3)_4]^{2+}$(深青) $+ 2OH^-$
沈殿が NH_3 水に溶けないのは A の Pb^{2+} の他 B，
C の $Fe(OH)_2$，$Al(OH)_3$ なので 2. より B は Al^{3+}，C
は Fe^{2+} となる。
4. 水酸化ナトリウムで沈殿が生じるのは 3. と同じ。
そのうち過剰の水酸化ナトリウムに沈殿が溶けるのは
両性水酸化物で，A の $Pb(OH)_2$ と B の $Al(OH)_3$ で，
前記の結果と一致する。Zn^{2+} は 3. で否定されている。
5. 黄色の炎色反応を示す E は Na^+ である。

問2 　(1) 28 スルホン化によりベンゼンスルホン酸が生じ
る。

　　ベンゼンスルホン酸

(2) 29 塩化鉄(Ⅲ)で呈色するのはフェノール類。青色を
呈するのは $o-$，$m-$，$p-$クレゾール $CH_3C_6H_4OH$。
(3) 30 −Cl が −OH を経て −ONa になるので生成物は
ナトリウムフェノキシド。

　　　　　—Cl + 2NaOH

　　　$\xrightarrow{加水分解}$ 　　—ONa + NaCl + H_2O
　　　　　　　　　ナトリウムフェノキシド

(4) 31 アニリンは二クロム酸カリウムで酸化すると，黒
色染料のアニリンブラックになる。
(5) 32 −CH_3 が −COOK を経て −COOH になるので生
成物は安息香酸。

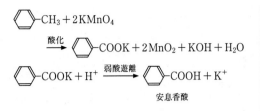

安息香酸

生　物

解答

5年度

1

〔解答〕

問1　②　　問2　①　　問3　④

問4　(1)　⑤　　(2)　④

問5　(1)　①　　(2)　③

〔出題者が求めたポイント〕

出題分野：細胞の構造

問1　リボソームはリボソーム RNA とタンパク質からできており，膜構造は持たない。

問2　生体膜は，親水性の頭部と，疎水性の尾部を持つリン脂質の層中に，膜タンパク質がモザイク状に分布した構造を持つ。膜タンパク質には種類によって様々な働きがあり，その中の一つに特定の物質の輸送を担う輸送タンパク質がある。これによって生体膜は選択的に細胞内外の物質を透過させている。

　重要な膜タンパク質の一つに Na^+-K^+-ATP アーゼという輸送体がある。この輸送体は ATP のエネルギーを利用して細胞内の Na^+ を細胞外へ，細胞外の K^+ を細胞内へと輸送する。この仕組みをナトリウムポンプという。

問3　細胞膜に存在する受容体タンパク質は，イオンチャネル型・酵素型・G タンパク質共役型がある。いずれも膜上の受容体タンパク質そのものが細胞内へと移動することはない。よって誤り。

問4　ヒトの赤血球は，約 $7.5\mu m$，ヒトの精子は，約 $60\mu m$ である。

問5　赤血球においても，前述したナトリウムポンプの働きがみられる。ただし，ヒトの赤血球にはミトコンドリアが存在しないため，呼吸の仕組みは備わっていない。

(1)　体温と同程度の37℃に保たれることから，ナトリウムポンプの仕組みが働き，赤血球内の K^+ 濃度は血液中にあるときと同じ状態に保たれると考えられる。

(2)　前述の通り，赤血球内の K^+ 濃度はナトリウムポンプの働きに大きく依存する。またナトリウムポンプが働くためには，ATP が必要である。したがって，4℃という低温に保った場合，グルコース存在下でも解糖系の反応が低下し，ATP の合成量が減る。そのためナトリウムポンプの働きが低下し，K^+ の濃度は低くなると考えられる。よって③と考えるのが妥当である。

①　低温によってナトリウムポンプ（タンパク質）は変性しない。温度によるタンパク質の変性（熱変性）がみられるのは，高温にした場合である。よって誤り。

②　チャネルは濃度勾配に従って特定の物質を輸送する膜タンパク質である。したがって，仮にカリウムイオンチャネルの働きが低下したとしても赤血球内の K^+ 濃度が赤血球外よりも高くなるとは考えられない。よって誤り。

④　前述の通り，赤血球にはミトコンドリアが存在しない。したがってミトコンドリアのマトリックスで行われるクエン酸回路の反応もみられない。よって誤り。

2

〔解答〕

問1　⑦　　問2　②　　問3　③

問4　②・⑤　　問5　②　　問6　④

〔出題者が求めたポイント〕

出題分野：代謝

問1　二酸化炭素は無機物であり，炭水化物は有機物である。また，同化はエネルギー吸収反応である。

問2①　アセチル CoA とオキサロ酢酸が結合することでクエン酸となる。よって誤り。

③　グルコース1分子が2分子のピルビン酸に分解される過程を解糖系という。よって誤り。

④　電子伝達系では，還元型補酵素（NADH）が酸化型（NAD^+）へと戻る。よって誤り。

問3　問題文より，明所においたときは増殖したが，暗所におくと増殖しなかったとあるので，微生物 A は光合成を行う生物であると考えられる。

問4　問題文から，微生物 B の特徴をまとめると以下のように考えられる。

・明所・暗所に関わらず増殖→光合成を行わない。

・条件2では増殖したが，条件1・3では増殖しなかった→増殖に酸素を必要としないがグルコース及び窒素源が必要な従属栄養生物である。

　選択肢の微生物の中で従属栄養生物は，酵母菌とアゾトバクターである。アゾトバクターは好気性の窒素固定細菌であるので，除外できる。

　酵母菌は酸素存在下では呼吸を行うが，酸素非存在下ではアルコール発酵を行うことで増殖ができる。したがって，微生物 B は酵母菌であり，発生した気体はアルコール発酵に伴って生じた二酸化炭素であると考えられる。

問5　窒素源が無い環境で生育できるのは窒素固定ができるからであると考えられる。したがって微生物 C はアゾトバクターであり，『ある反応』とは窒素固定であると考えられる。

問6　問3～問5から微生物 D は硝酸菌であると考えられる。硝酸菌は化学合成細菌であり，亜硝酸を硝酸へと酸化することで ATP を合成し，カルビンベンソン回路において有機物を合成する。したがって増殖には亜硝酸が必要である。亜硝酸は，亜硝酸菌がアンモニアを酸化することで生じる（亜硝酸菌はアンモニアを亜硝酸に酸化することで化学合成をしている細菌である）。

したがって生物Eは亜硝酸菌であると考えられる。

❸
〔解答〕
問1　③　　問2　②　　問3　①
問4　①④　　問5　③　　問6　③
問7　①
〔出題者が求めたポイント〕
出題分野：発生
問1　ヒトの場合，排卵までは一次卵母細胞の状態で休止（第一分裂前期で停止）しており，排卵の直前に分裂を再開して二次卵母細胞と第一極体となる。その後再び分裂を休止（第二分裂中期で停止）し，精子の進入が起こると分裂を再開し完了する。
問2　卵黄の分布様式と卵割の様式に関する基本的な問題である。
　このほか，鳥類は端黄卵・盤割，昆虫類は心黄卵・表割も併せて覚えておきたい。
問3　一次卵母細胞の分裂は，減数分裂第一分裂であり，二次卵母細胞の分裂は減数分裂第二分裂である。
問4①　卵割は通常の体細胞分裂とは異なり，しばしばG1期やG2期を欠くことはあるが，S期を欠くことはない。よって誤り。
　④　S期の初期は複製前の状態であると考えられる。よって誤り。
問5　問題文にあるように，物質Xは物質Yによってリン酸化されるため，分解が促されると考えられる。
問6　リード文および問5から，
　・ディシェベルドタンパク質は灰色三日月の領域に移動する。
　・灰色三日月の領域は物質Xの活性が高い。
　・物質Xは物質Yにより分解が促される。
　ということがわかる。したがって③の内容が妥当であると考えられる。
問7　リード文より，物質Xは遺伝子Sの転写を促進するとある。したがって，物質Xの遺伝子が欠損した個体では，遺伝子Sの転写が促進されず，遺伝子Sがコードする調節タンパク質が無い，あるいは，著しく少ない状態であると考えらえる。
　灰色三日月領域の中胚葉域に形成される原口背唇が形成体となり，神経誘導が起こることで頭部が形成される。
　以上のことから，遺伝子Sがコードする調節タンパク質は，原口背唇部になるよう誘導する物質の遺伝子であると考えられる。

❹
〔解答〕
問1　③　　問2　④　③　　問3　③
問4　(1)　③　⑦　(2)　①　(3)　③
〔出題者が求めたポイント〕
出題分野：恒常性

問1　内分泌腺の多くは内胚葉由来であるが，副腎髄質は外胚葉由来である。
　リード文の最後に『副腎髄質が他の神経細胞と同じように』とあるので，ここが大きなヒントとなっている。見落とさないよう注意したい。
問2　交感神経の代表的な神経伝達物質は，ノルアドレナリンである。また，副腎髄質から分泌される代表的なホルモンはアドレナリンである。
問3　一般的に交感神経は体を活動的に調節する。
問4(1)　副腎皮質から分泌されるホルモンは，鉱質コルチコイドや糖質コルチコイドがある。これらのホルモンはステロイド系のホルモンであることも併せて覚えておきたい。
　(2)　副腎を除去すると，糖質コルチコイドや鉱質コルチコイドが分泌されなくなる。すなわちこれらのホルモンの作用がなくなることになる。
　(3)　脳下垂体を除去すると，副腎皮質刺激ホルモンが分泌されなくなる。すると，副腎皮質の機能も低下すると考えられる。

❺
〔解答〕
問1　①　④
問2　④　②　②
問3　④　　問4　③
〔出題者が求めたポイント〕
出題分野：生態系　自然浄化と指標生物
問1　リード文の最後に，水質階級の判定方法が説明されている。この方法に準じて各地点を分析すると，
　地点A：水質階級Ⅰ→5種　水質階級Ⅱ→2種　個体数が最も多い生物は水質階級Ⅰに該当する。よって水質階級Ⅰであると考えられる。
　地点B：水質階級Ⅲ→3種　水質階級Ⅳ→3種　個体数が最も多い生物は水質階級Ⅳに該当する。よって水質階級Ⅳであると考えられる。
問2　BODと水質に関する基本的な問題である。
　汚水に含まれる有機物は，細菌の呼吸によって分解される。この時必要な酸素量をBODという。すなわち，BODの値が大きいと汚染度が高く，BODの値が小さいと汚染度は低くなる。
問3　直径1～2mm程の浮遊物質は，『水に溶けきらない物質で，濁りの原因となる物質』と考えると，浮遊物質が少ない＝透明度が高いと考えることができる。したがって④の記述が正しいと判断できる。
問4①　海洋への重油流出は，大規模な海洋汚染であるが，赤潮の原因とはならない。よって誤り。
　②　サンゴの白化現象は海水温の上昇が原因であると考えられている。生活排水が海洋に流出すると，富栄養化を引き起こし赤潮の原因となることがある。よって誤り。
　④　カルシウムではなくカドミウムである。よって誤り。

麻布大学入学試験 外国語 解答用紙

フリガナ

氏名

注意事項

1. マークにはHBかBの黒色鉛筆を使用し良い例のように濃く（下の数字が見えないように）塗りつぶしてください。
   [マーク例：良い例 ● 　悪い例 ● ◑ ④]
2. 折り曲げたり、汚したりしてはいけません。
3. 訂正は必ずプラスチック製の消しゴムで完全に消し、消し跡が残らないようにしてください。消し方が悪いと採点されません。
4. 所定欄以外にはマークしたり、記入したりしてはいけません。

受験番号

（生まれた）月日

月　日

志望学部学科

獣医学部	獣医学科	○
	動物応用科学科	○
	臨床検査技術学科	○
生命・環境科学部	食品生命科学科	○
	環境科学科	○

※受験番号（生まれた）月日は空欄に数字を記入し、マークしてください。

試験科目

| 外国語 | ● |

▼ 解答記入欄 ▼

問番号	解答欄
1	① ② ③ ④ ⑤ ⑥ ⑦ ⑧ ⑨
2	① ② ③ ④ ⑤ ⑥ ⑦ ⑧ ⑨
3	① ② ③ ④ ⑤ ⑥ ⑦ ⑧ ⑨
4	① ② ③ ④ ⑤ ⑥ ⑦ ⑧ ⑨
5	① ② ③ ④ ⑤ ⑥ ⑦ ⑧ ⑨
6	① ② ③ ④ ⑤ ⑥ ⑦ ⑧ ⑨
7	① ② ③ ④ ⑤ ⑥ ⑦ ⑧ ⑨
8	① ② ③ ④ ⑤ ⑥ ⑦ ⑧ ⑨
9	① ② ③ ④ ⑤ ⑥ ⑦ ⑧ ⑨
10	① ② ③ ④ ⑤ ⑥ ⑦ ⑧ ⑨
11	① ② ③ ④ ⑤ ⑥ ⑦ ⑧ ⑨
12	① ② ③ ④ ⑤ ⑥ ⑦ ⑧ ⑨
13	① ② ③ ④ ⑤ ⑥ ⑦ ⑧ ⑨
14	① ② ③ ④ ⑤ ⑥ ⑦ ⑧ ⑨
15	① ② ③ ④ ⑤ ⑥ ⑦ ⑧ ⑨
16	① ② ③ ④ ⑤ ⑥ ⑦ ⑧ ⑨
17	① ② ③ ④ ⑤ ⑥ ⑦ ⑧ ⑨
18	① ② ③ ④ ⑤ ⑥ ⑦ ⑧ ⑨
19	① ② ③ ④ ⑤ ⑥ ⑦ ⑧ ⑨
20	① ② ③ ④ ⑤ ⑥ ⑦ ⑧ ⑨

問番号	解答欄
21	① ② ③ ④ ⑤ ⑥ ⑦ ⑧ ⑨
22	① ② ③ ④ ⑤ ⑥ ⑦ ⑧ ⑨
23	① ② ③ ④ ⑤ ⑥ ⑦ ⑧ ⑨
24	① ② ③ ④ ⑤ ⑥ ⑦ ⑧ ⑨
25	① ② ③ ④ ⑤ ⑥ ⑦ ⑧ ⑨
26	① ② ③ ④ ⑤ ⑥ ⑦ ⑧ ⑨
27	① ② ③ ④ ⑤ ⑥ ⑦ ⑧ ⑨
28	① ② ③ ④ ⑤ ⑥ ⑦ ⑧ ⑨
29	① ② ③ ④ ⑤ ⑥ ⑦ ⑧ ⑨
30	① ② ③ ④ ⑤ ⑥ ⑦ ⑧ ⑨
31	① ② ③ ④ ⑤ ⑥ ⑦ ⑧ ⑨
32	① ② ③ ④ ⑤ ⑥ ⑦ ⑧ ⑨
33	① ② ③ ④ ⑤ ⑥ ⑦ ⑧ ⑨
34	① ② ③ ④ ⑤ ⑥ ⑦ ⑧ ⑨
35	① ② ③ ④ ⑤ ⑥ ⑦ ⑧ ⑨
36	① ② ③ ④ ⑤ ⑥ ⑦ ⑧ ⑨
37	① ② ③ ④ ⑤ ⑥ ⑦ ⑧ ⑨
38	① ② ③ ④ ⑤ ⑥ ⑦ ⑧ ⑨
39	① ② ③ ④ ⑤ ⑥ ⑦ ⑧ ⑨
40	① ② ③ ④ ⑤ ⑥ ⑦ ⑧ ⑨

問番号	解答欄
41	① ② ③ ④ ⑤ ⑥ ⑦ ⑧ ⑨ ⑩
42	① ② ③ ④ ⑤ ⑥ ⑦ ⑧ ⑨ ⑩
43	① ② ③ ④ ⑤ ⑥ ⑦ ⑧ ⑨ ⑩
44	① ② ③ ④ ⑤ ⑥ ⑦ ⑧ ⑨ ⑩
45	① ② ③ ④ ⑤ ⑥ ⑦ ⑧ ⑨ ⑩
46	① ② ③ ④ ⑤ ⑥ ⑦ ⑧ ⑨ ⑩
47	① ② ③ ④ ⑤ ⑥ ⑦ ⑧ ⑨ ⑩
48	① ② ③ ④ ⑤ ⑥ ⑦ ⑧ ⑨ ⑩
49	① ② ③ ④ ⑤ ⑥ ⑦ ⑧ ⑨ ⑩
50	① ② ③ ④ ⑤ ⑥ ⑦ ⑧ ⑨ ⑩
51	① ② ③ ④ ⑤ ⑥ ⑦ ⑧ ⑨ ⑩
52	① ② ③ ④ ⑤ ⑥ ⑦ ⑧ ⑨ ⑩
53	① ② ③ ④ ⑤ ⑥ ⑦ ⑧ ⑨ ⑩
54	① ② ③ ④ ⑤ ⑥ ⑦ ⑧ ⑨ ⑩
55	① ② ③ ④ ⑤ ⑥ ⑦ ⑧ ⑨ ⑩
56	① ② ③ ④ ⑤ ⑥ ⑦ ⑧ ⑨ ⑩
57	① ② ③ ④ ⑤ ⑥ ⑦ ⑧ ⑨ ⑩
58	① ② ③ ④ ⑤ ⑥ ⑦ ⑧ ⑨ ⑩
59	① ② ③ ④ ⑤ ⑥ ⑦ ⑧ ⑨ ⑩
60	① ② ③ ④ ⑤ ⑥ ⑦ ⑧ ⑨ ⑩

麻布大学入学試験 数学 解答用紙

フリガナ

氏 名

注意事項

1. マークにはHBかBの黒色鉛筆を使用し良い例のように濃く（下の数字が見えないように）塗りつぶしてください。
   【マーク例：良い例 ● 悪い例 ◉ ◐ ⦾ 】
2. 折り曲げたり、汚したりしてはいけません。
3. 訂正は必ずプラスチック製の消しゴムで完全に消し、消し跡が残らないようにしてください。消し方が悪いと採点されません。
4. 所定欄以外にはマークしたり、記入したりしてはいけません。

受験番号

（生まれた）月日

志望学部学科

獣 医 学 部	獣医学科	○
	動物応用科学科	○
生命・環境科学部	臨床検査技術学科	○
	食品生命科学科	○
	環境科学科	○

※ 受験番号、（生まれた）月日は空欄に数字を記入し、マークしてください。

試験科目

| | 数 学 | ● |

▼ 解 答 記 入 欄 ▼

記号：ア イ ウ エ オ カ キ ク ケ コ サ シ ス セ ソ タ チ ツ テ ト

記号：ナ ニ ヌ ネ ノ ハ ヒ フ ヘ ホ マ ミ ム メ モ ヤ ユ ヨ ラ リ

記号：ル レ ロ ワ ヲ ン あ い う え お か き く け こ さ し す せ そ

※裏面へつづく

この解答用紙は124%に拡大すると、ほぼ実物大になり

▼　解答記入欄　▼

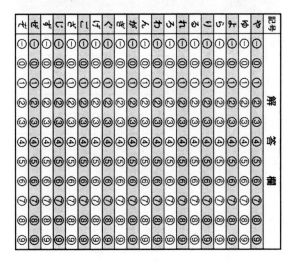

麻 布 大 学 入 学 試 験 化 学 解 答 用 紙

フリガナ

氏 名

注意事項

1. マークにはHBかBの黒色鉛筆を使用し良い例のように濃く（下の数字が見えないように）塗りつぶしてください。
   【マーク例：良い例 ● 悪い例 ◑ ◓ ⊖ ⦶ 】
2. 折り曲げたり、汚したりしてはいけません。
3. 訂正は必ずプラスチック製の消しゴムで完全に消し、消し跡が残らないようにしてください。消し方が悪いと採点されません。
4. 所定欄以外にはマークしたり、記入したりしてはいけません。

受験番号

（生まれた）月日

志望学部学科

獣 医 学 部	獣 医 学 科	○
	動物応用科学科	○
	臨床検査技術学科	○
生命・環境科学部	食品生命科学科	○
	環境科学科	○

試験科目

| 化 学 | ● |

※ 受験番号、（生まれた）月日は空欄に数字を記入し、マークしてください。

▼ 解 答 記 入 欄 ▼

記号	解 答 欄
1	① ② ③ ④ ⑤ ⑥ ⑦ ⑧ ⑨ ⑩
2	① ② ③ ④ ⑤ ⑥ ⑦ ⑧ ⑨ ⑩
3	① ② ③ ④ ⑤ ⑥ ⑦ ⑧ ⑨ ⑩
4	① ② ③ ④ ⑤ ⑥ ⑦ ⑧ ⑨ ⑩
5	① ② ③ ④ ⑤ ⑥ ⑦ ⑧ ⑨ ⑩
6	① ② ③ ④ ⑤ ⑥ ⑦ ⑧ ⑨ ⑩
7	① ② ③ ④ ⑤ ⑥ ⑦ ⑧ ⑨ ⑩
8	① ② ③ ④ ⑤ ⑥ ⑦ ⑧ ⑨ ⑩
9	① ② ③ ④ ⑤ ⑥ ⑦ ⑧ ⑨ ⑩
10	① ② ③ ④ ⑤ ⑥ ⑦ ⑧ ⑨ ⑩
11	① ② ③ ④ ⑤ ⑥ ⑦ ⑧ ⑨ ⑩
12	① ② ③ ④ ⑤ ⑥ ⑦ ⑧ ⑨ ⑩
13	① ② ③ ④ ⑤ ⑥ ⑦ ⑧ ⑨ ⑩
14	① ② ③ ④ ⑤ ⑥ ⑦ ⑧ ⑨ ⑩
15	① ② ③ ④ ⑤ ⑥ ⑦ ⑧ ⑨ ⑩
16	① ② ③ ④ ⑤ ⑥ ⑦ ⑧ ⑨ ⑩
17	① ② ③ ④ ⑤ ⑥ ⑦ ⑧ ⑨ ⑩
18	① ② ③ ④ ⑤ ⑥ ⑦ ⑧ ⑨ ⑩
19	① ② ③ ④ ⑤ ⑥ ⑦ ⑧ ⑨ ⑩
20	① ② ③ ④ ⑤ ⑥ ⑦ ⑧ ⑨ ⑩

記号	解 答 欄
21	① ② ③ ④ ⑤ ⑥ ⑦ ⑧ ⑨ ⑩
22	① ② ③ ④ ⑤ ⑥ ⑦ ⑧ ⑨ ⑩
23	① ② ③ ④ ⑤ ⑥ ⑦ ⑧ ⑨ ⑩
24	① ② ③ ④ ⑤ ⑥ ⑦ ⑧ ⑨ ⑩
25	① ② ③ ④ ⑤ ⑥ ⑦ ⑧ ⑨ ⑩
26	① ② ③ ④ ⑤ ⑥ ⑦ ⑧ ⑨ ⑩
27	① ② ③ ④ ⑤ ⑥ ⑦ ⑧ ⑨ ⑩
28	① ② ③ ④ ⑤ ⑥ ⑦ ⑧ ⑨ ⑩
29	① ② ③ ④ ⑤ ⑥ ⑦ ⑧ ⑨ ⑩
30	① ② ③ ④ ⑤ ⑥ ⑦ ⑧ ⑨ ⑩
31	① ② ③ ④ ⑤ ⑥ ⑦ ⑧ ⑨ ⑩
32	① ② ③ ④ ⑤ ⑥ ⑦ ⑧ ⑨ ⑩
33	① ② ③ ④ ⑤ ⑥ ⑦ ⑧ ⑨ ⑩
34	① ② ③ ④ ⑤ ⑥ ⑦ ⑧ ⑨ ⑩
35	① ② ③ ④ ⑤ ⑥ ⑦ ⑧ ⑨ ⑩
36	① ② ③ ④ ⑤ ⑥ ⑦ ⑧ ⑨ ⑩
37	① ② ③ ④ ⑤ ⑥ ⑦ ⑧ ⑨ ⑩
38	① ② ③ ④ ⑤ ⑥ ⑦ ⑧ ⑨ ⑩
39	① ② ③ ④ ⑤ ⑥ ⑦ ⑧ ⑨ ⑩
40	① ② ③ ④ ⑤ ⑥ ⑦ ⑧ ⑨ ⑩

記号	解 答 欄
41	① ② ③ ④ ⑤ ⑥ ⑦ ⑧ ⑨ ⑩
42	① ② ③ ④ ⑤ ⑥ ⑦ ⑧ ⑨ ⑩
43	① ② ③ ④ ⑤ ⑥ ⑦ ⑧ ⑨ ⑩
44	① ② ③ ④ ⑤ ⑥ ⑦ ⑧ ⑨ ⑩
45	① ② ③ ④ ⑤ ⑥ ⑦ ⑧ ⑨ ⑩
46	① ② ③ ④ ⑤ ⑥ ⑦ ⑧ ⑨ ⑩
47	① ② ③ ④ ⑤ ⑥ ⑦ ⑧ ⑨ ⑩
48	① ② ③ ④ ⑤ ⑥ ⑦ ⑧ ⑨ ⑩
49	① ② ③ ④ ⑤ ⑥ ⑦ ⑧ ⑨ ⑩
50	① ② ③ ④ ⑤ ⑥ ⑦ ⑧ ⑨ ⑩
51	① ② ③ ④ ⑤ ⑥ ⑦ ⑧ ⑨ ⑩
52	① ② ③ ④ ⑤ ⑥ ⑦ ⑧ ⑨ ⑩
53	① ② ③ ④ ⑤ ⑥ ⑦ ⑧ ⑨ ⑩
54	① ② ③ ④ ⑤ ⑥ ⑦ ⑧ ⑨ ⑩
55	① ② ③ ④ ⑤ ⑥ ⑦ ⑧ ⑨ ⑩
56	① ② ③ ④ ⑤ ⑥ ⑦ ⑧ ⑨ ⑩
57	① ② ③ ④ ⑤ ⑥ ⑦ ⑧ ⑨ ⑩
58	① ② ③ ④ ⑤ ⑥ ⑦ ⑧ ⑨ ⑩
59	① ② ③ ④ ⑤ ⑥ ⑦ ⑧ ⑨ ⑩
60	① ② ③ ④ ⑤ ⑥ ⑦ ⑧ ⑨ ⑩

この解答用紙は124％に拡大すると、ほぼ実物大になりま